U0235564

肾移植
临床用药
Pharmacotherapy in
Kidney Transplantation

主　编　张小东

副主编　陈　刚　吴建永
　　　　田普训

人民卫生出版社
PEOPLE'S MEDICAL PUBLISHING HOUSE

图书在版编目（CIP）数据

肾移植临床用药/张小东主编. —北京：人民卫生
出版社,2018
ISBN 978-7-117-26245-3

Ⅰ.①肾…　Ⅱ.①张…　Ⅲ.①肾-移植术（医学）-
用药法　Ⅳ.①R699.205

中国版本图书馆 CIP 数据核字（2018）第 070743 号

| 人卫智网 | www.ipmph.com | 医学教育、学术、考试、健康，购书智慧智能综合服务平台 |
| 人卫官网 | www.pmph.com | 人卫官方资讯发布平台 |

肾移植临床用药

主　　编：张小东
出版发行：人民卫生出版社（中继线 010-59780011）
地　　址：北京市朝阳区潘家园南里 19 号
邮　　编：100021
E－mail：pmph @ pmph.com
购书热线：010-59787592　010-59787584　010-65264830
印　　刷：北京画中画印刷有限公司
经　　销：新华书店
开　　本：889×1194　1/16　印张：19
字　　数：602 千字
版　　次：2018 年 5 月第 1 版　2018 年 5 月第 1 版第 1 次印刷
标准书号：ISBN 978-7-117-26245-3/R·26246
定　　价：126.00 元

打击盗版举报电话：010-59787491　E-mail：WQ @ pmph.com
（凡属印装质量问题请与本社市场营销中心联系退换）

主编的话

　　器官移植是挽救因器官衰竭濒临死亡的患者的有效方法,经过近一个世纪的临床实践(其中包括技术改进和不断上市的新型免疫抑制剂),移植物及受者的存活率有了惊人的提高,这是处于器官移植初期的临床医生难以想象的进步。然而,无论是患者在器官衰竭前的身体状态,还是术后免疫抑制药物相关作用所致的临床问题(相关并发症等),器官移植的远期效果还不尽人意。这里也包括受到影响的生活质量,血脂异常、糖尿病、高血压,甚至还有脱发、皮疹、手抖等,大大影响了患者的生活质量以及他们重归社会的勇气。

　　作为器官移植领域的临床医生,我们的思路也应该从单纯的器官移植手术转移到如何提高患者的长期存活率,如何提高患者在术后的生活质量。我们曾经先后主编《肾移植治疗学》《移植肾病理诊断》两本肾移植专著,编写专家包括我国本领域的专家,特别是台湾成功大学的李伯璋团队,也包括日本、美国、欧洲等国的著名学者,编写过程中我们的交流也是一个学术进步的过程。

　　本书立足通俗、简洁、实用,适合我国临床用药。从编写作者群可以看出,编写人员都是本领域专家(临床一线医生及药师),在国内有一定的知名度,具有丰富的临床经验。相信他们的经验能够帮助临床医生较好地解决实际问题。同时,作为本书主编,我也必须指出:第一,每一个病例的结果看似相近,原因可能多样;第二,由于个体差异和遗传背景的不同,患者对治疗的反应也许有别;第三,如同钢琴协奏曲的指挥,器官移植医生可能需要更多的交叉学科知识积累;第四,器官移植是一个典型的急待发展和调整的综合医学,需要大量的循证医学数据支持。

　　最后,我要感谢参与本书撰写的所有作者、工作人员,也要感谢所有患者给了我们为其诊疗的机会。因为如果没有上述提及之人,哪怕缺少一部分,本书的撰写完成都是不可能的。我为他们的贡献再次鞠躬;也希望同行给予批评、指正。

张小东

医学博士、教授、主任医师

首都医科大学附属北京朝阳医院泌尿肾病中心主任

2018 年 4 月

编委名单

主　编

张小东　首都医科大学附属北京朝阳医院

副主编

陈　刚　华中科技大学同济医学院附属同济医院
吴建永　浙江大学附属第一医院
田普训　西安交通大学第一附属医院

编　委

钱叶勇　中国人民解放军第309医院
胡小鹏　首都医科大学附属北京朝阳医院
许　昕　北京大学第一医院
杨志豪　中日友好医院
敖建华　中国人民解放军总医院
胡志林　大连市友谊医院
王祥慧　上海交通大学医学院附属瑞金医院
王　晖　首都医科大学附属北京朝阳医院
文吉秋　中国人民解放军南京军区南京总医院
马蓥芬　浙江大学附属第一医院
刘丽宏　首都医科大学附属北京朝阳医院
王健明　临沂市人民医院
刘洪涛　安徽省立医院
廖贵益　安徽医科大学第一附属医院
杨　辉　首都医科大学附属北京朝阳医院
王　伟　首都医科大学附属北京朝阳医院
孙启全　中山大学附属第三医院
黄　刚　中山大学附属第一医院
周江桥　武汉大学人民医院
马俊杰　广州医科大学附属第二医院
谷　丽　首都医科大学附属北京朝阳医院
明英姿　中南大学湘雅三医院
王　玮　首都医科大学附属北京朝阳医院
韩　虎　首都医科大学附属北京朝阳医院
朱　兰　华中科技大学同济医学院附属同济医院

参编人员

谢　林　王　康　周静怡　吕军好　王启盛　刘长龙　陈　珊　钟　琳
巫　琳　郭益群　李　冉　于晓敏　雷文华　王佳鑫　刘光军　张　博
丁晨光　王子惠　刘　航

编写秘书

王　伟　杨　辉　张　鑫

4

目 录

第一篇

免疫抑制剂及免疫抑制方案

肾移植临床用药

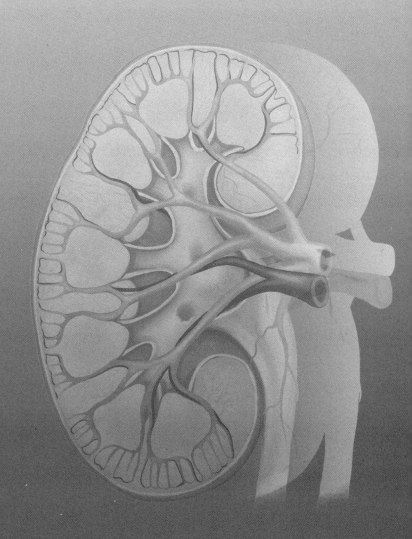

第一章

临床免疫抑制药物

第一节 免疫抑制剂的发展

免疫抑制剂的发展和应用是 20 世纪器官移植领域的重要突破，免疫学和药理学的快速发展使免疫抑制剂的应用走向个体化。随着移植外科医生手术技巧的不断提高，免疫抑制剂的发展也从未停滞。手术与药物的联合让器官移植获得了长期有效的存活。

免疫抑制剂为具有免疫抑制作用的一类药物，可通过影响体液免疫和细胞免疫来抑制机体的免疫反应，临床上用以预防器官移植后排斥反应，移植物抗宿主病或某些自身免疫疾病。

器官移植领域免疫抑制剂的发展大致可分为三个重要阶段。①硫唑嘌呤时代：1963 年 Joseph Murray 等首次联合应用硫唑嘌呤和泼尼松预防排斥反应获得成功。该方案持续影响器官移植界长达 20 余年，但是，该方案强烈的骨髓抑制作用常常严重破坏患者免疫系统及胃肠道黏膜，使得术后移植物 1 年存活率只有约 50%。②环孢素时代：1972 年瑞士 Jean Borel 从真菌发酵产物中分离出具有强烈免疫抑制作用的化合物——环孢素，同一期间，以吗替麦考酚酯和咪唑立宾为代表的免疫抑制剂相继问世，环孢素+吗替麦考酚酯+激素的方案被学术界广泛认可，并取得了良好的疗效。但是环孢素的毒副作用仍然不能令人满意，尤其是肝肾毒性，而且急性排斥反应的发生率仍然在 20% 左右。③他克莫司阶段：他克莫司也称 FK506，其免疫抑制效能约为环孢素的 30 ~ 100 倍，急性排斥反应也降低至 10% 左右，而且肝肾毒性更低，直至今天他克莫司依然是器官移植免疫抑制剂的核心。

之后，西罗莫司、单克隆/多克隆抗体以及新型免疫抑制剂的出现为器官移植提供了更为广泛的选择，进一步降低了排斥反应的发生率。国内外学者仍然走在新型免疫抑制剂改良和研制的光明大道上，不断奋力前行。相信未来，个体化、精准化、多样化的联合免疫抑制方案会不断涌现，应用于临床，服务于患者。

第二节 免疫抑制剂的分类及相关应用

一、皮质类固醇类药物

器官移植中应用的皮质类固醇类药物主要指糖皮质激素。1951 年 Billingham 首先使用可的松使小鼠及家兔皮肤移植物存活时间延长。1963 年 Starzl 等率先将皮质类固醇与硫唑嘌呤联合使用，建立了器官移植经典免疫抑制方案，并沿用至 20 世纪 80 年代初，以后被以环孢素为基础的免疫抑制方案所取代。如今，皮质类固醇仍然在器官移植的免疫抑制治疗中占有重要的地位。

【作用机制】

糖皮质激素可以通过抑制细胞和体液免疫反应从而减少器官移植后的排斥反应，小剂量时主要抑制细胞免疫，大剂量时抑制浆细胞抗体生成而具有抑制体液免疫功能。糖皮质激素免疫抑制作用的具体机制尚不完全明确，目前已知的主要机制有：①诱导白细胞介素-10（IL-10）等抗炎因子的合成；②抑制树突状细胞成熟及抗原提呈功能；③抑制促炎因子的合成；④抑制单核细胞、中性粒细胞和巨噬细胞向炎症部位募集；⑤诱导炎性细胞凋亡[1,2]。

【临床应用】

皮质类固醇的使用方案在不同的移植中心中有所不同。通常的诱导治疗方案采用移植术中经静脉使用甲泼尼龙500～1000mg（10～15mg/kg）；术后前3日每日静脉滴注甲泼尼龙250～500mg；一般同时使用多克隆抗体进行免疫诱导时，甲泼尼龙的剂量较小。术后第4日起改为泼尼松口服，起始为30mg，每日1次；逐渐递减至术后第30日时为10～15mg，每日1次，进入维持治疗。目前，多数移植中心采用小剂量维持治疗，通常为2～3个月时为10mg，每日1次，半年时为5～10mg，每日1次，半年后为5～7.5mg，每日1次。有少数医生对维持治疗的患者采用隔日服药方案，但此方法并无明显获益，故大多数中心均采用每日顿服的方法[1,3]。

急性排斥反应冲击治疗通常采用甲泼尼龙250～500mg（5～10mg/kg）静脉滴注3～5日，以后改为口服泼尼松30mg/d，逐渐递减至冲击前用量[1]。

【副作用】

糖皮质激素具备强大的抗炎作用的同时，也有较多副作用，常见的不良反应有：移植术后短期使用时，心血管疾病、移植后新发糖尿病、创口愈合不良、低血钾、水钠潴留、机会性感染增加等，长期使用有白内障、糖尿病、高血压、肥胖、骨质疏松、消化道溃疡、儿童生长抑制、肾上腺皮质功能减退等。移植后病毒性肝炎复发也可能与患者的应用激素有关。全身严重的细菌感染或真菌感染时，需减少甚至完全停用激素。

二、钙调磷酸酶抑制剂（calcineurin inhibitor，CNI）

（一）环孢素（cyclosporin A，CsA）

CsA于1970年由Thiele和Kis从挪威南部Hardanger Vidda地区土壤中获得的多孢子木霉菌中提取获得。1971年发现其具有免疫抑制潜力。1973年成功地用柱状色谱吸收法将混合物24-556分离获得两种纯物质：CsA和CsB。1975年Petcher采用单晶体X光衍射和化学降解法成功地绘出了CsA的化学结构，之后Wenger在此基础上完全合成了CsA[4]。

1976年Borel首次报道了CsA在大鼠心脏移植、兔和狗的肾移植、特别是同源猪心脏移植中具有强大的免疫抑制能力。1978年Calne首先在剑桥大学将CsA用于临床肾移植，引起轰动。1980年Starzl在临床上采用环孢素+硫唑嘌呤+泼尼松三联免疫抑制方案使临床肾、心、肝、胰腺移植1年存活率由

50%提高到80%，5年存活率由25%提高到60%，并发症明显下降。1983年美国FDA批准CsA应用于临床，从此器官移植领域正式进入了"CsA时代"。1995采用微乳化技术的Neoral获得美国FDA批准，进一步改善了CsA的药代动力学特性，提高了临床疗效[5]。

【作用机制】

CsA主要通过选择性抑制T淋巴细胞的活化而产生免疫抑制作用，特别对T细胞激活的早期阶段具备强大的抑制作用。其免疫抑制机制可能在于：

1. 可逆性调节淋巴细胞亚群的功能，抑制淋巴细胞在抗原或分裂原刺激下的分化、增殖，阻断细胞生长周期的推进，使其停留在G_0期或G_1期，抑制其分泌IL-2、γ干扰素及转化生长因子-β等，抑制NK细胞的杀伤活力，但不能抑制造血干细胞。CsA可以从两个方面抑制T淋巴细胞。一方面，CsA能抑制促炎因子（包括IL-2）的产生和释放。由于IL-2的产生受阻，细胞毒性T淋巴细胞（CTL）的增殖也受到抑制；另一方面，CsA能通过抑制IL-2受体（CD25）的产生而抑制CTL对IL-2的免疫反应，抑制CTL的活化；还可能抑制记忆性T细胞反应；但它不影响抑制性T细胞亚群的活化与增殖，对抑制性T细胞表达IL-2受体无影响。因此，这种不平衡的效应导致了选择性的免疫抑制作用。

2. CsA也能选择性地作用于B淋巴细胞的某些亚群。

3. CsA通过抑制T淋巴细胞和促炎因子影响巨噬细胞产生和释放IL-1；还可通过阻断巨噬细胞中IL-2的释放，使CTL和巨噬细胞的活力受到完全抑制。其分子生物学机制主要有两个：①钙神经蛋白/活化的T细胞核因子途径方面的作用；②对JNK与p38信号通路的作用[5]。

【临床应用】

早期临床应用时，起始量通常为静脉制剂3mg/（kg·d），按1∶20～1∶100稀释于生理盐水或5%葡萄糖或葡萄糖盐水中缓慢滴注，时间不少于2～6小时，也可用微量泵持续给药。稀释超过48小时的溶液不得使用。由于静脉滴注容易引起血药浓度过大波动，影响疗效和增加肝、肾毒性，加之微乳化CsA明显改善了药代动力学，使药物吸收对胆汁和进食的依赖减少，故现已较少使用静脉途径给药。静脉滴注仅用于不能口服、早期口服吸收极差或发生明显腹泻者，而且一旦条件许可，应尽快改为口服给药。极少数患者（0.1%）静脉用药时可发生过敏反应，可能是对药液中蓖麻油溶剂成分过敏所致。胶

囊应整粒吞服;口服液可用软饮料稀释(勿用葡萄汁、柚子汁稀释,因为它可能干扰 P450 依赖的酶系)后,立即饮用。口服液限于开瓶后 2 个月内使用。由于口服液含有天然油性成分,在低温下有凝固倾向,故应贮存在 15 ～ 30℃。当贮存温度低于 20℃时,可呈胶冻样,也可见少量絮状物或沉淀,但这并不影响药物的疗效和安全性[4,5,18]。

口服用药起始量通常为 6 ～ 8mg/(kg·d),分两次服用,用量因选用不同的剂型(口服液/硬胶囊或微乳化软胶囊)以及不同的免疫抑制方案而不同,如采用吗替麦考酚酯替代硫唑嘌呤的三联方案,微乳化软胶囊的起始用量可减为 4 ～ 6mg/(kg·d)[5]。

CsA 对动物无致畸作用,但在孕妇中使用的经验仍有限。CsA 可出现于母乳中,故接受本药治疗的母亲不应哺乳。

由于 CsA 具有肾脏毒性,因此,当 CsA 与有肾毒性的药物如氨基糖苷类、两性霉素 B、环丙沙星、美法仑,以及甲氧苄啶等合用时,应严密监测肾功能。CsA 可能增加洛伐他汀和秋水仙碱对肌肉的潜在不良反应,从而引起肌痛和肌无力。因硝苯地平可引起齿龈增生,故在应用 CsA 期间,发生齿龈增生的患者应避免使用硝苯地平。

许多药物可通过竞争抑制或诱导有关 CsA 代谢和排泄方面的肝酶,特别是细胞色素 P450,从而提高或降低 CsA 的血浆或全血浓度。已知可以提高 CsA 血浓度的药物包括酮康唑、红霉素和交沙霉素等某些大环内酯类抗生素,多西环素,口服避孕药,丙苯酮,以及包括地尔硫䓬、尼卡地平和维拉帕米在内的某些钙通道阻滞剂。已知可以降低 CsA 血药浓度的药物有巴比妥酸盐、卡马西平、苯妥英、安乃近、利福平、新青霉素 Ⅲ、磺胺二甲嘧啶静脉注射剂(非口服剂)和甲氧苄啶。若必须与上述药物合用,则应严密监测 CsA 的血药浓度,并对 CsA 的剂量作适当调整。CsA 可降低泼尼松龙的清除率,但是,大剂量的 6α-甲泼尼龙则可提高 CsA 的血药浓度[5,9]。

【副作用】

应用 CsA 的患者感染发生率较低。CsA 治疗窗狭窄,其血药浓度与疗效及毒副作用密切相关,浓度过高将引起肝肾毒性及神经系统损害和感染;过低则可发生排斥反应和诱发自身免疫性疾病。CsA 与其他免疫抑制剂合用时,存在过度免疫抑制的危险性,导致感染和淋巴瘤等恶性肿瘤的发生概率增加。

主要不良反应是肾毒性。肾毒性约占用药者30%,可出现血清肌酐、尿素氮增高,肾小球滤过率

减低等肾功能损害,可有肾小球血栓形成、蛋白尿、管型尿,偶有高尿酸血症、高钾血症、氮质潴留、少尿或无尿等。接受 CsA 治疗的患者应避免高钾饮食、含钾药物或可引起钾潴留的利尿药。慢性 CsA 的肾中毒多于治疗后 12 个月发生。肝毒性主要表现为低蛋白血症、高胆红素血症、血清转氨酶升高。神经毒性表现为震颤(如手颤)、感觉异常、共济失调、幻觉等症状。其他较常见的有厌食、恶心、呕吐等胃肠道反应及多毛、牙龈增生伴出血、疼痛等。牙龈增生一般可在停药 6 个月后消失。不常见的不良反应有惊厥。罕见的有过敏反应、胰腺炎、白细胞减少、雷诺综合征、糖尿病、血尿等。据文献报道,CsA 和他克莫司均具有胰腺毒性,可通过抑制胰岛素基因转录而降低胰岛素 mRNA 水平,导致胰岛素的合成和分泌减少。

各种严重的不良反应大多与使用剂量过大、血药浓度过高有关,预防的方法是严密监测并调整血药浓度,使其维持在临床能起免疫抑制作用而不会有严重不良反应的范围内。联用吗替麦考酚酯(MMF)治疗方案,本品全血谷浓度为 100 ～ 200ng/ml 时,可满足治疗需要,且相对安全。如发生不良反应,应立即减少本品的用量或停用,并给予相应的治疗。

肝功能不全、高钾血症、感染、肠道吸收不良、肾功能不全等情况下须慎用 CsA。若本品已引起肾功能不全或有持续负氮平衡,应立即减量或停用。若发生感染,亦应减量或者停用 CsA。小儿对本品的清除率较高,用药剂量可适当加大。

(二)他克莫司(tacrolimus,Tac,FK506)

Tac 是由 Kino 等于 1984 年从土壤真菌的肉汤培养基中提取的一种大环内酯类强效免疫抑制剂。1989 年首次将 Tac 用于临床器官移植,取得了显著的效果。1991 年 Fung 等报告,以 140 例肝移植患者采用 Tac 成功地逆转 CsA 治疗无效的排斥反应。研究还发现,一旦排斥反应得到控制后可停用类固醇激素,患者只需服用 Tac,从而获得更佳的生活质量。Tac 于 1994 年被美国 FDA 批准用于临床肝移植,1997 年被批准用于临床肾移植[6,9]。

【作用机制】

Tac 为具有大环内酯结构的免疫抑制药物。钙调磷酸酶(calcineurin)使活化 T 细胞核转录因子(NFAT)的细胞质亚单位去磷酸化,从而使其向细胞核内易位并且与 NFAT 结合。形成的复合物可与多种细胞因子如 IL-2 基因的启动子结合,从而上调后者的转录。Tac 和体内 FK506 结合蛋白12(FK506 binding protein 12,FKBP12)相结合形成复合物,FK-BP12 也会造成 Tac 在细胞内累积。FKBP12-FK506 复合物专一性地结合并抑制钙调磷酸酶的活性,从而抑制 T 细胞中所产生钙离子依赖型信号转导通路,阻止淋巴因子基因的转录,影响 IL-2 和其他细胞因子如 IL-3、IFN-γ、TNF-α 等的表达和 CD25 的表达,抑制 CTL 的生成[7,8]。

【临床应用】

Tac 已被广泛应用于各种实质器官的移植。Tac 包括静脉和口服两种剂型。国外报道,静脉途径的起始用量通常为 0.01 ~ 0.1mg/(kg·d),经静脉持续滴注;口服起始用量为 0.1 ~ 0.3mg/(kg·d),间隔 12 小时服用。建议空腹,或至少在餐前 1 小时或餐后 2 小时服用。我国用量较小,起始用量为 0.08 ~ 0.15mg/(kg·d)。目前,Tac 缓释胶囊(每日只服用 1 次)已经应用于临床。

对因 CsA 不敏感而发生急性排斥反应,需要转换为 Tac 的患者,推荐的起始剂量同首次免疫抑制剂量水平,且首次给药间隔时间不超过 24 小时。如果 CsA 浓度太高,可适当延长 Tac 的首次给药间隔。

儿童的起始剂量应是成人推荐量的 1.5 ~ 2 倍,以达预期的血药浓度。老年人使用 Tac 可以适当减少剂量。肝功能损害患者应减量。避免与保钾利尿剂和补钾剂合用,也不宜与两性霉素 B 和布洛芬合用,本品可改变避孕药物的代谢,也可影响免疫接种的效果,血清蛋白结合率高的药物可以使其游离率增加,尽量避免与上述药物合用。

由于动物试验显示 Tac 对胚胎和幼崽具有毒性,并且能够分泌进入乳汁,因此,在育龄妇女中的应用应充分权衡利弊,哺乳期妇女不应哺乳[9]。

【副作用】

由于大部分用药者同时应用其他药物,有时不易确定与免疫抑制药物有关的不良反应。有证据显示,与静脉给药相比,口服给药发生不良反应的发生率明显降低。与 CsA 相似,Tac 可引起肾功能损伤、高钾血症及低镁血症。其神经毒性和消化道副作用较明显,表现在头痛、失眠、无力、恶心、呕吐、腹泻等。但多毛症、牙龈增生等不良反应少见。他克莫司对胰岛细胞具有毒性,导致胰岛素的合成和分泌减少,发生高血糖。此外,常见的不良反应还有高血压、白细胞增多等。毒副作用与血药浓度密切相关,大部分不良反应在停药或减量后均能消失。因此,使用此药时,必须加强对血药浓度的监测。

Tac 通过细胞色素酶系统进行代谢,因此诱导或抑制细胞色素酶 CYP3A5 的药物,均可对其代谢产生影响。另外,使用时应避免与布洛芬、氨基糖苷类抗生素及其他肾毒性药物联合使用。

三、哺乳动物西罗莫司靶蛋白(mTOR)抑制剂

(一)西罗莫司(sirolimus,SRL)

SRL 又名雷帕霉素(rapamycin,RPM),是由 Sehgal 等于 1975 年从采自复活节岛上土壤中的吸水链霉菌(Steptomyces hygroscopicus)中分离获得的由 31 元环组成的三烯大环内酯类化合物,分子式为 $C_{51}H_{79}NO_{13}$,相对分子量为 914.2。

SRL 率先被作为抗真菌药物进行开发,1977 年 Martal 等报告 SRL 具有免疫抑制作用,1989 年 Morris 等首次将其用于抗移植物排斥反应。20 世纪 90 年代初发现,SRL 不仅可延长动物模型中移植物的存活时间,而且与 CsA 具有协同效应。基于上述动物试验以及其后的临床一期、二期(Kahan 等,1998 年;Groth 等,1999 年)及三期(Kahan 等,1999 年)临床验证的结果,SRL 被认为是一个很有发展前景的免疫抑制药物,目前已经完成了对多种器官移植的三期多中心临床对照研究,临床上的使用日益增多[6,7,9]。

【作用机制】

SRL 主要通过阻断 IL-2 启动的 T 细胞增殖而选择性抑制 T 细胞发挥抗排斥作用。尽管 SRL 和 Tac 为结构相似的大环内酯类抗生素,却有着不同的免疫抑制机制。Tac 抑制 T 淋巴细胞由 G_0 期至 G_1 期的增殖,而 SRL 则通过不同的细胞因子受体阻断信号转导,阻断 T 淋巴细胞及其他细胞由 G_1 期至 S 期的进程。和 Tac 相比,SRL 可阻断 T 淋巴细胞和 B 淋巴细胞的钙依赖性和非钙依赖性的信号转导通路。SRL 和 Tac 一样,结合在相同的受体 FKBP12 上,形成 SRL-FKBP12 复合物,这种复合物不能与钙调磷酸酶结合,对其活性无影响。SRL 靶蛋白(mammalian target of rapamycin,mTOR)是一种多功能激酶,在淋巴细胞的共刺激活化和细胞周期过程中均存在。SRL-FKBP12-mTOR 复合物能在转录水平上抑制蛋白质的合成。这种复合物也封锁了细胞因子调节的信号转导通路[6,8,9]。

SRL 抑制丝裂原诱导的 T 细胞增殖但不影响细胞因子和细胞因子受体的表达。SRL 也抑制外源性细胞因子(IL-2、IL-4 和 IL-15)激发的 T 淋巴细胞的活化和增殖。因此,和 CNI 主要封闭 T 细胞受体(TCR)依赖性的信号转导通路(signal 1)不同,SRL 表现为抑制共刺激信号通路(signal 2)和细胞因子受体调节的信号通路(signal 3)。由于 CsA 或 Tac

等 CNI 抑制 T 细胞产生细胞因子，而 SRL 是抑制 T 细胞对细胞因子的反应，联合应用 SRL 和 CsA 或 Tac 在体外试验、动物试验和临床研究中都被证实能增强免疫抑制效果。SRL 亦抑制抗体的产生[7-9]。

【临床应用】

SRL 是肾毒性很低的免疫抑制剂，副作用小，无神经毒性。研究资料显示，与接受 CsA+安慰剂或 CsA+硫唑嘌呤治疗的患者比较，接受 SRL+CsA 治疗的患者，其平均血清肌酐值上升，平均肾小球滤过率下降。SRL 突出的优势是具有抗肿瘤作用。SRL 抑制细胞周期从 G_1 期到 S 期的转换，通过减少血管内皮生长因子的分泌来阻止肿瘤血管的生成，这对患有肿瘤的移植患者具有重要意义。

目前，国内外 SRL 在器官移植术后的应用包括以下两种方式：在器官移植的受者中立即使用，为初始治疗；在稳定期的受者中替换其他免疫抑制剂，又称为转换治疗。

在患者移植术后初始使用的方式包括以下几种方案：

1. SRL+CNI+皮质类固醇，加用或者不加用诱导治疗。

2. 不含 CNI 的两联（SRL+皮质类固醇）或者三联方案（SRL+MMF+皮质类固醇），多数加用诱导治疗。本方案多用于老年受者或者边缘性供者的器官移植，以减少 CNI 的肾毒性。

在患者移植术后立即使用方案的临床疗效尚存争议。有研究认为，SRL 在包含 CNI 的方案中有可能增加后者的肾毒性；而不含 CNI 的方案，急性排斥反应发生率较高。由于 SRL 明显的抗增殖效应，术后立即使用可能导致伤口愈合障碍和淋巴囊肿等外科并发症。因此，慎用于切口不易愈合的受者，包括体重指数（body mass index，BMI）>30kg/m² 、2 型糖尿病、既往有广泛盆腔手术史或放疗史、既往由于前次移植或自身免疫性疾病服用糖皮质激素的肾移植受者。避免用于因局灶节段性肾小球硬化（focal segmental glomurular sclerosis，FSGS）、膜增生性肾小球肾炎（mesangial proliferative glomerulonephritis，MPGN）等易于复发的肾脏疾病而行肾移植治疗的受者[7,9]。

mTOR 作为转换药物既可用于移植后早期（术后 2~6 个月），也可用于移植后晚期（术后 6 个月以后）。转换的目的是为了减轻免疫因素（如肿瘤、病毒感染）或非免疫因素（如移植肾功能减退、心血管不良事件）等引起的并发症。

转换的类型主要包括：

1. 减量使用 CNI：在原有 CNI+MMF+皮质类固醇三联方案中减少 CNI 的用量，加用 SRL，构成低剂量的四联方案。

2. 替代 MMF：将原有 CNI+MMF+皮质类固醇三联方案中的 MMF 撤除，换为 SRL。

3. 替代 CNI：在原有 CNI+SRL+皮质类固醇三联方案中撤除 CNI 后，SRL 单独与皮质类固醇两联应用或者加用 MMF 构成三联方案。

转换治疗所需的 SRL 的目标浓度如下：

早期转换为 SRL+霉酚酸（MPA）+GC（CNI 慢撤除或直接撤除），建议 SRL 浓度谷值控制在 4~10μg/L；晚期转换为 SRL+CNI+GC 方案，建议 SRL 浓度谷值控制在 4~8μg/L；晚期转换为 SRL+MPA+GC（CNI 慢撤除或直接撤除）方案，建议将浓度谷值控制在 4~10μg/L。

SRL 由于其半衰期长，通常采用每日 1 次的给药方案。为避免进食对药物吸收的影响，降低药物暴露的变异度，建议固定饭前或饭后服药。SRL 说明书中建议给药方法为负荷剂量 6mg，维持剂量 2mg，每日 1 次，因给予负荷剂量有利于快速达到稳定血药浓度（3~4 日），否则需要 7~14 日。临床应用时需注意给予负荷剂量可能造成血药浓度过高，引起浓度相关不良反应，临床可根据受者免疫情况、是否合并应用 CNI 类药物等，考虑是否给予负荷剂量及具体应用剂量。

关于药物相关作用的研究显示，所有影响 CYP3A4 同工酶的药物都可能影响 SRL 的代谢。常见的升高 SRL 浓度的药物包括：钙通道阻滞剂（尼卡地平、地尔硫䓬、维拉帕米等）、抗真菌药物（酮康唑、伊曲康唑、氟康唑等）、大环内酯类抗生素、胃肠动力药等。常见的降低 SRL 浓度的药物包括抗惊厥药（卡马西平、苯巴比妥、苯妥英）、抗生素（利福平、利福喷汀）等。

和其他免疫抑制剂一样，mTOR 也具有治疗窗窄，不良反应多，个体内、个体间差异较大的特点，所以对使用此类药物者进行药物监测，维持稳定的血药浓度很有必要。SRL 的半衰期较长，如首剂给予负荷剂量继以维持剂量，需至少 3~4 日监测血药浓度谷值；如不给予负荷剂量，仅给予维持剂量，应在第 5~7 日进行监测。一旦调整本药的维持剂量，应以新的维持剂量连用 7~14 日后再在血药浓度监测下进一步调整剂量，因为根据不稳定的血药浓度频繁调整剂量可能导致用药过量或用药不足。获得稳定的血药浓度后，可每个月复查 1 次，移植时间较长、血药浓度稳定的受者可每 3 个月监测 1 次[7,18]。

【副作用】

高脂血症是使用 SRL 中最常见的不良反应,导致血脂异常的机制尚不清楚,现已证明 SRL 浓度谷值与血总胆固醇(total cholesterol,TC)和甘油三酯(triglyceride,TG)水平显著相关。

SRL 可能会引起蛋白尿,谨慎筛选转换人群有助于降低转换后蛋白尿的发生率。合并糖尿病的受者较易在转换后出现蛋白尿。

SRL 可能会引发间质性肺炎,发生率高达 9.8%(发病程度不同)。临床表现为活动后呼吸困难、干咳,继而出现乏力、发热,偶有咳血,影像学可见明显改变。诊断 mTOR 相关肺炎需排除卡氏肺囊虫肺炎(pneumocystis carinii pneumonia,PCP)以及巨细胞病毒、细菌、真菌、结核杆菌等引起的肺部感染。

服用本品后可出现血小板和白细胞减少、血红蛋白水平降低等骨髓抑制的表现,此种不良反应具有剂量、浓度依赖特性,通常是可逆的,减量或停药后常可恢复正常,其机制尚不明确,可能与抑制某些生长因子受体的信号传递有关。

此类药物可能引起切口愈合不良,如筋膜开裂、切口疝和吻合部位破裂(包括切口、血管、气道、输尿管、胆道等),发生率为 1% ~ 10%,应避免在切口愈合前应用此类药物。

(二)依维莫司(everolimus,SDZ RAD,certican,山莱恩)

依维莫司是西罗莫司的衍生物,临床上主要用来预防肾移植和心脏移植手术后的排斥反应。

依维莫司是一种新型的哺乳动物西罗莫司靶蛋白(mTOR)抑制剂,mTOR 是 PI3K/AKT 路径下游区的丝氨酸-苏氨酸激酶。几种人类肿瘤存在 mTOR 路径失调。依维莫司与细胞内蛋白 FKBP12 结合,导致复合物形成受到抑制,mTOR 激酶的活性受到抑制。依维莫司降低 S6 核糖体蛋白激酶、真核延伸因子 4E 结合蛋白(4E-BP)的活性,4E-BP 是 mTOR 下游的效应器,涉及蛋白合成。此外依维莫司抑制低氧诱导因子(如 HIF-1)的表达和降低血管内皮生长因子受体(VEGFR)的表达,体内外研究均显示可降低细胞增生、血管生成和葡萄糖摄取。依维莫司还可以抑制白细胞介素 6(IL-6)刺激细胞增殖及 IL-10 的合成。与其他免疫抑制剂不同,依维莫司亦能够阻断细胞增殖因子 IL-2 和 IL-5 对 T 细胞的增殖信号,从而抑制 T 细胞免疫应答后期的 T 细胞增殖,产生免疫抑制作用。相比于 CsA 或 MMF 等免疫抑制剂,依维莫司的副作用有高胆固醇血症、水肿、淋巴囊肿、贫血和腹泻等。

四、抗细胞增殖类药物

(一)硫唑嘌呤(azathroprine,Aza)

Aza 于 20 世纪 40 年代由诺贝尔奖获得者 Eliton 和 Hitchings 合成,临床用于治疗白血病。1959 年 Schwarz 和 Damashek 发现 6-巯基嘌呤(6-MP)可抑制家兔的抗体产生,并可抑制即刻和迟发型过敏性皮肤移植物排斥反应。1963 年 Calne 发现 Aza 可抑制狗移植肾的排斥反应。1963 年 Starzl 等将 Aza 与皮质类固醇组合应用,使其成为肾移植术后经典免疫抑制方案直至 CsA 问世。

【作用机制】

Aza 和霉酚酸均属嘌呤类抗代谢剂,两药虽有不同的作用机制,但都可通过预防活化的淋巴细胞分化、增生而限制其繁殖。本药是 6-巯基嘌呤的咪唑衍生物,为具有免疫抑制作用的抗代谢剂。抑制核酸的生物合成,防止细胞的增生,并可引起 DNA 的损害。动物试验证实,本药可使胸腺、脾脏内免疫活性细胞的 DNA、RNA 减少,影响 DNA、RNA、蛋白质的合成,主要抑制 T 淋巴细胞在抗原刺激后的增殖而影响免疫,所以可以抑制器官移植的排斥反应。本药抑制 T 淋巴细胞的作用强于 B 淋巴细胞[10,18]。

【临床应用】

Aza 对初次免疫反应具有很强的抑制作用,但对再次反应几乎无任何作用,故其仅适用于器官移植术后排斥反应的预防性治疗,对于已经发生的排斥反应则无治疗价值。Aza 有口服和静脉两种制剂,但静脉途径只有在无法口服时才使用,且当口服疗法可以耐受时即应停用。多于手术当日开始用药。口服起始量一般为 2 ~ 3mg/(kg·d),用药后大约 5 日获得稳态浓度。维持剂量一般为 1 ~ 2mg/(kg·d),取决于临床治疗需要和患者个体反应,包括血液学指标所示的耐受程度。伴有肝和(或)肾功能不全者,剂量应酌减。老年人用药的不良反应发生率较其他患者高,应采用推荐剂量范围的低限值。别嘌呤醇也同为强有力的次黄嘌呤氧化酶抑制剂,其可减少 6-MP 的代谢。因此,使用 Aza 的移植患者若需同时服用别嘌呤醇时,应将 Aza 用量减少 1/2 ~ 1/4,以防止 Aza 的毒性作用增加。Aza 可增强去极化药物如琥珀酰胆碱的神经肌肉阻滞作用,减弱非去极化药物如筒箭毒碱的神经肌肉阻滞作用;Aza 可阻碍华法林的抗凝作用;还可加强西咪替丁及吲哚美辛的骨髓抑制作用[10,11]。

【副作用】

毒性稍轻,无需浓度监测。无肾毒性和神经毒性,消化道副作用相对较少。20% 的患者会发生恶心,可在饭后服或与甾体类药物分开服。本药物与酶抑制剂如别嘌醇合用时应减少剂量,因别嘌醇可抑制巯基嘌呤(硫唑嘌呤的活性代谢物)代谢成无活性产物,结果使巯基嘌呤的毒性增加。硫唑嘌呤可发生剂量相关的骨髓抑制,常表现为白细胞减少和贫血,并可抑制血小板形成。剂量过高会发生严重骨髓抑制,个别会引起急性白血病。骨髓抑制与剂量相关,当白细胞低于 $4×10^9/L$ 时,需考虑减量或停药。不能与有骨髓抑制作用的药物合用。本品还可引起胆汁淤积和肝功能损害,但停药后可恢复,肝功能不良者忌用。肾功能不全应减量。

(二) 吗替麦考酚酯(mycophenolate mofetil, MMF)

吗替麦考酚酯,是霉酚酸(mycophenolic acid, MPA)的 2-乙基酯类合成前体药。MPA 于 1896 年由 Gosio 从青霉菌培养液中发现。1969 年 Mitsui 和 Suzuki 证实其具有潜在的免疫抑制活性。1990 年 Souinger 和 Klupp 分别将其应用于同种异体肾移植和肝移植,并取得明显疗效。MMF 分别于 1995 年、1998 年和 2000 年被美国 FDA 批准用于预防同种异体肾脏、肝脏以及心脏移植排斥反应的治疗。尽管有许多新的嘌呤(MZR)和嘧啶(BQR)类抗增殖抑制剂已被开发并用于器官移植,但 MMF 目前仍是 Aza 的首选替代品。

【作用机制】

MMF 的主要活性成分为霉酚酸(MPA)。MPA 是一种高效、选择性、非竞争性的次黄嘌呤单核苷酸脱氢酶(MPDH)的可逆抑制剂。MPDH 是鸟嘌呤核苷酸经典合成途径中关键酶之一。抑制 MPDH 可导致鸟嘌呤核苷酸的耗竭,进而阻断 DNA 的合成,最终抑制 T 淋巴细胞、B 淋巴细胞、平滑肌细胞和成纤维细胞的增殖。而其他细胞的嘌呤通过补救途径(salvage pathway)合成,使 MPA 成为一种高特异性的淋巴细胞抑制剂。同时,MPA 还可抑制 T 淋巴细胞和 B 淋巴细胞因受有丝分裂原和同种异体抗原刺激所引起的增殖,抑制 B 淋巴细胞生成抗体。此外,MMF 还可通过抑制与内皮细胞黏附有关的淋巴细胞和单核细胞表面黏附分子的糖基化,阻断淋巴细胞和单核细胞向排斥部位和炎症部位的迁移。

【临床应用】

有研究表明 MMF 口服剂量从每日 100～3500mg 均可良好耐受,与 Aza 和安慰剂相比,MMF 可明显改善移植后的人、肾长期存活率,减少后期急性排斥反应的发生率。

口服 MMF 的剂型包括片剂,分别为 250mg 和 500mg。临床肾移植推荐剂量为 0.75～1.0g,每日 2 次,于移植后立即或 72 小时内服用。静脉滴注 MMF 的剂量为每瓶 500mg,建议使用 MMF Ig,每 12 小时 1 次,采用 5% 葡萄糖盐水(glucose saline, GS)两步稀释法配制。建议稀释浓度为 6mg/ml,静脉缓慢输注超过 2 小时,速度约为 84ml/h。静脉滴注 MMF 的疗程一般为 7～14 日,如无禁忌,应即刻改为口服。

大剂量 MMF(2g/d)可用于持续性或难治性急性排斥反应的挽救性治疗,其逆转疗效优于大剂量皮质类固醇,可减少移植肾丢失,改善肾脏功能,降低患者死亡或其他治疗失败的发生率。但应注意,随着剂量的加大,药物毒性反应的发生率也相应增加。

近年来,以 MMF 为主的无肾脏毒性的免疫抑制方案日益受到重视,尤其在移植稳定期采用低剂量或者撤除 CNI 或者皮质类固醇的方案中,MMF 更是起着核心作用。近期较多的研究显示,MMF 虽然不能逆转慢性排斥反应或慢性移植物失败,但使用 MMF 可使部分患者的肾脏功能得到稳定或改善。

MMF 不应与能干扰肠肝循环的药物同时使用,以免干扰药物的吸收(如考来烯胺可降低 MPA-AUC 约 40%)。与抑酸剂、氢氧化镁、氧氧化铝同时服用时会降低 MMF 的吸收;与阿昔洛韦同时服用,MPA 和阿昔洛韦的血浆浓度均高于单药服用。因两药竞争性地通过肾小管排泄,故当肾功能不良时,可使两药血药浓度进一步升高,增加发生毒性反应的危险[12]。

【副作用】

副作用与葡萄糖苷酸(基)转移酶家族基因多态性有关。本药最大的特点是无肝毒性、肾毒性和神经毒性。对于肾功能不全的患者,可以减少甚至完全撤除 CNI,从而减少 CNI 带来的肾脏毒性并改善肾功能。但对有严重慢性肾功能损害的患者,应避免超过 2g/d 的剂量(移植后即刻使用除外)。常见副作用有:①机会性感染:尿路感染、巨细胞病毒及疱疹病毒感染等。增加巨细胞病毒性肺炎的发生率;②骨髓抑制:如血白细胞减少,所以服药过程中应当密切复查血常规,特别是刚开始服药时;③消化道症状:恶心、呕吐、腹泻、便秘、胃肠道出血等。胃肠道副作用为剂量依赖性,降低剂量多能缓解。

MMF 不应与能干扰肠肝循环的药物同时使用,因为这些药物可能降低 MMF 的药效,与阿昔洛韦或 Tac 合用,浓度升高,可减少本品剂量。抑酸剂可以减低 MMF 在胃肠道的吸收,故要避免使用。使用雷尼替丁则不会降低 MMF 在胃肠道的吸收。MMF 不会影响 CsA 的药代动力学。避免同时联合使用 Aza。

（三）麦考酚钠肠溶片（mycophenolate sodium enteric-coated tablet）

麦考酚钠肠溶片是肠衣片型的 MPA 钠盐，与 MMF 在分子结构上的差异在于以钠盐替代了酯基团，MMF 需要在胃内酸性条件下分解为 MPA 和羟乙基吗啉，而后者对胃肠道有刺激作用。麦考酚钠肠溶片在酸性环境下会保持相对稳定，因此其在胃内保持片剂状态，进入非酸性环境的小肠，片剂破裂，释放出的 MPA 被吸收，这与 MMF 体内代谢的结果一样。

开发 MPA 肠溶剂型的主要目的之一是期待能够改善 MPA 的胃肠道不良反应，多项临床研究结果显示与 MMF 治疗组比较，麦考酚钠治疗组患者由于胃肠不良反应或感染所致的剂量调整和停药的发生率均低于 MMF。同时因为 MMF 需要在胃内酸性条件下才能分解成 MPA 和羟乙基吗啉，而器官移植患者术后多需要服用质子泵抑制剂（PPI），PPI 影响胃内酸性环境，因此 MMF 与 PPI 联用，MPA 暴露量会显著下降，而麦考酚钠肠溶片的药代动力学并不受此影响，因此使用 PPI 类药物时，麦考酚钠肠溶片较 MMF 更有优势[7,18]。

【作用机制】

同 MMF。

【临床应用】

麦考酚钠肠溶片与 MMF 针对新肾移植患者使用等效剂量的对照研究，术后 3、6、12、24 个月麦考酚钠肠溶片组急排或活检证实的急排均低于 MMF 组，减药停药发生率也更低；针对服用 MMF 胃肠道不耐受的患者，换用麦考酚钠肠溶片后胃肠道症状得到明显改善，MPA 耐受剂量增加。

【副作用】

常见副作用与 MMF 相同，感染、胃肠道症状、血液系统症状。

【用法用量】

本品应于移植后 24 小时内服用，起始剂量为每日 2 次，每次 720mg（总剂量 1440mg/d）在进食前 1 小时或进食后 2 小时空腹服用；随后可根据患者的临床表现及医生的判断进行剂量调整。应告诫患者不要碾碎、咀嚼或切割本品，应整片吞服以保持片剂肠溶衣的完整性。

【注意事项】

在妊娠期间使用可能会增加流产，包括自然流产和先天性畸形的风险，所以建议在确定妊娠测试

结果为阴性后方可开始麦考酚钠治疗。哺乳期不应使用本品。

（四）咪唑立宾（mizoribin，MZR，bredinin，优青糖苷，布累迪宁）

咪唑立宾（MZR）是一种咪唑类核苷，由 Mizuno 于 1971 年在日本东京 Hachijo 岛上的土壤中发现的 Eupenicillum brefeldianum M-2166 培养滤液中分离获得。MZR 的化学名为 5-羟基-1-β-D-呋喃糖基-1H-咪唑-4-羧酰胺，为白色或微黄色的结晶粉末，无臭，在水或二甲亚砜中易溶，在甲醇、乙醇或氯仿中几乎不溶，分子式为 $C_9H_{13}N_3O_6$，相对分子量为 259.22。MZR 早期作为抗真菌药物开发，以后发现其具有免疫抑制效应。1984 年 MZR 获日本厚生省批准用于"预防肾移植术后排斥反应的治疗"。在日本，MZR 已取代 Aza，并与其他免疫抑制剂构成不同的组合方案在临床移植中广泛使用。

【作用机制】

MZR 是一种嘌呤类似物，MZR 在细胞内通过腺苷激酶磷酸化形成有活性的 5-磷酸 MZR，后者是次黄嘌呤单核苷酸脱氢酶和鸟苷酸合成酶的竞争性抑制物，故 MZR 能竞争性抑制嘌呤合成系统中的肌苷酸至鸟苷酸途径从而抑制核酸合成。体外试验证明，MZR 具有以下免疫抑制作用：①抑制淋巴系统的细胞增殖；②抑制各种致有丝分裂因子引起的母细胞化反应；③抑制初次应答及二次应答的抗体产生[13,18]。

【临床应用】

通常采用移植当日或次日起口服用药治疗。初始剂量为 $2 \sim 3mg/(kg \cdot d)$，每日早晨后顿服，以后逐渐减量至维持剂量 $1 \sim 2mg/(kg \cdot d)$。MZR 的使用方案包括与其他免疫抑制剂联合使用，作为器官移植后初始免疫抑制药物，也可在发生 Aza 引起的白细胞减少和（或）肝功能异常时，作为 Aza 的替代药物治疗。与 Aza 类似，MZR 不要求进行药物浓度监测，主要根据耐受性来调整剂量。

【副作用】

MZR 最常见的不良反应为高尿酸血症，长期高尿酸血症将导致肾功能不全。必要时停用 MZR 转换其他抗代谢药物。MZR 造成白细胞下降等骨髓抑制副作用的发生率小于 10%，且较硫唑嘌呤轻，必要时需减量或停用 MZR，并加服升白细胞药物。也可出现血小板减少、红细胞减少等，其他偶可出现食欲不振、恶心呕吐、腹痛、腹胀等消化系统症状。

(五) 来氟米特(leflunomide,LEF)

来氟米特(LEF)是异噁唑类化合物,是一个以治疗类风湿关节炎(rheumatoid arthritis,RA)为主的新型免疫调节剂,是第一种专用于治疗类风湿关节炎,并能缓解病情的药物,而且对多种自身免疫性疾病有治疗作用。LEF与目前使用的抗排斥反应药物在化学结构上无任何相似性,近年来,有学者尝试将其用于肾移植临床,预防排斥反应的发生。

在国内外研究中证实,来氟米特确实可延长移植物生存,可替代MMF或Aza,但是在实际临床应用中,来氟米特通常不作为临床各移植中心的首选免疫联合方案,主要是由于其副作用较多,长期应用患者耐受性差。但是,来氟米特对多瘤细胞病毒(如BK病毒)具有显著的抑制作用,故临床移植医生可在确认BK病毒感染或BK病毒肾病时更换来氟米特维持治疗,取得了良好的效果。服药期间,建议监测血药浓度,一般要求控制来氟米特活性代谢产物的血药浓度为50μg/ml。国外临床观察报道,肾移植术后BK多瘤病毒感染的患者经来氟米特(20～60mg/d,目标血药浓度维持在50～100μg/ml)治疗后,可使大多数患者血液或尿液中的病毒消失或滴度显著降低;治疗期间,患者肾脏功能未见明显异常。

来氟米特常见不良反应主要有:腹泻、瘙痒、可逆性肝酶(ALT和AST)升高、脱发、皮疹、白细胞下降等。近期有报道,日本有5例患者在服用法国安万特公司生产的LEF期间死于间质性肺炎,日本FDA发出警示,要求生产企业和医生严密观察和监测该药的不良反应。

FK778是来氟米特活性代谢物的修饰产物,目前正对其在肾移植中的应用进行研究。FK778除了具有免疫抑制作用以外,还表现出抗多瘤病毒的效应。此外,来自于动物研究的数据还提示,它具有预防慢性排斥反应的作用。与吗替麦考酚酯相比,FK778显示出更好的胃肠道耐受性,但可导致贫血[13,18]。

五、生物性免疫抑制剂

(一) 单克隆抗体

1. 抗CD3单克隆抗体

临床应用的抗CD3单克隆抗体主要为鼠抗CD3单克隆抗体(OKT3)。OKT3主要和T细胞表面的CD3抗原结合,而CD3分子是与T细胞受体(TCR)紧密联系在一起的一个复合体(TCR-CD3复合体)。这样,OKT3就可通过封闭TCR而阻断由抗原呈递细胞(APC)呈递的启动T细胞活化的第一信号(外来抗原)的结合。OKT3与CD3结合后的T细胞也同样可在补体的协助下遭受破坏或被网状内皮细胞清除。

OKT3临床使用的主要适应证为治疗难治性急性排斥反应,其他适应证还包括用于手术后预防急性排斥反应的诱导治疗,尤其是术后早期移植肾功能延迟恢复者;选择性用于治疗在多克隆抗体治疗期间产生抗马/抗兔抗体患者的急性排斥反应。

当第一次和第二次静脉使用OKT3后常出现呼吸困难、发热、心动过速及低血压症状,这些症状很可能与淋巴细胞被分解后释放出细胞质有关,而非过敏反应。如果多次、反复应用,可能出现如下副作用:①发热、低血压、头痛、胃肠道反应、高凝血症甚至肺水肿、癫痫发作等较严重的不良反应。一般在使用单克隆抗体后1～3小时发生,其原因与抗体与T细胞结合而引起的T细胞过度活化有关,称为急性中毒综合征。②由于通常所用的OKT3单抗为鼠源性,因此在临床应用时可能产生抗异种蛋白的过敏反应。主要是细胞因子释放综合征(发热、皮疹、肺部感染、白细胞下降、单纯疱疹、恶心呕吐、胃部痉挛、腹泻、鼻塞、四肢发酸等),其中有的不良反应可能与联合使用的其他免疫抑制剂有关。OKT3的使用增加巨细胞病毒感染的机会。

2. 抗CD25单克隆抗体

CD25(IL-2Rα)单抗是T细胞活化第三信号的阻滞剂。T细胞膜表面的IL-2R系由α、β、γ三条肽链组成,其中缺乏胞质区而无信号传递作用的α链(CD25,又称Tac抗原)对第三信号中IL-2具有高度亲和力。在静止期的T细胞它不表达,初步活化的T细胞表达α链后对IL-2的亲和力极强。CD25单抗则能特异地与活化的T淋巴细胞上的CD25抗原结合,阻断T淋巴细胞与IL-2结合,使细胞停留在G_0期/G_1期而不能进入S期,T细胞不能增殖,可以起降低急性排斥反应发生率和延缓急性排斥反应发生时间的作用。CD25表达在活化的人T细胞表面,静止细胞和幼稚细胞表面不表达,故使用CD25单抗可减少非特异性反应,无明显增加感染或恶性肿瘤的报道。由于IL-2R仅仅是第三信号转导中的一条通路,以及IL-2并非唯一的第三信号信使,其他的细胞因子如IL-4、IL-5、IL-10、IL-12、IL-15、TNF、IFN等,仍可作为第三信号信使通过其他传递径路(其他细胞因子受体)而最终引起T细胞的完全活化。因此CD25单抗理论上只能用于排斥反应的预防,而对已经活化了的淋巴细胞所引起的急性排斥反应无逆转效应。

抗 CD25 单克隆抗体主要包括达利珠单抗和巴利昔单抗。

达利珠单抗肾移植预防急性排斥反应的标准推荐用法为 1mg/kg，术前 24 小时内给药 1 次，术后每 2 周给药 1 次，共 5 剂。近年来，更多学者采用 1～2mg/kg 2 剂方案。2003 年 Vincellti 报告，使用单剂 2mg/kg 可保持有效血药浓度至移植后 42 日，使用 2 剂 2mg/kg 则可保持有效血药浓度至移植后 70 日。

巴利昔单抗临床使用推荐方案每次 20mg，移植术前 2 小时及术后 4 日各 1 次。研究发现，当巴利昔单抗血浆浓度 >0.2mg/L（ELISA 法）或 >0.7～1.0mg/L（RIA 法）时，无论成人还是儿童肾移植患者中的 IL-2R 均可被饱和阻断。巴利昔单抗的清除半衰期在使用标准两剂方案的成年肾移植患者中为 7～13 日，儿童当给予 12mg/m^2 2 次后清除半衰期为 9 日。成人 2 剂治疗后 90% 的有效饱和阻断浓度可维持 4～6 周，儿童维持 29 日。

与 OKT3 相比，CD25 单抗毒副作用明显减少。常见副作用有：发热、乏力、头痛、胸痛、咳嗽、呼吸急促、心率加快、血压升高、血糖升高、恶心、呕吐、便秘、腹泻、皮肤切口愈合缓慢等。用药前和用药期间需监测血糖、血常规、肝肾功能和生命体征。巴利昔单抗既不会增加因器官移植患者的基本疾病所导致的不良事件，也不会增加因同时服用免疫抑制剂或其他药物所发生的不良事件。在静脉注射巴利昔单抗期间，未见细胞因子释放综合征出现，故不必使用激素预防。由于巴利昔单抗是一种免疫球蛋白，因此不存在代谢后的药物与药物间的相互作用。除了与 CsA 或糖皮质激素合用外，巴利昔单抗与其他免疫制制剂合用时，有过度免疫抑制的可能。既往用过达利珠单抗的患者再次应用本药时应谨慎，因为有增加感染和继发恶性疾病的风险。妊娠哺乳期妇女慎用。

3. 抗 CD20 单克隆抗体

抗 CD20 单克隆抗体又称利妥昔单抗（rituximab, rituxan），是一种鼠/人嵌合型的直接对抗 B 细胞上 CD20 抗原的单克隆抗体。动物及人体试验均显示，经静脉使用后可迅速、持久地清除循环和组织中的 B 细胞，清除持续时间可长达 6 个月。

在美国仅被批准用于治疗难治性或者复发性 B 细胞淋巴瘤。近年来，利妥昔单抗除了在多种自身免疫性疾病（如类风湿关节炎）中作为非处方治疗外，还在移植器官受者中被采用作为非处方治疗，其应用范围包括：治疗移植后淋巴细胞增殖病（PTLD），在 ABO 血型不符或交叉配型阳性的肾脏

移植中使用；预防或治疗急性抗体介导的排斥反应、人类白细胞抗原（HLA）致敏患者的脱敏治疗。

利妥昔单抗产生效应的机制主要是通过清除 B 细胞而发挥作用，其作用还包括清除由 B 细胞所产生的细胞因子。同时还可能存在以下两种机制，利妥昔单抗可能以一种非特异性静脉免疫球蛋白（IVIG）而发挥作用，阻断细胞迁徙和由 C5a 介导的致死性循环效应；另外利妥昔单抗可清除特异性抗供者抗体。

目前认为，利妥昔单抗可以通过下述三种不同的机制来清除 B 细胞：补体依赖性细胞毒效应（CDC）；抗体依赖性细胞毒性效应（ADCC）；刺激凋亡通路。Fc 受体（FcR）rRIIIa（CD16）和 rRIIa（CD32）的多型性已经被证实与其抗肿瘤效应以及治疗狼疮的效应有关。这类多型性与移植领域使用的疗效是否相关尚不清楚，但可能相关。利妥昔单抗清除表达 CD20 细胞的敏感性可能取决于微环境、由整合素所调节的体内稳态以及 B 细胞的循环动力学。尽管对 B 细胞具有明显的作用，但利妥昔单抗对人类的循环或离体 T 细胞几乎无作用。

利妥昔单抗适当的剂量和用药次数也因治疗目的而有所不同。治疗淋巴瘤被批准的剂量是静脉注射，每周 1 次，总剂量为 375mg/m^2。其在器官移植中的推荐剂量为 375mg/m^2，单剂应用，输注时可能产生首剂反应，建议用药前使用皮质激素、对乙酰氨基酚和二苯基羟基胺。在不同的临床情况下，利妥昔单抗的应用方法不尽相同，在脱敏治疗中，多为肾移植术前 375mg/m^2 的单剂应用，也有在结合血浆置换后的双剂应用，甚至有学者提出，50mg/m^2 与 375mg/m^2 在脱敏治疗中无明显差异。在 ABO 血型不合的肾移植中，推荐用量为 100～500mg 的诱导治疗。目前针对利妥昔单抗于器官移植中的最佳用量仍在探索之中。

利妥昔单抗在用药几个月后均能在血中被测及。血中持续存在的利妥昔单抗可能对交叉配型和组织配型的结果产生影响。由于利妥昔单抗在有补体存在的情况下具有细胞毒性，因此，含有利妥昔单抗的血清可能产生 B 细胞的细胞毒阳性的交叉反应。人类的 IgG1 部分也作为在流式细胞仪检测时所使用的抗人 Ig 荧光染料的作用靶点，同样也可使 B 细胞交叉配型出现假阳性结果。但是，流式细胞仪或者细胞毒交叉配型以及 PRA 检测可以通过使用链霉蛋白酶处理细胞以清除细胞表面的 CD20，或者通过免疫磁珠吸附清除循环中的利妥昔单抗，从而使检测得以成功进行。

在目前所有使用利妥昔单抗的人类疾病状态中,循环 B 细胞均被迅速清除。长疗程的治疗以及部分来自肾移植的研究结果显示会增加低免疫球蛋白血症的发生率,因此,如果其浓度大于 300mg/dl,应测定血浆 IgG 水平以保证治疗的正常进行。

发热是最常见的不良反应(43%),其次为低血压(10%)和支气管痉挛(8%)。其他不良反应还包括寒战、头痛、恶心、呕吐、视网膜炎和轻度低血压。其多发生在利妥昔单抗输注期间,停止输注可以缓解,当减慢输注速度后可以重新使用。其他不良反应还包括中性粒细胞减少症、血小板减少症和虚弱。既往存在心脏疾病的患者,包括心律失常和心绞痛,可能在输注利妥昔单抗期间出现疾病复发。极少数情况下,可能发生严重和致死性心肺疾病,包括低氧血症、肺部浸润、急性呼吸窘迫综合征、心肌梗死和心源性休克。绝大多数与输注有关的不良反应一般发生在首次输注期间。在移植患者中,由于利妥昔单抗常与皮质激素联合使用(如治疗排斥反应或者在施行移植手术期间),因此,不良反应的发生率和严重程度可能降低。

尽管已经注意到使用利妥昔单抗后的患者中有发生感染的报道,但由于总体来说较为罕见,因此,在包括病毒、细菌、真菌在内的病原微生物感染的情况并无明确的感染的发生率增加。有报道,在治疗移植后淋巴细胞增殖病时发生了致死性的 CMV 再活化。此外,由于担心使用利妥昔单抗后可能出现肝炎的活跃,因此,在存在乙型肝炎的患者中使用利妥昔单抗应该谨慎,现有研究显示,利妥昔单抗在丙型肝炎患者中的使用是相对安全的[13,15]。

(二)多克隆抗体

多克隆抗体是将不同来源的人类淋巴细胞作为免疫原,致敏鼠、兔、猪或马等动物,激活其 B 淋巴细胞分泌特异性抗体(免疫球蛋白)后,采集并纯化这些抗体而制成。常见的多克隆抗体包括:抗淋巴细胞球蛋白(ALG)和抗胸腺细胞球蛋白(ATG)。

【作用机制】

多克隆抗体是作用于 T 淋巴细胞的选择性免疫抑制剂,产生免疫抑制的基本机制是使 T 淋巴细胞耗竭。在补体协助下对淋巴细胞产生细胞溶解作用,T 细胞被补体依赖性溶解和由单核细胞和吞噬细胞作用形成的 Fc 依赖性调理素机制从循环中清除。注射 ATG 或 ALG 后即对淋巴细胞进行攻击,约 6 小时由循环中消除。

【临床应用】

多克隆抗体应用的适应证:主要用于治疗激素抵抗性急性排斥反应,即经激素冲击治疗未逆转的排斥反应。除此之外,若活组织检查证实为急性血管性排斥反应(Banff 2 级或 3 级)、血肌酐迅速增高或出现无尿也是考虑选用的指征;目前很多移植中心将其作为预防急性排斥反应的诱导治疗,尤其是在发生移植肾功能延迟恢复(DGF)的时候,这样可以减少 CNI 类药物的使用剂量,从而减轻对移植肾的毒性作用,预防急性排斥反应的同时,可以缩短移植肾功能恢复的时间。

使用禁忌证:既往使用同类制剂发生严重的全身性过敏反应、存在严重感染的患者。

ATG 预防排斥反应的用量为 $1.25 \sim 2.5mg/(kg \cdot d)$,治疗排斥反应的剂量为 $2.5 \sim 5mg/(kg \cdot d)$,经同样方式稀释后从外周静脉滴注,时间在 6 小时以上,疗程 3~5 日。

由于 ATG、ALG 均为异种血清产品,因此具有强烈的抗原性,可能引起严重的过敏反应,故使用前要询问既往过敏史。注射前预防性应用抗组胺药物、退热药及皮质类固醇可避免或减轻过敏反应的发生。在使用期间以及停药后两周内均应对患者进行密切观察。通常通过监测血液循环中 T 细胞的数量来调节剂量,以控制 CD3$^+$细胞(成熟 T 细胞)在外周血中占淋巴细胞比例<10% 为宜。当外周血淋巴细胞数目$<0.05×10^9$/L 和(或)血小板$<50×10^9$/L 时应停止用药,以防发生严重感染或出血。外周血 T 细胞数目监测还可用于预测疗效和发现患者对药物出现耐受。当用药浓度达 $20mg/(kg \cdot d)$ 治疗期间,CD2$^+$、CD3$^+$细胞数持续$>0.25×10^9$/L 时提示患者对药物产生耐受,最常见的原因是患者产生针对多克隆抗体的抗体。在撤药期间出现 CD2$^+$、CD3$^+$细胞数迅速反跳$>0.25×10^9$/L 的患者为复发性排斥反应的高危患者[15,18]。

【副作用】

必须住院并在严密监控状态下使用。有些严重不良反应可能与滴速过快有关。输药期间必须自始至终严密监控患者。白细胞减少和血小板减少较常见。监测白细胞和血小板计数,可降低这类副作用的发生和严重程度。治疗结束后,应继续观察 2 周血细胞计数。首次应用时偶尔会出现症状明显的过敏反应,使用肾上腺素、抗组胺药及短效糖皮质激素(如氢化可的松)对缓解症状有效。使用多克隆抗体会使巨细胞病毒感染的发生率增加。反复多次应用,严重的淋巴组织增生障碍和恶性肿瘤的发生率也大大增加,因此,很多肝移植中心反对肝移植术后在短期内反复使用该类药物。此药在急性感染时禁用,因为有发生与过度免疫抑制相关的副作用的风险,包括感染性并发症(细菌、真菌、病毒及原虫类)和罕见恶性疾病(特别是淋巴细胞增生症)的报道。

六、新型免疫抑制剂

(一)FTY-720

20世纪80年代后期,Fujita从冬虫夏草的滤液油中提取了一种强效免疫抑制剂ISP-1(myriocin/thermozymocidin)。1995年Fujita与Y shitomi制药有限公司合作从子囊菌亚门赤僵菌(*Isaria sinclarii*)培养液中提取的ISP-1经化学修饰而研制了一种新的免疫抑制剂,化学名2-amino-2-[2-(4-octyl-phenyl)ethyl]-1,3-propanediol hydrochloride,分子式为$C_{19}H_{33}NO_2HCl$,相对分子量为343.94,取名为FTY-720。

【作用机制】

该药物为鞘氨醇-Ⅰ-磷酸(sIP)受体的调节剂,可以影响二级淋巴器官功能,改变淋巴细胞的迁徙,进而促使外周血中的淋巴细胞进入淋巴组织(归巢);另一方面,可以通过改变Bcl-2/Bax的比值,诱导淋巴细胞凋亡,进而达到免疫抑制的效果。

【临床应用】

已在肾移植患者中进行了一期和二期临床研究。二期临床研究表明,2.5mg/d FTY720与现有的常用免疫抑制剂,如CsA、Tac具有协同效应。联合使用时免疫抑制效果显著,与标准的MMF+CsA方案具有相同的安全性。5mg/d FTY-720可减少这类传统免疫抑制剂的用量,从而降低其毒性反应。此外,FTY-720虽然通过肝脏细胞色素代谢,但并非是细胞色素P450系统。因此,不影响CsA、Tac、Sir等药物的代谢。尚未发现FFY-720具有神经毒性、致突变性、基因断裂等作用。虽然使用FTY-720可较长时间地导致可逆性和剂量依赖性的外周血淋巴细胞减少,但是免疫记忆并未被破坏。粒细胞数目及功能均未受影响,因此,并不增加机会性感染的发生率。研究显示,在首剂用药48小时内,有高达25%的患者可出现可逆性心动过缓,但无血流动力学异常。其在临床器官移植中的地位尚待正在进行的大规模、多中心、随机、对照的三期临床研究来阐明。

(二)蛋白酶体抑制剂

新型蛋白酶体抑制剂,即硼替佐米(bortezomib),剂型为注射剂。硼替佐米主要针对哺乳动物细胞中26S蛋白酶体。临床上率先应用于治疗多发性骨髓瘤。之后学者利用硼替佐米的浆细胞清除抑制作用,将其应用在肾移植领域,用于高致敏患者的术前脱敏及术后难治性抗体介导排斥反应的治疗。

【作用机制】

26S蛋白酶体是一种蛋白质复合体,可降解泛素蛋白,泛素蛋白酶体通道在调节特异蛋白在细胞内浓度中起到重要作用,以维持细胞内环境的稳定。蛋白水解通路受阻会影响细胞内多级信号串联,这种对正常的细胞内环境的破坏会导致细胞的死亡。硼替佐米作为新型蛋白酶体抑制剂,国内外文献总结硼替佐米治疗抗体介导的排斥反应作用机制可能如下:①通过阻滞蛋白酶体抑制蛋白质的降解,减少细胞核内kappa B因子(转录激活因子),使得蛋白生成过程中部分功能未能被调节,大量缺陷的核蛋白体在胞浆内质网内积聚,最终引起浆细胞凋亡;②抑制骨髓基质细胞生成IL-6从而导致B细胞在不同成熟阶段凋亡;③诱导激活T细胞的凋亡、T细胞耗竭、NF-κB抑制,降低Ⅰ类主要组织相容性复合体表达并降低Th1反应;④蛋白酶体受到抑制,影响树突细胞功能(降低共刺激分子表达,降低细胞因子产生并促进凋亡。)。

【临床应用】

在国外学者研究中显示,硼替佐米在肾移植中的应用方法基本与治疗多发性骨髓瘤是一致的,使用剂量$1.3mg/m^2$,1、4、8、11日为1个循环;选用2个或2个以上的循环,清除抗体效果较为明显。同时联合应用血浆置换、大剂量激素或CD20抗体(利妥昔单抗)治疗,可显著增加硼替佐米的临床治疗效果。综上所述,硼替佐米针对浆细胞的靶向治疗能显著清除抗HLA抗体,使肾移植术后难治性排斥反应的治疗看到曙光,在肾移植临床治疗中具有广泛应用的前景,但硼替佐米的远期疗效及并发症有待进一步临床探究。

【副作用】

药物的主要不良反应包括:周围神经病变,低血压,心力衰竭,血小板减少症,胃肠道不良事件,肿瘤溶解综合征,肝功能损害,肾功能损害等。人体肝微粒体的体外研究表明硼替佐米是细胞色素P450酶系3A41、2D6、2C19、2C9和1A2的底物。与细胞色素P450 3A4的抑制剂或者诱导剂合用时,应密切监测毒性的发生或有效性的降低。在临床试验中,有糖尿病患者口服降糖药后出现低血糖症和高血糖症的报道。在使用硼替佐米治疗时,应密切监测口服抗糖尿病药患者的血糖水平,并注意调节糖尿病药物或胰岛素的剂量。合用可能会引起周围神经病的药物(如胺碘酮、抗病毒药、异烟肼、呋喃妥因或他汀类)及引起血压降低的药物应格外谨慎,否则可能造成严重神经病变及低血压。国外文献中报道的硼替佐米严重不良事件发生率很低，具备良好的安全性。但是中国国内多个中心应用经验显示，肾移植患者对硼替佐米的耐受性欠佳，这可能与人种异质性以及硼替佐米在肾移植领域应用经验不足有关，尚需进一步深入研究。

（三）补体的单克隆抗体

补体系统 C5 的单克隆抗体，即艾库组单抗（eculizumab，soliris）。剂型为注射液，剂量规格为每瓶 300mg（10mg/ml，每瓶 30ml），最初应用于阵发性夜间血红蛋白尿（paroxysmal nocturnal hemoglobinuria，PNH）的治疗。艾库组单抗是以鼠肿瘤细胞培养、常规生物处理技术产生的重组人源型单克隆抗体，含有获自人 IgG 序列的人免疫球蛋白恒定区、鼠互补决定区移植至人网状结构轻链和重链可变区。艾库组单抗由两条 448 个氨基酸的重链和两条 214 个氨基酸的轻链组成，分子量约 148kDa。临床研究表明此抗体对 C5 有高度亲和力，能阻断 C5a 和 C5b-9 的形成，并保护哺乳动物细胞免受 C5b-9 造成的损伤，2007 年被美国 FDA 批准治疗 PHN，效果显著，被定为治疗 PNH 的首选特效药。之后，在 2011 年 9 月，艾库组单抗的治疗适应证被扩展应用于非典型性溶血尿毒综合征（atypical hemolytic uric syndrome，aHUS）。2015 年，艾库组单抗应用于器官移植，可有效预防并治疗排斥反应[14,16,17]。

【作用机制】

艾库组单抗为补体系统 C5 的单克隆抗体，可特异性地阻滞补体系统 C5 成分的断裂，抑制人补体 C5 向 C5a 和 C5b 的裂解来阻断炎症因子 C5a 的释放和 C5b-9 攻膜复合物的形成，从而抑制补体系统介导的免疫损伤，减轻靶细胞受损。无论疾病发生于补体的经典途径、旁路途径还是凝集素途径，最终都将经过 C5 的裂解这一条最终通路，所以，艾库组单抗的作用靶点具有高度特异性，可打断整个补体系统的作用。

在 PNH 患者中，艾库组单抗抑制终端补体介导的血管内溶血和在 aHUS 患者中补体-介导的血栓性微血管病（thrombotic microangiopathy，TMA）。

在 aHUS 患者中，补体活性的调节损伤导致不能控制点终端补体激活，导致血小板激活，内皮细胞损伤和血栓性微血管病，而艾库组单抗的作用靶点恰好能解决这一问题。

在肾移植中，艾库组单抗治疗难治性排斥反应的疗效已经得到证实，但是机制尚不完全明确，目前认为可能是由于抗体介导排斥反应中，抗原-抗体复合物结合后的效应阶段，需要依赖补体系统，而艾库组单抗抑制 C5 裂解限制了攻膜复合物的形成，减轻了移植肾的损伤。

【临床应用】

最初的临床应用主要集中在 PNH 和 aHUS 的治疗上，在肾移植领域，随着艾库组单抗的问世，PHN 和 aHUS 导致的慢性肾功能不全（尿毒症期）不再是肾脏移植的禁忌证，艾库组单抗作为抗体制剂可替代传统的血浆置换，疗效稳定。不仅如此，肾移植术后抗体介导的排斥反应过程中，最终效应通路也包含补体系统的作用，器官移植权威杂志 *American Journal of Transplantation* 2015 年报道，在高致敏患者中发生的抗体介导排斥反应，当传统治疗方法如血浆置换、IVIG、利妥昔单抗、硼替佐米等均无效时，使用艾库组单抗阻断补体系统，可能获得满意的效果。在肾移植领域，艾库组单抗这种新型免疫抑制剂正在逐步走入临床视野。

剂量及用法：治疗 PNH，最初 4 周每周 600mg，第 5 周 900mg，然后每 2 周 900mg 进行维持剂量。治疗 aHUS，最初 4 周每周 900mg，第 5 周 1200mg，然后每 2 周 1200mg 进行维持剂量。治疗难治性排斥反应：用法同 aHUS。

配制方法：艾库组单抗必须稀释至最终混合物浓度 5mg/ml，从小瓶抽吸需要量的药物至无菌注射器，转移推荐剂量至一个输液袋。通过加入适当量（1∶1 等比例稀释）的 0.9% 氯化钠注射液，5% 葡萄水注射液或林格氏注射液，稀释药物至最终浓度 5mg/ml。

给药方法：主要为静脉滴注，禁止使用静脉推注给药，给药速度应控制在 30 分钟～2 小时内完成。

【副作用】

目前在国内外研究中，针对艾库组单抗副作用的报道并不多见，证明艾库组单抗的临床安全性是可靠的，但是有研究认为，艾库组单抗可引起严重脑膜炎双球菌感染。如未能早期发现并治疗，由于患者的补体系统免疫反应被阻断，患者可能出现致死性感染。所以，目前对于应用艾库组单抗的人群，推荐应用药物两周前进行脑膜炎双球菌疫苗接种，开始应用药物后应密切监测，一旦怀疑脑膜炎双球菌感染，除非有明确证据证明延迟治疗风险大于脑膜炎，否则应立即停药。患有双球菌性脑膜炎的患者是艾库组单抗的绝对禁忌证。

除上述严重的致死性并发症之外，文献报道发生率与安慰剂组对比相差 ≥10% 的并发症主要包括：头痛、鼻咽炎、背痛、恶心、高血压、上呼吸道感染、腹泻、头痛、贫血、呕吐、恶心、泌尿道感染和白细胞减少。

（四）选择性 T 细胞共刺激信号阻断剂

选择性 T 细胞共刺激信号阻断剂,即贝拉西普（belatacept,nulojix),用于预防成年肾移植患者的急性排斥反应。贝拉西普是一种可溶性融合蛋白,由经修饰的胞外结构区 CTLA4 融合至人免疫球蛋白 G1 抗体的 Fc 结构区组成,用重组 DNA 技术通过哺乳动物细胞表达系统生产。

【作用机制】

T 细胞活化的共刺激信号是一个多层次序贯表达的网络系统,T 细胞表面分子 CD28 与其配体 B7 结合所提供的共刺激信号最为重要。贝拉西普是一种选择性 T 细胞共刺激信号阻断剂,是对 CTLA4-Ig 的两个氨基酸进行置换后合成的 CTLA4-Ig 高度相关的异变体,两个氨基酸置换后与 CD86 和 CD80 的解离速率变慢,效能较 CTLA4-Ig 提高了 10 倍,能够有效阻断 CD28 与 B7 分子的结合,从而抑制 T 细胞的活化,保护移植器官免遭排斥,但不会抑制对其他病毒或病原体的免疫应答。

【临床应用】

用于预防成年肾移植患者的急性排异反应。初始剂量:10mg/kg,维持剂量:5mg/kg。推荐用法:第 1 日（移植的当日,植入前）、第 5 日（第 1 日给药后大约 96 小时）、第 2 周和第 4 周给药 1 次,然后移植后每 4 周给药 1 次,共 12 周,给予初始剂量。移植后 16 周开始,采用每 4 周（前后 3 日）给予维持剂量的给药方法。静脉输注给药,至少 30 分钟。

肾移植患者接受贝拉西普治疗,合并使用已知通过 CYP450 代谢的药物时,可造成疗效改变或不良事件体征和症状的变化。与吗替麦考酚酯并用,吗替麦考酚酯剂量 500mg 至 1500mg,每日 2 次,与 5mg/kg 的贝拉西普或环孢霉素并用,并用贝拉西普后的血浆麦考酚酸 C_{max} 和 $AUC_{0\sim12}$ 值,分别比并用环孢霉素高 20% 和 40%。

临床上贝拉西普主要应用于肾移植术后预防排斥反应,作为新型免疫抑制剂,贝拉西普疗效与环孢素类似,但是远期肾功能要优于环孢素,这可能与贝拉西普更小的肾毒性有关。两项关于肾移植患者的多中心随机对照研究对贝拉西普的疗效和安全性进行了评估。这些试验评估了贝拉西普两种剂量的给药方案,均与环孢素对照方案进行比较,结果显示贝拉西普组和环孢素组 3 年内活检证实的急性排斥反应发生率分别为 24.0% 和 22.8%,移植物丢失率分别为 2.2% 和 3.6%,1 年肾小球滤过率（GFR）贝拉西普组明显高于环孢素组[17,18]。

【副作用】

严重不良反应主要包括:器官移植后淋巴增殖紊乱性疾病,主要发生在中枢神经系统。另外恶性肿瘤、严重感染以及 JC 病毒先关的渐进性多灶性脑白质病和多瘤病毒肾病。

其他常见不良反应包括贫血、腹泻、泌尿系感染、外周性水肿、便秘、高血压、发热、咳嗽、恶心、呕吐、钾代谢异常和白细胞减少。

除此之外,贝拉西普可以透过动物胎盘屏障,并且可以通过乳汁排泄,所以对于妊娠期或哺乳期患者,应充分权衡利弊,谨慎评估,决定是停止哺乳还是停止用药。EBV 抗体检测阴性或未进行过 EBV 抗体检测的患者禁用,不推荐高于推荐剂量给药。由于患者皮肤癌风险的增加,患者可能需要穿防护衣和使用高防护因子的防晒霜以减少紫外线辐射带来的损伤。

（明英姿 王玮）

参 考 文 献

1. Noris M,Casiraghi F,Todeschini M,et al. Regulatory T cells and T cell depletion:role of immunosuppressive drugs. J Am Soc Nephrol,2007,18（3）:1007-1008.

2. Demirkiran A,Hendrikx TK,baan CC,et al. Impact of immunosuppressive drugs on CD4$^+$ CD25$^+$ FOXP3$^+$ regulatory T cells:does in vitro evidence translate to the clinical setting? Transplantation,2008,85（6）:783-789.

3. Wekerle T. T-regulatoty cells-what relationship with immunosuppressive agents? Transplant Proc,2008,40（10 suppl）:S13-16.

4. Becker T. Foltys D,Bilbao I,et al. Patient outcomes in two steroid-free regimens using tacrolimus monotherapy after daclizumab induction and tacrolimus with mycophenolate mofetil in liver transplantation. Transplantation,2008,86（12）:1689-1694.

5. 张树栋,马潞林. 环孢素 A 在器官移植中的免疫抑制作用. 中国组织工程研究与临床康复,2008,12（5）:937-940.

6. Schuller S，Wiederkehr JC,Coelho-Lemos IM,et al. Daclizumab induction therapy associated with tacrolimus-MMF has better outcome compared with tacrolimus-MMF alone in pediatric living donor liver transplantation. Transplant Proc,2005,37（2）:1151-1152.

7. Toso C,Meeberg GA,Bigam DL,et al. De novo sirolimus-based immunosuppression after liver transplantation for hepatocellular carcinoma:long-term outcomes and side effects. Transplantation,2007,83（9）:1162-1168.

8. Dharancy S,Iannelli A,Hulin A,et al. Mycophenolate mofetil

monotherapy for severe side effects of calcineurin inhibitors following liver transplantation. Am J Transplant,2009,9(3): 610-613.

9. Hesselink DA,van Hest RM,Mathot RA,et al. Cyclosporine interacts with mycophenolic acid by inhibiting the multidrug resistance-associated protein 2. Am J Transplant,2005,5(5): 987-994.

10. Germani G,Pleguezuelo M ,Villamil F,et al. Azathioprine in liver transplantation:a reevaluation of its use and a comparison with mycophenolate mofetil. Am J Transplant,2009,9 (8):1725-1731.

11. Creput C ,Blandin F,Deroure B,et al. Long-term effects of calcineurin inhibitor conversion to mycophenolate mofetil on renal function after liver transplantation. Liver Transpl, 2007,13(7):1004-1010.

12. Robaeys G,Cassiman D,Verslype C,et al. Successful conversion from mycophenolate mofetil to enteric-coated mycophenolate sodium (myfortic) in liver transplant patients with gastrointestinal side effects. Transplant Proc,2009,41(2): 610-613.

13. Alamartine E,Sabido O,Berthoux F. In-vitro effects of cyclosporin A,FK506,6-mercaptopurine,and prednisolone on lymphokine-activated killer cells. Nephrol Dial Transplant, 1994,9:1456.

14. Broeders N,et al. Mycophenolate mofetil,together with Cyclosporine A ,prevents anti-OKT3 antibody response in kidney transplant recipients. J Am Soc Nephrol,1998,9:1521-1525.

15. Hiesse C,Rieu P,Kriaa F,et al. Malignancy after renal transplantation:analysis of incidence and risk factorys in 1700 patients followed during a 25-year period. Transplant Proc,1997,29:831.

16. Barnett AN,et al. "The use of eculizumab in renal transplantation." Clin Transplant,2013,27(3):E216-229.

17. Broeders EN,et al. "A 'silent',new polymorphism of factor H and apparent de novo atypical haemolytic uraemic syndrome after kidney transplantation." BMJ Case Rep 2014, 2014,1(1):1-4.

18. 郑克立. 临床肾移植学. 上海:科学技术文献出版社, 2006.

第二章

肾移植免疫抑制方案的合理选择

如无免疫抑制治疗,同种异体器官移植后一般均会发生排斥反应,其本质上是受者免疫系统针对供者移植物抗原的免疫应答。因此,器官移植的成功必须首先克服免疫学障碍。在器官移植数十年的发展历程中,免疫抑制剂的不断推陈出新对提高移植的临床效果起到了至关重要的作用。目前临床上已有众多免疫抑制剂可供选择,如何合理选择及使用免疫抑制剂方案是十分关键的临床问题,其目标是尽可能降低移植物排斥反应发生率并减轻长期服用免疫抑制剂所带来的毒副作用。当前临床肾移植的常规免疫抑制方案主要包括围手术期的免疫诱导方案及术后长期的免疫抑制维持治疗方案。本章主要介绍上述两类方案可供选择的种类及其特点,并围绕免疫抑制剂使用的一些重要相关临床问题进一步讨论肾移植术后如何合理选择及使用免疫抑制方案。

第一节　肾移植的免疫诱导治疗方案

免疫诱导治疗主要是指移植围手术期短期使用的单克隆或多克隆抗体类免疫抑制治疗。诱导治疗主要有以下三个目的:①减少移植物排斥反应的发生率及严重程度,以直接改善移植的效果;②使免疫维持治疗方案中的 CNI 类药物或激素安全减量甚至停用成为可能,以降低其长期服用所带来的毒副作用;③可能诱导受者产生针对移植物特异性的临床免疫耐受状态,以大幅减少维持治疗的总体免疫抑制剂所需剂量。目前临床肾移植常用的诱导治疗抗体可分为两大类:T 细胞清除性抗体及 T 细胞非清除性抗体,前者主要包括兔抗人胸腺细胞或淋巴细胞球蛋白及阿仑单抗,后者主要是指抗 IL-2 受体的单克隆抗体(如巴利昔单抗)[1]。

一、兔抗人胸腺细胞或淋巴细胞球蛋白

兔抗人胸腺细胞球蛋白(thymoglobulin, rATG)是家兔接受儿童胸腺组织免疫刺激而产生的多克隆抗体,其包含针对 T 细胞、B 细胞以及其他胸腺组织抗原的多种特异性抗体。在人体内使用后,rATG 能很快诱导 $CD2^+$、$CD3^+$、$CD4^+$、$CD8^+$、$CD16^+$、$CD25^+$ 及 $CD45^+$ 淋巴细胞的显著清除,甚至能杀伤部分浆细胞,因而 rATG 被认为是作用非常强的免疫诱导治疗药物。此外,再灌注前给予 rATG 还可能对移植肾缺血再灌注损伤具有一定的保护作用,其机制可能与阻断黏附分子、降低细胞 B1 及 B2 整合素的表达,以及减少内皮炎症蛋白表达等作用相关。因此,很多移植医生在肾移植功能恢复延迟(DGF)高风险的肾移植中优先选择 rATG 作为诱导治疗用药[2]。

目前对于 rATG 诱导治疗的最佳使用剂量及方法尚缺乏全球共识,不同国家及移植中心对 rATG 的使用方法存在较大的差异。总体而言,rATG 的使用方式可以是大剂量单次使用,或者是较小剂量多次使用。在使用 rATG 诱导治疗的过程中,既需要有效降低急性排斥发生率,又必须考虑剂量过大导致的继发性感染问题。在美国,rATG 诱导治疗的单日剂量从 1~6mg/kg 不等,疗程也从 1~10 日不等,但目前使用最多的经典方案是每日 1.5mg/kg,使用 3~5 日。相比国外较高的肾移植术后急性排斥反应发生率(20%~40%),中国人肾移植急性排斥发生率总体较低(多在 10% 以内),因而 rATG 诱导治疗的使用剂量一般较低。目前国内移植中心使用较多的方案包括:①rATG 50mg/d,使用 3 日(第 0~2 日,以移植当天为第 0 日);②rATG 首剂 50mg(第 0 日),之后 25mg×4 日(第 1~4 日);③rATG 25mg/d,使用 3

日(第 0 ~ 2 日)。前两种方案 rATG 使用总量为 150mg,一般用于免疫高危受者的诱导治疗。第三种方案仅用 rATG 总量为 75mg,属于小剂量诱导治疗方案,可作为免疫低危初次移植的诱导治疗选择。笔者报道在 90 例初次移植受者采用上述小剂量 rATG 诱导治疗取得了良好的效果,移植后早期急性排斥反应发生率为 5.6%,感染并发症并无明显增加,提示该小剂量诱导治疗方案对免疫低危初次肾移植是安全有效的,可以作为国内肾移植诱导治疗的备选方案[3]。

另一种具有类似作用的抗体是兔抗人淋巴细胞球蛋白(ATG-F),是采用人 T 淋巴母细胞样细胞系免疫刺激兔而产生的多克隆抗体,其所针对的特异性抗原谱较 rATG 窄,主要针对 T 细胞具有良好的清除作用。目前 ATG-F 也较广泛用于肾移植的诱导治疗,其使用方案与 rATG 类似,每支 100mg 的 ATG-F 用于替换每支 25mg 的 rATG。

二、阿仑单抗(CMP)

阿仑单抗(alemtuzumab,CMP)是一种针对 CD52 的人源化 IgG1 单克隆抗体。CD52 分子表达非常广泛,几乎所有的 T 细胞、B 细胞、巨噬细胞、NK 细胞,以及部分中性粒细胞均有表达。当阿仑单抗与上述细胞表面的 CD52 结合后,能启动抗体依赖的细胞毒作用,从而杀伤靶细胞。阿仑单抗对淋巴细胞的清除作用非常广泛而强烈,使用后的低淋巴细胞状态可持续数月到 1 年之久。阿仑单抗能有效预防或治疗细胞性排斥反应,但由于其清除淋巴细胞的作用强大且持久,有报道多次剂量的 CMP 使用后会带来一些不良后果,包括早期抗体介导的排斥反应发生率增加、自身免疫性疾病及严重感染的发生率也会上升等。因此,移植界对阿仑单抗的广泛使用总体持谨慎态度。

国外在采用阿仑单抗作为肾移植术后诱导治疗方面已有较多应用经验,而在国内尚很少使用。有报道,在肾移植采用单剂 CMP(30mg,静脉滴注)进行诱导治疗与其他常用诱导治疗方案(rATG 或巴利昔单抗 IL2RA)相比,其效果相似甚至更优。由于诱导治疗的效果满意,加之费用相对较低以及受者住院时间缩短等优点,单剂 CMP 诱导方案近 10 年来

在国外肾移植的使用呈上升趋势[10,11]。

三、巴利昔单抗(IL2RA)

巴利昔单抗(basiliximab,IL2RA)是一种人鼠嵌合的、针对 CD25 的 IgG1 单克隆抗体。CD25 是 IL-2 受体的 α 链,主要表达在活化 T 细胞表面。采用 IL2RA 不会导致淋巴细胞杀伤,但能够改变 T 细胞的功能。美国及欧洲的大型前瞻性临床试验结果显示,采用 IL2RA 诱导治疗与无诱导治疗相比,肾移植术后急性排斥反应发生率显著降低[4]。由于巴利昔单抗本身的药物副作用小,诱导治疗后严重感染及肿瘤的发生率也较低,因此目前在免疫低危的肾移植受者使用较为广泛。目前巴利昔单抗诱导治疗的标准方案是:移植当天及移植后第 4 日分别给予 1 剂(20mg),每次静脉给药时间不低于 20 分钟[5]。

四、免疫诱导治疗方案的选择

对于诱导治疗方案的选择,迄今并无明确的标准,总体而言需要根据供受者的诸多危险因素进行综合考虑[9]。通常,对于"排斥高风险"的受者会选择使用 T 细胞清除性抗体进行诱导治疗。"排斥高风险"患者主要包括存在预存供者特异性抗体(DSA)、群体反应性抗体(PRA)水平显著升高,以及再次移植等情况。供者的风险因素也是选择诱导治疗方案需要考虑的重要因素。对于高风险供者,如扩大标准供者、心脏死亡供者、器官冷保存时间过长(如超过 24 小时)等情况,因其发生 DGF 及免疫排斥的风险显著增高而多选择 T 细胞清除性抗体进行诱导治疗。根据美国移植受者科学登记系统(SR-TR)的数据,当前约 80% 的肾移植受者采用了诱导治疗,其中大多数(大于 75%)使用的是 T 细胞清除性抗体[6]。IL2RA 诱导治疗的强度可能不如 T 细胞清除性抗体,但其相关的副作用较少,因而主要在免疫低危的肾移植受者中使用较为广泛。此外,对于移植时已有显著白细胞或血小板降低、或显著低血压的受者,也优先考虑 IL2RA 诱导治疗。在美国约有 4% 的肾移植受者接受的是 T 细胞清除性抗体与 IL2RA 的联合诱导治疗,其是否具有更大优势还有待进一步评估[7]。

第二节 肾移植的免疫维持治疗方案

肾移植的免疫维持治疗方案是肾移植术后长期使用的免疫抑制方案,多为不同种类的口服免疫抑制剂的组合,其目的是有效抑制淋巴细胞针对移植物抗原的特异性活化,从而尽可能避免排斥反应发

生。迄今临床能够使用的口服免疫抑制剂已较丰富,因此可供选择的维持免疫治疗方案也较多。虽然目前临床肾移植已有国际公认的、被推荐的首选免疫抑制维持方案,但由于不同免疫抑制剂在作用机制、免疫抑制强度,以及毒副作用等方面存在差异,维持治疗方案的选择还是应该坚持个体化合理用药的原则。

一、免疫维持治疗方案的组合原则

目前临床上常用的口服免疫抑制剂主要分为三大类:钙调磷酸酶抑制剂(calcineurin inhibitor, CNI)、抗细胞增殖类抑制剂,以及皮质类固醇。一般情况下,分别选择上述三大类中的一种药物进行组合,形成预防排斥反应的维持治疗"三联免疫抑制方案"。这样组合的目的是尽可能发挥不同作用机制药物的协同作用,从而达到足够的免疫抑制强度以预防排斥反应,而且还能降低每种药物分别使用的所需剂量,以有效降低各药物长期使用所带来的毒副作用。

CNI类免疫抑制剂(他克莫司或环孢素)是经典三联免疫抑制维持方案中最重要的基础免疫抑制剂,但其长期使用具有一定的慢性肾毒性,因而在临床上产生了"无CNI免疫抑制维持方案",主要由mTOR抑制剂、吗替麦考酚酯(MMF)或麦考酚钠肠溶片(myfortic)、糖皮质激素等三种无明显肾毒性药物两联或三联组合而成。其缺点是免疫抑制的强度偏弱,可能增加总体的急性排斥反应发生率。此外,mTOR抑制剂与MMF或MPA联合使用后的骨髓抑制叠加效应会影响受者的长期服药耐受性,因予以重视。

为减轻足量CNI长期服用所带来的毒副作用,且保持较强的免疫抑制强度,mTOR抑制剂联合小剂量CNI也是近些年来新出现的一种免疫抑制维持方案组合,实践证明其具有较好的安全性及耐受性,可以作为肾移植个体化治疗的一种选择方案。

二、足量CNI三联免疫抑制方案

CNI类免疫抑制剂是最重要的基础免疫抑制剂,其问世对器官移植具有划时代的重要意义,极大地提高了移植物的短期存活率。目前主要的CNI类免疫抑制剂包括环孢素及他克莫司。两种药物相比,他克莫司的免疫抑制作用更强且毒副作用相对更低,因而成为现阶段肾移植术后首选的核心基础免疫抑制剂。美国FDA及国际上的KIDGO指南均建议他克莫司+MPA+激素为肾移植术后标准免疫

抑制方案。以环孢素为基础的三联免疫抑制治疗虽然使用越来越少,但在某些特殊情况下也可选择使用,也能达到较好的预防排斥反应。

在CNI为基础的三联免疫维持方案应用过程中需要注意以下事项。①CNI类免疫抑制剂早期药物浓度不达标是T细胞介导排斥反应(TCMR)发生的危险因素。因此,初始用药时可以按照平均偏大的剂量使用[如CsA 6mg/(kg·d),Tac 0.15mg/(kg·d)],以保证绝大多数受者第一次谷值浓度达到所需要的安全范围。对于他克莫司而言,移植前检测受者的CYP3A5基因型有助于更合理的初始用药剂量选择。②早期足量抗增殖药物(如吗替麦考酚酯、麦考酚钠肠溶片等)的使用也有利于预防急性TCMR的发生,足量也要因人而异,具体用量要根据受者的性别、体重、外周血白细胞计数及对药物的耐受性而定;因人种差异,中国人对抗增殖类药物的总体耐受性比欧美白人低,因此不宜照搬国外报道的经验,需要适当降低初始用量(如吗替麦考酚酯为1~2g/d);在长期维持用药阶段,抗增殖类药物的剂量往往选择患者能长期耐受而不至于引起骨髓抑制副作用的适宜剂量。③激素的使用:早期激素的使用对预防急性TCMR是必要的,各移植中心均有其激素使用常规,一般均遵循递减的原则,一般减至5~10mg/d维持。

三、无CNI免疫抑制维持方案

虽然CNI为基础的免疫维持方案在预防排斥反应方面效果良好,但长期使用(特别是血药浓度长期偏高)会带来明显的毒副作用,尤其是慢性肾毒性,表现为慢性移植肾功能减退。因此,人们尝试应用了无CNI免疫抑制维持方案,其中最主要的是mTOR抑制剂+MMF/MPA±Pred(泼尼松)方案,特殊情况下也有单用mTOR抑制剂或MMF/MPA与泼尼松组合[12]。总体而言,无CNI免疫维持治疗方案可以改善因CNI长期服用导致的移植肾功能损害,但存在以下问题。①安全性问题,免疫抑制不足可能导致急性排斥反应的发生概率增加。②耐受性问题,mTOR抑制剂与MMF/MPA类药物均有骨髓抑制副作用,联合应用时易导致较多患者不能长期耐受;单用mTOR抑制剂或MMF/MPA对药物的剂量或浓度要求较高,也存在患者长期服用的耐受性问题。因此,目前无CNI免疫抑制方案使用并不普遍,尤其是不建议肾移植术后初始使用。在长期服用CNI为基础免疫抑制方案未发生过排斥的低危患者中,如出现慢性血肌酐升高,且有明确证据证实其与

CNI 肾毒性相关者,可以考虑转换为无 CNI 免疫抑制维持治疗方案。

四、减量 CNI 免疫抑制维持方案

由于 CNI 类药物的肾毒性具有剂量依赖性,显著降低 CNI 用量而不完全撤除可能成为一种较好的选择,既减轻了慢性肾毒性,又不至于让免疫抑制强度下降过多。目前减量 CNI 免疫抑制方案包括两类:①小剂量 CNI+mTOR 抑制剂±Pred;②小剂量 CNI+MMF/MPA±Pred。

西罗莫司(sirolimus)及依维莫司(evemlimus)是目前主要的两种 mTOR 抑制剂,由于几乎没有肾毒性,且具有独特的诱导耐受的免疫学优势,其在移植受者的合理应用可能有利于移植肾长期存活。与联合 MMF/MPA 相比,联合减剂量 CNI 可能是 mTOR 抑制剂的更好选择[13]。其一,从药理机制上,CNI 在 T 细胞周期的较早阶段(G_0 期到 G_1 期)发挥阻断作用,而 mTOR 抑制剂在 T 细胞增殖周期中 G_1 期向 S 期发挥阻断作用。由于两者作用在 T 细胞激活的不同阶段,因而可能具有良好的协同免疫抑制作用,已有体内及体外动物试验研究明确证明。其二,CNI 的毒性作用呈剂量相关性,减量 CNI 能显著减少其慢性肾毒性。其三,与 CNI 联用时,mTOR 抑制剂的谷值不必过高,如西罗莫司(SRL)控制在 5~7ng/ml 即可,这样也同时减轻了 mTOR 抑制剂的不良反应。近期来自美国的一篇报道中,采用西罗莫司(SRL)联合减剂量 CsA(减幅达 80%)作为肾移植术后初始治疗,相比 SRL 联合足量的 CsA 和单用足量 CsA 两种治疗方案,该组患者的 10 年移植肾存活率明显增高,提示 SRL 联合小剂量 CsA 的方案可能是一种可供临床选择的、较为安全的免疫抑制方案[8]。笔者在国内实施的一项前瞻性、开放性非随机的临床研究,通过平均 5 年的随访,观察了 46 例肾移植术后由经典 CsA 三联免疫抑制治疗转换为 SRL 联合小剂量 CsA(剂量减 50% 以上)治疗的临床有效性及安全性。结果提示 SRL 联合小剂量 CsA 的免疫抑制方案能在一定程度改善移植肾功能,不增加排斥反应发生率且患者耐受性较好,是一种较安全的免疫抑制维持治疗方案[14]。但因其仍存在一定的局限性,如骨髓抑制、蛋白尿和血脂增加的倾向性等,我们认为其并不适宜完全取代传统的以 CNI 为基础的免疫抑制方案,而可以按需作为个体化免疫抑制方案的选择之一,如在患者出现明显 CNI 不良反应时可考虑使用。关于何种 CNI 与 mTOR 抑制剂组合更适宜的问题,小剂量环孢素和他克莫司与 SRL 均具有较好的协同免疫抑制作用,可以根据转换治疗前服用何种 CNI 进行选择[15]。

MMF 或 MPA 与小剂量 CNI 的组合是另一类减剂量 CNI 免疫抑制方案。由于 MMF 或 MPA 的总体免疫抑制强度可能弱于 mTOR 抑制剂,即使患者能够较好地耐受足量 MMF 或 MPA,CNI 的剂量也不宜减过多(一般减 30% 以内)。由于考虑排斥的风险,建议这种方案用于长期稳定的免疫低危患者。

第三节　免疫抑制剂使用相关的几个重要临床问题

由于不同的受者个体免疫系统的差异以及对免疫抑制剂的耐受性不同,对所有人仅采用同一种免疫抑制方案及一个相同的用药标准是不适宜的。免疫抑制方案的合理选择及各药物的合理使用需要根据实际情况进行个体化治疗。因此,器官移植的免疫抑制治疗不仅是一门科学,也是一门艺术。目前的临床肾移植实践中,关于免疫抑制剂的使用仍存在一些移植医生们比较关注的重要临床问题,对这些问题的正确认识有助于更合理地使用免疫抑制治疗。

一、现有免疫抑制治疗是否能完全阻止急性排斥反应发生?

不少移植医生都存在一个直观的想法,即移植物发生了排斥反应就是因为免疫抑制剂用量不足,出现了相关毒副作用就是因为免疫抑制剂用量过度。上述观念对于大部分患者而言是正确的,但还需要认识到,现有免疫抑制剂不是万能的,不管如何使用,移植排斥反应发生率都不可能降为 0。临床上存在免疫抑制剂浓度达标甚至是中毒剂量的情况下仍发生急性排斥反应的现象,其免疫学机制与记忆性 T 细胞相关。如在再次或多次肾移植的情况下,既往移植失败往往导致受者体内同种抗原特异性记忆性 T 细胞的产生,而记忆性 T 细胞相对于初始 T 细胞而言,其激活阈值较低且不完全依赖共刺激信号。因此,如果再次移植的供者不相配 HLA 位点与上次的供者相同,或存在抗原的交叉反应性,移植后则较易发生急性 T 细胞介导的排斥反应(TC-MR)。由于目前临床常用免疫抑制剂对记忆性 T 细胞活化增殖的抑制作用欠佳,即使免疫抑制剂剂量

足够且药物浓度达标，再次肾移植后的急性 TCMR 还是难以得到完全避免。笔者在近几年的临床肾移植工作中，观察了 33 例再次或多次移植病例，经过严格的移植前免疫学选择及部分高致敏患者的术前预处理治疗，仅 2 例（6.1%）发生急性抗体介导性排斥反应；相反，急性 TCMR 的发生率达到 30.3%，远高于初次肾移植组（5.6%），提示在再次或多次肾移植后需要警惕记忆性 T 细胞介导的急性 TCMR 的发生[16]。此外，在少数初次移植的患者也存在针对移植抗原交叉反应性记忆性 T 细胞，主要是由于既往感染免疫所产生，也能在足量免疫抑制剂的情况下介导急性排斥反应。因此，记忆性 T 细胞的存在是现有条件下急性排斥不能完全避免的客观因素，正确认识记忆性 T 细胞在移植排斥反应中的作用有利于急性排斥的及时诊断及干预。

二、环孢素是否可以退出历史舞台了？

他克莫司（Tac，FK506）总体免疫抑制效果强于 CsA 而总体毒副作用弱于 CsA，因而在肾移植术后成为首选的基础免疫抑制剂。作为曾经开创一个器官移植新时代的环孢素（CsA）是否已无用武之地而应该完全退出历史舞台呢？答案是否定的。虽然同为 CNI 类药物，但两者的体内代谢机制及相关毒副作用并不相同。Tac 相比 CsA 更易导致高血糖、高血钾及胃肠道副作用等。在临床肾移植使用 Tac 的过程中如出现以下情况则可能需要考虑更换免疫抑制方案才能顺利解决问题：①移植后新发血糖升高；②移植后迁延不愈的慢性腹泻；③移植后精神食欲差、进行性消瘦；④移植后早期顽固高钾血症，甚至需要透析处理；⑤移植后 FK506 需要剂量特别大或谷值浓度极不稳定。可以考虑转换的较为安全的备选方案主要包括足量 CsA＋MMF/MPA±Pred 或者 SRL＋低剂量 CsA±Pred 方案。此外，对于移植前有潜在糖尿病或轻度糖尿病的受者，可考虑以 CsA 为基础的初始免疫抑制方案，可在一定程度上防止或延缓糖尿病的进展。因此，含 CsA 的免疫抑制方案可以成为 Tac 为基础方案的一种补充，利用两种药物特性的差异，解决 Tac 使用过程中出现的相关问题。

三、何为足量 MMF 或 MPA？

在口服免疫抑制维持方案中，抗增殖类药物（如吗替麦考酚酯、麦考酚钠肠溶片等）发挥非常重要的辅助作用。因其加大剂量也无明显肝、肾毒性，且能有效降低急性排斥反应发生率，目前在国际上较为推荐早期使用足量 MMF 或 MPA。此外，在肾移植术后的稳定期，较足量抗增殖类药物的使用也使 CNI 的适当减量使用成为可能，有助于减轻长期 CNI 使用的毒副作用且不增加排斥发生率。但是，对于何为足量 MMF/MPA，目前尚无统一的标准。国外多采用绝对的使用剂量作为足量标准，如 MMF 初始使用剂量为 2～3g/d。由于 MMF 或 MPA 的主要副作用为骨髓抑制及胃肠道反应，因而大剂量使用存在较显著的药物耐受性问题。因人种差异，中国人对抗增殖类药物的耐受性比欧美白人低，因此不宜完全照搬国外报道的经验，需要根据具体情况适当降低初始用量（如 MMF 为 1～2g/d）。笔者的观点是，MMF 或 MPA 足量要因人而异，具体用量要根据受者的性别、体重、外周血白细胞计数及对药物的耐受性而定。在长期维持用药阶段，抗增殖类药物的剂量往往选择患者能长期耐受而不至于引起骨髓抑制副作用的较大剂量。此外，目前 MMF 药物浓度监测已得到较为普遍应用，通过 AUC 值来判断 MMF 是否足量似乎更为科学。笔者曾对因骨髓抑制而仅能长期耐受 MMF 较小剂量（0.25g，每 12 小时 1 次）的肾移植受者检测 MMF 浓度，发现绝大部分患者的 MPA-AUC 能达到治疗标准［30～60（mg·h）/L］。因此，MMF 的使用也存在个体差异，采用使用剂量作为足量标准并不完全可靠，检测 MPA-AUC 有助于个体化 MMF 的合理使用。

四、激素撤除是否安全？

在器官移植的历史中，糖皮质激素几乎是最早应用的临床免疫抑制剂。时至今日，激素仍然是常用免疫抑制维持治疗方案的重要组成部分。由于长期服用激素会带来诸多副作用，如高血压、新发血糖升高、骨质疏松或股骨头坏死、骨折以及高血脂等，因此有关激素撤除的免疫抑制方案成为肾移植临床研究的热点之一。目前关于肾移植术后激素撤除是否安全尚无定论。国外总体研究的结果提示，激素撤除会在一定程度上增加急性排斥发生率，因此可能增加免疫因素介导的移植物失功的风险。在中国，由于总体急性排斥发生率低于西方国家，加之诱导治疗的广泛应用，激素撤除对多数患者应该是安全的。笔者认为在下列情况下不宜撤除激素或需谨慎撤除：①肾移植术后 1～3 月的急性排斥高发期，撤除激素可能增加免疫学风险；②免疫高风险受者的肾移植，如高 PRA 受者或二次及多次移植的受者；③受者肾脏原发病容易在移植肾复发者；④不能长期耐受抗增殖类药物者，如果撤除激素，则仅剩

CNI 单药治疗,免疫学风险可能增加。相反,如无特别风险,对于以下情况建议及时撤除激素:①口服激素维持治疗期间出现短时间内体重的快速或急剧增加;②出现股骨头坏死或严重骨质疏松者;③移植后出现进行性加重的新发血糖升高者。总之,对于激素撤出,应该遵循的原则是"权衡利弊,选择性撤除"。

五、是否真正存在耐激素的急性细胞性排斥反应?

传统以来,人们将对皮质类固醇激素冲击治疗无效的急性排斥反应称为耐激素的急性排斥反应(steroid resistance acute rejection),约占急性排斥反应的20%～40%。对于急性 T 细胞介导的排斥反应(TCMR),到底是否存在耐激素性排斥值得探讨。因为人们往往常规采用 CMP 0.5g×3 日的方式进行激素冲击治疗,治疗效果不满意多认为属于耐激素的急性排斥反应。但是,如果急性 TCMR 的程度较重或治疗的时机偏晚,完全可能因为移植肾损伤较重而导致 3 日的激素冲击得不到理想的临床效果。笔者曾经对数例中重度急性 TCMR 行 MP 冲击治疗 3 日,发现效果不佳,在进行穿刺活检证实急性排斥仍然存在后继续采用减剂量 MP(0.3g)治疗 4 日,获得了良好的排斥逆转。上述临床尝试提示,以往所界定的耐皮质类固醇的急性排斥反应应该有相当比例的病例能通过延长激素冲击疗程获得良好的治疗效果。当然,如果急性排斥反应合并有明显的抗体因素的参与,单纯的激素冲击治疗可能得不到理想的疗效,需要额外增加针对抗体的治疗措施,如血浆置换及静脉注射免疫球蛋白等。因此,在诊断急性 TCMR 的同时,需要检测 PRA 甚至 DSA,以确定是否合并抗体介导的损伤因素存在。

六、ATG 是否能完全替代激素用于抗急性 TCMR 治疗?

抗胸腺细胞或淋巴细胞球蛋白(ATG)能够有效杀伤并清除激活的 T 细胞,是除大剂量激素外另一种临床常用于治疗急性 TCMR 的有效药物。以往人们经常将 ATG 用于治疗耐激素的急性排斥反应,取得较好效果,现在某些移植中心甚至对急性排斥反应的治疗倾向于直接使用 ATG 治疗。在治疗急性 TCMR 方面,ATG 是否能完全取代大剂量激素是一个值得探讨的重要问题。我们需要考虑以下因素。①ATG 与激素抗急性排斥的机制并不尽相同:ATG 主要特异性杀伤 T 细胞,而大剂量激素对免疫系统具有较广泛的抑制作用,并具有强大的抗炎作用。②ATG 与大剂量激素的副作用存在差异:ATG 可能引起三系减少以及治疗后感染风险增加,大剂量激素除降低免疫力外还主要引起神经系统异常、水钠潴留、血糖升高、应激性溃疡、高血压及其他代谢方面的副作用。③ATG 治疗的费用远高于大剂量激素。因此,我们认为,对于难治性急性排斥反应,大剂量激素结合 ATG 治疗是一种较好的治疗策略,能有效利用两者不同的抗排斥机制,并能相应减少两者单独较长疗程治疗的副作用,还能适当减轻患者的经济负担。我们在临床实践中采用 CMP 0.5g×3 日+rATG 25mg×3～4 日(总疗程 6～7 日)的序贯方式治疗较严重或较顽固的急性 TCMR,取得了较为满意的临床效果。

(陈刚)

参 考 文 献

1. Ekberg H,Tedesco-Silva H,Demirbas A,et al. Reduced exposure to calcineurin inhibitors in renal transplantation. N Engl J Med,2007,357(25):2562-2575.

2. Brennan DC,Daller JA,Lake KD,et al. Rabbit antithymocyte globulin versus basiliximab in renal transplantation. N Engl J Med,2006,355(19):1967-1977.

3. Thomusch O,Wiesener M,Opgenoorth M,et al. Rabbit-ATG or basiliximab induction for rapid steroid withdrawal after renal transplantation (Harmony):an open-label,multicentre,randomised controlled trial. Lancet,2016,388(10063):3006-3016.

4. Hardinger KL,Brennan DC,Klein CL. Selection of induction therapy in kidney transplantation. Transpl Int,2013,26(7):662-672.

5. Laftavi MR,Sharma R,Feng L,et al. Induction therapy in renal transplant recipients:a review. Immunological Investigations,2014,43(8):790-806.

6. Bakr MA,Nagib AM,Donia AF. Induction immunosuppressive therapy in kidney transplantation. Exp Clin Transplant,2014,12 Suppl 1:60-69.

7. Malvezzi P,Jouve T,Rostaing L. Induction by anti-thymocyte globulins in kidney transplantation:a review of the literature and current usage. J Nephropathol,2015,4(4):110-115.

8. Witzke O,Sommerer C,Arns W. Everolimus immunosuppression in kidney transplantation:What is the optimal strategy? Transplant Rev(Orlando),2016,30(1):3-12.

9. Koyawala N,Silber JH,Rosenbaum PR,et al. Comparing Outcomes between Antibody Induction Therapies in Kidney Transplantation. J Am SocNephrol,2017,28(7):2188-2200.

10. Gundroo A 1,Zachariah M,Singh N,et al. Alemtuzumab (Campath-1H) experience in kidney transplantation what

we have learned；current practices；and scope for the future? Curr Opin Organ Transplant，2015，20（6）：638-642.

11. Haynes R，Harden P，Judge P，et al. Alemtuzumab-based induction treatment versus basiliximab-based induction treatment in kidney transplantation（the 3C Study）：a randomisedtrial. Lancet，2014，384（9955）：1684-1690.

12. Barten MJ 1，Streit F，Boeger M，et al. Synergistic effects of sirolimus with cyclosporine and tacrolimus：analysis of immunosuppression on lymphocyte proliferation and activation in rat whole blood. Transplantation，2004，77（8）：1154-1162.

13. Pliszczynski J，Kahan BD. Better actual 10-year renal transplant outcomes of 80% reduced cyclosporine exposure with sirolimus base therapy compared with full cyclosporine exposure without or with concomittant sirolimus treatment. Transplant Proc，2011，43（10）：3657-3668.

14. Zhu L，Fu C，Lin K，et al. Patterns of Early Rejection in Renal Retransplantation：A Single-Center Experience. Journal of Immunology Research，2016，2016.

15. 朱兰，丁韬，王筱啸等. 肾移植受者西罗莫司联合小剂量环孢素转换治疗的五年临床观察. 中华医学杂志，2016，96（20）：1556-1561.

16. Lin K，Chen S，Chen G. Role of Memory T Cells and Perspectives for Intervention in Organ Transplantation. Front Immunol，2015，6：473-478.

第三章

免疫抑制剂血药浓度监测

免疫抑制药物的浓度必须保持在一个安全、有效的剂量范围内,才能起到有效的治疗作用,免疫抑制药物浓度过高可导致严重的不良反应,包括导致移植受者对感染和肿瘤的免疫力下降,增加受者继发感染和肿瘤的风险;而免疫抑制药物浓度过低,则无法达到对抗供体免疫反应的强度,从而产生器官排斥反应。

免疫抑制剂的有效治疗浓度通常在一个极窄且多变的水平,免疫抑制药物在体内的代谢速度因个体差异而差别巨大,受移植受者个体的年龄、体重、遗传因素、环境因素、胃肠道等功能差异和不同药物

间相互作用等诸多因素的影响,在用药时,要根据移植患者个体指标,来选择恰当的免疫抑制剂,并依据监测的药物浓度调整免疫抑制剂的用量,还要根据药物在体内的代谢情况来选择服药时间和给药途径。因此,定期进行免疫抑制剂药物浓度监测,对于器官移植受者药物治疗策略的选择具有重要的指导意义,可以辅助医生在非常窄的治疗窗内优化给药剂量,从而确保既能有效预防器官排斥反应,又能避免严重不良反应的发生。

临床上常用的免疫抑制剂血药浓度监测的方法如下[1]。

第一节 免疫学方法

免疫分析方法的原理是待测药物和标记后的该药物与特异性抗体竞争有限的结合部位,血样中的未标记药物浓度取决于标记药物与特异性抗体结合的量,标记物可能是放射性同位素、酶、荧光或化学发光物质,依据标记物的属性,可分为以下几种方法:

一、化学发光微粒子免疫检测法(chemilu-minescent microparticle immunoassay,CMIA)

化学发光微粒子免疫检测法是采用磁性微粒作为固相载体,在酶促化学发光或非酶促化学发光系统中,以竞争法或双抗体夹心法等免疫测定方法为基础,测定试样的浓度。CMIA 法将具有高灵敏度的化学发光测定技术与高特异性的免疫反应相结合,适用于各种抗原、抗体、激素及药物等的检测分析。

二、均相酶免疫测定法

均相酶免疫测定法包括酶放大免疫测定法(en-

zyme-mutiplied immunoassay technique,EMIT)和克隆酶供体免疫测定法两种。免疫抑制剂血药浓度检测主要以 EMIT 法为主,其原理为酶标半抗原会因结合抗体而影响酶的活性,抑制酶的底物催化反应。检测时,将酶标半抗原(药物分子)和含有待测药物的血浆共同与抗体作用,因竞争抗体结合位点,血浆待测药物浓度与酶活性(未结合抗体的酶标半抗原量)成正比,再通过分光光度计检测观察动态吸光度的改变,从而测量血浆药物分子的浓度。EMIT 技术操作简单、快捷,无需前处理,用样少,可处理高通量样本和急诊样本,是临床常用的免疫抑制剂检测方法。

三、放射免疫法

放射免疫法是利用放射性同位素标记抗原,与未标记的待测抗原混合,共同与抗体作用,同样采用竞争抗体结合位点的原理,待测抗原浓度与放射性同位素标记抗原抗体复合物的量成反比,通过检测抗体的放射性,计算待测抗原的浓度。放射免疫法

具有精确度高、灵敏度高的特点,对于微量定量具有较大的优势,但因其存在放射污染,逐渐被化学发光免疫法、酶免疫分析法等方法取代。

四、荧光偏振免疫法(fluorescence polarization immunoassay,FPIA)

荧光偏振免疫法是依据荧光标记抗原和其抗原抗体复合物之间荧光偏振程度的差异,用竞争性方法直接测量溶液中小分子的含量。在反应体系内加入未标记抗原(待测药物)和一定量用荧光素标记的小分子抗原,使两者与特异性大分子抗体竞争结合。荧光偏振程度与待测抗原浓度呈反比关系。FPIA 法的优点是灵敏度高、精密度高、速度快、操作简便,样品用量少,但其检测仪器设备昂贵,药品试剂盒专属性过强。

五、酶联免疫吸附法(enzyme linked immunosorbent assay,ELISA)

ELISA 是采用抗原与抗体的特异反应将待测物与酶连接,然后通过酶与底物产生颜色反应,对受检物质进行定性或定量分析的一种检测方法。该法适于测定细胞培养上清、血清、血浆及组织液中的样本,具有方法简单、方便快捷、特异性强的特点。微粒子酶联免疫吸附法(microparticle enzyme linked immunoassay,MEIA)是一种新型改进型的 ELISA 检测法,其原理是将抗体包被在微粒子上,与待测药物混合,再加入酶标抗体,形成微粒子抗体-抗原-酶标抗体复合物,微粒子用于捕获待测抗原分子,标记酶催化底物反应发射荧光,最后用荧光读数仪记录、放大并计算处待测分子的含量。

第二节　色　谱　法

色谱法是利用不同物质在不同相态的选择性分配,以流动相对固定相中的混合物进行洗脱,混合物中不同的物质会以不同的速度沿固定相移动,最终达到分离的效果。色谱法灵敏度高、选择性强,可同时测定多种药物及其代谢产物,但其测定周期长,测定分析技术难度高。主要用于免疫抑制剂。血药浓度监测的色谱法包括单用的高效液相色谱法或与质谱联用的方法。

一、高效液相色谱法(high performance liquid chromatography,HPLC)

HPLC 法工作原理是以液体为流动相,采用高压输液系统,将具有不同极性的单一溶剂或不同比例的混合溶剂、缓冲液等流动相泵入装有固定相的色谱柱,在柱内各成分被分离后,进入检测器进行检测,从而实现对试样的分析。HPLC 法能够用于大部分药物浓度的定量分析,具有速度快、分辨率高、灵敏度高、分离柱可反复使用,样品量少且易回收等特点。

二、液相色谱-质谱/质谱联用法(liquid chromatograph-mass spectrometer/mass spectrometer,LC-MS/MS 法)

液相色谱 LC 与高选择性、高灵敏度的串联质谱 MS/MS 结合,可对复杂样品进行实时分析,即使在 LC 难分离的情况下,只要通过 MS1 及 MS2 对目标化合物进行中性碎片扫描,则可发现并突出混合物中的目标化合物,显著提高信噪比。作为一种新兴的分离检测技术,近来发展极为迅速,在生命科学、环境科学、法医学等多领域都有广泛应用。

第三节　高效毛细管电泳法

高效毛细管电泳法(high performance capillary electrophoresis,HPCE)指以高压电场为驱动力,以毛细管为分离通道,依据待测样品中各组分之间淌度和(或)分配行为上的差异而实现分离的一种液相分配技术,是经典电泳技术和现代微柱分离技术相结合的产物。与 HPLC 相比,HPCE 的特点是分析速度快、效率高、前处理简单、样品用量小、不易产生柱污染。其应用范围广,可用于药物、离子、蛋白质、多肽、氨基酸、DNA、RNA、无机物、有机物、单细胞等分析[2]。

目前临床应用的免疫抑制剂基本可以分为五大类:细胞因子抑制剂,如环孢素(CsA)、他克莫司(FK506)、西罗莫司等;DNA 合成抑制剂,如吗替麦考酚酯(MMF)、硫唑嘌呤(Aza)等;肾上腺皮质激素类,如泼尼松、甲泼尼松等;抗淋巴细胞抗体,如抗淋巴细胞球蛋白(ALG)、抗胸腺球蛋白(ATG)等;其他免疫抑制剂,如 FTY720、AEB071、环磷酰胺等。这里主要介绍他克莫司、环孢素、吗替麦考酚酯、麦考酚钠肠溶片及西罗莫司在血液中浓度的监测方法。

第四节 几种主要免疫抑制剂的血药浓度监测

一、钙调磷酸酶抑制剂（calcineurin inhibitor，CNI）

（一）他克莫司（tacrolimus，Tac，FK506）

他克莫司又名FK506，其血药浓度与免疫抑制强度和毒副反应相关，不仅治疗窗窄且药代动力学个体差异大。FK506在血液中绝大部分分布于红细胞，血浆药物浓度与全血药物浓度不一致，临床目前使用全血样本检测患者体内的药物浓度。FK506血药浓度检测血样采集时间为患者次日晨服药前（谷值），抽取全血1ml置于EDTA抗凝试管中。采用校准品制作标准曲线，以此为基础计算结果。

目前临床常用的FK506血药浓度监测方法有CMIA法、EMIT法、ELISA法、LC-MS/MS法及HPLC法。LC-MS/MS法被视为FK506血药浓度检测的"金标准"，其方法学不受FK506代谢产物的影响，特异性高、灵敏度高、检测限低（0.1ng/ml），但因其设备成本高，特别对操作人员的专业技术水平要求高，样品前处理过程较繁琐、时间长，前处理方法学、色谱、质谱条件等因不同实验室而难以标准化操作，目前仍多应用于实验室研究，在临床常规检测中难以普及应用。而免疫分析法因试剂商品化、自动化程度高、准确性和重复性较好、检测速度快、操作方便等特性，在临床常规检测中得以广泛应用。比较常用的几种免疫分析方法：CMIA法和EMIT法在国内均有商业公司开发的商业仪器使用，具有自动化程度高、操作简单、测试速度快（1小时）、所需样品量较少的特点，临床应用较成熟，均是国内广泛使用的检测方法。ELISA法的准确性和敏感性较好，设备及试剂成本较低，但检测过程较为繁琐，试验用时长约4小时，且对FK506专属性较差，FK506及其代谢产物存在交叉反应，结果的准确度或受到干扰[3]。

患者的个别情况会干扰FK506浓度测定结果，应注意分析：以CMIA法为例，当胆红素>40mg/dl、蛋白质>25g/dl、三酰甘油>800mg/dl或尿酸>40mg/dl时，实际结果<测定值12%；如有胆汁淤积时，实际结果<测定值；经小鼠单抗治疗患者，血中可能产生了抗鼠抗体，会影响测定结果。

（二）环孢素（CsA）

CsA的药代动力学个体差异大，其血药浓度与疗效及毒性密切相关，监测全血中CsA的血药浓度是临床常规项目。大型病例的研究表明，患者CsA浓度-时间曲线下面积（area under the curve，AUC）是移植物存活和急性排斥反应发生的敏感预测因素，而个体内CsA的AUC变异性则是慢性排斥反应的危险因素之一。获得准确的AUC需要在给药后12小时内多次采血测定，操作复杂、费用昂贵、不便临床应用。研究发现，服药后2小时的CsA浓度C_2与AUC相关性最大，此时CsA达到最高浓度，因此，临床医师主要依靠患者CsA血浓度谷值（C_0）和C_2来指导临床用药。送检标本最好为肝素抗凝全血。

CsA血药浓度检测法有EMIT法、ELISA法、放射免疫法（RIA）、FPIA法、HPCE法、HPLC法、LC-MS/MS法等。HPLC法和LC-MS/MS法检测结果准确，可区分CsA母药和代谢产物，但耗时较长，操作过程复杂，技术要求高，不能进行批量样品操作，在临床应用上受到限制。EMIT法和FPIA法是目前临床上采用的主要方法，具有灵敏、快速、自动化程度高的优点，检测过程在1小时以内，当测试完毕后，检测仪器可自动根据标准曲线计算待测样本的CsA浓度。放射免疫法采用放射性核素^{3}H或^{125}I标记CsA作为示踪剂，也具有灵敏度高、精确度高的特点，在具有放射性核素检测资质的中心，也是可选用的检测方法。

二、霉酚酸类抑制剂

吗替麦考酚酯（MMF），商品名为骁悉，及麦考酚钠肠溶片，商品名为米芙，均是霉酚酸（MPA）的合成脂类前体药，两者进入体内后，吸收时间及效率不同，在体内的有效成分均是MPA。MPA在人体内药代动力学个体差异大，对服用MPA的患者进行血药浓度监测，可防止或减少药物的毒性及不良反应，延长移植物存活期。98%的MPA与血浆蛋白结合，送检样本最好是EDTA抗凝管全血。MMF的监测时间为次日清晨服药前30分钟（C_0谷值）、服药后半小时（$C_{0.5}$）及服药后2小时（C_2），麦考酚钠肠溶片的监测时间为C_0、服药后1小时（C_1）和C_2。

MPA的检测法主要包括EMIT法和LC-MS法。①LC-MS法同样因操作复杂、耗时较长而临床应用较少；②EMIT法是最常用的方法，可采用商业化仪器及试剂检测，批量操作，快速准确。

MPA的清除受以下方面的影响：肝、胃肠道和肾中葡萄糖醛酸转移酶（UDP）；MPA的肠肝循环；MPA的游离部分比例；急慢性肾功能失活；其他免疫抑制剂的影响;移植后的时间及种族因素。

三、西罗莫司

西罗莫司商品名为雷帕鸣,可阻断 T 淋巴细胞和 B 淋巴细胞的钙依赖性和非依赖性信号转导通路,其有效血药浓度范围窄,血药浓度偏高可引发肝肾毒性反应及副作用,偏低会导致排斥反应,在抗排斥治疗过程中所用的影响细胞色素 P4503A 酶系的药物均能引起血药浓度改变。因此,临床要求对其血药浓度进行监测,制订个体化治疗方案。西罗莫司的血浆蛋白结合率>92%,最好采集全血置于抗凝管内进行检测,采样时间为次日清晨服药前 30 分钟(C_0 谷值)。

监测西罗莫司血药浓度的方法有 CMIA 法、MEIA 法、HPLC 法和 LC-MS/MS 法等。HPLC 法和 LC-MS/MS 法检测结果准确,但因操作复杂、耗时较长而影响临床应用。CMIT 法和 MEIA 法是临床广泛采取的免疫学检测方法,因试剂及检测仪器已商品化,具备自动化程度高、重复性好、检测速度快、操作方便等特性。

西罗莫司联合 CsA 或 FK506 用药,既可减少药物剂量,减轻毒性反应,又可避免因单用药剂量不足诱发的排斥反应,增强免疫抑制效果[4]。

免疫抑制剂血药浓度的监测:

1. 推荐检测 CNI 的血药浓度(1B 级)。检测频率至少应该达到:移植术后短期内隔日检测,直至达到目标浓度(2C 级);在更改药物或受者状况出现变化可能影响血药浓度时,随时测定(2C);出现肾功能下降提示有肾毒性或排斥反应时,随时测定(2C)。

2. 建议用于监测 CsA 血药浓度的指标(2D):服药后 12 小时谷浓度;服药后 2 小时血药浓度或浓度时间曲线下面积(area under the curve,AUC)。

3. 在 CsA+MPA 类药物+激素的三联方案中的 CsA 的血药谷浓度与峰浓度(C_2),CsA 的目标谷浓度参考值:术后 1 个月内 200~350ng/ml,1~3 个月 150~300ng/ml,3~12 个月 100~250ng/ml,1 年以上大于 50ng/ml。CsA 的目标血药峰浓度参考值:术后 1 个月内 1000~1500ng/ml,1~3 个月 800~1200ng/ml,3~12 个月 600~1000ng/ml,1 年以上大于 400ng/ml。

4. 建议用于监测他克莫司血药浓度的指标(2C):服药后 12 小时谷浓度。在他克莫司+MPA 类药物+激素的三联方案中,他克莫司的目标谷浓度参考值:术后 1 个月内 10~15ng/ml,1~3 个月 8~15ng/ml,3~12 个月 5~12ng/ml,1 年以上 5~10ng/ml。

5. 对于新生抗供体特异性抗体(de novo donor special antibody,dnDSA)阳性且肾功能稳定的肾移植受者,建议维持他克莫司谷浓度大于 6ng/ml。

(谢林　王康　刘洪涛)

参 考 文 献

1. 付鹏.免疫抑制剂的治疗药物监测概况及研究进展.实用器官移植电子杂志,2015,(05):307-312.

2. 王燕,卜雯婷,李鹏飞等.常用免疫抑制剂人血中定量监测方法研究进展.中国临床药理学与治疗学,2011,(07):830-836.

3. 钱文璟,李璐,田洁等.酶放大免疫测定法和酶联免疫吸附法测定他克莫司血药浓度的比较.中国药房,2013(26):2424-2427.

4. 中华医学会器官移植学分会.中国肾移植受者哺乳动物雷帕霉素靶蛋白抑制剂临床应用专家共识.中华器官移植杂志,2017,38(7):430-433.

第四章

免疫抑制剂与其他药物的相互作用

肾移植后的各类并发症用药不可避免,如高血压、糖尿病、骨质疏松、抑郁、机会性感染等,这些用药可能对免疫抑制剂产生相互作用。药物的相互作用(drug-drug interaction)是指同时或序贯应用两种药物时,由于相互影响,一种药物使另一种药物的疗效或不良反应发生改变,包括药动学和药效学两个方面。免疫抑制剂在吸收、分布、代谢和排泄上受到的影响为药动学相互作用,因与其他药物相加、协同或拮抗而产生的毒性增加或有效性下降为药效学方面的相互作用。有益的相互作用可能增加疗效,减少免疫抑制剂用量和药费,是人们所期望的。有害的相互作用可能导致不良反应发生率增加或程度加重或抗排斥效应不足,是值得重点关注和应力求避免的。由于免疫抑制剂治疗窗窄,且药动学和药效学因 P-糖蛋白和细胞色素 P450(cytochrome P450,CYP)酶的基因多态性在个体内和个体间差异较大,因此为了安全有效的使用免疫抑制剂,必须了解和重视其与其他药物的相互作用。

第一节　免疫抑制剂与其他药物之间的相互作用

胃肠道、肠肝循环、组织结合和血浆蛋白结合、胆汁分泌、药物代谢酶和药物转运系统都是产生药动学相互作用的影响因素。免疫抑制剂与其他药物之间的相互作用主要表现在药动学方面:

一、影响吸收的药物和因素

影响口服药物吸收的因素包括食物、胃内 pH、胃排空、肠蠕动快慢、肠道吸收、肠道代谢和首关效应等。研究表明,吗替麦考酚酯(mycophenolate mofetil,MMF)的吸收速率虽然可能受到食物影响(峰值可下降约 40%),但吸收程度的变化不大。因此在空腹口服 MMF 出现胃肠道不适时,可调整用药为与食物同服。与此相反,他克莫司的吸收则会显著受到进餐影响。一项研究对健康自愿者在服用他克莫司的同时给予高脂饮食,结果显示他克莫司的曲线下面积(area under the curve,AUC)和峰值血药浓度(maximum blood concentration,C_{max})分别下降 37% 和 77%,故而服用他克莫司应该在餐前 1 小时或餐后 2 小时。促进胃肠动力药已被证明会增加药物的吸收率,例如环孢素或他克莫司与甲氧氯普胺(胃复安、灭吐灵)合用时,生物利用度分别提高约 30% 和 20%。

二、影响代谢的药物

已知钙调磷酸酶抑制剂(CNI)和西罗莫司都通过 CYP450 超家族代谢,抑制和诱导该酶活性的药物也因此构成了药物间相互作用的最主要因素[1](表 1-4-1)。CYP450 酶的抑制剂通过减少环孢素等药物的代谢而间接增加了药物暴露量,使相关的毒副反应风险增加;CYP450 酶的诱导剂则通过增加酶的基因转录和表达或减少酶的降解而增强了酶对环孢素等药物的代谢,使药物暴露量下降。值得注意的是,CYP450 酶的抑制性药物起效快,几乎一用即发挥对酶的抑制效应,而酶的诱导剂则起效较慢,一般约需 2 周达到完全诱导。这提示我们在增减使用 CYP450 酶的抑制剂时,应同时减少或增加环孢素等药物的剂量,并及时化验血药浓度;而在增减使用酶的诱导剂时,需注意其对环孢素等药物的浓度影响大约在 2 周后方达最大化。

表 1-4-1　部分与肾移植相关的 CYP3A4 的底物、诱导剂和抑制剂

底　物	诱　导　剂	抑　制　剂
免疫抑制剂:环孢素、他克莫司、西罗莫司 心血管药:胺碘酮、氨氯地平、非洛地平、尼卡地平、硝苯地平、尼莫地平、地尔硫䓬、维拉帕米、阿托伐他汀、洛伐他汀、普伐他汀 抗感染药:克拉霉素、克林霉素、氨苯砜、红霉素、利福平、酮康唑 抗抑郁药:阿米替林、卡马西平、舍曲林 解热、镇痛药:塞来昔布、芬太尼、美沙酮 抗过敏药:盐酸非索非那定 抑酸、镇吐药:兰索拉唑、盐酸恩丹西酮 激素类:氢化可的松、泼尼松 抗肿瘤药:氟他胺(治疗前列腺癌)、他莫昔芬(治疗乳腺癌和卵巢癌)	激素类:地塞米松 抗感染药:利福布丁、利福平,磺胺二甲嘧啶 抗血小板药:磺吡酮 抗癫痫药:苯巴比妥、苯妥英钠、苯乙哌啶酮、乙琥胺、扑米酮 抗焦虑药:圣约翰草(金丝桃)	免疫抑制剂:环孢素 心血管药:胺碘酮、地尔硫䓬、维拉帕米、尼卡地平 抗感染药:红霉素、克拉霉素、诺氟沙星、甲硝唑、克霉唑、氟康唑、酮康唑、伊曲康唑、咪康唑、奎宁 抗抑郁药:舍曲林、氟西汀、氟伏沙明、奈法唑酮 抑酸药:西咪替丁 麻醉药:丙泊酚 抗哮喘药:扎鲁司特 其他:五味子甲素、黄连素(盐酸小檗碱)、大黄、桑黄、复方甘草酸苷、大麻、葡萄柚

除了 CYP450 作为代谢酶参与免疫抑制剂与药物的相互作用外,P-糖蛋白和有机阴离子转运多肽(organic anion-transporting polypeptides, OATP)作为重要的转运体,也影响多种药物在体内的吸收、分布、代谢和排泄过程。P-糖蛋白由 *ABCB1* 基因编码,*ABCB1* 基因多态性决定 P-糖蛋白的蛋白表达量和体内功能,决定不同个体对药物治疗的不同应答。有机阴离子转运多肽在胃、肠、肝、肾、脑等多个器官都有表达,除了与药物的体内过程有关外,还与药物的相互作用有关。研究表明环孢素、贝特类降脂药(如非诺贝特)以及除阿奇霉素之外的大环内酯类抗生素等都会抑制肝细胞窦状隙膜上 OATP1B1 的转运能力,使肝脏对药物的摄取量降低、首过效应减弱,进而使药物进入血液循环的量增加,引起血药浓度增高;同时因药物进入肝脏的量减少,药物的肝清除作用下降,也会引起血药浓度增高。腹泻或大便次数增多也会影响他克莫司的血药浓度。与以往认为的腹泻导致浓度下降不同,我们在随访中发现这些患者的他克莫司浓度普遍升高,分析可能与肠蠕动增加引起的药物吸收增多以及肠黏膜上皮细胞受损导致的 P-糖蛋和 CYP3A 酶活性下降,故而他克莫司代谢减少有关。此外,我们在临床中观察到多数酸味水果会不同程度地提高他克莫司血药浓度,例如柠檬水、李子、橘子、橙子、葡萄、草莓等,这可能与酸味水果影响了胃内 pH,使药物吸收增加有关。

三、各系统用药与免疫抑制剂相互作用

(一)免疫抑制剂之间的相互作用

MMF 口服后迅速大量吸收,在体内水解为活性代谢产物霉酚酸(mycophenolic acid, MPA),故在循环中测不出 MMF。由于肠肝循环作用,MMF 服药后 6～12 小时将出现第二个血浆 MPA 高峰。抑制 MPA 肠肝循环的药物,如考来烯胺、环孢素等,将使 MPA 的第二个血浆峰值和 AUC 减少,进而降低 MPA 的生物利用度。

相比环孢素,对他克莫司与 MMF 相互作用的研究较少。体外显示他克莫司可通过抑制葡萄糖醛酸转移酶而减少 MPA 的代谢,进而提高 MPA 的血药浓度;但另一项对 71 例日本肾移植受者的研究显示,较高浓度的他克莫司对 MPA 的药代动力学并没有产生显著影响。尽管如此,对服用 MMF 的受者,在从环孢素转换为他克莫司时,应注意监测 MPA 的浓度和对 MMF 进行必要的剂量调整,谨防 MPA 浓度升高导致的不良反应加重。

环孢素与西罗莫司都是 CYP3A4 的代谢底物,在联合使用时会同时增加各自的浓度,因此西罗莫司在说明书里建议于环孢素服用后 3～4 小时口服,以减少彼此的干扰。但是我们在临床实践中利用这样的药物相互作用,将西罗莫司与小剂量环孢素同服,相应减少了各自的剂量,也能在监测谷浓度的指导下,调整至安全合适的范围,避免两种药物的毒副作用[2]。

(二)降脂药与免疫抑制剂的相互作用

他汀类药物是肾移植受者最常用的降脂药,通过竞争性抑制羟甲基戊二酰辅酶 A(HMG-CoA)还原酶而减少细胞内胆固醇的合成,从而反馈性刺激细胞膜表面(主要为肝细胞)低密度脂蛋白受体数量和活性增加,使血清胆固醇清除增

加、水平降低。研究表明,环孢素可以增加他汀类药物的暴露量,使横纹肌溶解的并发率增加。国内已有多家中心在长期服用环孢素和辛伐他汀的肾移植患者中观察到横纹肌溶解症的发生,其表现为四肢或全身肌肉酸痛、尿色加深如茶色、血清肌酸激酶显著升高等,严重时甚至导致急性移植肾衰竭,需血透治疗[3-4]。其机制不止与CYP3A4酶介导的相互作用有关,可能还有其他未知因素参与,因为普伐他汀和氟伐他汀等非CYP3A4代谢依赖的药物,也会受到环孢素影响。因此在口服环孢素时,合用任何一种他汀类降脂药都应减量,以防止严重的副作用发生。

他克莫司与他汀类降脂药相互作用的报道较少,有研究报道他克莫司对阿托伐他汀的药动学没有影响。美国心脏协会建议在使用他克莫司、环孢霉素或西罗莫司时,可联用瑞舒伐他汀(商品名:可定),阿托伐他汀(商品名:立普妥、阿乐),氟伐他汀(商品名:来适可),普伐他汀(商品名:美百乐镇、普拉固),但剂量应有所限制,而辛伐他汀(商品名:舒降之),匹伐他汀(商品名:力清之),洛伐他汀,被认为存在"潜在危害",应避免合用。

小结:环孢素、他克莫司和西罗莫司合用他汀类

降脂药时,应控制降脂药剂量,并密切关注可能出现的肌肉毒性。

(三)抗感染药与免疫抑制剂的相互作用

感染是肾移植受者很难绕开的常见并发症,无论预防性还是治疗性用药,抗病毒、抗细菌、抗真菌或抗结核等药物在肾移植后几乎不可避免。

与免疫抑制剂相互作用较显著的是三唑类抗真菌药物,其对CYP3A4抑制作用从强到弱排列依次是酮康唑、伊曲康唑、泊沙康唑、伏立康唑以及氟康唑。例如,伏立康唑可使环孢素和他克莫司的AUC分别升高1.7倍和3倍,在联合时需要将环孢素和他克莫司分别减半量和减量66%使用。因各个三唑类药物对CYP3A4抑制作用的强弱不等,在更换抗真菌方案时,同样应密切监测CNI的浓度变化和调整剂量。例如一项回顾性研究中,接受造血干细胞移植的患者从氟康唑升级为伏立康唑治疗时,他克莫司的浓度-剂量比提高了4.5倍,促使他克莫司减量约75%。

2016年版的《中国实体器官移植受者侵袭性真菌病临床诊治指南》附录三对各类抗真菌药物与免疫抑制剂间的相互作用做了较全面的归纳总结[5],为方便读者现摘录如下,见表1-4-2。

表1-4-2 各类抗真菌药物与免疫抑制剂间的相互作用

抗真菌药物	钙调磷酸酶抑制剂(CNI)类	西罗莫司靶蛋白抑制剂(MTI)类
多烯类		
两性霉素B以及两性霉素B脂质体	两者合用时可能会增加肾毒性,应避免使用	暂未发现
三唑类		
氟康唑	血CNI浓度增加,清除率降低。应监测血CNI浓度,并及时调整CNI剂量	血MTI浓度增加。肾移植受者口服氟康唑200mg,血西罗莫司浓度大大增加,需监测血药浓度并调整MTI剂量
伊曲康唑	血CNI浓度增加,并可能持续至伊曲康唑停药后一段时间,期间需监测血CNI浓度、药物作用及不良反应,必要时应当减量	血MTI浓度增加。应谨慎合用
伏立康唑	①CNI的C_{max}和AUC均升高;②当已经接受CNI治疗的受者开始使用伏立康唑治疗时,建议他克莫司的剂量减至常规剂量的1/3,环孢素的剂量减半,并严密监测血药浓度;③停用伏立康唑后仍需严密监测血CNI的浓度,如有需要可增大CNI的剂量;④如CNI和伏立康唑合用病例中发现血CNI浓度急剧升高,必要时需同时停用CNI和伏立康唑	MTI的C_{max}和AUC均升高;建议严密监测血MTI药浓度

抗真菌药物	钙调磷酸酶抑制剂（CNI）类	西罗莫司靶蛋白抑制剂（MTI）类
泊沙康唑	①血 CNI 浓度增加，清除率降低；②泊沙康唑能使他克莫司 C_{max} 和 AUC 显著升高（分别为 121% 和 358%，$P=0.001$）；环孢素清除率降低 16%~33%；③与他克莫司合用时，建议他克莫司的剂量减至常规剂量的 1/3；④与环孢素合用时，建议环孢素的剂量减至常规剂量的 3/4	MTI 的 C_{max} 和 AUC 均升高。建议严密监测 CNI 血药浓度
棘白菌素类		
卡泊芬净	①卡泊芬净能使他克莫司的 12 小时血药浓度下降 26%；②环孢素能使卡泊芬净的 AUC 增加约 35%；③两者合用时建议对血他克莫司浓度进行标准检测，同时适当调整他克莫司的剂量；④环孢素与卡泊芬净合用时会出现血丙氨酸转氨酶和天冬氨酸转氨酶一过性升高，一般不推荐两者合用，除非利大于弊	暂未发现
米卡芬净	米卡芬净能增加血环孢素浓度	米卡芬净能增加血西罗莫司浓度

对免疫抑制剂浓度影响较大的另一个抗感染药物是利福平。作为抗结核方案中的一线用药，利福平在移植后结核受者中的使用须相当谨慎。因为其对 CYP3A4 酶的诱导作用，会显著增加肝脏和肠道对 CYP3A4 底物的代谢，包括 CNI 类药物，大幅降低其血药浓度。研究发现利福平一次给药即可将环孢素的谷浓度降低 73%，导致环孢素需增加 3~5 倍剂量以维持治疗浓度，而他克莫司在与利福平合用后，甚至需要增加 10 倍的剂量。此外，研究发现利福平也能使 MMF 的暴露量下降超过 2 倍，推测这与利福平诱导尿苷二磷酸葡萄糖醛酸转移酶和阴离子转运多肽，增加对 MPA 的代谢和减少 MPA 的肠肝循环有关。Annapandian VM 等报道了 1 例肾移植受者在停用利福平 3 周后，MPA 的 AUC 仍然只有使用利福平之前的 65%[6]。我们在临床上对于必须使用利福平抗结核的患者会同时加用五酯胶囊（四川禾正药业，每粒 11.25mg，早晚 2 粒与他克莫司同服），以保证他克莫司的血药浓度，之后再根据密切的浓度监测来调整剂量。张玲等报道 22 例肾移植术后含利福平抗结核治疗受者，通过服用五酯片（广西方略药业，每片 7.5mg，早晚 2 片与他克莫司同服），既保证了抗结核标准治疗方案的疗效，又能维持他克莫司的浓度稳定，降低了急性排斥反应的风险，并大幅减少了他克莫司用量[7]。

其余对 CNI 浓度产生影响的抗生素包括传统的克拉霉素、红霉素、氯霉素、甲硝唑、替硝唑、磺胺类药物和较新的替加环素、厄他培南等，这些药物引起的移植受者体内环孢素或他克莫司浓度上升的病例均有报道。值得一提的是，朱春丽等报道 12 例肾移植患者使用厄他培南后他克莫司的血药浓度增加约 80%，使他克莫司的剂量几乎减半，虽然具体机制不清（厄他培南并不是 P-糖蛋白或 CYP45 的底物，也不是它们的抑制剂），但仍提示厄他培南对他克莫司浓度的影响是显著的[8]。此外，利奈唑胺也会增加 MMF 的骨髓抑制作用，合用时需监测血常规变化。磺胺类药物除与 MMF 相互作用可能加重骨髓抑制外，也有加重他克莫司相关性高钾血症的报道，尤其在与 ACEI 或 ARB 类降压药合用时。

抗感染药物与免疫抑制剂之间相互作用的更多详情，读者可参考中华医学会器官移植学分会翻译的美国移植协会《实体器官移植感染疾病诊疗指南》（2013 年第 3 版）中的第 32 章。

（四）降压药与免疫抑制剂的相互作用

高血压是肾移植后最常见的心血管并发症之一，即使移植肾功能恢复正常，也有多达 50% 的肾移植受者在接受免疫抑制治疗的同时需要服用一种或多种降血压药物。其中与免疫抑制剂相互作用较突出的药物是钙离子通道拮抗剂，其通过阻断钙离子作为第二信号介导的血管紧张素 Ⅱ 和去甲肾上腺素缩血管作用而舒张肾小球出球小动脉，降低肾小球囊内压，并对抗 CNI 引起的肾小球入球小动脉收缩而增加肾小球滤过率，改善移植肾功能。同时由于对 CYP3A4 和 P-糖蛋白的抑制作用，钙离子通道拮抗剂可以升高 CNI 或西罗莫司的血药浓度，特别是地尔硫䓬、维拉帕米和尼卡地平（商品名：佩尔）这三种药物[9]。为方便读者，现根据文献将常用钙离子通道拮抗剂对 CNI 浓度的影响归纳整理，见表 1-4-3。

表1-4-3　常用钙离子通道拮抗剂与 CNI 间的相互作用

钙离子通道拮抗剂	与 CNI 的相互作用	注 意 事 项
非二氢吡啶类		
地尔硫䓬	与环孢素合用时,环孢素的剂量应降低 15%～48%;与他克莫司合用时,他克莫司的清除率可下降至未合用的 84%,谷浓度平均升高 57%,最多需降低 66% 的他克莫司将剂量	有一定的量效关系,但不绝对。提升 CNI 浓度的个体差异性较大,合用早期应频繁监测 CNI 血药浓度
维拉帕米	可使环孢素的谷值、峰值和 AUC 均升高约 45%;可使他克莫司的谷值升高 53%,剂量减少约 1/3	提高他克莫司浓度的效应在最初呈渐进性,一旦稳定后呈一定的量效关系
二氢吡啶类		
尼卡地平	与尼卡地平合用时,环孢素剂量需降低 25%～50%;他克莫司的清除率下降约一半,剂量需降低一半	因对 CNI 浓度影响显著,对服用尼卡地平的患者必须加强宣教
硝苯地平	可升高环孢素浓度,但作用较弱;肝移植受者的研究显示,硝苯地平可使他克莫司谷值升高 55%	与环孢素合用时,需警惕牙龈增生加重;另有研究显示也增加 MPA 暴露量
氨氯地平	可升高 CNI 浓度,但作用较弱	
非洛地平	环孢素可使非洛地平的 AUC 增加 60%,但非洛地平对环孢素的影响有限	环孢素可使非洛地平的不良反应加重,如面部潮红、水肿等
尼群地平	不影响 CNI 浓度	
尼莫地平	不影响 CNI 浓度	

在 β 受体阻滞剂中,卡维地洛可提高环孢素的谷浓度和生物利用度(提高 40%),而美托洛尔对环孢素浓度没有影响。

(五)抗抑郁药和抗癫痫药与免疫抑制剂的相互作用

选择性抗 5-羟色胺再摄取抑制剂(selective serotonin reuptake inhibitors,SSRI)是临床最常使用的抗抑郁药,其中奈法唑酮和氟伏沙明都是较强的 CYP3A4 抑制剂。据病例报道显示,奈法唑酮可增加环孢素和他克莫司的谷浓度高达 10 倍。其余药物包括氟西汀(商品名:百忧解)、西酞普兰、舍曲林和帕罗西汀等因为对 CYP3A4 的抑制作用较弱,所以几乎不改变环孢素的谷浓度。在治疗移植受者的抑郁症或焦虑症时,应避免使用奈法唑酮。对接受其他 SSRI 类药物治疗时,应注意监测 CNI 或西罗莫司的浓度,并注意钙离子通道拮抗剂的相关副作用是否增加。

除了 SSRI,另一类抗抑郁药为 5-羟色胺去甲肾上腺素再摄取抑制剂(serotonin-norepinephrine reuptake inhibitor,SNRI),其中的文拉法辛由 CYP2D6 代谢,对 CYP3A4 同工酶有微弱的抑制作用,去甲文拉法辛主要由 CYP3A4 代谢,使用时需要注意与 CNI 之间的相互作用。

此外值得一提的是,氯氮平与 MMF 合用时可能引起严重的中性粒细胞减少症。三环类抗抑郁药与泼尼松等激素合用时可能加重肥胖。氟哌啶醇、喹硫平和奥氮平(商品名:再普乐)与钙离子通道拮抗剂合用时,需注意后者浓度升高引发的 Q-T 间期延长等不良反应。

苯妥英钠是最常用的抗癫痫药物之一,作为 CYP3A4 酶的诱导剂,显著降低 CNI、西罗莫司和钙离子通道拮抗剂的血药浓度,应避免在移植受者使用。

左乙拉西坦(商品名:开浦兰)作为一种较新的抗癫痫药,不经 CYP450 酶系代谢,也不是该酶的抑制剂,因此不易出现药代动力学相互作用,推荐用于成人移植受者和 4 岁以上儿童移植受者的抗癫痫治疗。

(六)降糖药与免疫抑制剂的相互作用

肾移植后大约 10%～15% 受者因出现移植后糖尿病而需要相应治疗。环孢素作为 CYP3A4 酶的抑制剂会提高瑞格列奈(商品名:诺和龙)和西他列汀(商品名:捷诺维)的暴露量,可能提高那格列奈(商品名:唐力)、格列苯脲(商品名:优降糖)、沙格列汀、维格列汀和阿格列汀的暴露量,理论上会提高格列喹酮(商品名:糖适平)和钠-葡萄糖协同转运蛋白(SGLT)抑制剂的暴露量[10]。其中瑞格列奈与环孢素联用时,应注意可能出现的低血糖反应。反之,格列苯脲、卡格列净和列汀类药物可能影响 CNI 和西罗莫司的分布,而二甲双胍、匹格列酮和磺脲类降糖药不影响 CNI 和西罗莫司的分布。此外,MMF 和硫唑嘌呤与降糖药之间没有相互作用。对于合并糖尿病的患者,在最初给予降糖药的同时,应密切监测免疫抑制剂浓度和血糖控制水平。

第二节　利用药物的相互作用安全有效地减少免疫抑制剂开销

他克莫司的免疫抑制作用显著强于环孢素,而不良反应相对较轻,是现今临床肾移植多数受者的首选用药。他克莫司的主要代谢酶是 CYP3A5 和 CYP3A4,因 CYP3A5 在人群中的表达呈多态性,使不同个体对他克莫司的代谢差别很大。例如基因型为"快代谢型"(CYP3A5 * 1)的肾移植受者,往往需服用很大剂量的他克莫司才能达到目标血药浓度,由此带来沉重的经济负担,一旦患者因经费不足而自行减药将导致急性排斥反应发生的严重后果。

KDIGO 指南较为推荐的 CNI 节约剂为酮康唑和非二氢吡啶类钙离子通道拮抗剂(地尔硫草和维拉帕米),但酮康唑并不适合长期使用,而钙离子通道拮抗剂也有一定的适应证,并非所有的肾移植受者都能接受。在我国,更为普遍使用的他克莫司增效剂是由五味子提取的木脂素衍生物精制而成的五酯制剂(五酯片、五酯胶囊和五酯滴丸等)。木脂素的衍生物包括五味子甲素、五味子乙素、五味子醇甲、五味子醇乙、五味子丙素、五味子酯甲等,还含有蒎烯等多种挥发油和柠檬酸、苹果酸、酒石酸等有机酸。体内和体外试验以及临床研究显示,其中的五味子甲素和五味子酯甲等能抑制肝脏和肠道的 CYP3A4/CYP3A5 酶对他克莫司的代谢以及 P-糖蛋白的转运功能,从而增加他克莫司的生物利用度,是减少他克莫司剂量和药费的安全有效的选择[11,12]。笔者曾在一项临床研究中,将他克莫司谷值浓度相当的移植肾功能稳定的受者,根据是否长期服用五酯胶囊分为五酯组和对照组,通过检测他克莫司的药动学参数发现,五酯组在服用五酯胶囊平均 31 个月时,平均他克莫司浓度谷值为 $6.3\mu g/L$;对照组平均他克莫司浓度谷值为 $5.9\mu g/L$。五酯组平均他克莫司 C_{max} 和 AUC 均略高于对照组,达峰时间稍延迟,但差异无统计学意义,提示肾移植受者长期服用五酯胶囊提高血他克莫司浓度安全可靠[13]。但在临床与他克莫司合用时,一定要注意我国有多家药厂生产的五酯制剂(表 1-4-4),在制备工艺、规格剂量和质控成分等方面均有不同,因此必须向患者反复强调,应固定使用一个厂家的一种剂型,避免在不同的制剂之间随意更换,否则引起的他克莫司血药浓度波动将可能带来排斥或中毒的不良风险。

表 1-4-4　我国市面常见的五酯制剂

药名(商品名)	生产厂家	含总木脂素以五味子甲素计
五酯胶囊	四川禾正	11.25mg
五酯片	广西方略	7.5mg
五酯咀嚼片	四川琦云	11.25mg
五酯软胶囊(力诺复)	广州粤华	11.25mg(每粒 0.3g),22.5mg(每粒 0.5g)
五酯软胶囊(舒每)	四川光大	含五味子酯甲 4mg
五酯软胶囊(唯正)	陕西必康	11.25mg
五酯滴丸	四次禾正	2.5mg,含五味子酯甲 0.45mg
五酯滴丸	南昌弘益	0.45mg
五酯滴丸	成都润华堂	1.125mg

(朱兰)

参 考 文 献

1. Manitpisitkul W,McCann E,Lee S,et al. Drug interactions in transplant patients:What everyone should know. Curr Opin Nephrol Hypertens,2009,18(5):404-411.

2. 朱兰,丁韬,王筱啸等. 肾移植受者西罗莫司联合小剂量环孢素转换治疗的五年临床观察. 中华医学杂志,2016,96(20):1556-1561.

3. 刘光军,吴建永,王逸民等. 使用他汀类药物导致肾移植受者横纹肌溶解症二例. 中华器官移植杂志,2017,38

(1):15-17.

4. 卢峡,明长生,陈艳等.胰肾联合移植受者术后横纹肌溶解症一例.中华器官移植杂志,2017,38(4):244-245.

5. 中华医学会器官移植学分会,中国医师协会器官移植医师分会.中国实体器官移植受者侵袭性真菌病临床诊治指南(2016年版)(续).中华器官移植杂志,2016,37(6):368-372.

6. Annapandian VM, Fleming DH, Mathew BS et al. Mycophenolic acid area under the curve recovery time following rifampicin withdrawal. Indian J Nephrol,2010 Jan,20(1):51-53.

7. 张玲,邓荣海,刘龙山等.五酯片在肾移植术后含利福平抗结核治疗中的应用22例.中华器官移植杂志,2016,37(1):29-33.

8. 朱春丽,吴家清,李琴等.肾脏移植患者中厄他培南和他克莫司的药物相互作用研究.检验医学与临床,2015,12(19):2890-2894.

9. 杨静,董艺宁,彭婷婷等.环孢素A与钙离子通道拮抗剂的相互作用及临床意义.中国现代应用药学,2015,32(7):891-895.

10. Vanhove T, Remijsen Q, Kuypers D, et al. Drug-drug interactions between immunosuppressants and antidiabetic drugs in the treatment of post-transplant diabetes mellitus. Transplant Rev (Orlando),2017,31(2):69-77.

11. Qin XL, Chen X, Wang Yetal. In vivo to in vitro effects of six bioactive lignans of Wuzhi tablet (Schisandrasphenanthera extract) on the CYP3A/P-glycoprotein-mediated absorption and metabolism of tacrolimus. Drug Metab Dispos,2014,42(1):193-199.

12. 刘龙山,王长希,傅茜等.五酯片用于肾移植患者对他克莫司药代动力学的影响及长期疗效观察.器官移植,2012,3(1):33-36.

13. 朱兰,王筱啸,李娟等.长期服用五酯胶囊减少他克莫司剂量对肾移植受者他克莫司药动学的影响.中华器官移植杂志,2014,35(9):533-536.

肾移植临床用药

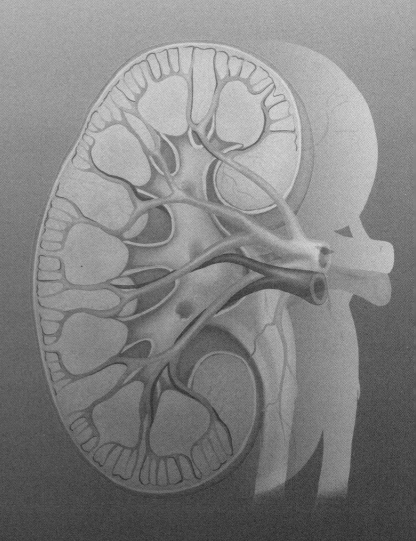

第二篇

排斥反应的药物治疗

肾移植临床用药

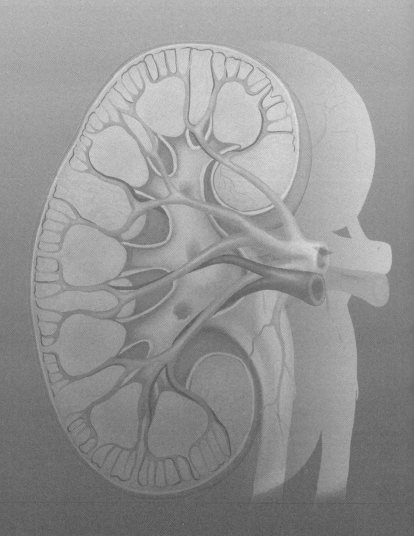

第一章

细胞介导的排斥反应

T 细胞介导的排斥反应（T cell-mediated rejection, TCMR）是肾移植术后最常见的急性排斥反应类型，是造成移植肾损伤的主要免疫性因素。TCMR 多发生于移植后 3 个月内，尤其在移植后第 1 个月内最常见。随着移植后时间的延长，其发生率逐渐下降，但发生越晚的 TCMR 对移植肾的长期存活影响越严重、治疗越困难、预后越差。

第一节　危险因素

一、供者因素

供者年龄大、供肾来源、冷缺血时间长、HLA-DR 不匹配等[1-3]。

二、受者因素

年龄<50 岁、女性受者（特别是多次妊娠女性）、种族、对免疫抑制剂依从性差、CMV 病毒感染、二次移植、重度肥胖的患者（BMI≥35kg/m²）等[2-5]。

三、术后因素

移植肾功能延迟恢复（上调黏附分子和 HLA-Ⅱ 类抗原的表达，从而增加炎性细胞浸润）[3]。

免疫抑制药物的选择：Tac 较环孢素更有利于预防急性排斥的发生[6]。

免疫抑制药物的服用：术后早期基础免疫抑制剂有效治疗窗浓度偏低、未能达到免疫抑制靶浓度、免疫抑制剂突然减量或撤除、不同免疫抑制剂之间转换治疗期间未能及时进行血药浓度监测、呕吐及腹泻等造成的免疫抑制剂"隐性"丢失、短期内体重增加造成的"隐性"减药、药物相互作用而致药物浓度降低[7]。

第二节　发病机制

TCMR 的发病本质就是在异抗原刺激下细胞的活化、白细胞介素-2（IL-2）的产生和致敏 T 细胞大量的克隆繁殖。当异体器官植入后，由于供者、受者之间的组织相容性抗原不同，受者外周循环中的 T 淋巴细胞识别移植物抗原而致敏，继而进入附近的淋巴结中，一部分转化成淋巴母细胞，并迅速增殖分化为致敏淋巴细胞，其中致敏的 CD8⁺细胞（细胞毒性 T 淋巴细胞）可直接攻击移植物，致敏的 CD4⁺细胞（Th1 型）可释放多种细胞因子，如 IL-2、IL-6、IL-7、干扰素（IFN-7）等，直接或间接的损伤靶细胞[8]。

第三节　诊断标准

TCMR 发生的频度、强度、时间及临床表现因供、受者间的组织相容性程度、术后免疫抑制方案、诱发因素而有所不同。TCMR 的诊断主要从以下方面进行考虑：

1. 临床表现　①发热，早期最常见的症状，多以后半夜或凌晨为多；②尿量减少，是最主要和最早出现的指标;③全身症状,如乏力、血压升高等;④移植肾肿大、疼痛是较为常见的早期表现。

2. 辅助检查　①血肌酐及肌酐清除率,诊断TCMR最基本和最常见的指标。若血肌酐升高40μmol/L或升高25%常预示有排斥反应;②尿常规,出现蛋白尿、血尿或蛋白尿、血尿增多,常为短暂性;③血常规检查,淋巴细胞增多为主;④彩超显示移植肾体积增大、血流减少、皮髓质分界模糊、血管阻力指数增加(RI>0.9)

3. 病理检查　经皮移植肾穿刺活检,是目前公认的肾移植术后排斥反应诊断的"金标准"。典型表现为肾间质内多形性单核细胞浸润和弥漫性水肿、出血。浸润细胞主要是 T 细胞。皮质以 $CD8^+T$ 细胞为主,而周围血管聚集的地方以 $CD4^+T$ 细胞为主。

第四节　鉴　别　诊　断

由于新型免疫抑制剂的普及以及免疫诱导方案的广泛应用,有时 TCMR 临床表现常不典型,而其他原因引起的移植肾肾功能损害的临床表现有时与排斥十分相似,因此鉴别诊断的意义非常重要。

1. 移植肾急性肾小管坏死　本并发症的发生与供体器官摘取、灌注、保存等技术有关,一般在肾移植术后即可发生,可持续 2 周甚至更长时间。

2. CNI 肾毒性　减量或停用药物后各项指标可下降,肾穿刺活检主要可见肾间质水肿,肾小管等大的空泡,细胞变性,肾小球及动脉无改变。

3. CMV 感染　酷似急性排斥,进行胸片或 CT、血液病毒方面检测和血培养等,有助于鉴别诊断。

4. 外科因素　如淋巴囊肿、尿路梗阻、尿外渗、血管阻塞、肾动脉狭窄等。通过移植肾超声、CT 等检查可以鉴别。

5. 慢性排斥反应　早期表现与细胞介导的排斥反应很难鉴别,肾穿刺活检以及供者特异性抗体等检查,可以鉴别。

另外,诸如氟胞嘧啶、维生素 C 等药物的毒性影响、原发病的复发等亦需要重视。

第五节　治　　疗

一、基本原则

1. 早期诊断,尽早治疗;
2. 首次剂量增大;
3. 根据患者的病情,及时进行抗排斥基础药物的调整。

二、药物治疗

TCMR 治疗相关药物总结见表 2-1-1。

表 2-1-1　TCMR 治疗相关药物

药物	常规剂量	肾移植患者调整剂量	常见不良反应	注意事项(禁忌证和相互作用)
甲泼尼松(MP)	500～1000mg,静脉滴注,连用 3 日	同常规剂量	容易引起感染 伤口愈合延迟 消化道溃疡、出血等 水钠潴留、高血压、低血钾、低钾性碱中毒 移植后糖尿病、高血脂 骨代谢异常 中枢神经系统症状,如躁狂或抑郁	全身性霉菌感染禁用 已知对药物成分过敏者禁用 儿童、糖尿病患者、高血压患者、有精神病史者禁用、有明显症状的某些感染性,如结核病患者禁用;会有明显症状的病毒性疾病患者禁用 与致溃疡药物合用,会增加发生消化道并发症风险 与噻嗪类利尿药合用,会增加糖耐量异常的风险 会增加糖尿病患者对胰岛素和口服降糖药的需求 与阿司匹林联合用于凝血酶原过少的患者应谨慎

药物	常规剂量	肾移植患者调整剂量	常见不良反应	注意事项(禁忌证和相互作用)
ALG	治疗剂量为 1.5mg/(kg·d),静脉滴注,使用3~14日;对耐皮质类固醇的排斥 TCMR,起始剂量为 2~4mg/(kg·d),累积总剂量 4.5~21(mg/kg)	同常规剂量	细胞因子释放综合征过敏反应血小板减少机会性感染(包括 CMV 感染)和淋巴细胞增生性疾病血尿、关节肌肉疼痛、腹泻等	既往使用同类制剂发生严重的全身性过敏反应的患者禁用存在严重感染的患者禁用
ATG	治疗剂量为 1.5~2.0mg/(kg·d),静脉滴注,时间不少于3小时,使用7~10日	同常规剂量	同 ALG	同 ALG
OKT3	治疗剂量为5mg/d,加入 0.9% NaCl 100ml,静脉滴注,10~15分钟滴完,使用10~14日	同常规剂量	细胞因子释放综合征机会性感染(包括 CMV 感染)增加肿瘤尤其是 PTLD 的发病概率	既往使用同类制剂发生严重的全身性过敏反应存在严重感染的患者

(一)皮质类固醇冲击治疗(pulse steroids)

大剂量皮质类固醇冲击是治疗 TCMR 的首选和最常用的方法,使用率为88%,首次 TCMR 治疗逆转率为75%~80%。作用机制主要是干扰 IL-1 mRNA 的产生、减少 HLA-Ⅱ类抗原表达和调节淋巴细胞再分布而中断排斥反应过程。

1. 大剂量甲泼尼松(MP)冲击治疗:MP 500~1000mg,静脉滴注,连用3日,可根据排斥反应的程度适当增减剂量;

2. 对于排斥反应较轻的患者,可以使用低剂量 MP 冲击治疗:MP 120~360mg,静脉滴注,连续治疗3~5日。

注意:

(1)在应用 MP 治疗期间,受者的血清肌酐可能会有所升高,如果在冲击治疗的第2、3日血清肌酐升高幅度小于基础值的10%,则说明 TCMR 得到控制;如大于10%,多数不能逆转。

(2)对于一次冲击而言,MP 总剂量不宜超过3g。

(3)临床症状完全缓解时,可能组织学病变尚未完全终止和消失,故对明确和严重的排斥反应不要过早的停止治疗,以免反弹,加重治疗的难度。

(4)冲击治疗不宜超过2个疗程。

(5)MP 冲击治疗结束后,皮质激素用量可恢复至原口服剂量;但通常 CNI 宜较原剂量增加20%;CNI 血药浓度如果依然位于目标浓度治疗窗范围以下较长时间,有诱发再次排斥反应的可能。

(6)存在严重骨质疏松、股骨头坏死、糖尿病和胃溃疡的患者应注意预防。

(7)有肝炎病史患者,注意病毒动态监测;注意检测 CMV 感染。

(二)抗体治疗

适用于耐激素的急性排斥反应或严重的 TCMR 的一线用药。耐皮质类固醇的急性排斥反应,约占急性排斥的20%~40%。国内外部分移植中心对急性排斥的治疗甚至倾向于直接使用抗体治疗,以保证疗效。目前常用的抗体主要有 ALG、ATG、单克隆抗体 OKT3 三种。抗体治疗可以使75%~90%的耐皮质类固醇的 TCMR 逆转,使用疗程为5~12日。

1. ALG 作用机制在于抑制经抗原识别后的淋巴细胞激活过程,从而特异性地破坏淋巴细胞,使其淋巴细胞耗竭的机制包括直接的淋巴细胞毒性、补体依赖的细胞溶解、调理素作用等[9]。

治疗剂量为每日 1.5mg/kg,静脉滴注,使用3~14日。

对耐皮质类固醇的排斥 TCMR,起始剂量为每日 2~4mg/kg,累积总剂量 4.5~21mg/kg。ALG+0.9% NaCl(或5% GS)大静脉缓慢滴注,时间不少于 4 小时。

注意:外周血淋巴细胞数<0.05×10⁹/L 和(或)血小板<50×10⁹/L 时停药。

2. ATG 是一种主要作用于 T 淋巴细胞的选择性免疫抑制剂,可识别 TCMR 出现的绝大多数种类的 T 细胞表面的活性物质,通过补体依赖的细胞溶解和 Fc 依赖的调理素作用使 T 细胞耗竭[10]。

治疗剂量为每日 1.5 ~ 2.0mg/kg,静脉滴注,时间不少于 4 小时,使用 7 ~ 10 日。

注意:①建议在给予本药前 1 小时预先给予对乙酰氨基酚、皮质激素和(或)抗组胺药,防止不良反应;②过程中检测粒细胞及血小板。

3. OKT3 直接作用于细胞毒淋巴细胞,能迅速逆转排斥反应。

治疗剂量为 5mg/d,加入 0.9% NaCl 100ml,静脉滴注,10 ~ 15 分钟滴完,使用 10 ~ 14 日。

注意:①用药前使用地塞米松 5 ~ 10mg 静脉注射,防止不良反应;②存在水钠潴留的患者,体重控制在干体重的 3% 以内,用药前应予透析或利尿剂脱水资料,以防肺水肿;③第一、二次用药期间,应每 15 分钟测定生命体征一次,共 2 小时;④为避免过度免疫抑制,CNI 减量 1/3 或 1/2 或停止使用,监测血液中 CD3 细胞数量。

(孙启全)

参 考 文 献

1. Mikhalski D, Wissing KM, Ghisdal L, et al. Cold ischemia is a major determinant of acute rejection and renal graft survival in the modern era of immunosuppression. Transplantation,2008, 85(7 Suppl):S3-S9.

2. Kidney Disease:Improving Global Outcomes (KDIGO) Transplant Work Group. KDIGO clinical practice guideline for the care of kidney transplant recipients. Am J Transplant, 2009,9(Suppl 3):S1-155.

3. Gore JL,Pham PT,Danovitch GM,et al. Obesity and outcome following renal transplantation. Am J Transplant,2006,6(2): 357-363.

4. Dobbels F,Ruppar T,De Geest S,et al. Adherence to the immunosuppressive regimen in pediatric kidney transplant recipients:a systematic review. Pediatr Transplant,2010,14(5): 603-613.

5. Honger G,Fornaro I,Granado C,et al. Frequency and determinants of pregnancy- induced child-specific sensitization. Am J Transplant,2013,13(3):746-753.

6. 黎磊石. 中国肾移植手册(第二版). 香港:华夏科学出版社,2009.

7. 朱有华,石炳毅. 肾脏移植手册. 北京:人民卫生出版社, 2010.

8. Valujskikh A,Baldwin WM 3rd,Fairchild RL. Recent progress and new perspectives in studying T cell responses to allografts. Am J Transplant,2010,10:1117-1125.

9. Cantarovich M,Durrbach A,Hiesse C,et al. 20-year follow-up results of a randomized controlled trial comparing antilymphocyte globulin induction to no induction in renal transplant patients. Transplantation,2008,86:1732-1737.

10. Bamoulid J,Staeck O,Crépin T,et al. Anti-thymocyte globulins in kidney transplantation:focus on current indications and long-term immunological side effects. Nephrol Dial Transplant,2017,32(10):1601-1608.

第二章

抗体介导的排斥反应

抗体介导的排斥反应(antibody-mediated rejection,AMR),亦称之为体液性排斥反应,是由于受者体内产生针对供肾的特异性抗体引起的组织损伤[1]。

AMR 导致的移植肾损伤是晚期移植肾失功的最主要原因,占全部失功原因的63%[2]。另外,在急性排斥中约5%～10%是以体液性免疫反应为主[3]。

第一节　危　险　因　素

一、免疫性危险因素

1. 急性排斥;

2. 组织相容性错配;

3. 先前致敏史;

4. 对药物治疗的依从性;

5. 免疫抑制药物使用不合理。

二、非免疫性危险因素

1. 缺血损伤和移植物功能延迟恢复;

2. 老年和扩大标准的尸体供者;

3. 供者和受者肾脏大小不匹配;

4. CNI 肾毒性;

5. 高血压;

6. 高脂血症;

7. 缺血再灌注损伤;

8. CMV 感染;

9. 蛋白尿。

第二节　发　病　机　制

AMR 的发生机制仍未完全阐明,目前观点主要集中于 B 细胞和浆细胞活化产生供者特异性抗体(DSA),后者与内皮细胞上的人类白细胞抗原(HLA)或非 HLA 分子结合造成内皮细胞的损伤的机制[4]。

一、急性体液性排斥反应

1. 急性体液性排斥反应主要通过 4 条不同途径损伤移植物血管内皮细胞:

(1) 通过激活补体经典途径,形成膜攻击复合物;

(2) 通过可溶性补体片段募集炎症细胞产生炎症反应;

(3) 通过补体裂解片段与移植物内皮细胞表面受体作用激活吞噬细胞的吞噬作用;

(4) 通过抗体依赖性细胞介导的细胞毒作用。

2. 继发于血管内皮损伤的体液性排斥机制包括:血小板的活化和血栓形成;移植物血管内皮细胞和成纤维细胞增生;细胞性和(或)体液性应答引起的免疫细胞浸润。

二、慢性体液性排斥反应

发病机制尚不完全清楚,目前的观点主要集中于:

1. 由抗原依赖性或非抗原依赖性因素所导致的损伤,启动受者产生免疫应答;

2. T 细胞及随后的巨噬细胞、B 细胞等免疫效应细胞活化、增殖和分化;

3. 不断产生效应分子,并作用于移植肾;

4. 在这一调节和反应过程中,器官实质和血管发生纤维化。

另外,研究发现抗内皮细胞抗体亦参与体液性排斥反应发生[5]。

第三节　诊　断　标　准

一、急性体液性排斥反应

发生于肾移植术后早期的急性体液性排斥反应,其诊断主要从临床表现、影像学检查和组织病理学的角度进行判断。在临床表现方面表现往往同前述 TCMR,包括发热、畏寒,移植肾区肿胀、少尿,肌酐升高等;而移植肾超声则提示移植肾增大、血流减少、皮髓质分界模糊、血管阻力增加(RI>0.9)。而肾穿刺病理检查则表现为肾小管周围毛细血管炎、C4d 沉积在管周毛细血管壁、循环中存在 DSA 等。值得注意的是,C4d 不再作为 ABMR 诊断的必要条件[6]。研究发现,C4d 染色结合 Th1 细胞转录因子T-bet 与 Th2 转录因子 GATA3 的比值(T-bet/GATA3)可以将 AMR 诊断敏感性由 68.8% 提高到93.8%[7]。

二、慢性体液性排斥反应

慢性体液性排斥反应的诊断主要从以下方面进行考虑:

1. 病史　移植肾有缺血-再灌注损伤、DGF 及术后早期多次急性排斥,CMV 感染或有关危险因子。

2. 临床表现　蛋白尿、高血压、尿量减少、血肌酐升高及肾功能减退。

3. 辅助检查　①血肌酐逐渐升高和血红蛋白降低,尿蛋白阳性;②彩超显示移植肾体积进行性缩小、皮质变薄、肾结构消失,实质回声增强,阻力指数可正常。

4. 病理检查　经皮移植肾穿刺活检,是目前公认的肾移植术后排斥反应诊断的"金标准"。肾组织学改变包括间质纤维化、肾小管萎缩、肾小球和血管损伤以及伴淋巴细胞、浆细胞和肥大细胞浸润[6]。

第四节　鉴　别　诊　断

一、急性体液性排斥反应

早期发生 AMR 临床表现常不典型,需要与其他原因引起的移植肾肾功能损害的病因相鉴别。

1. TCMR　两者诊断主要靠肾穿刺活检来鉴别。急性 AMR 在形态学上主要表现为血小板聚集、血栓性微血管病(TMA)和中性粒细胞聚集,进而导致细胞坏死和急性移植肾功能不全[7]。而 TCMR 典型表现为肾间质内多形性单核细胞浸润和弥漫性水肿、出血。浸润细胞主要是 T 细胞。

2. 移植肾急性肾小管坏死　本并发症的发生与供体器官摘取、灌注、保存等技术有关,一般在肾移植术后即可发生,可持续 2 周甚至更长时间。

3. CNI 肾毒性　减量或停用药物后各项指标可下降,肾穿刺活检主要可见肾间质水肿,肾小管等

大的空泡,细胞变性,肾小球及动脉无改变。

4. CMV 感染　酷似急性排斥,进行胸片或CT、血液病毒方面检测和血培养等,有助于鉴别诊断。

5. 外科因素　如淋巴囊肿、尿路梗阻、尿外渗、血管阻塞、肾动脉狭窄等。通过移植肾超声、CT 等检查可以鉴别。

二、慢性体液性排斥反应

慢性排斥需与后期其他原因引起的肾脏丧失功能相鉴别。

1. 尿路阻塞引起的肾功能减退、肾动脉狭窄,超声检查可以鉴别;

2. 复发或新发生的肾小球肾病,肾穿刺活检可以明确。

第五节　治　　疗

我们的研究发现,体液性排斥发生的时间不同,其治疗效果不同,早期发生(术后 6 月内)的 AMR治疗效果好,容易控制。为此我们提出了 AMR 分期治疗的观念。同时,对于抗内皮细胞抗体阳性的高危体液性排斥,应该使用利妥昔单抗、血浆置换等强力抗排斥治疗[8]。

一、急性体液性排斥反应

（一）基本原则

抑制和清除产生同种异型抗体的免疫细胞，在预防和治疗的过程中，抑制和清除 B 细胞以阻止和减少同种异型抗体的产生非常重要。

（二）药物治疗

1. 免疫抑制剂的应用　几乎各种免疫抑制药物均有抑制或清除 B 细胞的作用，如 CsA、Tac 等。笔者前期研究指出，"他克莫司+吗替麦考酚酯"组合是早期发生的 AMR 简单、经济、有效的治疗方案[9]。

2. 抗淋巴细胞抗体的应用　利妥昔单抗（rituximab）可以特异性靶向作用于 B 细胞表面 CD20 分子。近年来，越来越多证据表明，利妥昔单抗能明显延长发生了严重的、皮质类固醇抵抗的体液性排斥反应的移植肾功能[10]。标准剂量：375mg/m²，每周1 次，共 4 次，静脉给药。

3. 蛋白酶体抑制剂　硼替佐米（bonezomib），使用剂量 1.3mg/m²，第 1、4、8、11 日为 1 个循环；选用2 个或 2 个以上的循环，清除抗体效果较为明显。

4. 免疫球蛋白（IVIG）　治疗剂量为每日 2g/kg，一般 7 日为一疗程。

（三）其他措施

1. 血浆置换（plasm exchange，PE 或 plasmapheresis，PPH）　PE 治疗体液性排斥反应成功率高的条件是：排斥反应以体液性因素为主；移植物活检病理以血管性损害为主；排斥反应早期免疫抗体尚未与受体结合沉积于血管产生损害时及早使用；配合适当的免疫抑制疗法。PE 应每日或隔日 1 次，至少 4 次。配合静脉注射免疫球蛋白（IVIG）使用。PE 结束时加服应服的免疫抑制剂。疗效以DSA 将至控制水平以下和（或）血清肌酐与治疗前相比降低 20% ~30% 为标准。

2. 免疫吸附（immunoadsorption，IA）　适用于：高致敏受者（PRA>30%）；肾移植术后的急性体液性排斥反应；肾移植术后的肺出血肾炎综合征；肾移植术后的溶血性尿毒综合征；肾移植术后局灶节段硬化性肾小球肾炎的早期复发。

二、慢性体液性排斥反应

（一）基本原则

1. 目前尚未找到有效治疗措施；
2. 以临床病因为依据，明确者针对原因治疗；
3. 预防比治疗更有效。

（二）预防措施

1. 术前 HLA 配型供肾，移植前常规肾活检；
2. 减少缺血/再灌注损伤；
3. 监测免疫抑制剂 CsA/FK506 药物浓度；
4. 防治巨细胞病毒感染；
5. 控制高血压、高血脂；
6. 控制蛋白尿；
7. 同种抗体监测。

（三）药物治疗

AMR 治疗相关药物总结见表 2-2-1。

表 2-2-1　AMR 治疗相关药物

药物	常规剂量	肾移植患者调整剂量	常见不良反应	注意事项（禁忌证和相互作用）	
利妥昔单抗（rituximab，美罗华）[10]	参考推荐剂量 375mg/m²，静脉滴注，滴入速度为第 1 小时 50mg，之后每小时 100mg，每周 1 次，共 4 次	同常规剂量	容易引起感染 输注反应，如寒战发热 过敏反应 血小板减少和中性粒细胞减少 凝血功能紊乱 肌酸磷酸激酶增加，高血钙 自发性骨折 暂时性低血压和支气管痉挛	全身活动性感染 已知对药物成分过敏者 儿童、哺乳期女性	尚未见本药与其他药物相互作用的报道
硼替佐米（bonezomib）[11,12]	1.3mg/m²，第 1、4、8、11 日为 1 个循环；选用 2 个或 2 个以上的循环静脉滴注	同常规剂量	虚弱（包括疲劳、不适和乏力） 恶心 腹泻 血小板减少和中性粒细胞减少症 周围神经病 低血压 容易引起感染	既往使用同类制剂发生严重的全身性过敏反应存在严重感染的患者	尚未见本药与其他药物相互作用的报道

药物	常规剂量	肾移植患者调整剂量	常见不良反应	注意事项(禁忌证和相互作用)	
依库丽单抗(eculizum-ab)[13]	初始剂量每周900mg,连续4周,第5周1200mg静脉滴注	同常规剂量	脑膜炎球菌感染 头痛、鼻咽炎、背痛、恶心及接触性失读症等	未治愈的严重脑膜炎球菌感染者及未接种抗脑膜炎球菌疫苗的患者 既往使用同类制剂发生严重的全身性过敏反应	尚未见本药与其他药物相互作用的报道
托珠单抗(to-cilizumab)[14]	每月8mg/kg,最大剂量为800mg,持续6~25个月静脉滴注	同常规剂量	细菌感染 机会性感染(包括CMV感染) 增加肿瘤的发病概率 胃肠道反应、肝功能异常 白细胞降低	既往使用同类制剂发生严重的全身性过敏反应 存在严重感染的患者	尚未见本药与其他药物相互作用的报道

1. 以 CD20 为靶点的药物　利妥昔单抗(rituximab),除了作为抗排斥反应的治疗药物外,利妥昔单抗还被用于器官移植术后诱导治疗,预防 AMR 的发生。治疗同前[10]。

2. 蛋白酶体抑制剂　硼替佐米是一种蛋白酶体抑制剂,能与 26S 蛋白酶体的催化部位结合,抑制其分解蛋白功能。部分研究认为,有早期诊断(术后6 个月内)的 AMR 患者应用硼替佐米才能达到最佳效果,而对于晚期 AMR 患者应用硼替佐米效果不佳,可能是因为后者的骨髓中已有长期存活的浆细胞[11,12]。

3. 直接作用于补体蛋白 C5 药物　依库珠单抗(eculizumab),直接作用于补体蛋白 C5 的人源单克隆抗体,可以阻止补体终末复合物的活化,最终抑制膜攻击复合物 C5b-9 的形成,在难治性 AMR 治疗中已有短期成功的报道[13]。

4. 重组人源化抗人白介素 6(IL-6)受体单克隆抗体　IL-6 为多能细胞因子,在刺激 B 细胞及浆细胞活化、抗体产生、Treg 细胞诱导方面发挥重要的作用。托珠单抗(tocilizumab),作为重组人源化抗人白介素 6(IL-6)受体单克隆抗体,可以阻止上述作用的发挥,起到治疗 AMR 的作用[14]。

(孙启全)

参考文献

1. Nankivell BJ, Alexander SI. Rejection of the kidney allograft. N Engl J Med,2010,363:1451-1462.

2. Einecke G, Sis B, Reeve J, Mengel M, et al. Antibody-mediated microcirculation injury is the major cause of late kidney transplant failure. Am J Transplant,2009,9:2520-2531.

3. 朱有华,石炳毅. 肾脏移植手册. 北京:人民卫生出版社,2010.

4. Lamb KE, Lodhi S, Meier-Kriesche HU. Long-term renal allograft survival in the United States:a critical reappraisal. Am J Transplant. 2011,11(3):450-462.

5. Sun Q, Cheng Z, Cheng D, et al. De novo development of circulating anti-endothelial cell antibodies rather than pre-existing antibodies is associated with post-transplant allograft rejection. KidneyInt,2011,79:655-662.

6. Haas M, Sis B, Racusen LC, et al. Banff 2013 meeting report:inclusion of c4d-negative antibody-mediated rejection and antibody-associated arterial lesions. Am J Transplant,2014,14(2):272-283.

7. Drachenberg CB, Papadimitriou JC. Endothelial injury in renal antibody-mediated allograft rejection:a schematic view based on pathogenesis. Transplantation,2013,95(9):1073-1083.

8. Sun Q, Liu Z, Ji S, et al. Late and early C4d-positive acute rejection:different clinico-histopathological subentities in renal transplantation. Kidney Int,2006,70:377-383.

9. Sun Q, Liu Z, Yin G, et al. Tacrolimus combined with mycophenolate mofetil can effectively reverse C4d-positive steroid-resistant acute rejection in Chinese renal allograft recipients. Nephrol Dial Transplant,2006,21:510-517.

10. 黎磊石. 中国肾移植手册(第二版). 香港:华夏科学出版社,2009.

11. Flechner SM, Fatica R, Askar M, et al. The role of proteasome inhibition with bortezomib in the treatment of antibody-mediated rejection after kidney-only orkidney-combined organ transplantation. Transplantation, 2010, 90(12):1486-1492.

12. Walsh RC, Brailey P, Girnita A, et al. Early and late acute antibody-mediated rejection differ immunologically and in response to proteasome inhibition. Transplantation, 2011, 91

（11）:1218-1226.

13. Chehade H, Rotman S, Matter M, et al. Eculizumab to treat antibody-mediated rejection in a 7-year-old kidney transplant recipient. Pediatrics,2015,135:e551-e555.

14. Choi J, Aubert O, Vo A, et al. Assessment of Tocilizumab （Anti-Interleukin-6 Receptor Monoclonal） as a Potential Treatment for Chronic Antibody-Mediated Rejection and Transplant Glomerulopathy in HLA-Sensitized Renal Allograft Recipients. Am J Transplant, 2017 ［Epubahead of print］.

肾移植临床用药

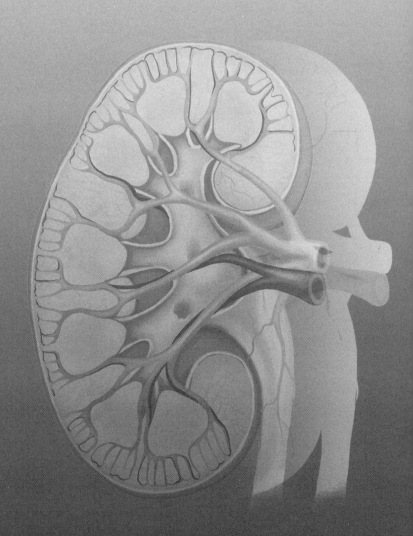

第三篇

肾移植感染的预防与药物治疗

肾移植临床用药

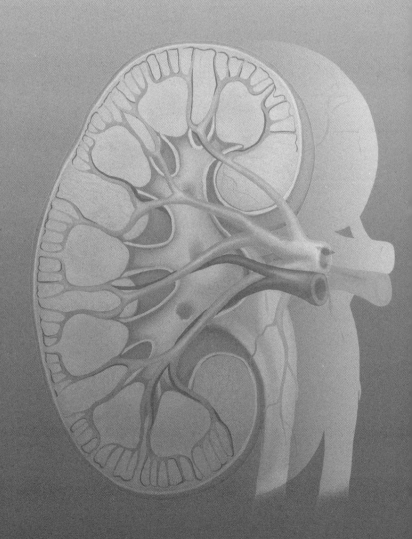

第一章

肾移植术后感染概述

感染是肾移植术后主要的并发症,严重的感染可威胁患者的生命,感染导致患者死亡一直以来都是影响肾移植患者长期生存的重要因素。20世纪80年代之前,移植后第1年严重感染的发生率近20%,相应死亡率为50%。目前,移植后感染相关的1年死亡率为5%左右[1]。随着中国公民逝世后捐献器官增多,移植感染也越来越受到关注,尤其是供体来源的感染,一旦发生,多与不良预后有关。而且,更加令人担忧的是多药耐药菌,如耐甲氧西林金黄色葡萄球菌(MRSA)、耐万古霉素肠球菌(VRE)和多重耐药的革兰氏阴性杆菌导致的感染的发病率日益增加,必须要引起足够的重视。积极有效地预防和治疗感染对于降低感染发生率和病死率有非常重要的意义。

由于免疫抑制剂的使用,所有肾移植受者都应属于感染的高危人群,而且在许多方面都不同于普通人群的感染。感染的诊断更加困难,发热、白细胞增多、局部症状等表现并不典型。感染的病原体非常广泛,有常见和少见的,常见中的细菌耐药菌有明显增加趋势。诊断的方法也常常受限,病原体的检出率低,影像学表现不典型,有时需要活检来证实。治疗上具有复杂性,由于疾病进展迅速和病原体不确定,常会选择包括抗细菌、真菌、病毒等多种药物联合使用,不仅会带来对各种器官的毒性,而且与免疫抑制剂发生相互作用;感染的控制有时需要借助外科的手术或引流。

术后感染按感染的时间大致可如下分类。1个月之内的围手术期感染,通常是供体来源的或医源性侵入性操作后发生的感染,后者如伤口及导管相关感染。供体来源的这类感染可极为严重,有发生致命性的感染性动脉瘤等可能。1~6个月由于免疫抑制程度较高易发生机会性感染,如巨细胞病毒(CMV)、卡氏肺孢子虫肺炎(PCP)等。6个月以后由于移植肾功能稳定,免疫抑制剂在较低的维持剂量,感染的风险有所下降,可能发生与正常人类似的社区获得性感染,但常会发生一些在免疫功能低下患者所特有的少见感染,如多瘤病毒、曲霉菌、隐球菌、结核杆菌、奴卡菌等感染。

肾移植后感染的危险因素包括移植前供受体情况以及移植中、移植后的因素。患者长期处于尿毒

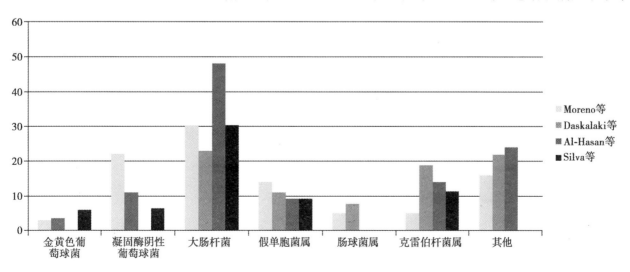

图 3-1-1

症期,机体生理功能紊乱,常伴有贫血、凝血机制障碍及低蛋白血症等,使患者对致病菌的抵抗力下降,术前比普通人群更易遭受感染。供者体内存在活动或潜在的感染,供肾在从切取到移植手术整个过程中可能被污染。然而,外科手术因素对早期移植后感染具有重要的作用,术中破坏患者血管、尿路等正常防御屏障,留置各种引流管可破坏患者体表完整的保护屏障,使其更易发生内源性或外源性感染。手术持续时间与平均每名患者感染发生次数之间存在相关性。手术技术也与感染相关,如术后尿瘘。有报道指出,肾移植术后血行感染的发病率为7.3%[2],均在移植后1个月内发生。术后长期应用免疫抑制药物,可降低机体免疫力,部分条件致病菌如铜绿假单胞杆菌、大肠杆菌、巨细胞病毒、卡氏肺孢子虫、念珠菌及隐球菌等易引起机会性感染。糖皮质激素类药物可延长手术切口的愈

合时间,也是易发感染的危险因素之一。肾移植患者如合并糖尿病、慢性肝炎及慢性肺病等,更易罹患感染。获知并积极降低相关高危因素有利于防止感染的发生。

易导致慢性移植肾功能不全的病原体有多瘤病毒(BK)、巨细胞病毒以及细菌感染(最常见于泌尿系统感染)[3]。丙型肝炎相关的冷球蛋白血症、EB病毒(EBV)相关的移植后淋巴增生性疾病(PTLD)以及腺病毒或细小病毒B19的直接细胞毒作用也易引起移植肾功能不全。因此,尽管近年来移植后感染的直接死亡率和发病率有所下降,但感染仍然是阻碍移植物长期功能的重要因素。因此,减少移植后感染发生率同样可改善移植物的长期预后。

移植后感染所见的微生物谱(表3-1-1)与获得性免疫缺陷综合征(AIDS)患者感染的非常接近,间接表明其是免疫抑制的后果。

表3-1-1　肾移植术后感染的重要病原体

病　　毒	细菌	真菌	寄生虫
疱疹病毒,例如 EBV、KSV、HSV、VZV、CMV	单核细胞增多性李斯特菌	新型隐球菌	粪类圆线虫
乳头瘤病毒:BK 和 JC	星状诺卡氏菌	卡氏肺囊虫	弓形虫
微小病毒 B19	沙门氏菌	念珠菌	利什曼原虫
肝炎病毒 HCV、HBV	军团菌	曲霉菌	克氏锥虫
腺病毒 RSV	分支杆菌	毛霉菌	巴贝虫病
	解脲棒状杆菌	组织胞浆菌	
	MRSA	孢子菌病	
		芽生菌病	

感染的预防包括特殊病原体预防和疫苗预防。前者如CMV和PCP预防。原则上在移植前应使用合适的疫苗,移植后各种疫苗的使用也是安全的,但要避免减毒活疫苗[4]。麻疹、腮腺炎和风疹病毒(MMR)活疫苗,水痘和带状疱疹疫苗以及活的流感疫苗也要避免。

虽然感染的治疗有很大进步,但预防仍是最重要和最有效的方法,如围手术期感染预防、CMV、PCP预防等。进行针对性治疗同时,适当降低免疫抑制强度也非常重要。

(周静怡　吴建永)

参 考 文 献

1. Galliford J, Game DS. Modern renal transplantation: present challenges and future prospects. Postgrad Med J, 2009, 85 (1000): 91-101.

2. Kritikos A, Manuel O. Bloodstream infections after solid-organ transplantation. Virulence, 2016, 7(3): 329-340.

3. Dupont PJ, Manuel O, Pascual M. Infection and chronic allograft dysfunction. Kidney Int Suppl, 2010, 78 (119): S47-S53.

4. Centers for Disease Control and Prevention (CDC). Advisory Committee on Im- munization Practices (ACIP) recommended immunization schedules for persons aged 0 through 18 years and adults aged 19 years and older-United States, 2013. MMWR Surveill Summ, 2013, 62(Suppl 1): 1.

第二章

细菌性感染

第一节　肾移植供体来源的细菌感染

供者来源的感染（donor-derivedinfections，DDI），是指通过供者传播给移植受者引起的感染性疾病，包括细菌、分枝杆菌、病毒、真菌和寄生虫等多种病原体的感染。据统计，所有实体器官移植出现供者来源感染的发生率约为 0.2% ~ 1.7%。而在供体来源的感染中，细菌感染最为常见[1]。其中，多重耐药菌的感染问题越来越突出而备受关注。如耐甲氧西林金黄色葡萄球菌（MRSA）、耐万古霉素肠球菌（VRE）和产碳青霉稀酶的革兰氏阴性菌等多重耐药菌，通常广泛耐药并且只对极少数的药物有效，若不及时控制则其引起的后果严重。因此，为了预防或减少肾移植供体来源的细菌感染，供体的仔细评估、病原学的筛查以及受体针对性的抗菌治疗显得尤为重要[2]。

一、具有细菌感染风险的供者评估及筛选

供者常常存在已知或未知的细菌感染病灶，可能是活动性感染或潜在的细菌定植[3]。评估供体是否存在细菌感染，措施如下。①完整病史的询问：供者近期是否存在发热等活动性感染症状、是否合并开放性创伤、捐献前抗生素的治疗过程等。②仔细的体格检查：关注生命体征、着重查看感染体征，包括脓肿、溃疡和淋巴结肿大等。③关注影像及实验室检查结果：影像学检查排除是否存在感染灶，如脓肿、感染性心内膜炎等；微生物学检测，特别是供者体液的培养，包括血培养、引流液培养、痰培养、尿培养以及导管培养等细菌药敏的结果对供体的筛选和移植后受体的抗生素选择至关重要。

理论上，如果供者存在不明具体病原体的全身败血症，一般不建议作为捐献供者，这种情况约为5%。另外，供体存在明确全身性多重耐药菌感染、金黄色葡萄球菌感染性心内膜炎等不考虑应用。部分细菌性脑膜炎（如流脑）、轻度的菌血症（如肠杆菌属菌血症）等感染的供者器官可考虑应用。

供体细菌感染筛选和处理原则如下。①供体血培养，排除隐匿性菌血症。②一旦确认供者感染，应给予受者广谱抗生素治疗，并且在确认供者感染的特异性病原体后，给予对应的处理。③伴菌血症的供者器官在某些情况下可使用，建议接受至少 24 ~ 48 小时抗菌药物治疗，最好有良好疗效（白细胞计数、血流动力学得到改善，发热消退）。此外建议受者接受针对性抗菌药物治疗 2 周，若病原体致病力低危，可缩短疗程。④供者存在局部感染，未累及移植器官，理论上不需要对受者进行抗感染治疗，脑膜炎因存在隐匿性菌血症可能需进行适当的抗生素治疗。⑤供体梅毒感染如果时间允许，应给予治疗，移植后受者可以采取常规的青霉素治疗。

二、感染指标检测

细菌感染在重症的供者以及移植后受者体内发生的临床表现可能缺乏特异性。移植后早期，受者在使用大剂量激素、手术应激状态下临床观察体温变化、白细胞计数等指标存在一定局限性。外周循环一些指标能够在细菌感染早期即出现变化，对感染监测有一定指导意义。

（一）C 反应蛋白（C-reaction protein，CRP）

CRP 在正常情况下血清中含量极微。当机体受到感染、手术、创伤等时，血 CRP 水平 5 ~ 8 小时内开始上升，48 小时达到高峰，半衰期 5 ~ 8 日，CRP能够激活补体并加强吞噬细胞的吞噬能力。CRP升高的程度反映炎症组织的大小或活动性，在急性炎症和感染时，CRP 与疾病活动性有良好的相关性。

当然,CRP 用于细菌感染监测也存在一定缺陷,因为它是炎症指标,并非细菌感染特异,同时,其指标数值变化与感染活动之间还存在一定的滞后性。

(二)降钙素原(procalcitonin,PCT)

PCT 正常情况下由甲状腺 C 细胞产生,在体内外都有较好的稳定性。正常情况下血清中 PCT 水平(<0.1ng/ml)几乎检测不到,机体受到感染时尤其是细菌内毒素刺激时,PCT 水平 2～3 小时开始增加,6～8 小时体内浓度快速升高,12～48 小时到达峰值,2～3 日后恢复正常。目前很多学者认为 PCT 是脓毒症诊断、病情监控、预后评价的最佳标志物。PCT 还可以作为一个急性的参数来鉴别诊断细菌性和非细菌性感染和炎症。

(三)细菌学监测

病原学的检查是细菌感染诊断及治疗的重要依据。体液细菌学涂片,可以快速得到检验结果,初步鉴别革兰氏阴性或阳性细菌,缩小范围,对经验性抗菌治疗有及时指导作用;细菌培养,包括痰培养、血培养、尿培养、肾脏保存液培养、引流液培养,可明确病原学及其细菌药敏,对针对性选择敏感抗生素治疗有决定性意义。所以,在供体评估及受体的早期细菌感染预防中,积极的体液细菌学监测不可缺少。

(四)其他检测指标

以下指标,如中性粒细胞 CD64、肿瘤坏死因子-α、白细胞介素-6 等在感染的监测中有一定应用价值,但目前临床开展尚少。

除供肾的感染风险评估外,还需要在围手术期对供者来源的细菌进行预防[4]。供者来源的细菌中最主要和最常见的细菌包括革兰氏阴性菌中的肠杆菌属、假单胞菌属、不动杆菌属、军团菌属、克雷伯菌属、沙雷氏菌属等;以及革兰氏阳性菌中的布鲁杆菌、肠球菌(如耐万古霉素肠球菌)、葡萄球菌属(如耐甲氧西林金黄色葡萄球菌)、李斯特菌等。在移植前需要获取供者的痰培养、血培养等结果,移植后要监测肾保存液以及受者术后引流液、血培养、血象、CRP、PCT 等指标,综合评估是否存在供者来源的细菌感染。

三、围手术期感染的预防与治疗方案

在围手术期预防感染方案中,应尽量获取供者体液的阳性培养结果。在没有获得培养结果前,采用经验性用药方案。供者来源的细菌预防主要针对是 DCD 供肾(心脏死亡器官捐献供肾),在参考供者使用的抗感染方案基础上结合供体入住 ICU 时间等评估术后感染风险以调整抗感染方案。具体方案可分为以下几种。①术前无感染依据,供体 ICU 住院时间小于 7 日,初始预防感染方案需覆盖阴性菌及真菌,疗程 1 周,如哌拉西林钠-他唑巴坦钠(特治星)4.5g 每日 2 次+卡泊芬净(科赛斯)50mg 每日 1 次。青霉素过敏或皮试阳性的患者,特治星可改用莫西沙星(拜复乐)400mg 每日 1 次。②术前无感染依据,供体 ICU 住院时间大于 7 日,初始预防感染方案需覆盖阴性菌、阳性菌及真菌,预防疗程 1 周,如亚胺培南(亚胺培南西司他丁钠)0.5g 每 8 小时 1 次+万古霉素 0.5mg 每日 1 次+卡泊芬净 50mg 每日 1 次。③若供者术前有感染依据,且痰培养、血培养或肾保存液有培养阳性结果,预防感染方案中需包括针对培养阳性菌的相应抗生素,根据药敏试验结果选择敏感的药物进行感染预防。用药疗程建议按照分离出阳性菌的体液标本进行分层,例如供者痰培养阳性预防为 7 日;血培养阳性或肾保存液阳性,预防疗程为 10 日。④受者引流液培养阳性,提示移植患者出现感染,需要针对性抗菌药物进行治疗,密切监测感染指征,治疗疗程一般为 14 日。

肾移植围手术期预防细菌感染及术后早期细菌感染最常用的药物包括长效青霉素类中的哌拉西林钠-他唑巴坦钠;第三代头孢菌素类中的头孢哌酮舒巴坦钠、头孢曲松、头孢他啶;氟喹诺酮类中的左氧氟沙星、莫西沙星;碳青霉烯类中的亚胺培南、美罗培南;糖肽类中的万古霉素和替考拉宁。其用药方案见表 3-2-1。此外,若患者肾移植术后出现移植肾功能延迟恢复(DGF),建议预防使用剂量根据患者的肾功能(肌酐清除率估算值)进行调整。

表 3-2-1　常用抗菌药物预防及治疗使用方案

药品	常规给药剂量	肌酐清除率估算值(Ccr,ml/min)
头孢哌酮舒巴坦	1～2g/d,q12h,最大剂量可用至 8g/d	>30:1～2g,q6～8h 15～30:1g,q6～12h(舒巴坦日剂量不超过 2g) <10:1g,q12～24h(舒巴坦日剂量不超过 1g)
头孢曲松	1～2g,qd	≥10:1～2g,q12～24h <10:1～2g,q24h(日剂量不能超过 2g)

药品	常规给药剂量	肌酐清除率估算值(Ccr,ml/min)
头孢他啶(Ⅳ)	1g,q8h 或 q12h,败血症 6g/d	>50:1~2g,q8~12h
		31~50:1g,q12h
		16~30:1g,q24h
		6~15:0.5g,q24h
		<6:0.5g,q48h
		透析后给 1g
哌拉西林钠-他唑巴坦钠	4.5g,q6h	40~90,4.5g,q6h
		20~40:4.5g,q8h
		<20:4.5g,q12h
		按 Ccr<20,透析后追加 2.25g
左氧氟沙星	0.4~0.6g,qd	20~50:剂量 50%,qd
		<20:25%~50%,qd
		血透后按 Ccr<10 给药
莫西沙星	0.4g,qd	无需调整
美罗培南	1~2g,q8h	10~50:0.5~1g,q12~8h
		≤10:0.5g,q24h
		血透:按 Ccr<10,血透后给药
亚胺培南西司他丁	1~2g/d,tid~qid,最大可用至 4g/d	>70:0.5~1g,q6~8h
		41~70:0.25~0.75g,q8h
		21~40:0.25~0.5g,q12~6h
		5~21:0.25~0.5g,q12h
		<5:不推荐使用(以亚胺培南计)
		血透:透析后,0.25g,q12h
万古霉素	1g,q12h	20~50:0.5g,q12~24h
		10~19:0.5g,q24~48h
		<10:0.5g,q48~96h
		血透:按 Ccr<10
替考拉宁	负荷剂量:400mg	40~60:原剂量,q48h 或 50% 剂量,qd
	维持剂量:200mg	<40:原剂量,q72h 或 1/3 剂量,qd
		血透:原剂量,q72h

注:摘自《国家抗感染微生物指南》。

供体来源的细菌感染中最需要关注的是多重耐药菌的感染,选择药敏结果中敏感的药物或者选择潜在有效的抗菌药物,具体见表 3-2-2[5]。对于泛耐药或全耐药的肠杆菌科、铜绿假单胞菌或鲍曼不动杆菌等,则需要联合使用多种抗感染药物。例如,供体体液或肾保存液培养结果为泛耐药的鲍曼复合醋酸钙不动杆菌,可供选择的用药方案为:替加环素 100mg 每 12 小时 1 次,使用 3 日后,改替加环素 50mg 每 12 小时 1 次+头孢哌酮舒巴坦钠(舒普深)2.0g 每 8 小时 1 次+舒巴坦 1.0g 每 8 小时 1 次。若培养结果为全耐药的肺炎克雷伯杆菌,可供选择的用药方案为:美罗培南 1.0g 每 8 小时微泵静注 15ml/h;替加环素 100mg 每 12 小时 1 次×3 日;替加环素 50mg 每 12 小时 1 次×7 日;阿米卡星 400mg 每日 1 次静滴。

表 3-2-2 肾移植围手术期 MDR 预防与治疗药物选择

病原菌	特异性检测[a]	潜在有效的抗生素
耐甲氧西林金黄色葡萄球菌（MRSA）	万古霉素 MIC≤1.5μg/ml	万古霉素[b]
	万古霉素 MIC>1.5μg/ml 备选	利奈唑胺[c]、达托霉素[d]、头孢洛林[e]
		喹奴普丁-达福普汀、复方磺胺甲噁唑、克林霉素、替加环素[f]
耐万古霉素肠球菌（VRE）	氨苄西林敏感	氨苄西林
	耐氨苄西林	达托霉素、利奈唑胺、喹奴普丁-达福普汀、氯霉素、磷霉素[g]、呋喃妥因[g]、替加环素[f]
产广谱 β-内酰胺酶（ESBL）株	碳青霉烯类敏感	碳青霉烯类
	耐碳青霉烯类	多黏菌素、替加环素[f]、磷霉素[g]、氨基糖苷类、氯霉素
产碳青霉烯酶肺炎克雷伯菌		多黏菌素、替加环素[f]、磷霉素[g]、氨基糖苷类、氯霉素
假单胞菌属	碳青霉烯类敏感	碳青霉烯类（除厄他培南）
	耐碳青霉烯类	多黏菌素、氨基糖苷类
伯克霍尔氏菌属		复方磺胺甲噁唑[h]

MIC：最低抑菌浓度。

[a] E-test、纸片扩散法、微量肉汤稀释法；[b]静脉注射，严重感染浓度维持至少>10mg/ml，理想浓度>15mg/ml；[c]皮肤和软组织感染、肺炎；[d]菌血症、皮肤和软组织感染、心内膜炎，避免由于药物与肺泡表面活性物质结合引起肺部药物水平降低导致高失败率造成的肺部感染；[e]菌血症、皮肤和软组织感染；[f]用于菌血症和尿路感染时需要注意；[g]禁用于肾衰竭或菌血症，主要用于不复杂的尿路感染；[h]高剂量使用。

（吕军好 马葵芬 吴建永）

参 考 文 献

1. Grossi PA, Costa AN, Fehily D, et al. Infections and organ transplantation：new challenges for prevention and treatment— a colloquium. Transplantation, 2012, 93（5 Suppl）：S4-S39.

2. Len O, Gavalda J, Blanes M, et al. Donor infection and transmission to the recipient of a solid allograft. Am J Transplant, 2008, 8（11）：2420-2425.

3. 王长希,邓荣海.公民逝世后器官捐献感染性供者的移植应用.中华移植杂志（电子版）, February 2016, 10（1）：24-28.

4. 中华医学会器官移植学分会翻译.美国移植协会《实体器官移植感染疾病诊疗指南》2013 年第 3 版介绍.实用器官移植电子杂志, July 2014, 2（4）：196-270.

5. Herati RS, Blumberg EA. Losing ground：multidrug-resistant bacteria in solid-organ transplantation. Curr Opin Infect Dis, August 2012, 25（4）：445-449.

第二节 肾移植围手术期手术途径来源的感染

肾移植手术属于 II 类切口，手术涉及输尿管与膀胱，术中具有发生切口感染风险。肾移植手术途径来源的细菌感染主要是肾移植手术部位感染（SSI），指围手术期发生在切口或移植肾及腔隙的感染（如切口感染、肾周感染）。在不考虑供者来源感染微生物的前提下，本节阐述的肾移植围手术期手术途径来源感染的预防与治疗主要指活体供者肾移植术后感染的预防与处理。

一、肾移植手术途径来源细菌感染的危险因素

肾移植患者长期处于尿毒症期，机体生理功能紊乱，常伴有贫血、凝血机制障碍及低蛋白血症等，使患者对致病菌的抵抗力下降，术前比普通人群更易遭受感染。此外，供肾从切取到移植手术整个过程中可能被污染。且术中破坏患者血管、尿路等正常防御屏障，留置各种引流管可破坏患者体表完整的保护屏障，使其更易发生内源性或外源性感染[1]。

二、诊断标准

肾移植术后出现不明原因发热、手术切口红肿痛、手术切口脓性分泌物及引流出脓性分泌物等，结合血常规、痰、分泌物涂片检查及培养、血清学及影像学等检查诊断为感染[2]。

三、药物预防

(一)肾移植患者SSI感染的预防原则

1. 术前 详细询问病史,全面体格检查,及早发现和治疗患者的潜伏感染,消除或控制引起感染的危险因素如慢性肺部疾病、糖尿病、低蛋白血症等。对受体及供体通常进行常见细菌感染的炎性指标检查如白细胞计数、CRP、PCT等。

2. 术中 严格遵循无菌操作原则,精良的外科技术可以减少因手术创伤、输血、尿瘘等引致的感染。

3. 术后 肾移植术后感染多是由内源性病原体激活或预防措施不严所致。手术切口及泌尿系统是术后早期感染的常见部位,也是菌血症的主要来源。保持手术切口干净及术后早期拔除导尿管,必要时针对性使用有效抗菌药物可减少手术切口及尿路感染和菌血症的发生。对患者的周围环境应严格消毒隔离,并加强营养支持治疗,注意术后护理工作如保持呼吸道通畅、留置管严格消毒等。术后须严密随访,做到早期诊断,早期治疗[1]。

(二)移植SSI感染的药物预防与治疗

1. 抗菌药物品种选择

(1)尽量避免使用肾毒性抗菌药物,确有应用指征时,严密监测肾功能情况。

(2)根据感染的严重程度、病原菌种类及药敏试验结果等选用无肾毒性或肾毒性较低的抗菌药物。

(3)应尽量选择单一抗菌药物作为预防用药,避免不必要的联合使用。预防用药应针对手术路径中可能存在的污染菌。使用主要经肾排泄的药物,须根据患者肾功能减退程度以及抗菌药物在人体内清除途径调整给药剂量及方法。

(4)围手术期有效抗生素的合理应用有助于减少肾移植术后感染的发生。一般于术前30分钟静脉滴注抗感染药物,可选用第二代头孢菌素(头孢呋辛),第三代头孢菌素(头孢曲松、头孢他啶等)或第四代头孢菌素(头孢吡肟)。

(5)头孢菌素过敏者,针对革兰氏阳性菌可用万古霉素、去甲万古霉素、克林霉素;针对革兰氏阴性杆菌可用氨曲南、磷霉素。结合肾移植术后手术途径来源的病原体需要同时覆盖阴性菌及阳性菌,可以考虑使用左氧氟沙星或莫西沙星。

2. 给药方案

(1)给药方法:给药途径大部分为静脉输注。静脉输注应在皮肤、黏膜切开前0.5~1小时内或麻醉开始时给药,在输注完毕后开始手术,保证手术部位暴露时局部组织中抗菌药物已达到足以杀灭手术过程中沾染细菌的药物浓度。万古霉素、克林霉素、氟喹诺酮类等由于需输注较长时间,应在手术前1~2小时开始给药。

(2)预防用药维持时间:抗菌药物的有效覆盖时间应包括整个手术过程。手术时间较短(<2小时)的移植手术术前给药1次。如手术时间超过3小时或超过所用药物半衰期的2倍以上,或成人出血量超过1500ml,术中应追加1次。预防用药时间疗程,考虑到术后患者处于免疫诱导状态,可给予2~5日[3]。

(王启盛 马葵芬)

参 考 文 献

1.《应用抗菌药物防治外科感染的指导意见》撰写协作组. 应用抗菌药物防治外科感染的指导意见(草案)Ⅺ. 中国实用外科杂志. 2004,4:C001-C002.

2. 沈文,朱云松,胡卫列等. 肾移植术后围手术期感染41例的诊治. 医学临床研究,2016,23(11):1722-1724.

3.《抗菌药物临床应用指导原则》修订工作组. 抗菌药物临床应用指导原则(2015年版). 北京:人民卫生出版社,2015.

第三节 肾移植术后细菌感染

本节阐述的肾移植术后感染主要指术后1个月后的细菌感染,不包括围手术期的细菌感染。肾移植术后长期应用免疫抑制药物,可降低机体免疫力,部分条件致病菌如铜绿假单胞杆菌、大肠杆菌、巨细胞病毒、卡氏肺孢子虫、念珠菌及隐球菌等易引起机会性感染。糖皮质激素类药物可延长手术切口的愈合时间,也是易发感染的危险因素之一。此外,肾移植患者如合并糖尿病、慢性肝炎及慢性肺病等,更易罹患感染。移植后1个月内的细菌感染主要是供者来源的细菌感染、吸入性肺炎、导管相关性肺炎、切口感染等。移植后6个月后的细菌感染主要为社区获得性肺炎、尿路感染等。对于术后1个月内的细菌感染,更重要的是做好感染预防,一旦出现感染,处理方案基本与预防方案一致。本节主要阐述术后的社区/医院获得性肺炎及尿路感染的治疗。

一、社区/医院获得性肺炎的治疗

社区获得性肺炎(community-acquired pneumonia,

CAP)指医院外罹患的感染性肺实质炎症。最常见的致病菌是肺炎链球菌,还包括流血嗜血杆菌、肺炎克雷伯菌、铜绿假单胞菌、金黄色葡萄球菌、非典型性病原菌如军团菌等。胸部 X 线和 CT 表现根据病原体和受者基础情况存在差异。由于移植受者发生 CAP 后病原学检出率较低,因此需要尽早留取痰涂片、痰培养以协助诊断。对诊断不明或者抗感染治疗效果不佳的受者,建议纤支镜检查获得下呼吸道标本以明确致病菌并确定抗生素的敏感性。血清学检查有助于诊断非典型性病原体。

医院获得性肺炎(hospital acquired pneumonia, HAP)常见于手术后和长期住院的患者,在所有医院获得性感染中有较高的死亡率。细菌可从不同途径进入肺部,包括口咽部细菌的移位、食管胃内容部的误吸、空气飞沫的吸入、血源性播散等。HAP 常见的病原菌包括肠道革兰氏阴性菌,如大肠杆菌、肺炎克雷伯菌和变形杆菌等;非肠道革兰氏阴性菌,如铜绿假单胞菌、流感嗜血杆菌;及革兰氏阳性菌如金黄色葡萄球菌、厌氧菌、肠球菌等。由于标本获取的方法、广谱抗生素的使用会影响细菌的检出,从而导致对病情的判断出现偏差。即使在采集标本前仅短期的使用抗生素,痰培养的敏感性也会明显下降。

社区/医院获得性肺炎的治疗可参考《中国成人社区获得性肺炎诊断和治疗指南》《IDSA/ATS 临床实践指南:成人医院获得性肺炎和呼吸机相关性肺炎的管理》进行处理。

其治疗原则[1]主要包括以下几点:

1. 在未获知病原菌药敏结果前,或无法获取培养标本时,可根据肾移植患者肺部感染的常见病原菌、发病情况、发病场所、先前抗菌药物用药史及其治疗反应等推测可能的病原体,并结合当地细菌耐药性监测数据,先给予抗菌药物经验治疗。

2. 获知病原学检测及药敏结果后,结合先前的治疗反应调整用药方案;对培养结果阴性的患者,应根据经验治疗的效果和患者情况采取进一步诊疗措施。

3. 根据各种抗菌药物的药学特点(药效学和药动学)正确选用抗菌药物。

4. 门诊轻症 CAP,尽量使用生物利用度好的口服抗感染药物治疗。

5. 对需住院治疗的 CAP 患者,推荐单用 β-内酰胺类或联合大环内酯类或单用喹诺酮类。

6. 对重症 CAP 患者,推荐青霉素类/酶抑制剂复合物、第三代头孢菌素、厄他培南联合大环内酯类或单用喹诺酮类静脉治疗,老年或有基础病者推荐联合用药。

7. 医院获得性肺炎的初始经验性治疗一般选用含酶抑制剂的复合制剂、碳青霉烯类药物、氟喹诺酮类或联合用药。

8. 抗感染治疗一般可于退热 2～3 日且主要呼吸道症状明显改善后停药,但应视病情严重程度、缓解速度、并发症以及不同病原体而异,不必以肺部阴影吸收程度作为停用药物的指征。

具体的药物治疗方案请参考预防感染用药部分,注意事项及监护重点请见第四节。

二、尿路感染的治疗

尿路感染常与留置导尿管、留置输尿管支架、泌尿系统神经与结构异常、泌尿道结石有关。因此肾移植患者并发的尿路感染往往为复杂性尿路感染,且易复发。细菌通过尿道进入泌尿系统并向近端扩散,导致上尿路和下尿路感染。尿液培养最常见的细菌为大肠杆菌、肺炎克雷伯菌和变形杆菌属,有时沙雷菌属和铜绿假单胞菌也可引起导管相关性感染。革兰氏阳性菌包括腐生葡萄球菌、肠球菌、金黄色葡萄球菌。

对疑似尿路感染的移植受者,应留取清洁中段尿进行定量细菌学培养。对于移植受者而言,低水平的细菌尿可以是全身感染的危险因素。若感染是由输尿管支架引起,如不及时取出,感染可能迁延不愈,因为异物周围形成的生物膜使得抗生素很难在局部达到足够的抑菌浓度。

治疗原则如下:

1. 给予抗菌药物前留取清洁中段尿,做病原菌培养及药敏试验。经验治疗时按常见病原菌给药,获知病原菌及药敏试验结果后,根据经验治疗效果及药敏试验结果酌情调整。

2. 急性单纯性下尿路感染初发患者,治疗宜用毒性小、口服吸收好的抗菌药物,疗程通常为 3～5 日。

3. 急性肾盂肾炎伴发热等明显全身症状的患者宜注射给药,疗程一般 2～4 周,退热后可改为口服给药。反复发作性肾盂肾炎患者疗程需更长,常需 4～6 周,并应特别关注预防措施。

4. 尿管相关尿路感染,宜尽早拔除或更换导尿管。

（马葵芬）

第四节　肾移植患者常用抗菌药物的合理用药

一、青霉素类

肾移植患者中常用青霉素类为青霉素 G、哌拉西林他唑巴坦。

【作用机制】

1. 青霉素类药物是通过与细胞膜上的青霉素结合蛋白（PBP）结合而阻碍细胞壁黏肽的合成，使

之不能交联而造成细胞壁缺损，进而导致细菌细胞破裂死亡。

2. 哌拉西林他唑巴坦为半合成广谱青霉素和 β-内酰胺酶抑制剂的复合制剂，除青霉素类基本抗菌谱外，由于对细菌细胞膜具有强大的穿透性，因此对假单胞菌（如铜绿假单胞菌）有强大的抗菌作用。

【抗菌谱】（表 3-2-3）

表 3-2-3　青霉素类药物抗菌谱

药物名称	金葡菌（MSSA）	链球菌	粪肠球菌	肠杆菌	克雷伯菌属	铜绿假单胞菌	鲍曼不动杆菌	脆弱拟杆菌
青霉素 G[1]	±	++	++	0	0	0	0	0
哌拉西林他唑巴坦[2]	+	+	+	+	+	+	±	++

【临床用法用量及监护】（表 3-2-4）

表 3-2-4　青霉素类药物临床用法用量及监护

药物	常规剂量[3]	肾移植患者调整剂量[4]	监护要点	注意事项
青霉素 G	静脉滴注：2 000 000~20 000 000U，分 2~4 次给药肌注：800 000~2 000 000U，tid 或 qid	对肾小球滤过率（GFR）大于 50ml/min 者，给药间隔时间不变，剂量减至 75%；GFR 小于 10ml/min 者，给药间隔不变，剂量减至 20%~50%	用药期间应定期检测电解质水平	用药前需详细询问患者既往病史，必须做青霉素皮试。不宜与抑菌药（如四环素、红霉素、磺胺类药物）合用，可使其杀菌活性降低
哌拉西林	静脉滴注：3~4g，q4~6h。每日总剂量不超过 24g	Ccr 大于 40ml/min 者，无需调整剂量；Ccr 为 20~40ml/min 者，每次 4g，q8h；Ccr 小于 20ml/min 者，每次 4g，q12h	用药期间应定期检测电解质水平，监测患者出血风险，长期使用可能会发生药物相关性腹泻，需要及时调整药物	用药前需详细询问患者既往病史，必须做青霉素皮试。与抗凝药（如肝素等）合用可增加出血风险。与溶栓药合用可发生严重出血

注：引自《中国医师药师临床用药指南》（第 2 版）。

二、头孢菌素类

肾移植患者中使用较为常见的头孢菌素类为二、三代头孢菌素及其酶复合制剂，主要为头孢呋辛、头孢曲松、头孢哌酮钠舒巴坦钠。

【作用机制】

1. 头孢菌素为繁殖期杀菌药，抗菌作用机制与青霉素类类似，是与细菌内膜上主要的 PBP 结合，使细菌细胞壁合成过程中的交叉连

接不能形成，使细菌细胞壁合成障碍，导致细菌溶解死亡。

2. 头孢哌酮钠舒巴坦钠为第三代头孢菌素和 β-内酰胺酶抑制剂的复合制剂，合用后舒巴坦可与细胞内的 β-内酰胺酶不可逆结合，进而增强头孢哌酮的抗菌活性。联用后不仅对部分耐药的阴性杆菌显示出明显的协同抗菌作用，而且对敏感菌的抗菌活性也增强。

【抗菌谱】(表 3-2-5)

表 3-2-5 头孢菌素类药物抗菌谱

药物名称	金葡菌 MSSA	链球菌	粪肠球菌	肠杆菌	克雷伯 菌属	铜绿假单 胞菌	鲍曼不动 杆菌	脆弱拟 杆菌
头孢呋辛[1]	+	+	0	0	+	0	0	0
头孢曲松[1]	+	+	±	0	+	0	0	±
头孢哌酮钠舒巴坦钠	+	+	±	0	+	+	0	+

【临床用法用量及监护】(表 3-2-6)

表 3-2-6 头孢菌素类药物临床用法用量及监护

药物	常规剂量[3]	肾移植患者调整剂量[4]	监护要点	注意事项
头孢呋辛	静脉滴注:1.5g,bid	Ccr 大于 20ml/min 者,每次 075～1.5g,q8h;Ccr 为 10～20ml/min 者,每次 0.75g,q12h;Ccr 小于 10ml/min 者,每次 0.75g,qd	用药期间应监护患者肾功能指标	用药前需详细询问患者既往病史,有青霉素过敏史患者需进行皮试。与丙磺舒及强效利尿药合用可增强其肾毒性
头孢曲松	静脉滴注:一次 1～2g,qd;严重感染时最大剂量可增加至 4g	如无肝功能损伤则无需减量使用;Ccr 小于 10ml/min 者,每日最大剂量为 2g	严重肝、肾功能不全者,应定期检测血药浓度;维生素 K 缺乏者,应监测凝血酶原时间;长期使用本药时,应监测血常规	用药前需详细询问患者既往病史,与含钙药物合用会有出现头孢曲松钠-钙盐沉积而导致严重不良反应的风险,不宜将两者混合或同时使用
头孢哌酮钠舒巴坦钠(2∶1)	静脉滴注:每日 1.5～3g,上述剂量分等量,q12h;严重感染时最大剂量可增加至 12g	Ccr 为 15～30ml/min 者,舒巴坦每日最大剂量为 2g,分等量每 12 小时给药 1 次 Ccr 小于 15ml/min,舒巴坦每日最大剂量为 1g,分等量每 12 小时给药 1 次	使用头孢哌酮期间需监测患者肝肾指标、凝血功能,合并肝肾损伤患者应监测其血药浓度	用药前需详细询问患者既往病史。与抗凝药(如肝素、华法林等)合用可增加出血风险。与含乙醇成分药物或食物一同使用时可致双硫仑样反应

注:引自《中国医师药师临床用药指南》(第 2 版)。

三、喹诺酮类

肾移植患者中常用的喹诺酮类主要有左氧氟沙星、莫西沙星。

【作用机制】

1. 左氧氟沙星主要作用机制为抑制细菌 DNA 旋转酶(细菌拓扑异构酶Ⅱ)的活性,阻碍细菌 DNA 的复制。

2. 莫西沙星主要作用机制同左氧氟沙星,但由于 C-7 位上的氮双环结构,使其有更强的抗革兰氏阳性菌作用,同时更少或更晚引起对革兰氏阳性菌耐药;其甲氧基加强抗厌氧菌作用。

【抗菌谱】(表 3-2-7)

表 3-2-7 喹诺酮类药物抗菌谱

药物名称	金葡菌 MSSA	链球菌	粪肠球菌	肠杆菌	克雷伯 菌属	铜绿假单 胞菌	鲍曼不动 杆菌	脆弱拟 杆菌
左氧氟沙星[1]	+	±	+	+	+	+	+	0
莫西沙星[1]	+	±	+	+	+	0	+	±

【临床用法用量及监护】(表 3-2-8)

表 3-2-8 喹诺酮类药物临床用法用量及监护

药物	常规剂量[3]	肾移植患者调整剂量[4]	监护要点	注意事项
左氧氟沙星	静脉滴注:500mg/750mg,qd	Ccr 大于或等于 50ml/min 时不需调整剂量 HAP:Ccr 为 20～49ml/min 者,750mg,q48h,Ccr 为 10～19ml/min 者,首剂 750mg,随后 500mg,q48h CAP:Ccr 为 20～49ml/min 者,首剂 500mg,随后 250mg,q24h,Ccr 为 10～19ml/min 者,首剂 500mg,随后 250mg,q48h;单纯尿路感染时无需调整剂量	用药期间需监护患者电解质水平、肝肾功能指标、血糖水平,如合用环孢素需监测环孢素浓度	与环孢素合用可升高环孢素浓度。与非甾体药物合用时可兴奋中枢神经系统,增加癫痫发作风险(如合用 CNI 类药物,癫痫发作风险更大)
莫西沙星	静脉滴注:0.4g,qd	无需调整剂量	用药期间需监测患者血常规、长期使用可能会发生药物相关性腹泻,需要及时调整药物	与激素合用可增加肌腱炎和肌腱断裂的风险。可升高抗凝药物(如华法林)抗凝活性

注:引自《中国医师药师临床用药指南》(第 2 版)。

四、碳青霉烯类

肾移植患者中常用的品种为亚胺培南、美罗培南、比阿培南及法罗培南。其中亚胺培南需与去氢肽酶抑制剂合用,可以避免药物被肾去氢肽酶代谢失活。法罗培南是目前唯一已上市的青霉烯类抗生素,仅有口服制剂。

【作用机制】

该类药物与细菌的多种 PBP 结合,阻碍细菌细胞壁黏肽的合成,使细菌细胞壁破损,菌体膨胀而改变细菌胞质渗透压,使细菌溶解而杀灭革兰氏阳性菌、阴性菌及厌氧菌。

【抗菌谱】(表 3-2-9)

表 3-2-9 碳青霉烯类药物抗菌谱

药物名称	金葡菌 MSSA	链球菌	粪肠球菌	肠杆菌	克雷伯菌属	铜绿假单胞菌	鲍曼不动杆菌	脆弱拟杆菌
亚胺培南西司他丁钠[1]	+	+	+	+	+	+	±	+
美罗培南[1]	+	+	±	+	+	+	+	+
比阿培南[2]	+	+	+	+	+	+	+	+
法罗培南[2]	+	+	+	+	+	±	±	+

【临床用法用量及监护】(表 3-2-10)

表 3-2-10 碳青霉烯类药物临床用法用量及监护

药物	常规剂量[3]	肾移植患者调整剂量[4]	监护要点	注意事项
亚胺培南西司他丁钠	静脉滴注:轻度感染:每次 0.25g,q6h;中度感染:每次 0.5g 或每次 1g,q8～12h;严重的敏感菌感染:每次 0.5g,q6h;严重的不敏感菌或威胁生命的感染:每次 1g,q6～8h	>70:1～2g,q8～12h 41～70:0.5～0.75g,q8h 21～40:0.25～0.5g,q8～12h 5～21:0.25～0.5g,q12h <5:不推荐使用(以亚胺培南计)	长期应用本品,应定期检查肝、肾功能和血常规,发现异常应立即停药	着重需要防范药物用量超过 2g/d 者、老年人、有抽搐病史者或肾功能不全者,用药可出现中枢神经系统不良反应(头昏、抽搐、肌阵挛及精神症状)[4] 与丙戊酸合用,会降低丙戊酸的血药浓度,增加癫痫发作的风险 与丙磺舒合用,升高本品的血药浓度 与环孢素合用,可增加神经毒性 与更昔洛韦合用,可诱发癫痫大发作

药物	常规剂量[3]	肾移植患者调整剂量[4]	监护要点	注意事项
美罗培南	肺炎:静脉滴注每次0.5g,q8h HAP:静脉滴注每次1g,q8h	>50:1~2g,q8h 10~50:0.5~1g,q12h ≤10:0.5g,q24h	长期应用本品,应定期检查肝、肾功能和血常规,发现异常应立即停药	本药所致中枢神经系统不良反应发生率远低于亚胺培南西司他丁钠[5],但依旧应防范细菌性脑膜炎患者、其他中枢神经系统疾病患者或肾功能损害患者应用本药增加的癫痫发作及其他中枢神经系统不良反应的风险 与丙磺舒合用,升高本品的血药浓度 与下列药物呈配伍禁忌:齐多夫定、昂丹司琼、多种维生素、多西环素、地西泮、葡萄糖酸钙、阿昔洛韦等
比阿培南	静脉滴注:每次0.3g,q12h	-	长期应用本品,应定期检查肝、肾功能和血常规,发现异常应立即停药	临床研究表明,比阿培南无中枢神经系统毒性,不会诱发癫痫发作,可用于细菌性脑膜炎的治疗,但禁用于服用丙戊酸类药物者
法罗培南	口服:每次150~200mg,tid	-	长期应用本品时,应定期检查肝、肾功能和血常规,发现异常应立即停药	与呋塞米合用,法罗培南的肾毒性增强 与亚胺培南西司他丁钠合用,可导致法罗培南的血药浓度升高

注:"-"表示未查阅到相关数据。

五、抗 G⁺ 菌药物

肾移植患者中常用的药物有糖肽类的万古霉素、替考拉宁,噁唑烷酮类的利奈唑胺,环肽类的达托霉素,甘氨酰环素类的替加环素。

【作用机制】

1. 糖肽类药物 通过干扰细菌细胞壁肽聚糖的交联,从而使细菌细胞发生溶解。此外还能抑制细菌浆内 RNA 合成,影响细菌细胞膜的通透性。

2. 利奈唑胺 与细菌 50S 亚基上核糖体 RNA 的 23S 位点结合,阻止形成 70S 始动复合物,不影响肽基转移酶活性,只是作用于翻译系统的起始阶段,抑制细菌蛋白质的合成。

3. 达托霉素 与细菌 50S 亚基上核糖体 RNA 的 23S 位点结合,阻止形成 70S 始动复合物,不影响肽基转移酶活性,只是作用于翻译系统的起始阶段,抑制细菌蛋白质的合成。

4. 替加环素 通过与细菌核糖体 30s 亚单位结合、阻止氨酰化 tRNA 进入核糖体,从而抑制细菌蛋白质合成,最终起到杀灭或抑制细菌生长的作用。

【抗菌谱】(表 3-2-11)

表 3-2-11 抗 G⁺ 菌药物抗菌谱

药物名称	A、B、C、G 组链球菌	肺炎球菌	粪肠球菌	屎肠球菌	肠球菌(万古耐药)	金黄色葡萄球菌(MRSA)	金黄色葡萄球菌(CA-MRSA)	表皮葡萄球菌	杰克棒状球菌	单核细胞增多李斯特菌
万古霉素[1]	+	+	+	±	0	+	+	+	+	+
替考拉宁[1]	+	+	+	±	0	+	+	±	+	+
利奈唑胺[1]	+	+	+	+	+	+	+	+	+	+
达托霉素[1]	+	0	+	+	+	+	+	+	+	±
替加环素[1]	+	+	+	+	0	+	+	+	+	+

【临床用法用量及监护】（表 3-2-12）

表 3-2-12 抗 G+ 菌药临床用法用量及监护

药物	常规剂量	肾移植患者调整剂量 Ccr, ml/min	监护要点	注意事项
万古霉素	每 12 小时 1g 或每 6 小时 500mg；或者 15～20mg/kg，每 8～12 小时给药一次	Ccr50～90：15～30mg/kg，q12h Ccr10～15：15mg/kg，q24～96h Ccr<10：7.5mg/kg，q2～3d	用药期间监测听力，肝肾功能，血常规，皮肤症状，大便常规等指标。用药期间希望能监测血药浓度	静滴在 60 分钟以上，注意血栓静脉炎与药物外漏；与耳毒性药物合用避免使用。全身麻醉药硫喷妥钠等同时给药时可出现红斑、组胺样潮红、过敏反应等副作用。糖肽类过敏者禁用
替考拉宁	负荷 6mg/kg，q12h×3 次 iv，维持 3～6mg/kg，qd，iv，重症 12mg/kg	Ccr>50～90：6mg/kg，qd Ccr10～15：6mg/kg，q48h Ccr<10：6mg/kg，q72h	用药期间监测听力，肝肾功能，血常规，中枢神经症状，胃肠道反应，皮肤过敏反应	静滴在 30 分钟，注意血栓静脉炎与药物外漏；避免与耳毒性药物使用
利奈唑胺	每 12 小时，400～600mg 静脉注射或 600mg，qd，口服	Ccr>50～90：600mg，q12h Ccr：10～15，600mg，q12h Ccr<10，600mg，q12h	用药期间监测血常规，肝肾功能，胃肠道反应（腹泻较多）等，周围神经病变等。每 2 周进行全血细胞计数的检查，尤其是用药超过两周的或以前有过骨髓抑制病史的。乳酸性酸中毒风险患者慎用	静滴在 30～120 分钟；应避免食用酪胺含量高的食物或饮料。禁忌：①单胺氧化酶抑制剂；②肾上腺素能类药物；③5-羟色胺再摄取抑制剂，三环类抗抑郁药，5-羟色胺 5-HT1 受体拮抗剂；停药 2 周后才可使用麻醉镇痛药
达托霉素	4～6mg/kg，qd	Ccr>50～90：4mg/kg，qd； Ccr<30：6mg/kg，q48h； CRRT：8mg/kg，q48h CRRT＝连续替代肾脏疗法无	用药期间监测肌痛或乏力，尤其是四肢远端的；CPK>1000U/L，终止用药；建议在谷浓度时采血样测定凝血酶原时间	静滴时间 30 分钟；联用他汀类药物磷酸激酶 CPK 升高风险提高 2～4 倍；肝功能减退患者剂量调整为 4mg/kg，qd 给药
替加环素	首剂 100mg，后每 12 小时 50mg 推荐疗程：5～14 日	肾衰竭时无需调整剂量；肝功能减退时：Child Pugh 分级 A 和 B 级，无需调整剂量；C 级：起始 100mg，维持每 12 小时 25mg	常见的不良反应为：恶心呕吐、四环素类药物效应，急性胰腺炎。用药期间监测电解质、肝功能、血淀粉酶、碱性磷酸酶、凝血酶原时间、血尿素氮	静滴时间：30～60 分钟；与华法林合并用药应监测 INR。与口服避孕药同用可导致后者作用降低；轻度降低地高辛血药浓度；四环素类过敏者禁止使用；未成年儿童禁止使用

（刘长龙 陈珊 钟琳 马葵芬）

参 考 文 献

1. 范洪伟. 热病：桑福德抗微生物治疗指南. 第 46 版. 北京：中国协和医科大学出版社，2017.
2. 茹仁萍，武谦虎. 抗感染药物临床合理应用手册. 北京：中国医药科技出版社，2016：231-240.
3. 童荣生，刘跃建，杨勇. 药物比较与临床合理选择（呼吸科疾病分册）（第 1 版）. 北京：科学出版社，2014：86.
4. 何礼贤，肖永红，陆权等. 国家抗微生物治疗指南 [M]. 北京：人民卫生出版社，2013：217-218，252-253.
5. Hornik CP, Herring AH, Benjamin DK Jr, et al. Adverse events associated with meropenem versus imipenem/cilastatin therapy in a large retrospective cohort of hospitalized infants. Pediatr Infect Dis J, 2013, 32(7): 748-753.

第三章

真菌性感染

肾移植患者发生侵袭性真菌感染(invasive fungal infections,IFI)是最重要的致病和导致死亡的感染原因之一,报道最多的真菌包括念珠菌、曲霉菌、隐球菌和肺孢子菌。移植后感染的风险要考虑两个因素影响:①供者和受者近期的、院内的、既往的流行病学暴露情况;②受者的免疫抑制状态。因此移植前后要对供体和受体进行充分的评估,包括高危因素评估和开展多种方法进行病原微生物学的筛查。供者有未被治愈的侵袭性真菌感染,不能成为供体,因为受者一旦感染,将导致严重的不良预后,甚至是致死性的。移植受者真菌感染也往往缺乏明显的临床表现,如没有发热和感染部位的症状,导致临床早期识别困难,治疗延迟,影响预后。此外在治疗过程中除了抗真菌药物的合理应用外,也要注意抗真菌药物与免疫抑制剂的相互作用,及时监测浓度进行剂量的调整。在这一章中我们重点阐述四种常见真菌感染的危险因素、预防、诊断和治疗。

第一节 念珠菌感染

念珠菌(Candida)是真菌中最常见的条件致病菌,是一种出芽生殖的酵母状真菌,它常寄生于人的皮肤、口腔、阴道和肠黏膜等处,肾移植后患者发生侵袭性念珠菌感染的发病率为5%,好发于移植后1个月内,常见菌种为白色念珠菌、光滑念珠菌、近平滑念珠菌、热带念珠菌及克柔念珠菌。念珠菌血流感染的病死率高达47%,移植肾发生念珠菌感染,其病死率约30%,可致死或导致移植肾切除的不良后果[1,2]。

一、肾移植术后侵袭性念珠菌感染的主要危险因素和预防

(一)供体来源感染

各医学中心报道不一致,有报道发病率约1/1000,通常导致移植肾出现真菌性动脉炎,部分形成动脉瘤,导致不良的预后,如破裂大出血致死以及移植肾切除。主要危险因素是供体器官在处理复苏过程中被念珠菌污染。而污染的危险因素包括逝世后器官捐献、住ICU、广谱抗生素使用(导致肠道念珠菌大量增殖)、消化道破裂穿孔(创伤或多器官移植手术所致,手术中腹腔的污染导致移植器官污染)。临床表现为发热、因肾周血肿出现的腹痛、腹腔内出血和急性肾衰竭。多普勒超声、血管CT或传统的血管造影检查可发现动脉瘤形成、移植部位脓肿形成,或肾周尿囊肿[3-5]。

强烈推荐每个器官的保存液均进行真菌培养。当保存液培养出念珠菌时,是不能作为供体的。如果移植后才发现供体保存液培养阳性强烈推荐受者起始有效的抗真菌治疗,对氟康唑敏感的白色念珠菌,可以用氟康唑(≥200mg/d)作为一线治疗药物,对氟康唑耐药念珠菌的一线治疗药物可选择两性霉素B脂质体或棘白菌素,疗程延长到受者各种标本培养阴性为止。只要保存液或手术后引流液、外周血、血肿穿刺或尿培养出念珠菌,都应该立即进行多普勒超声检查。一旦移植部位有念珠菌感染,应该尽可能早地手术治疗[3]。

对无症状念珠菌尿供者,给予恰当的抗真菌治疗后,其肾脏是可以被移植的。但受者要给予恰当的抗真菌治疗预防尿道念珠菌的受累。因为氟康唑尿中浓度是血中的10~20倍,远远超过大多数念珠菌的最低抑菌浓度(minimum inhibitory concentration,MIC),因此大多数病例可以使用氟康唑(≥

200mg/d),如果有血管和尿道受累,治疗可以持续到6周甚至更长[2]。

(二)受体来源感染

可以是内源性感染(肠道移位)或住院环境中外源性感染,常见的是移植后早期发生的念珠菌血流感染,多与中心静脉导管有关,一旦考虑是导管相关的感染,在抗真菌治疗的同时应拔除导管。此外,手术引流管、抗菌药物使用、静脉营养和糖尿病亦与此发生相关。念珠菌血流感染可引起迁徙性感染灶,如中枢神经系统感染,如眼内炎、视网膜炎、甚至心内膜炎等,因此一周内完善眼底检查,临床症状改善不明显者,要完善心脏彩超和腰穿。另外,移植后患者可出现无症状念珠菌尿,尤其是有导尿管和输尿管支架的情况下,临床无需抗真菌治疗,但是在泌尿外科操作的情况下,有可能导致黏膜受损出现念珠菌血流感染,因此培养阳性者在泌尿外科操作前后几天口服氟康唑400mg或6mg/(kg·d),或两性霉素B脱氧胆酸盐0.3~0.6mg/(kg·d)进行抗真菌预防治疗[6]。

二、念珠菌感染的诊断

除了临床表现和影像学检查外,侵袭性念珠菌病的诊断最重要的是病原学诊断。念珠菌感染发生在移植早期,因此移植后要进行感染指标和病原学的动态监测,尽可能收集各种标本送病原微生物的检查,包括术后引流液、血肿、脓肿的穿刺液、外周血和腹腔内引流液、尿液或侵袭性操作获得的组织标本。念珠菌的鉴别诊断也依赖于病原学诊断。

确诊"金标准"是血、其他深部组织标本和无菌体液培养念珠菌阳性,但灵敏度低(约50%),获得阳性结果的时间长,至少2~3日(可能是1~7日),而组织培养需要有创性操作,造成念珠菌病诊断困难。2016年美国感染学会关于侵袭性念珠菌感染指南建议开展非培养的病原学辅助诊断方法,包括血清1-3-β-D 葡聚糖(1-3-beta-D-glucan,G)试验以及念珠菌甘露聚糖抗原(mannan antigen,Mn)和抗体(anti-mannan antibodies,A-Mn)联合检测。研究发现每周2次动态监测G试验可以提高G试验特异性、阳性预测值,甘露聚糖抗原抗体联合检测的敏感性和特异性分别为83%和86%。非培养方法的动态监测可早于血培养阳性诊断。念珠菌PCR检测方法所需时间短,可用于菌种鉴别,敏感性和特异性分别为95%和92%,但PCR缺乏标准化,目前没有被临床应用。临床医生应充分结合患者的临床表现,了解培养和非培养诊断方法的优势和劣势,充分

解读试验结果,帮助患者早期诊断和早期抗真菌治疗[6]。

三、念珠菌感染的治疗[6-8]

(一)念珠菌血流感染

1. 非中性粒细胞减少患者,尤其是危重症患者强烈推荐使用棘白菌素类药物进行初始治疗(卡泊芬净:负荷剂量70mg,后50mg/d;米卡芬净:100mg/d)。也可以考虑使用两性霉素B脂质体3~5mg/(kg·d),但是肾移植受者要考虑其肾毒性。

2. 对非危重症以及前期没有应用过氟康唑的患者,可以用氟康唑800mg或12mg/(kg·d)负荷剂量,后400mg或6mg/(kg·d)来替代棘白菌素作为初始治疗。

3. 初始抗真菌治疗后(通常5~7日),当临床情况稳定,重复血培养阴性,对氟康唑敏感菌株(白色念珠菌等),推荐从棘白菌素类或两性霉素B脂质体转换为氟康唑400mg或6mg/(kg·d)。

4. 伏立康唑400mg(6mg/kg)每日2次负荷剂量,后200~300mg(3~4mg/kg)每日2次,在需要同时覆盖霉菌时可以应用,但作为初始治疗较氟康唑优势不明显,对于伏立康唑敏感的菌株如克柔念珠菌的血流感染,在临床稳定,重复血培养阴性后,推荐从棘白菌素类或两性霉素B脂质体转换为伏立康唑200mg(3mg/kg)每日2次,作为降阶梯治疗。

5. 光滑念珠菌血流感染,仅在对氟康唑或伏立康唑敏感患者转换为高剂量氟康唑800mg或12mg/(kg·d),或伏立康唑200~300mg(3~4mg/kg)每日2次。

6. 应每日或隔日进行血培养随访,来确定血中念珠菌被清除的时间。

7. 对于没有远处转移感染并发症的患者,临床症状改善,血培养阴性后继续治疗2周可以停药;对于病情复杂有远处感染并发症的患者需要更长的时间。

(二)尿路感染

1. 无症状念珠菌菌尿症患者,不推荐使用抗真菌药治疗,除非是有发展为播散性疾病的高危患者,如合并中性粒细胞减少患者。

2. 有症状的念珠菌膀胱炎患者,推荐对于氟康唑敏感菌株,口服氟康唑200mg或3mg/(kg·d),治疗2周;对氟康唑耐药光滑念珠菌,两性霉素B脱氧胆酸盐0.3~0.6mg/(kg·d),治疗1~7日,或口服5-氟胞嘧啶25mg/kg每日4次,治疗7~10日;对于克柔念珠菌,两性霉素B脱氧胆酸盐0.3~0.6mg/

（kg·d），治疗1～7日。对氟康唑耐药菌株如光滑或克柔念珠菌导致的膀胱炎，可以用50mg/L两性霉素B脱氧胆酸盐溶液膀胱冲洗，每日1次，疗程5日，可能对膀胱刺激的缓解有效。不推荐应用棘白菌素类治疗念珠菌膀胱炎。

3. 念珠菌引起的肾盂肾炎比较少见，如果形成了真菌球建议手术治疗。

（三）中枢神经系统感染

起始治疗选择静脉两性霉素B脂质体3～5mg/（kg·d）单用或联合5-氟胞嘧啶25mg/kg每日4次，起始治疗有效后降为氟康唑400～800mg或6～12mg/（kg·d），治疗持续到所有临床症状、体征、脑脊液检查和影像学检查阴性为止。

（四）念珠菌心内膜炎

1. 两性霉素B脂质体3～5mg/（kg·d）单用或联合5-氟胞嘧啶25mg/kg每日4次。或大剂量棘白菌素类（卡泊芬净150mg/d；米卡芬净150mg/d；阿尼芬净200mg），治疗有效后如果分离株对氟康唑敏感，降阶梯至氟康唑400～800mg每日1次；如对氟康唑耐药株，可选用伏立康唑200～300mg（3～4mg/kg）每日2次，或泊沙康唑片剂300mg每日1次。

2. 推荐换瓣手术，疗程为外科手术后至少6周，对于有瓣周有脓肿或其他并发症的疗程更长。对于不能进行换瓣的患者，如果对氟康唑敏感，建议用氟康唑400～800mg或6～12mg/（kg·d），长期抑菌治疗。

（五）眼部念珠菌感染

1. 尚没有菌株药物敏感试验结果时，推荐应用两性霉素B脂质体3～5mg/（kg·d）单用或联合5-氟胞嘧啶25mg/kg每日4次。不推荐棘白菌素类。如对氟康唑或伏立康唑敏感，推荐使用氟康唑800mg或12mg/（kg·d）负荷剂量，后400～800mg或6～12mg/（kg·d）维持，或伏立康唑负荷剂量400mg（6mg/kg）每日2次，后300mg（4mg/kg）每日2次维持，治疗至少4～6周。

2. 若感染累及玻璃体，则应在全身抗感染治疗的基础上行玻璃体切除术或玻璃体内注射两性霉素B脱氧胆酸盐5～10μg/0.1ml注射用水或伏立康唑100μg/0.1ml注射用水。

在选择抗真菌药治疗念珠菌感染时，需结合感染部位、致病菌种类、药敏试验结果、组织分布、药代动力学和毒副作用进行综合分析。多烯类、三唑类、棘白菌素类和5-氟胞嘧啶都是可选择的药物，其剂量、常见不良反应和注意事项见表3-3-1。

表3-3-1　常用各类抗曲霉菌药物的剂量、不良反应及注意事项

抗曲霉菌药物	常用剂量	肾移植患者调整剂量	常见不良反应	注意事项（禁忌证和相互作用）
抗真菌药物				
多烯类				
两性霉素B	先试给1～5mg，每5mg/d逐渐增加，当增至每次0.6～0.7mg/kg时即可暂停增加剂量	肌酐清除率<50ml/min时需将剂量减少50%	静脉滴注过程中或滴注后发生寒战、高热、严重头痛、食欲不振、恶心、呕吐，有时可出现血压下降、眩晕等 几乎所有患者均可出现不同程度的肾功能损害 低钾血症、血液系统毒性反应、肝毒性、心血管系统反应、神经系统毒性反应等；过敏性休克、皮疹等变态反应偶有发生	严重的输液反应和肾脏毒性，包括电解质丢失；盐负荷可减轻肾毒性；输液毒性的处理：解热剂、抗组胺剂和哌替啶 和钙调磷酸酶抑制剂（CNI）合用时可能会增加肾毒性，应避免合用，未发现对西罗莫司靶蛋白抑制剂（MTI）类的影响
两性霉素B脂质体	维持量3～5mg/kg，从小剂量开始逐渐增加	无需剂量调整，但是用药期间根据肌酐清除率适当减少用量	同上	同上

抗曲霉菌药物	常用剂量	肾移植患者调整剂量	常见不良反应	注意事项（禁忌证和相互作用）
三唑类				
氟康唑	负荷量800mg（12mg/kg），后每日400mg（6mg/kg）维持	肌酐清除率<50ml/min时需将剂量减少50%	耐受性良好，肠道症状，如消化不良、恶心、腹痛，可逆性肝酶增高	和免疫抑制剂的相互作用：与钙调磷酸酶抑制剂（CNI）一起使用时，环孢素和他克莫司浓度峰值和药物浓度曲线下面积（AUC）均升高，可使环孢素和他克莫司血药浓度升高
伊曲康唑	第1~2日每日2次，每次200mg静脉滴注，然后每日1次，每次200mg静脉滴注，之后口服，200mg，每日2次	肌酐清除率<30ml/min时，可发生环糊精蓄积，禁用静脉制剂，可用口服制剂替代	耐受性良好，最多的是胃肠道症状，如消化不良、恶心、腹痛和便秘；较少的有头痛、可逆性肝酶增高、月经失调、眩晕和变态反应（例如瘙痒、丘疹、荨麻疹和血管神经性水肿）	具有负性收缩特性，禁用于明显心脏收缩功能不全者 和免疫抑制剂的相互作用：与钙调磷酸酶抑制剂（CNI）一起使用时，环孢素和他克莫司浓度峰值和药物浓度曲线下面积均升高，可使环孢素和他与克莫司血药浓度升高
伏立康唑	静脉滴注：每日2次。第1日每次400mg（6mg/kg），以后改为每次200mg（4mg/kg）。口服给药：每日2次。第1日每次400mg，以后改为每次200mg	肌酐清除率<50ml/min时，可发生环糊精蓄积，禁用静脉制剂，可用口服制剂替代	耐受性良好，最为常见的不良事件为视觉障碍、发热、皮疹、恶心、呕吐、腹泻、头痛、败血症、外围水肿、腹痛以及呼吸功能紊乱	免疫抑制剂的相互作用： 与钙调磷酸酶抑制剂（CNI）一起使用时，环孢素和他克莫司浓度峰值和药物浓度曲线下面积均升高，建议他克莫司的剂量减至常规剂量的1/3，环孢素的剂量减半，并严密监测血药浓度 停用伏立康唑后仍需严密监测血CNI浓度，如有需要可增大CNI剂量 如CNI和伏立康唑合用病例中发现血CNI浓度急剧升高，必要时需同时停用CNI和伏立康唑 西罗莫司靶蛋白抑制剂（MTI）的浓度峰值和药物浓度曲线下面积均增高；建议严密监测血MTI浓度
泊沙康唑	每日2次，每次400mg，或每日4次，每次200mg	无需剂量调整	耐受性良好，常见的不良反应为头痛和轻到中度恶心、呕吐、腹痛或腹泻等与胃肠道系统相关的症状，少见有QT间期延长、肝转氨酶升高	目前中国只有口服液，生物利用度受食物影响较大，建议进餐期间或进餐后立即（20分钟内）服用
棘白菌素类				
卡泊芬净	第1日70mg，以后改为每日50mg	无需剂量调整	耐受性良好，常见的不良反应为皮疹、皮肤潮红、瘙痒、热感、发热、面部浮肿、支气管痉挛、静脉炎、恶心、呕吐等；也见转氨酶升高、血清碱性磷酸酶升高、血钾降低、嗜酸性粒细胞增多、尿蛋白升高、尿红细胞升高等	免疫抑制剂的相互作用： 卡泊芬净能使他克莫司的12小时血药浓度下降26% 环孢素能使卡泊芬净的AUC增加约35% 两者合用时建议对血他克莫司浓度进行标准检测，同时适当调整他克莫司的剂量 环孢素和卡泊芬净合用时会出现血谷丙转氨酶（ALT）和谷草转氨酶（AST）一过性升高，一般不推荐两者合用，除非利大于弊

抗曲霉菌药物	常用剂量	肾移植患者调整剂量	常见不良反应	注意事项(禁忌证和相互作用)
米卡芬净	50~150mg/d	无需剂量调整	耐受性良好,常见的不良反应为静脉炎、关节炎、血管疼痛、寒战、头痛、高血压、心悸、腹泻、稀便、皮疹和斑丘疹;临床上少见的还有血液学异常、休克过敏样反应、肝功能异常或黄疸、急性肾功能衰竭等	米卡芬净能增加血环孢素和西罗莫司浓度
抗代谢药				
5-氟胞嘧啶	25mg/kg,口服,每日4次	肌酐清除率50~90ml/min:25mg/kg,每12小时1次 10~50ml/min:25mg/kg,每12~24小时1次 <10ml/min:25mg/kg,每24小时1次	骨髓抑制引起白血病减少,少数也引起血小板减少,2~3周出现,停药后可恢复	不能单独应用,单独应用容易耐药,和其他抗真菌药联合应用治疗顽固的难治性感染,如念珠菌中枢感染、心内膜炎和隐球菌脑膜炎等

（巫琳　谷丽）

参考文献

1. Singh N. Infections in solid organ transplant recipients. Curr Opin Infect Dis,2000,13(4):343-347.
2. Jr CSK,Koval CE,Duin DV,et al. Selecting suitable solid organ transplant donors:Reducing the risk of donor-transmitted infections. World J Transplant,2014,4(2):43-56.
3. Albano L,Bretagne S,Mamzerbruneel MF,et al. Evidence That Graft-Site Candidiasis after Kidney Transplantation Is Acquired during Organ Recovery A Multicenter Study in France. Clinical Infectious Diseases,2009,48(2):194-202.
4. Mai H,Champion L,Ouali N,et al. Candida albicans arteritis transmitted by conservative liquid after renal transplantation:a report of four cases and review of the literature. Transplantation,2006,82(9):1163-1167.
5. Fishman JA. Infection in Organ Transplantation. Am J Transplant,2017,17(4):856-879.
6. Pappas PG,Kauffman CA,Andes DR,et al. Clinical Practice Guideline for the Management of Candidiasis:2016 Update by the Infectious Diseases Society of America. Clin Infect Dis,2016,62(4):e1-50.
7. 中华医学会器官移植学分会,中国医师协会器官移植医师分会. 中国实体器官移植受者侵袭性真菌病临床诊治指南(2016年版). 中华器官移植杂志,2016,37(5):300-305.
8. 中华医学会器官移植学分会,中国医师协会器官移植医师分会. 中国实体器官移植受者侵袭性真菌病临床诊治指南(2016年版)(续). 中华器官移植杂志,2016,37(6):368-372.

第二节　曲霉菌感染

曲霉菌(Aspergillus)是一种典型的丝状真菌,广布自然界,存在土壤、空气、植物、野生或家禽动物及飞鸟的皮毛;也常见于农田、马棚、牛栏、谷仓等处。在肾移植真菌感染的患者中,是仅次于念珠菌的第二大条件致病真菌。临床常见的有烟曲霉,其次有土曲霉、黄曲霉和黑曲霉等。移植患者通常表现为急性侵袭性曲霉菌感染,肾移植患者的感染率为0.7%~4%[1],最常见感染部位为呼吸系统,重症患者也可全身播散,甚至导致中枢神经系统感染。少数情况下在移植早期发生移植肾曲霉菌感染,病情进展迅速,由于曲霉菌有很强的嗜血管性,不但影响移植肾功能,很可能发生吻合口动脉破裂等血管并发症,严重时威胁到受者的生命[2,3]。

一、肾移植术后侵袭性曲霉菌感染的主要危险因素和预防

（一）供体来源曲霉菌感染

我国接受公民逝世后器官捐献，供者多来源于重症监护室，捐献前长时间居住重症监护室，气管插管辅助通气以及大量广谱抗生素的使用成为发生曲霉菌感染的高危因素，其次若供体有溺水病史，或供体肾脏获取、运输、灌注过程中环境中暴露于曲霉菌，也是受者术后感染霉菌的一大来源[2,3]。一项研究显示供体来源丝状真菌感染主要发生在肾脏移植患者中，而且71%是曲霉菌，可以导致血管并发症（65%），移植物功能不全（43%），移植物功能丧失（17%），其病死率为17%[2]。

因此强烈推荐供者的移植前评估以及移植器官的保存液均进行真菌培养。当保存液培养出曲霉菌时，是不能作为供体的。如果移植后才发现供体为侵袭性曲霉菌感染或移植器官保存液曲霉菌培养阳性强烈推荐受者起始有效的抗真菌治疗，伏立康唑负荷剂量400mg（6mg/kg）每日2次，维持剂量200～300mg（3～4mg/kg）每日2次作为一线治疗药物。一旦移植部位有曲霉菌感染，应该尽可能早地手术治疗。

（二）受体来源曲霉菌感染

有文献总结受者术后早期1个月内发生侵袭性曲霉菌感染的危险因素包括：使用血管活性药物超过24小时，再次入住重症监护室，术后肾功能不全，需要血液透析，移植次数>1次[4-6]。《中国实体器官移植受者侵袭性真菌病临床诊治指南（2016版）》总结的曲霉菌感染的高危因素包括移植物功能丧失和血液透析；长时间大剂量使用糖皮质激素；巨细胞病毒感染；过度免疫抑制均是肾移植术后曲霉菌感染的高危因素[7]。移植后患者在具备上述高危因素后，如果环境中暴露了霉菌孢子，容易导致感染的发生，因此减少环境暴露是一种预防的办法，患者应该远离建筑施工、室内外装修的环境，避免除草、室内不要有花草植物等。

二、曲霉菌感染的诊断

最常见的肺部侵袭性曲霉菌感染可以有发热、咳嗽、咯血，偶尔也有胸膜炎表现，如果伴有血流感染可以出现播散部位的临床表现，重症患者可以导致中枢神经系统感染。建议对于临床怀疑有肺曲霉菌感染的患者，不论胸片是否有阴影都要进行胸部CT的检查，CT可以有实变，伴或不伴晕征的结节影，或空洞阴影，建议抗真菌治疗至少2周后再复查胸部CT，除非病情进展才有必要短期复查。出现肺外临床表现时，及时进行影像学检查，如脊柱的MRI、腹部CT、心脏超声等。除了临床表现以及影像学检查外，最重要的仍然是病原学诊断，对高危患者尽可能收集各种标本送病原微生物的检查，包括痰、肺泡灌洗液、感染部位的引流液、脓肿穿刺液或侵袭性操作获得的组织标本进行真菌涂片和培养以及组织病理学诊断。

确诊"金标准"依然是无菌标本真菌涂片和培养发现曲霉菌，或组织病理发现曲霉菌，但诊断的敏感性低。而其他病原学诊断方法需要临床仔细解读。真菌在自然界中广泛存在，如痰液中培养出曲霉菌往往很难排除污染和气道定植，因此不能作为确诊的依据，但是痰直接镜检发现丝状真菌比痰培养阳性临床意义大，可以指导临床开始经验性抗真菌治疗，因此强烈推荐呼吸道标本直接镜检这种快速、经济的真菌诊断方法[8]。气管镜下获取标本如肺泡灌洗液培养曲霉菌阳性和感染更相关，比定植更常见，但敏感性仍然不高。为了提高诊断敏感性，目前开展了真菌的抗原成分，如1-3-β-D葡聚糖（1-3-beta-D-glucan，G）和半乳甘露聚糖（galactomannan，GM）的测定，即G和GM试验。G试验对曲霉菌诊断特异性低，而GM是曲霉菌特异性抗原，比G试验诊断曲霉菌感染的敏感性和特异性均高，但结果受宿主基础疾病的影响，对于实体器官移植患者，GM试验敏感性41%，特异性85%，仍不能满足临床诊断需要，最近有研究发现肺泡灌洗液GM水平诊断侵袭性肺曲霉菌病的敏感性和特异性提高到90%以上，因此对于肺部感染病原学不明的患者建议积极进行气管镜检查，标准操作获得的肺泡灌洗液送真菌涂片和培养以及GM测定有利于曲霉菌的诊断[9]。测定外周血曲霉菌核酸的PCR方法更敏感，但是其临床应用仍没有达到专家的共识，不支持的专家认为商业化的试剂盒缺乏标准化，支持的专家建议PCR方法可以作为辅助方法，结果需要和抗原检测以及临床情况紧密结合在一起来解释[9]。

三、曲霉菌感染的治疗[7,8,10]

研究发现早治疗能阻止疾病进展，因此对于移植患者，当临床评估高度怀疑曲霉菌感染就应当起始抗真菌治疗。研究显示三唑类药物伏立康唑静脉治疗1周的疗效和两性霉素B脱氧胆酸盐相比，临床效果更好并且12周的总死亡率也更低[10]。因此，伏立康唑被各种指南推荐为治疗侵袭性曲霉菌

病的一线治疗药物,也是治疗中枢神经系统等其他深部曲霉菌感染的可选药物。而两性霉素 B 作为备选药物。越来越多的数据表明,治疗药物浓度监测是优化伏立康唑临床应用的重要辅助手段。大多数研究认为谷浓度>1mg/L 是一个合理目标值,最近的一些研究表明,达到该目标值的患者有更好的临床预后和生存率。对于 MIC 高的分离株谷浓度和 MIC 比值>1 是治疗药物监测的潜在目标值,因此强烈推荐进行伏立康唑的治疗药物浓度监测以确保最佳的药物治疗量。

(一)侵袭性肺部感染

1. 推荐单用伏立康唑作为初始抗真菌治疗药物,负荷剂量 400mg(6mg/kg)每日 2 次,维持剂量 200 ~ 300mg(3 ~ 4mg/kg)每日 2 次。对,病情危重的患者,推荐伏立康唑静脉给药,以保证生物利用度;对肾功能受损或病情稳定的患者,可口服伏立康唑。

2. 对不能应用伏立康唑初始治疗的患者(如肝毒性、严重的药物之间的相互作用、不能耐受或对于唑类过敏),在选择补救方案时推荐两性霉素 B 脂质体、泊沙康唑、伊曲康唑、卡泊芬净或米卡芬净,需要注意如果选三唑类作为挽救治疗,要了解患者的之前药物应用史、药代学和药敏结果。艾沙康唑是一新型三唑类药物,在中国尚未上市,已经在美国获批作为治疗侵袭性曲霉菌感染的备选药物。

3. 不推荐棘白菌素类作为单一的初始治疗药物,仅在伏立康唑和两性霉素 B 应用受限的患者中应用卡泊芬净(负荷量 70mg/d,维持量 50mg/d)或米卡芬净(150 ~ 200mg/d)作为补救治疗。

4. 伏立康唑或两性霉素 B 脂质体联合棘白菌素类的治疗方案是否有增加或协同抗曲霉菌临床效果,尚未有一致的研究结果。若患者病情严重,或许可以考虑联合治疗。

5. 对于病情顽固、进展的患者进行挽救治疗时,在目前抗真菌药的基础上增加一种不同类别抗真菌药物,或非起始应用的其他类别抗真菌药物联合应用。

(二)其他部位的曲霉菌感染治疗

其他部位的感染在内科抗真菌治疗的基础上,需要考虑外科治疗的介入。治疗疗程不能一概而论,取决于免疫抑制的时间、程度、感染的部位和临床改善的情况,最好治疗至影像学的病灶消失,一般最少 6 ~ 12 周,有的需要 6 个月以上,甚至终身。

1. 中枢神经系统感染　初始治疗选择伏立康唑,不耐受或病情顽固选用静脉两性霉素 B 脂质体

3 ~ 5mg/(kg · d)作为备选方案。治疗持续到所有临床症状、体征、脑脊液检查和影像学检查阴性为止。

2. 眼部念珠菌感染　推荐全身用药,在口服或静脉应用伏立康唑的基础上联合玻璃体内注射两性霉素 B 脱氧胆酸盐 5 ~ 10μg/0.1ml 注射用水或伏立康唑 100μg/0.1ml 注射用水。

3. 心内膜炎　全身应用伏立康唑或静脉两性霉素 B 脂质体,同时手术换瓣,单纯内科抗真菌治疗很少有成功的病例,换瓣膜后要终身抑菌治疗,可选择伏立康唑 200 ~ 300mg(3 ~ 4mg/kg)每日 2 次。

4. 鼻窦炎　侵袭性的建议全身应用伏立康唑或静脉应用两性霉素 B 脂质体,同时手术治疗,对于曲霉球的患者可以单纯手术治疗。

5. 泌尿系感染　肾脏实质发生曲霉菌感染往往是曲霉菌血流感染导致的并发症,表现为一个或多个脓肿形成。也可表现为肾盂曲霉球,可以导致血尿、真菌尿,输尿管肾盂阻塞出现肾周曲霉菌脓肿。肾实质的感染需要全身用药,推荐应用伏立康唑,小的肾实质脓肿可以通过内科治疗吸收好转,大的脓肿以及肾周围的脓肿需要外科引流。对于肾盂的感染,能手术切除曲霉球的选择手术治疗,由于伏立康唑、泊沙康唑、伊曲康唑、两性霉素 B 和棘白菌素在尿中的浓度低,因此全身用药效果不好,建议通过肾造瘘管灌注两性霉素 B 脱氧胆酸盐 5 ~ 10μg/0.1ml 注射用水,使局部达到高的浓度来治疗肾盂的感染。

6. 骨关节感染　没有神经受压症状、脊柱不稳定和脓肿形成的情况下,内科抗感染治疗或许可以有效,否则需要联合外科治疗才能成功。关节感染需要外科引流。抗真菌药物推荐伏立康唑,备选可以用两性霉素 B、伊曲康唑,很少有应用棘白菌素的经验报告。

(郭益群　谷丽)

参 考 文 献

1. Singh N, Husain S. Aspergillosis in solid organ transplantation. Am J Transplant,2013,13 Suppl 4:228-241.

2. Gomez C A, Singh N. Donor-derived filamentous fungal infections in solid organ transplant recipients. Curr Opin Infect Dis,2013,26(4):309-316.

3. Lin SJ, Schranz J, Teutsch SM. Aspergillosis case-fatality rate: systematic review of the literature. Clin Infect Dis,2001,32(3):358-366.

4. Gavalda J, Len O, San JR, et al. Risk factors for invasive aspergillosis in solid-organ transplant recipients:a case-control

study. Clin Infect Dis,2005,41(1):52-59.

5. Gavalda J,Meije Y,Fortun J,et al. Invasive fungal infections in solid organ transplant recipients. Clin Microbiol Infect,2014,20 Suppl 7:27-48.

6. Abbott KC,Hypolite Ⅰ,Poropatich RK,et al. Hospitalizations for fungal infections after renal transplantation in the United States. Transpl Infect Dis,2001,3(4):203-211.

7. 中华医学会器官移植学分会,中国医师协会器官移植医师分会. 中国实体器官移植受者侵袭性真菌病临床诊治指南(2016 年版). 中华器官移植杂志,2016,37(5):300-

305.

8. Patterson TF,Thompson GR Ⅲ,Denning DW. Practice Guidelines for the Diagnosis and Management of Aspergillosis:2016 Update by the Infectious Diseases Society of America. Clinical Infectious Diseases,2016,63(4):e1-e60.

9. Fishman JA. Infection in Organ Transplantation. Am J Transplant. 2017,17(4):856-879.

10. Herbrecht R,Denning DW,Patterson TF,et al. Voriconazole versus amphotericin B for primary therapy of invasive aspergillosis. N Engl J Med,2002,347(6):408-415.

第三节 隐球菌感染

隐球菌(Cryptococcus)是一种酵母菌,感染人类最常见的是新生隐球菌。隐球菌可以感染人体的任何组织和脏器,最常见的部位是中枢神经系统,其次为肺部、皮肤、尿道(前列腺)和骨骼。肾移植术后隐球菌感染属于典型的晚发型感染,一般起病于移植后 16~21 个月,一半以上患者表现为播散性疾病,累及中枢神经系统,33% 会出现真菌血症,病死率为 14%~27%。欧美国家发生侵袭性隐球菌病的比例是 0~1.5%,侵袭性隐球菌病在肾移植患者中约占 8%,发病率排在曲霉菌和念珠菌之后[1,2]。

一、肾移植术后隐球菌感染的主要危险因素和预防

1. 大多数隐球菌感染是受体移植前后暴露于有隐球菌孢子的环境中从而导致潜伏性感染的激活,高危因素有术前不明原因发热、术后免疫抑制剂使用、术后导管留置时间长等。暴露的环境因素主要是鸟、鸽子粪。

(1)术前不明原因发热是肾移植术后隐球菌感染的重要危险因素之一,可能与发热患者所接受的糖皮质激素治疗相关。因此,建议在围手术期密切监测患者体温,对有术前发热患者积极进行病原学检查,真菌培养隐球菌阳性患者应给予早期、及时、有效的抗真菌治疗,对培养阴性的不明原因发热则应尽量寻找感染源和感染灶,感染控制后再进行移植。

(2)肾移植术后合理使用免疫抑制剂与术后隐球菌感染并无直接关系。但使用糖皮质激素与隐球菌感染发病率上升存在明显的相关性。接受糖皮质激素治疗的移植患者中,确诊为隐球菌感染者占真菌感染的 61%~87%。因此,临床上应尽量减少糖皮质激素的用量,以降低包括隐球菌在内的侵袭性真菌的感染风险。

(3)移植术后留置侵入性导管,导管留置期间,护理不规范和拔管不及时均是增加患者术后感染的危险因素。

2. 少数情况下也会发生供者传播的隐球菌感染。尤其是当供者有未被诊断的中枢神经系统疾病、病原学不清的脑膜脑炎,有隐球菌暴露高危因素(血液系统恶性肿瘤、应用糖皮质激素、结节病或其他免疫功能不全)时出现肺部结节阴影,在此情况下供者捐献供体前要进行血和脑脊液隐球菌抗原快速检测,如果阳性是不能进行移植的。移植后一旦发现受者临床标本有隐球菌,无论什么标本类型都不应当考虑污染或定植,要迅速起始抗真菌治疗[2,3]。

3. 发病机制 隐球菌为条件致病菌,肾移植术后患者为 T 细胞功能缺陷,多数是经呼吸道吸入环境中的隐球菌孢子进入人体,肺是感染的首发部位,吸入后在肺内形成病灶。也可通过创伤性皮肤接种、进食带菌食物,经肠道播散。再经血行播散至全身,易侵入中枢神经系统。

二、诊断标准

由于肾移植术后隐球菌病起病隐匿、临床表现不典型,不容易早期识别和诊断,因此在临床中如果患者有不明原因发热、头痛或意识改变、无症状肺内结节阴影、肺炎以及皮肤出现蜂窝织炎、结节或丘疹样皮损,要积极进行微生物的病原学检查进行诊断和鉴别诊断[4-6]。对所有疑似或确诊的隐球菌感染的患者,无论有无中枢神经系统症状,必须完善脑脊液检查,隐球菌脑膜炎除外。

病原学检查可用的标本:呼吸道标本(包括痰、肺泡灌洗液)、脑脊液、脓液(如皮肤或感染部位)、尿液和血液,必要时有创操作取组织(肺组织、皮肤组织和骨骼组织等)。

检测方法包括直接镜检、培养、抗原检查及组织

病理学。无菌病灶处标本培养阳性是确定感染的"金标准",但是敏感性低,阴性不能除外,而治疗过程中培养结果转阴较为迅速,并不能依此判断隐球菌已经完全丧失活力。组织病理学检查通过六胺银等染色可见带有荚膜的隐球菌而确诊。标本涂片墨汁/六胺银染色直接镜检是诊断隐球菌脑病最直接、经济而快速的诊断方法,灵敏度高。要注意墨汁涂片阳性并不表示隐球菌感染没有得到有效控制,部分患者在完成治疗后墨汁涂片仍然会阳性,少数患者此类情况可持续1~2年。应用乳胶凝集法、ELISA、胶体金法测定血、脑脊液中隐球菌可溶性荚膜抗原检测,也是一种快速诊断方法,其敏感性高(93%~100%),特异性也高(93%~98%),假阳性低(<1%,多为类风湿因子、系统性红斑狼疮、毛孢子菌感染个例报道),疾病早期有假阴性,在感染治疗的过程中,一般乳胶凝集试验滴度会逐渐降低。

但在感染治愈后许多患者乳胶凝集试验阳性仍可持续相当长时间。基因测序、PCR等诊断方法也逐渐应用于临床中[4]。

三、治疗

根据受累的部位和病情严重程度治疗策略不同,患者免疫抑制状态、感染的部位、抗真菌药物毒性的耐受性是治疗成功的最关键因素。根据受累的部位和病情严重程度治疗策略不同,推荐药物有多烯类、氟康唑和5-氟胞嘧啶,上市的新型广谱抗真菌三唑类药物(伏立康唑和泊沙康唑)已被用于补救治疗的临床研究,而棘白菌素类(阿尼芬净、卡泊芬净和米卡芬净)对隐球菌没有体内活性。

抗隐球菌的药物剂量、常见不良反应和注意事项可参考表3-3-1。

1. 对于中枢神经系统感染,见表3-3-2。

表3-3-2 中枢神经系统隐球菌感染用药

方　　案	疗程
诱导治疗:两性霉素B脂质体3~4mg/(kg·d)静脉给药或两性霉素B脂质体复合物5mg/(kg·d),静脉给药联合5-氟胞嘧啶100mg/(kg·d),分4次口服给药	2周
诱导治疗备选方案:两性霉素B脂质体6mg/(kg·d)静脉给药或两性霉素B脂质体复合物5mg/(kg·d)静脉给药或两性霉素B脱氧胆酸盐0.7mg/(kg·d)	4~6周
巩固治疗:氟康唑400~800mg/d(6~12mg/kg,口服)	8周
维持治疗:氟康唑200~400mg/d(4~6mg/kg,口服)	6个月~1年

如果诱导治疗未包含5-氟胞嘧啶,脂质体剂型两性霉素B诱导治疗至少4~6周,高真菌负荷量和复发的患者,可以给予两性霉素B脂质体6mg/(kg·d)。

2. 轻至中度非中枢神经系统感染,氟康唑400mg或6mg/(kg·d)治疗6~12个月。

3. 中重度到重度非中枢神经系统感染或无中枢神经系统受累的播散性感染(如>1个非相邻部位感染)与中枢感染治疗相同。

4. 重症肺部感染,如果没有肺外或播散性隐球菌感染的依据,治疗与中枢神经系统感染相同。对于轻、中度无弥漫性肺部浸润的肺部感染,使用氟康唑400mg或6mg/(kg·d)治疗6~12个月。

5. 免疫抑制的治疗,首先考虑减少皮质类固醇激素的剂量,其次免疫抑制剂的序贯或逐步减量,以改善免疫抑制状态。

6. 由于两性霉素B脱氧胆酸盐具有肾毒性,因此慎用于移植术受者,而且不推荐为一线用药。如

果使用该药,耐受剂量尚不清楚,推荐每日0.7mg/kg,并且密切监测肾功能。因为移植患者的肾功能通常减退,所有抗真菌治疗均需进行密切监测。

7. 并发症的处理

(1)持续感染

必须改善免疫抑制状态(如减少免疫抑制剂)并治疗持续升高的颅内压力。重新开始诱导治疗,延长至4~10周。

如果原诱导治疗两性霉素B脱氧胆酸盐的剂量≤0.7mg/(kg·d)静脉滴注,或脂质体剂型两性霉素B≤3mg/(kg·d)静脉滴注,需要增加剂量至两性霉素B脱氧胆酸盐1mg/(kg·d)静脉滴注,或两性霉素B脂质体6mg/(kg·d)静脉滴注。通常需要联合治疗。

如果患者无法耐受多稀类,可予以氟康唑≥800mg/d口服联合5-氟胞嘧啶100mg/(kg·d),分4次口服。

不推荐鞘内或脑室内注射两性霉素B脱氧胆酸

盐,并且通常没有必要。

持续感染以及复发的患者,建议测定最初分离菌株和复发菌株的最低抑菌浓度。如果 MIC 较前升高 3 个稀释度,需考虑产生耐药。另外,如果菌株对氟康唑的 MIC≥16mg/L 或 5-氟胞嘧啶≥32mg/L,认为耐药,需要更换药物。

已经使用过唑类药物的患者,单独增加唑类药物剂量通常无效,故不推荐。

对于顽固性患者,抗真菌治疗的同时,建议使用干扰素-γ 进行免疫调节治疗。体重≥50kg 的患者,给予干扰素-γ 100μg/m²,体重<50kg,给予 50μg/m²。

（2）复发

重新开始诱导治疗（参见"持续感染"）。

测定复发菌株的敏感性（参见"持续感染"）。

诱导治疗及体外药敏测定以后,巩固治疗可以选择氟康唑（800～1200mg/d,口服）,或伏立康唑（200～400mg,每日 2 次,口服）,或泊沙康唑（200mg,每日 4 次口服,或400mg,每日 2 次口服）补救性巩固治疗 10～12 周。如果患者依从性不好,分离株敏感,可以早些开始氟康唑维持治疗。

（3）脑脊液压力升高

测定脑脊液压力的基线值。强烈建议开始治疗前就进行腰椎穿刺检查,但是,如果有神经系统定位症状或精神异常,需进行 CT 或 MRI 扫描以排除禁忌。

如果脑脊液压力≥250mmH₂O,并且诱导治疗的过程中出现颅内压升高的症状,可以采用引流的方法降低脑脊液压力（如果压力非常高,经腰椎穿刺引流减压 50%,否则达到正常压力≤200mmH₂O）。

如果脑脊液压力持续≥250mmH₂O,症状不缓解,每天进行腰椎穿刺,直到脑脊液压力和症状稳定>2 日。对需要每天进行腰椎穿刺的患者,可以暂时给予脑脊液外引流或脑室引流。

患者充分抗真菌治疗后,且其他控制颅内压的方法无效时,可予永久脑室腹膜分流术（permanent ventriculoperitoneal,VP）。如果临床需要,患者接受有效的抗真菌治疗时,VP 分流管可以在感染时植入。

（4）其他降低颅内压的治疗

甘露醇并无益处,不常规推荐。乙酰唑胺和皮质类固醇应避免用于控制颅内压力。

（李冉　谷丽）

参 考 文 献

1. Perfect JR,Dismukes WE,Dromer F,et al. Clinical practice guidelines for the management of cryptococcal disease:2010 update by the infectious diseases society of america. Clin Infect Dis,2010,50:291-322.
2. Kovacs CS Jr,Koval CE,van Duin D,et al. Selecting suitable solid organ transplant donors:Reducing the risk of donor-transmitted infections. World J Transplant,2014,4(2):43-56.
3. Fishman JA. Infection in Organ Transplantation. Am J Transplant,2017,17(4):856-879.
4. 温海. 隐球菌感染诊治专家共识. 中国真菌学杂志,2010,5(2):65-68,86.
5. 中华医学会器官移植学分会. 中国实体器官移植受者侵袭性真菌病临床诊治指南(2016 年版). 中华器官移植杂志,2016,37(5):300-305.
6. 杜安通,周兆婧,郭天阳等. 实体器官移植术后隐球菌感染诊治的研究进展. 微生物与感染,2015,10(2):122-126.

第四节　肺孢子菌感染

肺孢子菌（Pneumocystis,PC）是一种寄居于人体呼吸系统,能够感染人体的机会致病性病原体。以往的研究认为该病原体是一种原虫,后来通过基因序列、基因产物分析证实该病原体是一种真菌,感染人的肺孢子菌株被命名为耶氏肺孢子菌（Pneumocystis jirovecii,Pj）,在免疫力低下的患者体内可引发致命性的肺孢子菌肺炎（Pneumocystis Caeinii Pneumonia,PCP）[1]。PCP 感染与细胞免疫功能下降有关,因此正常人发病率低,在器官移植受者中发病率不一。肾移植术后 PCP 的发病率为 2%～11%,在移植术后 3～6 个月高发,病死率较高,若无复方磺胺甲噁唑的预防,死亡率为 5%～33%,明显高于心、肺和肝脏移植者。

一、肺孢子菌感染的危险因素

肾移植患者肺孢子菌感染的危险因素主要有糖皮质激素的应用;大量免疫抑制剂使用（钙调神经磷酸酶抑制剂、吗替麦考酚酯、西罗莫司联合应用）;以及抗胸腺细胞球蛋白、抗 CD3⁺抗体（OKT₃）、利妥昔单抗（美罗华）的应用;巨细胞病毒感染;受体年龄>55 岁也是其危险因素[2]。

二、发病机制

目前研究认为 PC 有滋养体（trophic form）、孢囊

（sporocyte）、包囊（cyst）、和子孢子（spore）四种形态。PC 主要的感染途径为空气传播和体内潜伏状态 PC 的激活。PCP 患者或 Pj 携带者向环境中不断释放 Pj，Pj 寄生于人类的肺部，通过呼吸道分泌物在人群中传播，当宿主免疫力下降时，CD4$^+$等 T 淋巴细胞数量显著下降或功能异常，不能正常地识别和吞噬肺孢子菌，Pj 在肺泡内大量繁殖，直接损伤肺泡上皮细胞，肺泡内及细支气管内充满嗜酸性泡沫状蛋白样渗出物，其中含有包囊和滋养体及纤维蛋白和脱落上皮细胞，影响气体交换，出现低氧血症；间质内巨噬细胞和浆细胞增多，引起间质细胞炎，肺脏修复的结果是间质纤维化。常见的临床表现为低热、咳嗽、进行性呼吸困难。

三、诊断标准

器官移植术后肺孢子菌肺炎患者的诊断标准：①典型的临床症状，发热、干咳，渐进性呼吸困难，氧饱和度降低，而又缺少肺部体征；②胸部影像学表现为浸润阴影，毛玻璃改变时应积极考虑本病；③肺孢子菌肺炎确诊依靠病原学检查，分子生物学检查肺孢子菌核酸具有较大诊断价值[3]；④免疫学检查只能作为辅助诊断。

病原学检查可用痰、诱导痰、肺泡灌洗液或胸水标本，必要时可行经皮肺穿刺和开胸肺活检取标本。

PC 的检测方法包括镜检、分子生物学检测及血清学检查等。

染色镜检是诊断的"金标准"，以检测到包囊和滋养体为依据，但敏感性不高且费时，容易造成漏检、误检。PCP 患者的染色方法主要包括吉姆萨染色法、六胺银染色法、甲苯胺蓝染色法及单克隆免疫荧光染色法。

分子生物学技术敏感性和特异性高，极大缩短 PCP 的诊断过程。普通 PCR 容易出现假阳性，巢式 PCR 敏感性和特异性均高于普通 PCR；实时荧光定量 PCR 克服了普通 PCR 和巢式 PCR 普遍存在的不能定量和假阳性等缺点，又能区分感染和定植。

血清学检查主要有：1-3-β-D 葡聚糖（1-3-beta-D-glucan）广泛存在于肺孢子菌包囊壁中。当肺孢子菌进入人体后，经吞噬细胞吞噬、消化等处理，1-3-β-D 葡聚糖可从包囊壁中释放出来，在血液及其他体液（如尿液、胸腔积液、腹腔积液、脑脊液等）中含量增高。因此测定 1-3-β-D 葡聚糖水平，即 G 试验升高有助于 PCP 诊断，对于高度怀疑 PCP 的患者是最有效的辅助诊断方法。G 试验诊断 PCP 的敏感性和特异性分别为 95% 和 84%。但其升高程度与病情严重程度无相关性。

乳酸脱氢酶（LDH）：乳酸脱氢酶与肺组织损伤有相关性。PCP 患者均有肺组织损伤。在病情发展较快时显著升高，能动态反映病情的进展。

S-腺苷甲硫氧酸随着病情好转而升高。

白介素-8（IL-8）随着感染时间延长显著升高，肺功能下降 IL-8 进一步升高。

Pj 主要表面糖蛋白（major surface glyeoprotein，Msg）对发病起到重要作用，高 Msg IgG、IgM 可以辅助诊断 PCP，因此针对易感人群抗体基线水平，在病情进展的不同时期检测 Msg 抗体对 PCP 辅助诊断有一定意义。

四、鉴别诊断

本病需与细菌性肺炎、肺结核、病毒性肺炎、心源性肺水肿等疾病鉴别。尤其巨细胞病毒肺炎（CMV）与 PCP 具有相类似的临床表现，用 CMV 的单克隆抗原直接检测标本中的巨细胞包涵体及 CMV 的核酸检测有助于鉴别诊断。

五、肺孢子菌感染的预防

PCP 在移植术后 3~6 个月和术后远期均有发生，主要和患者的免疫状态相关，应以预防为主，一旦发生，早期诊断和及时治疗是改善预后的关键。《KDIGO（Kidney Disease Improving Global Outcomes）临床实践指南：肾移植受者的诊治》推荐所有受者于移植术后至少 3~6 个月内每天服用复方磺胺甲噁唑，以预防 PCP。而 AST 则推荐为 6~12 个月。

预防肺孢子菌感染的方案有[4]：复方磺胺甲噁唑片剂（TMP80mg/SMZ 400mg），口服 1 片，每日 1 次，或双剂量（TMP160mg/SMZ800mg）1 片，每日 1 次~每周 3 次，或氨苯砜 100mg 口服，每日 1 次，6 个月。其中，发生了移植物抗宿主病的患者用药时间应>6 个月。

六、治疗

本病的治疗原则是以抗 PC 治疗为基础的综合处理[5,6]，主要是针对病原治疗、氧疗和激素等治疗。因为 PCP 有特效的治疗药物，对早期治疗反应较好，当怀疑本病时应立即开始经验性治疗，以免病情恶化。

（一）病原学治疗

复方磺胺甲噁唑（TMP-SMZ）是目前临床预防和治疗 PCP 的首选药物。TMP20mg/（kg·d）+SMZ100mg/（kg·d）分 4 次口服，连用 14~21 日。作用机制是 TMP

和 SMZ 分别作用于 PC 的二氢叶酸还原酶和合成酶，双重阻断叶酸合成，从而干扰肺孢子菌蛋白质的合成，起到杀菌作用。因磺胺类药物自肾脏排出时，在肾小管中易析出结晶，损伤肾小管或输尿管，而形成结晶尿、血尿，出现尿痛、尿闭等症状。要保证足够摄入量，患者尿量维持在 2000～3000ml/d 左右以利于磺胺药物排泄，肾脏移植患者可同时给予利尿剂和碱化尿液以保护肾脏功能。该药可产生胃肠道症状、肝功能损害、血液系统反应、发热、皮疹等变态反应。应监测血常规及肝肾功能。

有磺胺类抗菌药过敏史的患者在临床上并不罕见，普通人群中约为 3%，当患者因病情所需却无更好的替代药品治疗时，可以尝试脱敏治疗。该类患者服用复方磺胺甲噁唑片含量为 1 片 = TMP80mg + SMZ400mg。常规脱敏方法：复方磺胺甲噁唑片首次 1/20 000，然后第 1 小时为 1/2000，第 2 小时为 1/200，第 3 小时为 1/20，第 4 小时为 1/2，第 5 小时为 2 片。勿用皮质激素和抗组胺药。磺胺脱敏具体方法见表 3-3-3。

棘白菌素类：棘白菌素类抗真菌药物（如卡泊芬净）通过非竞争性抑制 BDG 合成酶，破坏肺孢子菌细胞壁合成，从而杀灭 PC。卡泊芬净主要通过肝脏代谢，无需根据性别、种族或肾脏受损情况调整剂量。肾移植术后的患者，因肾脏功能受损，限制了磺胺药物的足量应用而影响疗效，或因对磺胺药物耐

表 3-3-3 磺胺脱敏具体方法

时间	剂量（TMP-SMZ,mg）
第 0 小时	0.004/0.02
第 1 小时	0.04/0.2
第 2 小时	0.4/2
第 3 小时	4/20
第 4 小时	40/200
第 5 小时	160/800

药而致疗效不佳，使用磺胺药物联合应用卡泊芬净，或单用卡泊芬净作为二线治疗方案，有报道可达到较好的治疗效果，但没有随机对照研究的循证医学证据。注射用醋酸卡泊芬净（首剂 70mg 每日 1 次 × 1 日，维持剂量 50mg × 14 日）。最常见的不良反应为注射部位瘙痒、头痛、发热、寒战、呕吐和腹泻，与输液相关。卡泊芬净经肝代谢，中度至重度肝脏衰竭时应减量至 35mg。

其他替代治疗方案包括：戊烷脒（喷他脒）3～4mg/kg 静脉注射，每日 1 次；阿托喹酮 750mg 口服，每 8～12 小时 1 次；克林霉素 600mg 每 8 小时 1 次联合伯氨喹 30mg 口服，每日 1 次。上述所有治疗方案均应连用 21 日。

肺孢子菌感染的各类治疗用药药物剂量、不良反应及注意事项汇总见表 3-3-4。

表 3-3-4 肺孢子菌感染的治疗用药的剂量、不良反应及注意事项

药物	常规剂量	肾移植患者调整剂量	常见不良反应	注意事项（禁忌证和相互作用）
TMP-SMZ	基于 TMP15～20mg/（kg·d），po，q6h	Ccr 在 10～2ml/min：适当减半量 Ccr<10ml/min：不推荐（如果用的话 5～10mg/kg，pd）建议治疗药物监测，以磺胺甲噁唑目标峰浓度为 100～200mg/L 为目标	恶心、呕吐、皮疹、发热、中性粒细胞和血小板减少，可有转氨酶、肌酐升高	禁忌证：对同类药物过敏者、巨细胞性贫血、葡萄糖-6-磷酸脱氢酶缺乏、孕晚期、哺乳期及严重肝功能损害者禁用 药物相互作用：不能与苯佐卡因、利多卡因、氨苯丁酯、多非力特及孟得立胺合用 注意碱化尿液，保持尿量 3000ml/d 以上
卡泊芬净	第 1 日 70mg，以后改为每日 50mg	无需剂量调整	耐受性良好，常见的不良反应为皮疹、皮肤潮红、瘙痒、热感、发热、面部浮肿、支气管痉挛、静脉炎、恶心、呕吐等；也见转氨酶升高、血清碱性磷酸酶升高、血钾降低、嗜酸性粒细胞增多、尿蛋白升高、尿红细胞升高等	免疫抑制剂的相互作用： 卡泊芬净能使他克莫司的 12 小时血药浓度下降 26% 环孢素能使卡泊芬净的 AUC 增加约 35% 两者合用时建议对血他克莫司浓度进行标准检测，同时适当调整他克莫司的剂量 环孢素和卡泊芬净合用时会出现血 ALT 和 AST 一过性升高，一般不推荐两者合用，除非利大于弊

续表

药物	常规剂量	肾移植患者调整剂量	常见不良反应	注意事项(禁忌证和相互作用)
戊烷脒(喷他脒)	4mg/(kg·d)	Ccr<10ml/min 需要调整剂量 4mg/kg,q24~36h	肌内注射后局部可发生硬结和疼痛。静脉注射易引起低血压及其他严重的即刻反应。最常见、最严重的不良反应是肾毒性作用及表皮坏死溶解	给药早期可使原有症状加重,如药物热、脾脏增大等。在用药期间宜做血糖、肝肾功能、血常规、心电图、血压等监测 肺结核病者禁用
阿托喹酮	750mg,po,q8~12h	Ccr 在 10~29ml/min:慎用	红斑、呕吐、恶心、头昏、头痛、发热、失眠	肝药酶活性增加
氨苯砜	100mg,po,pd	Ccr 在 50~90ml/min 同常规 Ccr<50ml/min 无数据	恶心、上腹不适、纳差、头痛头晕、失眠、无力、贫血、药疹	对本品及磺胺类药物过敏者、严重肝功能损害及精神障碍者禁用
克林霉素	600mg,iv,q8h	无需剂量调整	恶心、呕吐、食欲不振、腹胀、腹泻、皮疹、白细胞减少、转氨酶升高	可致假膜性肠炎或中毒性巨结肠。可加强一些神经节阻滞剂的作用
伯氨喹	15mg,po,pd	Ccr 在 50~90ml/min 同常规 Ccr<50ml/min 无数据	疲劳、头昏、恶心、呕吐、腹痛、药物热	可引起急性溶血性贫血。肝脏、肾脏及血液系统疾患、糖尿病患者慎用

(二) 糖皮质激素辅助治疗

对中重度 PCP 患者(PO$_2$<70mmHg)在正规抗肺孢子菌治疗基础上加用糖皮质激素辅助治疗可降低死亡率。激素可以抑制 PCP 的炎症反应以及由此造成的肺损伤,改善缺氧症状,减轻肺纤维化,并减少磺胺药物治疗的不良反应。目前推荐的糖皮质激素辅助治疗方案为:泼尼松(在应用 TMP-SMZ 前 15~30 分钟)40mg,每日 2 次,第 1~5 日;40mg/d,第 6~10 日;20mg/d,第 11~21 日。不能口服者,可静注甲泼尼龙,剂量为前者的 75%,即甲泼尼龙 30mg 静滴,每日 2 次,共用 5 日,改为 15mg 静滴,每日 2 次,共用 5 日,改为泼尼松 15mg 口服,每日 1 次,直至治疗 PCP 结束。21 日治疗后,AIDS 受者可给予长期抑制治疗。

(三) 对症及支持治疗

PCP 的对症及支持治疗包括:卧床休息、营养支持、适量免疫增强剂,维持水电解质平衡、氧气吸入,以及严重呼吸衰竭者进行机械辅助通气。注意减少免疫抑制剂的剂量甚至停用,一旦疑似 PCP,应考虑停用吗替麦考酚酯(MMF)、硫唑嘌呤,根据浓度来调整环孢素他克莫司(FK506)剂量。环孢素峰浓度(荧光偏振免疫分析法)调至 600~900ng/ml(术后 3~6 个月正常浓度范围为 900~1100ng/ml),FK506 谷浓度(均相酶免疫分析法)维持在 5~8ng/ml(术后 3~6 个月正常浓度范围 8~10ng/ml)。

(于晓敏　谷丽)

参 考 文 献

1. 何礼贤. 肺孢子菌肺炎的诊断和治疗. 中华结核和呼吸杂志,2007,30(11):802-805.

2. Lee SH,Huh KH,Joo DJ,et al. Risk factors for Pneumocystis jirovecii pneumonia(PJP) in kidney transplantation recipients. Sci Rep. 2017,7(1):1571.

3. 刘鹏月,安春丽. 肺孢子菌肺炎辅助诊断方法研究进展. 中国微生态学杂志,2014,26(4):471-474.

4. Fishman JA. Infection in Organ Transplantation. American Journal of Transplantation,2017,17(4):856-879.

5. Goto N,Oka S. Pneumocystis jirovecii pneumonia in kidney transplantation. Transpl Infect Dis,2011,13(6):551-558.

6. Goto N,Futamura K,Okada M,et al. Management of Pneumocystis jirovecii Pneumonia in Kidney Transplantation to Prevent Further Outbreak. Clin Med Insights Circ Respir Pulm Med,2015,9(Suppl 1):81-90.

第四章

病毒感染

第一节　巨细胞病毒感染

巨细胞病毒(*Cytomegalovirus*,CMV)感染是肾移植术后最常见的病毒感染之一,临床表现多样。CMV 侵入人体,称为 CMV 感染,可为静止性感染或活动性感染。CMV 侵袭肺、肝脏、胃肠道、肾上腺、中枢神经系统以及骨髓等多种器官组织并引起相应临床症状,称为 CMV 病。CMV 可对移植受者造成多方面的损害,包括医疗成本增加、移植肾失功甚至受者死亡等。

一、CMV 感染的危险因素

移植前血清阴性、接受来自血清阳性的供者移植(供者阳性/受者阴性,即 D+/R-)发生 CMV 感染的风险最高,R+次之,D-/R-发生 CMV 感染的风险最低[1,2]。

CMV 感染的其他危险因素包括免疫力低下(免疫抑制剂维持治疗和抗淋巴细胞抗体的应用)、合并其他病毒感染、急性排斥反应、高龄、移植肾功能不全以及供者在 ICU 监护治疗时间长等[3]。

二、发病机制

目前对 CMV 与宿主细胞间相互作用的原理及发病机制尚不十分清楚,可能的机制有:CMV 影响 I 型干扰素的抗病毒效能、CMV 影响 DNA 损伤的检查点途径、CMV 调节内质网应激作用[4]。

三、诊断标准

实验室检测是诊断 CMV 感染的主要依据,临床应用较为广泛的是 CMV-DNA 和 CMV 早期抗原 pp65 检测。目前推荐外周血及尿液的 CMV-DNA 核酸定量(quantitative nucleic acid,QNAT)检测,或间接免疫荧光法(indirect immuno-fluorescence assay,IFA)外周血白细胞的 CMV-pp65 抗原检测。CMV-DNA 病毒载量>每毫升 10^3 拷贝为病毒复制阳性,CMV-pp65 抗原 1 个以上细胞阳性即可报告阳性[5]。

四、鉴别诊断

肾移植术后 CMV 感染的临床表现多种多样,缺乏特异性,主要包括:无症状性病毒血症、CMV 综合征(病毒血症引起的发热和不适)、组织病变(如结肠炎、肺炎、肝炎、视网膜炎和其他部位的病变)以及移植肾功能的损害。因此,巨细胞病毒感染需与其他病毒感染、急性排斥反应等鉴别。

五、CMV 感染的预防

通常用于预防 CMV 感染的策略有两种:普遍性预防和抢先治疗。前者是在移植后一个特定时期(通常是 3 个月内)对所有 CMV 感染高危患者进行抗病毒预防;后者则是在实验室检查结果阳性或临床迹象表明存在早期 CMV 复制(如特定的病毒载量)的情况下实施抗病毒治疗,其目的是防止无症状 CMV 感染向 CMV 病进展[6]。

对于 D+/R-以及 CMV 阳性受者建议使用普遍性预防,可选择药物为缬更昔洛韦、口服更昔洛韦、静脉滴注更昔洛韦以及伐昔洛韦,用药周期一般为 3~6 个月(表 3-4-1)。

当 CMV-DNA 和 CMV-pp65 抗原同时阳性时,即使无临床症状也建议采取抢先治疗。当两者单一阳性时,如有发热等临床症状,启动抢先治疗。抢先治疗的药物推荐口服缬更昔洛韦或静脉滴注更昔洛韦[7]。

表 3-4-1　常用抗 CMV 药物[8]

常用药物	常用剂量	肾功能损害调整剂量	常见不良反应	注意事项
缬更昔洛韦	一线预防和治疗 预防:900mg,qd 治疗:900mg,bid	Ccr≥60ml/min,无需调整剂量 Ccr 在 40～59ml/min,预防 450mg,qd,治疗 450mg,bid Ccr 在 25～39ml/min,预防 450mg,qod,治疗 450mg,qd Ccr 在 10～24ml/min,预防 450mg,biw,治疗 450mg,qod	白细胞减少(9%)、腹泻(7%)、恶心(6%)和中性粒细胞减少(5%)	注意监测白细胞、肾功能不应与亚胺培南西司他丁钠合用,可能发生惊厥
口服更昔洛韦	一线预防 1000mg,tid	Ccr≥70ml/min,1000mg,tid Ccr 在 50～69ml/min,500mg,tid Ccr 在 25～49ml/min,500mg,bid Ccr 在 10～24ml/min,500mg,qd Ccr 在 50～69ml/min,500mg,tiw	腹痛、恶心、腹胀、肺炎、感觉异常、皮疹、白细胞降低	注意监测白细胞 不建议妊娠期使用
静脉滴注更昔洛韦	一线预防和治疗 预防:5mg/kg,qd 治疗:5mg/kg,bid	Ccr 在 50～69ml/min,预防:2.5mg/kg,qd,治疗:2.5mg/kg,bid Ccr 在 25～49ml/min,预防:1.25mg/kg,qd,治疗:2.5mg/kg,qd Ccr 在 10～24ml/min,预防:0.625mg/kg,qd,治疗:1.25mg/kg,qd Ccr 在<10ml/min,预防 0.625mg/kg,tiw,治疗 1.25mg/kg,tiw	腹痛、恶心、腹胀、肺炎、感觉异常、皮疹、白细胞降低	注意监测白细胞 与环孢素或两性霉素合用可能加重肾功能损害
伐昔洛韦	二线治疗 250mg,tid	59≥Ccr≥40ml/min,250mg,bid 39≥Ccr≥20ml/min,150mg,qd Ccr<20ml/min,125mg,q48h	偶有头晕、头痛、关节痛、恶心、呕吐、腹泻、胃部不适、食欲减退、口渴、白细胞下降	注意神经系统并发症用药期间应给予充分水分,防治产物在肾小管沉积
膦甲酸钠	二线治疗 60mg/kg,q8h 或 90mg/kg,q12h	Ccr>1.4ml/min,60mg,q8h Ccr>1.0～1.4ml/min,45mg,q8h Ccr 在 0.8～1.0ml/min,50mg,q12h Ccr 在 0.6～0.8ml/min,40mg,q12h Ccr 在 0.5～0.6ml/min,60mg,q24h Ccr≥0.4～0.5ml/min,50mg,q24h Ccr<0.4ml/min,不推荐	肾功能异常,电解质紊乱,贫血等	注意监测肾功能 静滴时间不得少于 1 小时
西多福韦	三线治疗 5mg/kd,qw	血清肌酸酐大于 1.5mg/dl、肌酐清除率小于或等于 55ml/min、尿蛋白浓度大于或等于 100mg/dl 者禁用	本药的主要毒性是肾功能损害,其他不良反应为中性粒细胞减少和周围神经病	治疗过程中出现肾功能改变时应减量或停药。治疗中如出现肾功能改变,血肌酐每增加0.3～1.4mg/dl,剂量应从 5mg/kg 减少到 3mg/kg,血肌酐>1.5mg/dl 时停药 每次使用本药前应预先口服大剂量的丙磺舒和静脉输注生理盐水,以减少肾毒性的发生率 使用期间应密切监测肾功能、血常规、眼部症状和视野

六、CMV 病的治疗

CMV 病治疗的一线抗病毒药物为静脉滴注更昔洛韦和口服缬更昔洛韦,具体药物的选择、剂量及注意事项见表 3-4-1。临床上需维持治疗直至达到以下标准:临床症状缓解,CMV-DNA 或 CMV-pp65 抗原转阴,且持续抗病毒治疗至少 2 周。存在危及生命的CMV 病,可考虑加用免疫球蛋白,同时需减少免疫抑制剂的用量。咪唑立宾与更昔洛韦具有协同作用,可将霉酚酸(MPA)类药物转换为咪唑立宾。

由于肾移植术后 CMV 的防治广泛采用更昔洛韦,致使对更昔洛韦耐药的 CMV 越来越普遍,通过病毒耐药表型或基因型测定可确定更昔洛韦耐药性。CMV 耐药的治疗包括加大静脉滴注更昔洛韦剂量(10mg/kg,每日 2 次)或联用全剂量膦甲酸钠,必要时可选用西多福韦[9]。

(雷文华　吴建永)

参 考 文 献

1. Kidney Disease:Improving Global Outcomes(KDIGO)Transplant Work Group. KDIGO clinical practice guideline for the care of kidney transplant recipients. Am J Transplant,2009,9 Suppl 3:S1-155.

2. Cross TJ, Berry PA, Burroughs AK. Infection in solid-organ transplant recipients. N Engl J Med,2008,358(12):1302.

3. Kanter J, Pallardo L, Gavela E, et al. Cytomegalovirus infection renal transplant recipients:risk factors and outcome. Transplant Proc,2009,41(6):2156-2158.

4. 张冬娜,赵军,薛立娟等. 人巨细胞病毒感染及作用机制研究. 中国生物制品学杂志,2008,21(2):158-161.

5. Razonable RR, Paya CV, Smith TF. Role of the laboratory in diagnosis and management of cytomegalovirus infection in hematopoietic stem cell and solid-organ transplant recipients. J Clin Microbiol,2002,40(3):746-752.

6. Beam E, Razonable RR. Cytomegalovirus in solid organ transplantation:epidemiology, prevention, and treatment. Curr Infect Dis Rep,2012,14(6):633-641.

7. 中华医学会器官移植学分会,中国医师协会器官移植医师分会. 中国实体器官移植受者巨细胞病毒感染诊疗指南(2016 版). 中华器官移植杂志,2016,37(9):561-565.

8. Razonable RR, Humar A. Cytomegalovirus in solid organ transplantation. Am J Transplant,2013,13 Suppl 4:93-106.

9. Lurain NS, Chou S. Antiviral drug resistance of human cytomegalovirus. Clin Microbiol Rev,2010,23(4):689-712.

第二节　疱疹病毒感染

疱疹病毒是一类 DNA 病毒,首次感染后潜伏起来并在一段时间后引发疾病,目前已知八种疱疹病毒对人致病,即单纯疱疹病毒 1 型(HSV-1)、单纯疱疹病毒 2 型(HSV-2)、水痘-带状疱疹病毒(VZV)、EB 病毒、巨细胞病毒(CMV)、人疱疹病毒 6 ~ 8 型,本章主要讨论前三种。

一、疱疹病毒感染的危险因素

疱疹病毒感染的主要危险因素有高龄、术前血清学阳性以及出现排斥反应后的抗排斥治疗[1]。

二、发病机制

感染 HSV 后,HSV 可逃避宿主防御,在感染者中持续存在。而由于免疫功能低下,肾移植受者可能出现 HSV 的复发或再次感染,启动细胞凋亡及其他免疫应答机制,导致皮肤病变并可播散到内脏,包括食道、结肠、膀胱以及眼部引起角膜和视网膜的感染,并可出现 HSV 肝炎、脑膜炎、间质性肾炎等[2]。

VZV 原发感染后,在一个或多个脊髓后根神经节与三叉神经节中形成潜伏感染,在某些诱发因素的作用下,此中潜伏的病毒可再次活动,生长繁殖,使受侵犯的神经节发炎或坏死,产生神经痛。同时,再活动的病毒可传到皮肤,产生特有的节段性水疱。偶尔病毒传播到脊髓前角细胞及运动神经根,引起肌无力或相应部位的皮肤发生麻痹[3]。

三、诊断标准

HSV 的检测方法包括分子生物学检测如 PCR、DNA 检测、培养、镜检及蛋白质印迹法、ELISA 检测抗原等。

对于典型的 VZV 感染,根据簇集水疱排列成带状,沿周围神经分布,单侧及明显的神经痛等特点,即可明确诊断。对于不典型的 VZV 感染,可通过形态学方法、病毒分离、免疫学、分子生物学等实验室技术确诊。

四、鉴别诊断

HSV 感染后的临床表现多种多样,可有皮肤溃疡、角膜炎、肝炎、脑膜炎、间质性肾炎等表现,需与相应疾病鉴别。

VZV 感染后可出现水痘、带状疱疹、肺炎、脑炎、肌无力等,需与脓疱疹、天花、荨麻疹等鉴别。

五、治疗

对于表浅的 HSV 感染,可以口服抗病毒药物治疗,如阿昔洛韦、伐昔洛韦或泛昔洛韦。对于系统性 HSV 感染,需静脉注射阿昔洛韦直至临床症状缓解并减少免疫抑制剂用量。而肾移植术后经常出现 HSV 复发的患者,可以口服抗病毒药物进行预防。

对于 VZA 初发感染(水痘)的肾移植受者,可以口服或静脉注射阿昔洛韦或伐昔洛韦,并减少免疫抑制剂用量。对于非复杂性带状疱疹的肾移植受者,可口服阿昔洛韦或伐昔洛韦治疗。而侵袭性的带状疱疹患者,需在减少免疫抑制用量的基础上,静脉注射阿昔洛韦[4]。

(雷文华　吴建永)

参 考 文 献

1. Pavlopoulou ID, Poulopoulou S, Melexopoulou C, et al. Incidence and risk factors of herpes zoster among adult renal transplant recipients receiving universal antiviral prophylaxis. BMC Infect Dis,2015,15(1):285.
2. 王彤,吕凤岩. 肾移植后的人类疱疹病毒感染及治疗. 中华综合医学,2002,3(3):222-224.
3. 任勇,路麒. 带状疱疹的病因及发病机制. 中国临床医生,2003,31(5):4-5.
4. Kidney Disease:Improving Global Outcomes(KDIGO)Transplant Work Group. KDIGO clinical practice guideline for the care of kidney transplant recipients. Am J Transplant,2009 Nov,9 Suppl 3,S1-155.

第三节　微小病毒感染

一、危险因素

人类微小病毒(human parvovirus B19, HPV-B19)是一种 DNA 病毒,抵抗力强,其感染广泛存在。在免疫力正常的人群中,HPV-B19 是自限性疾病,但在免疫力低下、孕妇、血红蛋白异常等人群中可引起纯红再障性贫血[1]。在实体器官移植的受者中有以下表现者应引起重视:促红细胞生成素抵抗性贫血、网织红细胞反应不足或全血细胞减少[2]。

二、发病机制

HPV-B19 具有嗜红细胞特性,在进入红系祖细胞后大量复制,诱导凋亡,表现为新生的红细胞如网织红细胞等计数低下[3]。免疫力正常的人群可以通过抗体中和病毒,多在 3 周左右消除病毒;而免疫力低下的患者难以产生足够的抗体,从而会导致持续的病毒血症,最终导致纯红再障[3]。

三、诊断标准

目前移植术后 HPV-B19 感染的诊断尚无统一的标准,其诊断依据主要包括骨髓和血清病毒学检查[2]。怀疑 HPV-B19 感染时应进行的初步检查应包括血清学(IgG 和 IgM)和针对 HPV-B19 的血清或全血 PCR。如果高度怀疑 HPV-B19 感染并且血清学和血清 PCR 阴性时,应进行骨髓细胞学检查,同时应进行骨髓的原位杂交或免疫组织化学染色。HPV-B19 感染的骨髓细胞象表现为红细胞系受抑制而粒细胞系、巨核细胞系正常,骨髓活检可发现巨大

的红细胞和核内包涵体存在[4]。

四、鉴别诊断

在急性 HPV-B19 感染的患者中,血清病毒学检查可能是假阴性的,因为病毒颗粒可能被抗体中和。此外,由于抗体介导的免疫应答不足或延迟,HPV-B19 血清学检查在免疫受损患者中可靠性不足。疾病发作时,HPV-B19 IgM 抗体仅存在于 75% 的实体器官移植受体中。仅检测到 HPV-B19 IgG 抗体时提示既往感染,并且在具有 HPV-B19 感染的移植受者中罕见(7% 的患者)。目前使用聚合酶链反应(PCR)测定显著改善了病毒 DNA 的检测,其灵敏度、特异性高,利于早期诊断。然而,应该记住,一些 PCR 测定不能检测非 B19 菌株(基因型 2 和 3)。此外,在一些急性感染期过后的患者血清中,HPV-B19 DNA 可以通过 PCR 长时间地被检测到。因此,HPV-B19 的 PCR 阳性不一定表示急性感染。然而,阳性 PCR 在具有红细胞发育不全的免疫受损患者中的阳性预测值高。当临床表现强烈提示 HPV-B19 感染但是 PCR 和血清学都是阴性时,通过原位杂交或免疫组织化学染色相关的骨髓检查可以有助于诊断。

五、药物治疗

抗病毒药物不能用于治疗 HPV-B19 感染。静脉注射免疫球蛋白(IVIG)对 HPV-B19 感染的 SOT 受体有益[2]。尚未建立 IVIG 治疗 HPV-B19 感染的最佳给药方案和持续时间,大多数患者一个疗程为 $400mg/(kg \cdot d)$ 的剂量治疗 5 日。在第一次 IVIG

疗程无反应或复发的情况下,可以给予 IVIG 另一疗程[400mg/(kg·d),持续 5 日]。目前用 PCR 方法监测治疗反应的的价值未知,网织红细胞的检测有一定价值,可早于血红蛋白的升高,连续血红蛋白测量也可用来监测治疗有效性。IVIG 治疗的副作用包括发热、寒战、头痛、肌痛、恶心、高血压、胸痛和肾衰竭等。

有些专家认为减少免疫抑制有助于解决 HPV-B19 感染,虽然这种干预的时机(即 IVIG 治疗之前或之后)还有待进一步研究,但大多数专家认为在 HPV-B19 感染诊断时即应该开始调整免疫抑制方案,如停用或减量抗细胞增殖药物 MMF,抗 FK506 转换为 CsA[2]。

另外,有文献报道输血、补充铁剂、使用 EPO 等对症支持治疗有利于患者的康复[5]。

(王佳鑫 吴建永)

参 考 文 献

1. Heegaard ED,Brown KE. Human parvovirus B19. Clinical Microbiology Reviews. 2002.
2. A. J. Eid,S. F. Chen. Human Parvovirus B19 in Solid Organ Transplantation. American Journal of Transplantation. 2013,13(s4):201-205.
3. Abdollahi A,Shoar S,Sheikhbahaei S,et al. Status of immunity against PVB19 in HIV-infected patients according to CD4+ cell count, and antiretroviral therapy regimen groups. Niger Med J,2014 Jan-Feb,55(1):20-23.
4. 黄森林,于立新,邓文锋等. 肾移植后人类微小病毒 B19 感染致纯红细胞再生障碍性贫血 2 例并文献复习. 器官移植,2015,6(04):249-253.
5. 李帅阳,沈兵,刘志宏等. 肾移植术后人微小病毒 B19 感染导致纯红细胞增生障碍性贫血. 现代生物医学进展,2012,12(14):2968-2702.

第四节 多瘤病毒感染

一、危险因素

多瘤病毒是一种人群普遍易感的病毒。近年来,随着实体器官手术的广泛开展和新型强效免疫抑制剂的广泛应用,多瘤病毒感染率不断升高。免疫抑制剂的强度是多瘤病毒被激活、复制及进展至多瘤病毒肾病最主要的危险因素。多瘤病毒肾病与他克莫司、霉酚酸类药物、抗胸腺细胞免疫球蛋白等药物的使用相关。其他次要因素有受者因素(高龄和男性),供者因素(HLA 错配数和多瘤病毒血清抗体水平)和移植肾损伤因素(冷缺血时间、肾功能延迟恢复的发生和双 J 管的留置)等。

二、发病机制

健康人群中多瘤病毒感染率高达 82%,由于健康人免疫功能正常,绝大部分人终身都不会出现多瘤病毒感染症状和体征。器官移植后需服用免疫抑制剂,潜伏在尿路上皮和肾小管上皮中的多瘤病毒被激活,开始高水平复制,大量复制的病毒颗粒从尿路中排泄,造成多瘤病毒尿症。随着病程的进展,多瘤病毒会进入肾小管上皮细胞细胞核并大量复制,引起细胞坏死、松解,使组织发生免疫性和炎症性浸润,当肾小管上皮细胞脱落和局部基底膜暴露时,病毒会通过破坏的肾小管毛细血管进入血液,形成多瘤病毒血症。多瘤病毒在血液中持续高表达,进一步破坏移植肾

组织导致肾小管萎缩和间质纤维化,最终形成多瘤病毒肾病[1]。

三、诊断

1. 尿 decoy 细胞检查 多瘤病毒感染的脱落尿路上皮和肾小管上皮细胞在光学显微镜下最具特征性的表现是细胞核内出现包涵体,这种细胞被称为 decoy 细胞。检测方法主要是尿沉渣细胞学涂片,可通过相差显微镜方法寻找阳性细胞。

2. 定量 PCR 定量 PCR 法检测肾移植受者尿液和血液中多瘤病毒 DNA 载量已成为临床早期检测疾病发生和发展的重要方法。当尿液中多瘤病毒 DNA 载量>每毫升 $1.0×10^7$ 拷贝且血液多瘤病毒 DNA 载量>每毫升 $1.0×10^4$ 拷贝时,患者有极高风险发展成为多瘤病毒肾病。

3. 组织活检 移植肾组织活检是特异性诊断多瘤病毒肾病的"金标准",其病理特征性表现是上皮细胞核内出现嗜碱性病毒包涵体,免疫组织化学 SV40 检测阳性。

四、鉴别诊断

多瘤病毒肾病多表现为肾小管间质炎症细胞浸润,需与移植肾急性细胞性排斥反应鉴别。可通过病理活检下是否存在深染的巨大细胞核和 SV40 是否阳性与移植肾急性细胞性排斥反应加以鉴别。

五、治疗

1. 降低免疫抑制剂剂量　对于已确诊的多瘤病毒肾病受者,应将降低免疫抑制剂剂量作为首选干预措施。将他克莫司切换为低剂量环孢素,谷浓度维持在 100ng/ml 水平,将 MPA 类药物调整为来氟米特等[2]。

2. 抗病毒药物　目前无抗多瘤病毒特效药物,一些抗病毒药物尚需大型、前瞻性、随机对照研究来证实其疗效及安全性(表3-4-2)[3]。

表3-4-2　抗多瘤病毒药物

药物	常规剂量	肾移植患者调整剂量	常见不良反应	注意事项(禁忌证和相互作用)
来氟米特	口服 20~40mg,qd	一般不调整剂量	腹泻、瘙痒、可逆性肝脏酶(ALT 和 AST)升高、脱发、皮疹等	避免与其他非甾体抗炎药合用 根据控制症状的需要,在最短的时间内使用最低有效剂量,可使不良反应降到最低 和所有非甾体抗炎药一样,本品可导致新发的高血压或使已有的高血压症状加重 有高血压和/或心力衰竭病史的患者应慎用 用药期间应定期检测血常规和肝功能
西多福韦	推荐剂量为0.25~1.0mg/kg	血清肌酸酐大于1.5mg/dl、肌酐清除率小于或等于55ml/min、尿蛋白浓度大于或等于 100mg/dl 者禁用	本药的主要毒性是肾功能损害,其他不良反应为中性粒细胞减少和周围神经病	治疗过程中出现肾功能改变时应减量或停药。治疗中如出现肾功能改变,血肌酐每增加 0.3~1.4mg/dl,剂量应从5mg/kg 减少到 3mg/kg,血肌酐 >1.5mg/dl 时停药 每次使用本药前应预先口服大剂量的丙磺舒和静脉输注生理盐水,以减少肾毒性的发生率 使用期间应密切监测肾功能、血常规、眼部症状和视野
免疫球蛋白	通常剂量为 0.2~2.0g/kg	不用调整剂量		有严重酸碱代谢紊乱者应慎用 输注过程中监测生命体征

(1) 来氟米特:是一种用于停用 MPA 类药物后替代治疗口服药物,国内推荐剂量为 40mg/d 维持。建议使用来氟米特的受者每月行 1 次血常规和肝功能检查。其不良反应有肝炎、溶血、血栓形成、微血管病变、骨髓移植和真菌性肺炎。

(2) 西多福韦:是一种核苷类似物,被美国FDA 批准用于治疗巨细胞病毒性视网膜炎。西多福韦治疗多瘤病毒肾病静脉给药推荐剂量为 0.25~1.0mg/kg,1~3 周的间隔期,使用期间应密切监测肾功能、血常规、眼部症状和视野。在 12%~35% 的患者中可观察到前葡萄膜炎。

3. 静脉输注免疫球蛋白(IVIG)　目前临床使用的 IVIG 含有高滴度强力的多瘤病毒中和抗体,通常剂量为 0.2~2.0g/kg。免疫球蛋白不穿过细胞内,但是可以直接中和或间接发挥免疫调理作用,有助于改善疾病的活动状态。

4. 环孢素　环孢素在体外被证实可抑制病毒编码大 T 抗原和病毒编码蛋白 1,但是它对多瘤病毒特异性 T 细胞的抑制减弱了它的疗效。一项随机对照研究显示使用环孢素受者多瘤病毒尿症的发生率低于使用他克莫司的受者,但多瘤病毒血症发生率无差异。

5. 氟喹诺酮类抗生素　可通过抑制病毒编码大 T 抗原的解旋酶活性而抑制多瘤病毒的复制,但选择性较低,而且对已经确诊的多瘤病毒相关性肾病治疗未必有效。

(刘光军　吴建永)

参 考 文 献

1. Lamarche C,Orio J,Collette S,et al. BK Polyomavirus and the

Transplanted Kidney：Immunopathology and Therapeutic Approaches. Transplantation,2016,100(11):2276-2287.

2. Janboti JS. BK virus nephropathy in renal transplant recipients. Nephrology,2016,21(8):647-654.

3. Gonzalez S,Escobar-Serna DP,Suarez O,et al. BK Virus Nephropathy in Kidney Transplantation：An ApproachProposal and Update on Risk Factors,Diagnosis,and Treatment. Transplantation Proceedings,2015,47(6):1777-1785.

第五章

其他感染

第一节 结核感染

我国是结核病疫情高发地区,是世界上结核病负担最重的 22 个国家之一[1],严重威胁着患者生命健康。我国各移植中心报道的移植术后结核感染率约在 1.2% ~ 15%[2,3]。由于临床症状不典型,且缺乏特异性较高的诊断方法,诊断常较困难,同时由于抗结核药物会影响免疫抑制剂的药物代谢浓度,而且大多具有一定的肝脏毒性,加之免疫抑制的影响使肾移植后并发结核感染时的治疗变得复杂,也具有一定特殊性。

一、危险因素

肾移植术后并发结核感染是一种机会性感染,随着新型免疫抑制剂的应用,术后排斥反应的发生率降低了,但罹患结核感染的风险却明显增加。另外,老年患者及免疫抑制过强的患者均是结核感染的高危人群。

二、发病机制

目前认为,肾移植术后并发结核感染的来源有新近感染或潜伏病灶激发。多数学者认为体内潜伏结核病灶的激发是肾移植术后并发结核感染的最常见来源[4]。肾移植术后 12 ~ 15 个月是结核杆菌感染的高发时期,可以累及多个器官,以肺结核感染多见,肺外结核感染相对较少[5]。

目前认为肾移植患者容易结核感染的原因主要有:

1. 尿毒症患者由于毒性代谢产物长期在体内聚集及促红细胞生成素分泌明显减少,红细胞生成受到明显抑制,常伴有严重贫血,机体免疫力低下。

2. 尿毒症患者在接受肾移植前往往需要长期接受血液透析治疗,致使体内 T 淋巴细胞免疫和细胞因子调节紊乱,导致其抵抗结核杆菌的能力下降。

3. 尿毒症患者的粒细胞和淋巴细胞生成受到抑制。

4. 肾移植患者术后需要长期服用免疫抑制剂和糖皮质激素以保证其长期存活,但这也使患者免疫功能低下。

5. 患者术前有潜伏的结核病灶或新发(de novo)结核感染。

6. 源自供体器官存留的潜伏结核病灶或病菌移植到受体后可重新活动。

三、诊断标准

潜伏结核感染是指既往已感染过结核分枝杆菌但临床上却没有明显结核中毒症状的患者。目前,国际上对于潜伏结核感染的确诊标准仍没有统一,但有学者提出对于有如下危险因素的患者应重点考虑有无潜伏结核感染的可能[6]:①既往有治疗不规范或未经治疗自愈的结核病史;②胸部 X 线表现提示结核可能;③怀疑新近感染,如结核菌素试验由阴转阳;④与肺结核患者有过密切接触史。

肺结核的诊断标准参考中华医学会结核病学分会肺结核诊断和治疗指南,具体包括如下几点[7]。①胸部 X 线表现为:"多形性"典型肺部影像学改变一般少见,常表现为均匀片状或云雾状阴影,病灶增殖成分少,以渗出为主,且不易局限,比较倾向扩展和播散,容易与细菌性肺部感染混淆。胸片不能确诊的肺结核患者行 CT 检查可以协助诊断[8-10]。CT 表现以中重度浸润性实变灶为主,分布于多个叶段,可见空洞征和支气管播散征。其中血行播散性肺结核可见粟粒样或结节样弥漫性阴影,病变相对典型,而较容易诊断。②细菌病原学检查是确诊肺结核的

"金标准",细菌病原学检查包括:痰找抗酸结核杆菌;痰、支气管肺泡灌洗液找抗酸杆菌聚合酶链反应检测结核杆菌 DNA 阳性;结核感染 T 细胞斑点试验阳性。③临床不明原因发热,排除其他非结核性肺部疾患后给予经验性抗结核治疗有效。

在诊断困难时,可考虑 CT 引导下经皮肺穿刺活检术。该法是指在 CT 扫描定位下,通过体外的穿刺针或活检枪对肺内病灶进行负压吸引或切割活检,取得病灶组织后送检来进行诊断和鉴别诊断的一种手段[11]。CT 引导下经皮肺穿刺活检术可作为肾移植术后菌阴肺结核诊断和鉴别诊断的重要方法,具有如下特点:①准确性好、敏感性及特异性高;②创伤和并发症少;③操作安全性好,时间快捷。经皮肺穿刺活检术主要的并发症为气胸和肺内出血,文献报道的发生率为 9% ~ 44%,一般多在 10% 左右。为防止术后并发症的发生,操作时穿刺针应尽量做到快进快出,以减少气胸和咳血的发生。

结核感染的常见实验室检测方法:

1. 结核菌素试验 常用于潜伏结核感染的初筛,具体方法为:将 0.1ml TB-PPD 稀释液(5IU)在左前臂屈侧作皮内注射,注射后 48 ~ 72 小时测皮肤硬结的直径,如小于 5mm 为阴性,5 ~ 9mm 为弱阳性,10 ~ 19mm 为阳性,20mm 以上或局部有水疱、坏死、淋巴管炎为强阳性。结核菌素试验是传统的结核诊断试验,方法简便,价格低廉,但敏感性低,可用于潜伏结核感染筛检[12]。

2. 痰找抗酸结核杆菌 痰涂片抗酸染色是直接找分枝杆菌的方法。该法检测结果阳性对肺结核的诊断的意义最大。痰涂片抗酸染色受痰标本质量的影响,阳性率相差很大,约 14% ~ 47%。

3. 痰结核菌培养 该法阳性率稍高于涂片法,且能得到活菌,但由于结核分枝杆菌的生长速度太慢,检测的时间长,传统方法培养一般需要 5 ~ 8 周时间。目前也有报道可使培养分枝杆菌的培养时间缩短 9 ~ 14 日。

4. 结核特异性抗体的检测 该法是通过应用基因工程技术在体外产生大量的结核特异性抗原,用酶联免疫吸附测定法(ELISA)检测血清中特异性抗体的水平。该法特异性明显高于 PPD,但其灵敏度却不甚理想。

5. γ 干扰素释放试验 其原理是基于抗酸结核杆菌表面特异性抗原(ESAT-6、CFP-10)刺激机体特异性 T 细胞产生 γ 干扰素,体外测定 γ 干扰素的水平来诊断结核感染。本法操作简便,适用于快速诊断,特异性较高,较少受到卡介苗接种和环境分枝杆

菌的影响,对活动期和潜伏期结核的诊断均可提供依据。除常规结核的实验室检查外,必要时还需穿刺抽取胸腔积液、腹腔积液、关节腔积液及脑脊液进行病原学、生化等检查。需要特别注意的是,对于肾移植患者无论首先发现肺结核或肺外结核,都需注意两种结核病并存的可能。

四、鉴别诊断

肾移植术后并发结核病的临床表现不典型,体征隐匿,容易与一般感染混淆。早期症状轻微,较难发觉,由于患者免疫功能低下,疾病免疫原性反应程度下降,故症状轻微,可被基础疾病掩盖,呼吸道症状较少,而常以发热为首发或唯一临床症状,早期表现为不明原因的长期发热,热型主要表现为持续高热和不规则热,体温可达 38.4 ~ 41.2℃,典型的午后低热反而少见,可伴有明显乏力、纳差、食欲不振[13]。大多数患者无阳性体征,部分患者可出现移植肾周围淋巴结及浅表淋巴结肿大、疼痛。常规的抗感染治疗效果不明显的话,应该怀疑结核感染的可能,此时可以行诊断性抗结核治疗,如果进行抗结核治疗 3 ~ 4 周病情有所好转则可支持结核诊断。

五、肾移植术后结核的治疗

对肾移植术后合并结核病的患者,目前多数学者主张早期和积极采用长疗程、联合用药的治疗方案。肺外结核与肺结核的致病菌及致病机制相同,虽然发病的部位不同但治疗原则基本相同。传统认为肾移植患者感染结核后应进行疗程为 9 个月至 1 年左右的正规抗结核治疗[14,15]。也有学者认为肾移植术后结核感染只需要短程疗法即可杀灭结核菌,主要理由是肾移植患者免疫力普遍低下,结核菌难以被纤维组织所包裹;同时由于激素的应用,结核菌变得较为脆弱[16]。

对于结核菌感染用药方案和疗程的制订,各大移植中心均有较为成熟的经验。若肝功能正常,可采用标准的一线抗结核化疗方案。对于肝功能异常的患者,要尽量采用肝毒性小的抗结核药物。由于耐药性结核杆菌的普遍增多,而且患者存在免疫力低下及血型播散的危险,一些移植中心认为一旦确诊结核感染后第 1 ~ 2 个月更宜采用异烟肼+利福平+吡嗪酰胺+乙胺丁醇的四联抗结核治疗,以达到迅速控制活动期的结核杆菌的目的。对于多重耐药的结核杆菌,可更换为对氨基水杨酸异烟肼+利福喷丁+吡嗪酰胺+乙胺丁醇四联治疗,总疗程为 1 年半左右,坚持早期、规律、全程和联合用药原则,以达到彻底杀灭休眠期结

核菌的目的[17]。我们中心治疗结核感染的经验是利福平+异烟肼+乙胺丁醇+左氧氟沙星或将利福平改为利福喷丁,下午顿服,这样可与免疫抑制剂时间相隔4~5小时,用药推荐为9~12个月[18]。

停药的标准:肺结核复查胸部CT提示病灶消失或纤维化;肺外结核则以局部症状及体液培养阴性作为标准。也有学者提出可以采用异烟肼+利福平+吡嗪酰胺三联抗结核治疗方案,或加用乙胺丁醇,疗程9~12个月。在整个治疗过程中应加强随访和宣教,做到规律、联合、足量的规范抗结核治疗,减少耐药菌的产生。

调整免疫抑制剂用量:在应用抗结核药物时,应考虑到抗结核药对免疫抑制剂的药代动力学改变,特别是利福平对环孢素血药浓度的影响。利福平及异烟肼可降低环孢素血药浓度,在使用时应密切监测免疫抑制剂的血药浓度及肝肾功能,及时改变免疫抑制剂用量。因为免疫抑制剂的代谢在患者中的差异较大,暂无统一的标准,可个体化用药,避免排异反应发生。我们认为通常需要将钙调磷酸酶抑制剂(calcineurin inhibitor, CNI)加量1~1.5倍,环孢素浓度维持在80~120ng/ml或者他克莫司(FK506)浓度大于3ng/ml即可。当结核感染治疗

痊愈,抗结核药物需要撤减时,环孢素的剂量也需及时相应下撤,否则可因环孢素血药浓度急剧升高而导致药物中毒。

目前普遍认为肾移植术后并发结核感染最常来自于体内潜伏结核病灶的激活,这种潜伏性结核病灶除原来存在于受者体内以外,亦可来自于供肾。零点肾病理活检在国内外许多移植中心已作为常规项目开展,所谓零点肾活检就是在供肾植入人体前所做的肾脏穿刺活检,要求在短时间内报告病理结果。零点肾活检能够早期发现供肾的一些病理异常,对于预防因供肾的结核病灶而引起受者结核感染有重要意义[19]。

对于长期透析和肾移植患者应用敏感的检验方法发现潜伏期结核,并进行预防性药物治疗可降低肾移植后结核的发病率和死亡率。预防性用药预防结核病感染,目前存在较多分歧。单服异烟肼对CNI浓度和肝功能的影响较小。因此,对术前有结核病史的患者可考虑采用异烟肼预防。肾移植术后结核感染应遵循早期、规律、全程、适量、联合的原则合理使用抗结核药,及时调整免疫抑制剂用量及必要的对症支持治疗,大部分患者都可以治愈,移植肾功能维持正常,药物选择及相互作用见表3-5-1。

表3-5-1 药物选择及相互作用列表

药物	常规剂量	肾移植患者调整剂量	常见不良反应	注意事项(禁忌证和相互作用)
利福平	口服,每日0.45~0.60g,空腹顿服,每日不超过1.2g;1个月以上小儿每日按体重10~20mg/kg,空腹顿服,每日量不超过0.6g	肾功能减退者不需减量。在肾小球滤过率减低或无尿患者中利福平的血药浓度无显著改变	消化道反应最为多见,可出现厌食、恶心、呕吐、上腹部不适、腹泻等胃肠道反应;少数患者可出现血清氨基转移酶升高、肝肿大和黄疸,偶可出现"流感样综合征",表现为畏寒、寒战、发热、不适、呼吸困难、头昏、嗜睡及肌肉疼痛等,偶见白细胞减少、凝血酶原时间缩短、头痛、眩晕、视力障碍等	可降低环孢素血浓度的药物,使用期间应增加剂量并监测药物浓度;患者服用本品后,大小便、唾液、痰液、泪液等可呈橘红色。对本品或利福霉素类抗菌药过敏者禁用。肝功能严重不全、胆道阻塞者和3个月以内孕妇禁用。偶可发生急性溶血或肾衰竭,目前认为其产生机制属过敏反应
异烟肼	按体重每日口服5mg/kg,最高0.3g;或每日15mg/kg,最高900mg,每周2~3次。小儿按体重每日10~20mg/kg,每日不超过0.3g,顿服	严重肾功能损害者应慎用	较多见的有步态不稳或麻木针刺感、烧灼感或手指疼痛(周围神经炎);深色尿、眼或皮肤黄染、食欲不佳、异常乏力或软弱、恶心或呕吐。极少见的有视力模糊或视力减退,合并或不合并眼痛;发热、皮疹、血细胞减少及男性乳房发育等。偶有因神经毒性引起的抽搐	交叉过敏反应,对乙硫异烟胺、吡嗪酰胺、烟酸或其他化学结构有关药物过敏者也可能对本品过敏。如疗程中出现视神经炎症状,应立即进行眼部检查,并定期复查。异烟肼中毒时可用大剂量维生素B₆对抗。孕妇慎用,哺乳期间应用应充分权衡利弊,如用药则宜停止哺乳

续表

药物	常规剂量	肾移植患者调整剂量	常见不良反应	注意事项（禁忌证和相互作用）
吡嗪酰胺	与其他抗结核药联合，每日 15～30mg/kg 顿服，或 50～70mg/kg，每周 2～3 次；每日服用者最高每日 2g（8 片），每周 3 次者最高每次 3g（12 片）。每周服 2 次者最高每次 4g（16 片）	尚不明确	发生率较高者：关节痛（由于高尿酸血症引起，常轻度，有自限性）；发生率较少者：食欲减退、发热、乏力或软弱、眼或皮肤黄染（肝毒性），畏寒	环孢素与吡嗪酰胺同用时前者的血浓度可能减低，因此需监测血药浓度，需调整剂量。交叉过敏，对乙硫异烟胺、异烟肼、烟酸或其他化学结构相似的药物过敏患者可能对本品也过敏。糖尿病、痛风或严重肝功能减退者慎用。应用本品疗程中血尿酸常增高，可引起急性痛风发作。须进行血清尿酸测定
乙胺丁醇	结核初治，按体重 15mg/kg，每日 1 次顿服；或每次口服 25～30mg/kg，最高 2.5g（10 片），每周 3 次；或 50mg/kg，最高 2.5g（10 片），每周 2 次。结核复治，按体重 25mg/kg，每日一次顿服，连续 60 日，继以按体重 15mg/kg，每日 1 次顿服。非典型分枝杆菌感染，每日 15～25mg/kg，1 次顿服 小儿常用量 13 岁以下不宜应用本品；13 岁以上儿童用量与成人相同	肾功能减退者慎用本品	发生率较多者为视力模糊、眼痛、红绿色盲或视力减退、视野缩小（视神经炎每日按体重剂量 25mg/kg 以上时易发生）；视力变化可为单侧或双侧。发生率较少者为畏寒、关节肿痛（尤其大趾、踝、膝关节）、病变关节表面皮肤发热拉紧感（急性痛风、高尿酸血症）。皮疹、发热、关节痛等过敏反应；或麻木、针刺感、烧灼痛或手足软弱无力（周围神经炎）	在用药前、疗程中每日检查一次眼部，视野、视力、红绿鉴别力等，尤其是疗程长、每日剂量超过 15mg/kg 的患者；由于本品可使血清尿酸浓度增高，引起痛风发作。因此在疗程中应定期测定 如发生胃肠道刺激，乙胺丁醇可与食物同服。日剂量分次服用可能达不到有效血药浓度，因此一日剂量宜一次顿服。乙胺丁醇单用时细菌可迅速产生耐药性，因此必须与其他抗结核药联合应用
利福喷丁	成人每次 0.6g（体重＜55kg 者应酌减），每日 1 次，空腹时（餐前 1 小时）用水送服；1 周服药 1～2 次。需与其他抗结核药联合应用，肺结核初始患者其疗程一般为 6～9 个月	尚不明确	本品不良反应比利福平轻微，少数病例可出现白细胞、血小板减少；丙氨酸氨基转移酶升高；皮疹、头昏、失眠等。胃肠道反应较少	本品可诱导肝微粒体酶活性，可使环孢素、他克莫司的药效减弱，因此需调整剂量。对本品或利福霉素类抗菌药过敏者禁用。肝功能严重不全、胆道阻塞者和孕妇禁用。若单独用于治疗结核病可能迅速产生细菌耐药性，必须联合其他抗结核药治疗。患者服用本品后，大小便、唾液、痰液、泪液等可呈橙红色

（马俊杰）

参 考 文 献

1. 全国结核病流行病学抽样调查技术指导组. 第四次全国结核病流行病学抽样调查报告. 中华结核和呼吸杂志，2002，25（1）：6-10.

2. Chen SY，Wang CX，Chen LZ，et al. Tuberculosis in southern Chinese renal-transplant recipients. Clin Transplant，2008，22

（6）：780-784.

3. Chen CH，Lian JD，Cheng CH，et al. Mycobacterium tuberculosis infection following renal transplantation in Taiwan. Transpl Infect Dis，2006，8（3）：148-156.

4. Lattes R，Radisic M，Rial M，et al. Tuberculosis in renal transplant recipients. Transpl Infect Dis，1999，1（2）：98-104.

5. El-Agroudy A E，Refaie A F，Moussa O M，et al. Tuberculosis

in Egyptian kidney transplant recipients：study of clinical course and outcome. J Nephrol,2003,16(3)：404-411.

6. 张玲,王长希,傅红梅等.肾移植术后结核病的临床特征分析及诊断和治疗的单中心经验.中华器官移植杂志,2011,32(10)：600-603.

7. 中华医学会结核病学分会.肺结核诊断和治疗指南.中华结核和呼吸杂志,2001,24(2)：70-74.

8. 孟家晓,李品林,龙显荣.多层螺旋CT在活动性菌阴肺结核诊断中的价值.中国CT和MRI杂志,2013,11(3)：64-66.

9. 林俊,郭宏波,唐雅望等.肾移植术后肺结核的临床特点及早期诊断的单中心经验.临床和实验医学杂志,2013,12(9)：680-682.

10. 郑龙,王继纳,戚贵生等.肾移植术后肺结核确诊病例诊断与治疗的临床分析.中华器官移植杂志,2015,36(11)：666-670.

11. 叶永青,赵祥玲,林承奎等.CT引导下经皮肺穿刺活检在肺部占位性病变诊断中的诊断价值.临床肺科杂志,2013,18(2)：233-235.

12. Habesoglu MA,Torun D,Demiroglu YZ,et al. Value of the tuberculin skin test in screening for tuberculosis in dialysis patients. Transplant Proc,2007,39(4)：883-886.

13. 刘京,吴雄飞,刘宏.肾移植术后结核感染的临床分析.第三军医大学学报,2005,27(11)：1134-1135.

14. European best practice guidelines for renal transplantation. Section IV：Long-term management of the transplant recipient. IV. 7. 2. Late infections. Tuberculosis. Nephrol Dial Transplant,2002,17 Suppl 4：39-43.

15. Grim SA, Layden JE, Roth P, et al. Latent tuberculosis in kidney and liver transplant patients：a review of treatment practices and outcomes. Transpl Infect Dis,2015,17(5)：768-777.

16. 邱建新,谢桐.肾移植病人结核感染的临床研究.中华泌尿外科杂志,1994,15(4)：255-256.

17. 徐超,张喆,文吉秋.肾移植后的肺结核.中国组织工程研究与临床康复,2010,14(44)：8293-8296.

18. 方佳丽,陈正,马俊杰等.肾移植术后肺结核及肺外结核的诊治.实用医院临床杂志,2011,08(6)：11-14.

19. 马俊杰,李光辉,徐璐等.零点活组织检查冷冻切片组织病理学半定量评分评估DCD供肾损伤的意义.中华器官移植杂志,2013,34(10)：582-586.

第二节　乙肝病毒感染

慢性乙型肝炎(chronic hepatitis B,CHB)是我国常见的慢性传染病之一,严重危害人民健康。2006年全国乙型肝炎血清流行病学调查表明,我国1～59岁一般人群HBsAg携带率为7.18%。据此推算,我国有慢性HBV感染者约9300万人,其中CHB患者约2000万例。2014年中国疾病预防控制中心(CDC)对全国1～29岁人群乙型肝炎血清流行病学调查结果显示,1～4岁、5～14岁和15～29岁人群HBsAg检出率分别为0.32%、0.94%和4.38%[1]。

HBV感染是引起患者肾移植术后肝损害的主要原因,移植者术后机体长期处于免疫抑制状态,HBV易被活化,肝脏的病理损伤进展加速。HBV感染被认为影响着肾移植者的预后,是增加肾移植者死亡率的重要因素[2]。随着抗HBV药物的推广使用,经过多年的用药经验总结及药物的不断更新换代,术前HBV标志物为阳性的肾移植受者术后预防性使用抗HBV药物后存活率有了很大的提高。本节对肾移植受者合并HBV感染的药物治疗进行介绍。

一、肾移植合并HBV感染的危险因素

1. 术前感染　肾移植受者大多数是在移植前需要进行血液透析,而在此过程中,乙型肝炎病毒经血液传播的概率高于正常人,因此肾移植受者术前感染是乙肝病毒感染最主要因素[3]。

2. 供肾或输血传播感染　部分肾移植受者因为供肾携带HBV而感染,也可因术后的输血而感染。

3. 术后感染　也有人因为术后的自身免疫抑制而新发感染。

二、肾移植合并HBV感染的发病机制

1. 肾移植术后由于长期服用免疫抑制剂,肾移植受者的免疫力下降,HBV感染的危险性增加。尤其是移植手术、输血等,由于HBV感染窗口期的存在,使得携带有低量HBV的肾脏或血液,通过供肾移植或输血传染给移植受者,引发肾移植者感染HBV。

2. 肾移植术后由于长期免疫抑制,术前就携带HBV的受者,术后出现肝功能损害、乙型肝炎复发的可能性明显增加。

肾移植后应用免疫抑制剂导致的免疫抑制增加了乙肝病毒再激活风险,并可导致肝脏疾病进展、肝功能失代偿,重者可为暴发型肝衰竭,导致死亡。有报告慢性HBV感染者在接受肿瘤化疗(包括新型分子靶向药物治疗)或免疫抑制治疗过程中,约20%～

50%的患者可出现不同程度的乙型肝炎再活动,严重者可以出现急性肝功能衰竭甚至死亡[4]。

这是由于肾移植后应用免疫抑制剂,细胞毒性T细胞的活性被抑制,机体对病毒的灭活能力减弱;同时糖皮质激素可通过刺激HBV转录及可结合至HBV基因中的肾上腺皮质激素应答元件而增进HBV增强子1的表达,从而促进病毒DNA复制及RNA转录,因此类固醇激素刺激加速了HBV的复制[5]。另外,硫唑嘌呤可刺激细胞内HBV的合成[6],钙调磷酸酶抑制剂对HBV的复制也有直接影响[7]。

三、肾移植合并HBV感染的诊断标准

既往有乙型肝炎病史或HBsAg阳性超过6个月,现HBsAg和(或)HBV-DNA仍为阳性者,可诊断为慢性HBV感染[8]。

四、肾移植合并HBV感染的鉴别诊断

肾移植术后出现肝功能异常时,应首先鉴别是药物性肝损害或病毒性肝损害。

药物性肝损害常见于术后早期,免疫抑制剂用量较大,药物浓度较高时,并有ALT、TBIL、GGT中的一项指标缓慢升高,对这类患者于减少药物剂量或改用肝毒性较小的药物后,肝功能可迅速降至正常。

病毒性肝损害患者术后出现肝功能异常时,乙肝病毒基因学检查见乙肝病毒DNA阳性,调整免疫抑制剂用量或使用毒性较小的药物后,肝酶仍继续升高,按急性肝炎治疗后肝功能方好转。因此,乙肝病毒DNA的检查非常重要,对于肝功能异常的病因学诊断有重要意义。

五、肾移植后HBV感染抗HBV治疗的适应证

(一)HBV感染抗HBV治疗的适应证

中国慢性乙型肝炎防治指南(2015更新版)[1]的HBV抗病毒治疗的适应证:主要根据血清HBV-DNA水平、血清ALT和肝脏疾病严重程度来决定,同时结合患者年龄、家族史和伴随疾病等因素,综合评估患者疾病进展风险后决定是否启动抗病毒治疗。动态的评估比单次的检测更具有临床意义。对HBeAg阳性患者,发现ALT水平升高后,可以考虑观察3~6个月,如未发生自发性HBeAg血清学转换,且ALT持续升高,再考虑抗病毒治疗。

推荐接受抗病毒治疗的人群需同时满足以下条件:

1. HBV-DNA水平 HBeAg阳性患者,HBV-DNA≥20 000IU/ml(相当于每毫升10^5拷贝);HBeAg阴性患者,HBV-DNA≥2000IU/ml(相当于每毫升10^4拷贝)。

2. ALT水平 一般要求ALT持续升高≥2ULN;如用干扰素治疗,一般情况下ALT应≤10ULN,血清总胆红素应<2ULN。

对持续HBV-DNA阳性、达不到上述治疗标准、但有以下情形之一者,疾病进展风险较大,可考虑给予抗病毒治疗:

1. 存在明显的肝脏炎症(2级以上)或纤维化,特别是肝纤维化2级以上(A1)。

2. ALT持续处于1~2ULN,特别是年龄>30岁者,建议行肝活组织检查或无创性检查,若明显肝脏炎症或纤维化则给予抗病毒治疗(B2)。

3. ALT持续正常(每3个月检查1次),年龄>30岁,伴有肝硬化或肝癌家族史,建议行肝活组织检查或无创性检查,若明显肝脏炎症或纤维化则给予抗病毒治疗(B2)。

4. 存在肝硬化的客观依据时,无论ALT和HBeAg情况,均建议积极抗病毒治疗(A1)。

需要特别提醒的是:在开始治疗前应排除合并其他病原体感染或药物、酒精和免疫等因素所致的ALT升高,尚需注意应用降酶药物后ALT暂时性正常。

这是对一般HBV感染人群开始抗HBV治疗的标准。这一标准并不适用于属于特殊人群的需要长期应用免疫抑制剂的肾移植者。

(二)肾移植受者抗HBV治疗的原则及适应证

对于一般HBV感染人群开始抗HBV治疗的标准不适用于需要长期应用免疫抑制剂的肾移植者。作为特殊人群的应用免疫抑制剂人群,中国指南[1]的推荐意见如下:

推荐意见13:对于所有因其他疾病而接受化学治疗和免疫抑制剂治疗的患者,在起始治疗前都应常规筛查HBsAg、抗HBc和HBV-DNA,在开始免疫抑制剂及化学治疗药物前1周开始应用抗病毒治疗,优先选择恩替卡韦或替诺福韦酯。对HBsAg阴性但抗HBc阳性者,若使用B淋巴细胞单克隆抗体等,可以考虑预防使用抗病毒药物(A1)。

推荐意见17:对于移植前患者HBV-DNA不可测的HBV再感染低风险患者,可在移植前予恩替卡韦或替诺福韦酯治疗,术后无需使用HBIG(B1)。

亚太肝病学会乙型肝炎管理的临床实践指南(2015年更新):慢性肾功能不全、透析及肾移植患

者的慢性 HBV 感染[9]。

1. 核苷(酸)类药物(NA,如恩替卡韦或替比夫定)为肾功能不全及肾移植的慢性 HBV 感染者的一线治疗选择。应根据肌酐清除率调整核苷(酸)类药物剂量(A1)。

2. 考虑到排斥反应,肾移植患者应当避免使用 PEG-IFN(A1)。因干扰素增加移植后急性排斥反应风险,原则上禁用于移植患者。

核苷(酸)类似物通过直接靶向抑制 HBV 多聚酶/反转录酶(RT)的活性发挥抗病毒作用,但因其对肝细胞中 HBV 复制的原始模板 cccDNA 没有直接抑制作用,需长期用药[10]。

综合各指南的意见,肾移植者抗 HBV 治疗的原则及适应证[1,9,11]如下:

1. 肾移植者术前已感染 HBV 的病毒携带者,在肾移植前至少 2~4 周即应开始抗 HBV 治疗。

2. 抗 HBV 治疗的一线治疗优选核苷(酸)类药物中的具有高耐药基因屏障的恩替卡韦或替诺福韦酯或无肾损害作用的替比夫定。

3. 核苷(酸)类药物可能需要终身服用或至少应用 24 个月。

4. 干扰素原则上不宜用于肾移植受者。

六、肾移植者 HBV 感染抗 HBV 治疗的目标与终点

(一)肾移植后抗 HBV 的治疗目标

在慢性乙型肝炎防治指南(2015 更新版)中确定的治疗的目标[1]即是肾移植后抗 HBV 治疗的目标:最大限度地长期抑制 HBV 复制,减轻肝细胞炎性坏死及肝纤维化,延缓和减少肝功能衰竭、肝硬化失代偿、肝细胞癌及其他并发症的发生,从而改善生活质量和延长生存时间。在治疗过程中,对于部分适合的患者应尽可能追求慢性乙型肝炎的临床治愈,即停止治疗后持续的病毒学应答、HBsAg 消失、伴有 ALT 复常和肝脏组织病变改善。但遗憾的事实是在肾移植受者的临床治疗中达到临床治愈是非常困难和少见的。

(二)肾移植后抗 HBV 的治疗的终点

慢性乙型肝炎防治指南(2015 更新版)中抗 HBV 治疗的终点[1]:

1. 理想的终点　HBeAg 阳性与 HBeAg 阴性患者,停药后获得持久的 HBsAg 消失,可伴或不伴 HBsAg 血清学转换。

2. 满意的终点　HBeAg 阳性患者,停药后获得持续的病毒学应答,ALT 复常,并伴有 HBeAg 血清

学转换;HBeAg 阴性患者,停药后获得持续的病毒学应答和 ALT 复常。

3. 基本的终点　如无法获得停药后持续应答,抗病毒治疗期间长期维持病毒学应答(HBV-DNA 检测不到)。

在肾移植后抗 HBV 的临床治疗中,大多是只能达到在慢性乙型肝炎防治指南(2015 更新版)中确定的抗 HBV 治疗的基本终点。

七、HBV 感染的核苷(酸)类药物治疗过程中的耐药

HBV 耐药是指某种药物对 HBV 的抑制作用减弱或无作用。临床上首先出现基因变异,再出现病毒学突破和病毒学反弹(HBV-DNA 载量比曾达到的最低值上升>每毫升 1log10 拷贝),再出现生化学突破(A3LT 复常后再次升高)。病毒耐药的基础是基因变异。

基因型耐药是检测到已在体外的表型分析研究被证实与抗病毒耐药有关的基因突变。表型耐药指通过体外复制系统证实检测到的 HBV 变异会降低其对抗病毒药物的敏感性,当 EC50/IC50 增加 100 倍以上为高度耐药,10~99 倍为中度耐药,2~9 倍为轻度耐药。交叉耐药是指一种核苷(酸)类药物耐药的 HBV 变异对其他一种或多种核苷(酸)也具有耐药性。

由于 HBV 的高变异特性、HBV 耐药基因屏障不同、HBV 突变对病毒适应力、药物抗病毒效力的差异和药物在患者个体中体内的药效动力学差异及患者的治疗依从性等多种因素,核苷(酸)类药物治疗 HBV 过程中,常常出现 HBV 对核苷(酸)类药物的耐药。HBV 耐药病毒株的出现,严重影响 HBV 的治疗效果和患者的预后。所以,核苷(酸)类药物耐药是当前 HBV 治疗中必须面对和需要充分重视的问题。

(一)核苷(酸)类药物治疗过程中的耐药率

拉米夫定耐药:拉米夫定于 1998 年在我国上市至 2016 年,由于低耐药基因屏障,拉米夫定应用 1~5 年的累积耐药发生率分别为 24%、38%、49%、67%、70%[12]。

替比夫定耐药:替比夫定第 1 年与第 2 年累积耐药发生率分别为 4% 与 22%[12]。

阿德福韦酯耐药变异位点:阿德福韦酯耐药发生率相对较低,阿德福韦酯应用 1~5 年的耐药基因突变率分别为 0、3%、11%、18%、29%[12],显著低于拉米夫定的耐药率。

恩替卡韦耐药变异位点:恩替卡韦具有较高的耐药基因屏障,抗病毒效果明显优于拉米夫定。恩替卡韦应用 1~5 年的耐药基因变率分别为 0.2%、0.5%、1.2%、1.2%、1.2%[12]。

替诺福韦酯耐药变异位点:替诺福韦酯与阿德福韦酯结构相似,两者具有类似的抗病毒活性。在目前临床应用的核苷(酸)类药物中耐药率最低。

(二)HBV 核苷(酸)类药物耐药的变异位点[13]

HBV 耐药基因突变发生于病毒逆转录酶基因序列区域。根据 2001 年提议的耐药突变位点命名规则,将 HBV 耐药变异统一从逆转录酶区(各基因型均为 344 个氨基酸)的第一个氨基酸数起并加前缀 rt,分别为 rt1~rt344(例如 YMDD 变异被命名为 rtM204V)[14]。

目前已发现的 HBV 逆转录酶区耐药变异位点有:L80V/I、V84M、S85A、L108M、L164V、I169T、V173L/M/I、L180M、A181T/V/S、T184G/A/I/S/M、L187I、I190V、A194N/T、V198L、A200V、S202I/G、M204V/L/S、L/M/V207I、S213T、Q214A/E、Q215s、L217R、S219A、F221Y、rtA222T、A223S、L229V/W、I233V、N234T、N236T、N238H、M250V、S256C/G、T259A、D263E、L267Q、L269I、Q271E、P281L。不同种类核苷(酸)类药物耐药与 HBV 逆转录酶区相关变异位点不尽相同。

拉米夫定耐药相关变异位点主要有 rtM204I/V/S、rtL180M、rtV173L/M/I、rtL180M、rtA181T/V/S、rtI169T、rtQ215S 等,以 rtM204I/V 最常见。

阿德福韦酯耐药相关变异位点主要有:rtN236T、rtA181S/T/V。

恩替卡韦耐药相关变异位点为 rtI169T、rtL180M、rtT184S/A/I/L/F/G、rtS202I/G、rtM204V、rtM250V,以 rtT184G/S/A/C 位点变异常见。

替比夫定耐药变异有 rtM204I、rtA194T 等。

(三)核苷(酸)类药物耐药变异模式[13]

拉米夫定耐药相关常见的耐药模式有 rtM204I/V、rtM204V+rtL180M、rtM204V+rtL180M+rtV173L;拉米夫定耐药相关突变中,rtM204V 通常伴随 rtL180M,rtM204I 多单独出现。

阿德福韦酯耐药相关常见的耐药模式有 rtA181T/V、rtN236T、rtA181T/V+rtN236T。

核苷(酸)类药物序贯治疗容易发生基因耐药变异且易发生多位点变异。检测出多位点组合变异模式,往往提示可能出现多种核苷(酸)类药物耐药,如出现 rtA181T/V+rtM204V/I 变异模式,可导致对拉米夫定和阿德福韦酯均耐药;当恩替卡韦与拉米夫定、阿德福韦酯存在交叉耐药,变异模式有:

rtL180M+rtM204V/I+rtT184G/S/A/C;
rtL180M+rtM204V/I+rtS202G/I;
rtL180M+rtM204V/I+rtM250V;
rtL180M+rtM204V/I+rtT184G/S/A/C+rtM250V;
rtL180M+rtM204V/I+rtT184G/S/A/C+rtS202G/I;
rtL180M+rtV173L+rtT184G/S/A/C;
rtA181T/V+rtT184G/S/A/C;
rtV173L+rtM204V/I+rtM250V 等。

(四)核苷(酸)类药物耐药对治疗的影响

拉米夫定治疗相关的耐药突变在 rt204V/I 出现后,若继续维持拉米夫定治疗,则会出现耐药性更强的突变-rtL180V/I/M[15,16]。rtM204V/I 和 rtL180V/I/M 的患者会进一步引发第三个常见的突变位点 rt173L。长期的 LAM 治疗通常会导致许多组合型耐药突变,rtL180M+rtM204V、rtL180M+rtM204I、rtV173L+rtL180M+rtM204V、rtM204I 是 LAM 耐药变异的主要组合方式[17]。

替比夫定常见耐药相关变异为 rtM204I。由于替比夫定和拉米夫定同属于 L-核苷,两者具有交叉耐药突变位点,都可以发生 204 位点的变异(rtM204I)或者 204 联合 180 位点的双变异(rtM204I+rtL180M)[18]。它们之间可以发生变异后交叉耐药,对拉米夫定耐药的 HBV 株对替比夫定抗病毒应答率可降低 1000 倍以上[18,19]。因此拉米夫定出现耐药后不能再使用替比夫定治疗,否则会加重患者病情。

阿德福韦酯药物结构与拉米夫定不同,rtN236T 变异不会改变拉米夫定的敏感性,但 rtA181V/T、rtV214A 及 rtQ215S 变异株会与拉米夫定出现交叉耐药[20]。

阿德福韦酯一度被认为是对于拉米夫定耐药患者的标准治疗,对野生株及 YMDD 变异株都有效。对于拉米夫定耐药患者,国际指南曾推荐应当加用阿德福韦酯,而不是换为阿德福韦酯进行治疗[21,22]。正是由于这种联合疗法,限制了阿德福韦酯抗病毒作用,可能导致一部分患者出现持续的病毒血症,进而出现多重耐药甚至加重病情的恶化。

恩替卡韦具有高基因屏障的特点,多位点突变才可能出现耐药现象。恩替卡韦耐药继发于拉米夫定耐药,需要在 L180M+M204V 或者 L180M+M204I 同时存在的条件下,加上 rtI169T 或 S184G、rtS202G/I 或 rtM250V,才会产生恩替卡韦耐药[23]。

（五）核苷（酸）类药物治疗 HBV 耐药的预防和处理

对于慢性 HBV 感染者,对应用核苷（酸）类药物长期治疗的主要顾虑是发生耐药,特别是应用拉米夫定、阿德福韦酯和替比夫定等耐药基因屏障较低的核苷（酸）类药物。并且对一种 NA 发生耐药后,可能导致对其他 NA 的交叉耐药,限制了未来的治疗选择。所以,国内外指南均推荐首选高耐药屏障的替诺福韦酯和恩替卡韦用于一线和二线治疗。

近年来,我国越来越多的 CHB 患者接受了以核苷（酸）类药物为主的抗病毒治疗,但现实与指南的推荐意见要求有不少差距,初治患者应用低耐药屏障核苷（酸）类药物的比例仍然很高[24]。其结果容易导致抗 HBV 的耐药和治疗失败,要进一步提高医生和患者对耐药重要性的认识。

治疗中定期检测 HBV-DNA 以及时发现原发性无应答或病毒学突破。一旦发生病毒学突破,即应考虑有耐药发生时,尽早按照耐药挽救方案选用最为有效、发生多重耐药危险性最低的药物进行有效的挽救治疗（表 3-5-2、表 3-5-3）。出现耐药的有效策略是加用另一种无交叉耐药的药物进行治疗,有条件时进行 HBV 耐药基因型的检测,根据结果给予针对性地选择药物。

表 3-5-2　核苷（酸）类药物治疗 HBV 耐药挽救方案

耐 药 种 类	推荐挽救治疗方案
拉米夫定（LAM）或替比夫定（LdT）耐药	换用替诺福韦（TDF）,或加用 ADV
阿德福韦酯（ADV）耐药,既往未用 LAM	换用 ETV,或 TDF
治疗 LAM/LdT 耐药时出现 ADV 耐药	换用 TDF,或 ETV+ADV
恩替卡韦（ETV）耐药	换用 TDF,或加用 ADV
发生多药耐药突变（A181T+N236T+M204V）	ETV 联合 TDF,或 ETV+ADV

改编自:中华医学会肝病学分会,中华医学会感染病学分会:慢性乙型肝炎防治指南（2015 更新版）. 中华肝脏病杂志,2015,23(12):888-905.

表 3-5-3　各指南核苷（酸）类药物耐药挽救治疗的比较

耐药种类	AASLD 指南 2015	APASL 指南 2015	中国指南 2015	USPA 指南 2015
LAM 耐药	换用 TDF,或加用 TDF（或恩曲他滨+TDF 复合片）	换用 TDF,或加用 ADV	换用 TDF,或加用 ADV	换用 TDF,或加用恩曲他滨+TDF复合片
LdT 耐药	换用 TDF,或加用 TDF（或恩曲他滨+TDF 复合片）	换用 TDF,或加用 ADV	换用 TDF,或加用 ADV	加用 TDF,或换用恩曲他滨+TDF复合片
ADV 耐药	换用 ETV,或加用 ETV	换用 ETV 或 TDF（之前未使用 LAM）换用 TDF 或 LAM+TDF（之前用 LAM/LdT）	换用 ETV 或 TDF（之前未使用 LAM）换用 TDF 或 ETV+ADV（LAM/LdT 耐药时出现对 ADV 耐药）	换用恩曲他滨+TDF 复合片,或 ETV+TDF
ETV 耐药	换用 TDF,或加用 TDF（或恩曲他滨+TDF 复合片）	换用 TDF 或加用 ADV（之前未使用 LAM）	换用 TDF 或加用 ADV	加用 TDF,或换用恩曲他滨+TDF复合片
多耐药	换用 TDF,或 ETV+TDF	ETV+TDF,或换用 Peg-IFN	ETV + TDF, 或 ETV + ADV	

注:LAM:拉米夫定;LdT:替比夫定;ADV:阿德福韦酯;ETV:恩替卡韦;TDF:替诺福韦。
AASLD:美国肝病研究学会;APASL:亚太肝病研究学会;USPA 2015:《美国慢性 HBV 感染管理的治疗流程》。
恩曲他滨+TDF 复合片目前尚未批准用于 CHB 抗病毒治疗。
改编自:张伟,王宇,贾继东.2015 最新慢性乙型肝炎诊治指南抗病毒治疗推荐对比.胃肠病学,2016,21(4):193-196.

核苷（酸）类药物耐药的预防措施[1,25,26]：

1. 严格掌握核苷（酸）类药物治疗的适应证 包括初治的患者及正在应用核苷（酸）类似物治疗的患者。

2. 避免核苷（酸）类药物单药序贯治疗 在核苷（酸）类药物选择压力下，HBV 基因突变，筛选出耐药准种，序贯治疗会导致 HBV 的多耐药位点突变，导致交叉耐药、多耐药。

3. 核苷（酸）类药物首选一线用药 恩替卡韦与替诺福韦。选择具有高耐药基因屏障、低耐药率的药物可以降低核苷（酸）类药物抗 HBV 的耐药风险。

4. 治疗中定期检测 HBV-DNA 以及时发现原发性无应答或病毒学突破。一旦发生病毒学突破，及时进行耐药基因的检测，给予挽救性治疗。

5. 提高患者对疾病及治疗的认知度，创建良好的患者依从性，从而降低因依从性差导致的核苷（酸）类药物耐药发生。

八、肾移植受者合并 HBV 感染的药物治疗

（一）肾移植者抗 HBV 治疗的特殊性

目前，已知肾脏损伤高危因素包括：糖尿病、高血压、代谢综合征（高脂血症、高尿酸血症、肥胖等）、高龄（≥50 岁）、肾脏病家族史、慢性 HBV 感染、肾毒性药物（抗生素、非甾体抗炎药、中草药、造影剂及化疗药物）等。我国一项纳入 13 925 例 CKD 患者（eGFR<60ml/（min·1.73m²）或存在肾脏损伤标志物）的横断面研究结果表明[27]：高龄、使用过肾毒性药物、农村生活、心血管病史、HDL<40mg/dl、高血压是肾脏功能损伤的独立危险因素。

肾移植者是抗 HBV 治疗的特殊人群，具有各项抗 HBV 治疗指南所提及大多数风险因素。

1. 肾移植者一般是移植一个肾脏，理论上肾功能仅相当于正常人的一半，即使移植后功能良好的代偿性增加肾小球滤过率，也达不到完全正常人的水平。

2. 肾移植后随着时间的推移，不可避免的会出现移植肾功能的损伤，导致肾功能的进一步降低。

3. 肾移植后应用的免疫抑制剂他克莫司或环孢素等有明显肾毒性。

4. 高血压、糖尿病、高脂血症、高尿酸血症是肾移植后常见的合并症，这些合并症的长期存在，会损害肾功能。

5. 普通人群 40 岁以后，年龄每增长 10 岁，GFR 下降近 10ml/（min·1.73m²）。肾移植受者随着年龄增长，必然也会导致 GFR 下降。

以上这些种种因素使肾移植患者就是一个潜在的肾功能不全者，成为了抗 HBV 治疗中肾损伤的高风险人群[28]。对于存在潜在肾脏损伤高风险的肾移植受者，长期的核苷（酸）类药物治疗可能导致这类患者比普通慢性乙型肝炎患者更容易出现 GFR 下降。2015 年版中国指南和国际指南均推荐延长慢性乙型肝炎的治疗疗程，意味着慢性乙型肝炎患者需要接受长期抗病毒治疗，而长期治疗对患者的肾功能有更高的要求。为了保障患者能够接受足够疗程的治疗，对于伴有明显高风险肾脏损伤的患者应当追求更高的肾脏安全性。因此，在应用核苷（酸）类药物治疗的最初就要给予特殊的关爱，避免肾功能的进一步损伤。

（二）作为伴有肾脏损伤及其高风险的肾移植患者的抗 HBV 治疗

2015 年版亚太肝病学会（APASL）《亚太乙型肝炎临床管理指南》、2015 年版中国《慢性乙型肝炎防治指南》及 2015 年版世界卫生组织（WHO）《慢性乙型肝炎感染预防、管理和治疗指南》均提出慢性乙型肝炎患者在治疗前后应定期监测肾脏功能相关指标，同时对于具有肾脏损伤风险以及合并肾脏损伤的慢性乙型肝炎患者提出了推荐治疗方案的意见和药物。2015 年版中国《慢性乙型肝炎防治指南》也在特殊人群部分，关注了存在肾脏损伤的特殊患者，提出对于已经存在肾脏疾病及其高风险的慢性乙型肝炎患者，应尽可能避免应用阿德福韦酯或替诺福韦酯；对于存在肾脏损伤风险的慢性乙型肝炎患者，推荐使用恩替卡韦或替比夫定治疗。

伴有肾脏损伤及其高风险的慢性乙型肝炎患者抗病毒治疗专家共识推荐[28]。

伴有肾脏损伤及其高风险的初治慢性乙型肝炎患者：

1. 对于存在潜在肾脏损伤的高风险的慢性乙型肝炎人群建议优先选择恩替卡韦或替比夫定进行初始抗病毒治疗。

2. 初治慢性乙型肝炎合并基线肾脏损伤的患者［eGFR<90ml/（min·1.73m²）］，根据现有循证医学的数据，推荐选用恩替卡韦或替比夫定抗病毒治疗，选用替比夫定时还可通过路线图管理减少远期耐药情况的发生。

3. 凡具有上述之一者，应避免初始使用阿德福韦酯和替诺福韦酯治疗。

已有的研究表明，长期阿德福韦酯和替诺福韦

酯治疗会导致近端肾小管损伤,可能引起低血磷、骨软化症等。阿德福韦酯和替诺福韦酯治疗2~9年,约15%患者发生肾小管损伤[29]。目前,尚无循证医学证据显示恩替卡韦的病毒治疗存在肾脏安全性问题。在临床上,有相对更多的数据支持替比夫定能改善eGFR[30,31]。替比夫定用于肾移植患者可能具有更好的肾脏保护作用。

九、肾移植术后乙肝病毒感染的治疗药物

(一)目前在中国上市的抗HBV药物

目前在中国上市并应用于临床的抗乙肝病毒感染的治疗药物共有两类、6种药物。

1. 干扰素　干扰素是一种广谱抗病毒剂,并不直接杀伤或抑制病毒,而主要是通过细胞表面受体作用使细胞产生抗病毒蛋白,从而抑制病毒的复制,同时还可增强自然杀伤细胞(NK细胞)、巨噬细胞和T淋巴细胞的活力,从而起到免疫调节作用,并增强抗病毒能力。不论是HBeAg阳性还是阴性,干扰素可提供持续的应答反应,但是在乙肝流行地区的作用较小[32,33]。因干扰素可能导致移植物失功或排斥反应[34,35],应尽量避免用于肾移植患者。聚乙二醇α干扰素-2a注射液临床用法用量见表3-5-4。

表3-5-4　聚乙二醇 α 干扰素-2a 注射液临床用法用量

药物名称	规格	用法	不良反应	禁忌证
聚乙二醇 α 干扰素-2a 注射液(派罗欣)	180μg/0.5ml/支	180μg 每周 1 次皮下注射	淋巴结肿大、贫血和血小板减少、甲状腺功能减退和甲状腺功能亢进,精神和神经系统异常,流感样疾病、不适、嗜睡、寒颤等	妊娠期间、乙肝患者有精神病史(如严重抑郁症)、未能控制的癫痫、未戒断的酗酒或吸毒者、未经控制的自身免疫性疾病(如干燥综合征等)、失代偿期肝硬化(晚期肝硬化,有症状的心脏病、治疗前中性粒细胞计数$<1.0\times10^9$/L 和治疗前血小板计数$<50\times10^9$/L

2. 拉米夫定　是核苷类抗病毒药,大多数乙型肝炎患者的血清HBV-DNA检测结果表明,拉米夫定能迅速抑制HBV复制[36],其抑制作用持续于整个治疗过程。同时使血清转氨酶降至正常,长期应用可显著改善肝脏坏死炎症性改变并减轻或阻止肝脏纤维化的进展。肾移植术后乙肝感染的受者使用拉米夫定后患者的10年存活率与乙肝表面抗原阴性的肾移植受者无明显差异[37]。但是,长时间使用拉米夫定会出现耐药情况,有研究报道,使用69个月后耐药发生率可高达60%[38-40]。拉米夫定的用法用量见表3-5-5。

表3-5-5　拉米夫定临床用法用量

药物名称	规格	用法	不良反应	禁忌证
拉米夫定片(贺普丁)	每片100mg	每日 1 次,每次100mg 口服	不适和乏力,呼吸道感染、头痛、腹部不适和疼痛、恶心、呕吐和腹泻等	对拉米夫定或制剂中其他任何成分过敏者禁用

3. 阿德福韦酯　目前临床应用的阿德福韦酯是阿德福韦的前体,在体内水解为阿德福韦发挥抗病毒作用,阿德福韦是单磷酸腺苷的核苷(酸)类似物,在体内通过细胞激酶作用被磷酸化为具有活性作用的二磷酸阿德福韦,二磷酸阿德福韦抑制HBV-DNA多聚酶或逆转录酶作用机制包括:①竞争脱氧腺苷三磷酸底物;②终止病毒DNA链延长[41]。国内外随机双盲临床试验结果表明,HBeAg阳性慢性乙型肝炎患者口服阿德福韦酯可明显抑制HBV-DNA复制[42,43],促进ALT复常、改善肝组织炎症坏死和纤维化[44]。阿德福韦酯联合拉米夫定,对于拉米夫定耐药的慢性乙型肝炎能有效抑制HBV-DNA、促进ALT复常,且联合用药者对阿德福韦酯的耐药发生率更低[45-47]。多项研究结果显示,对发生拉米夫定耐药的代偿期和失代偿期肝硬化患者,联合阿德福韦酯治疗均有效[48-50]。有证据表明,尽管调整了剂量,仍有30%~50%的肾移植受者因肾功能损害,无法继续使用阿德福韦酯[51,52]。各指南均建议避免应用于有肾脏损伤及高风险的患者。阿德福韦酯临床用法用量见表3-5-6。

表 3-5-6　阿德福韦酯临床用法用量

药物名称	规格	用法	不良反应	禁忌证
阿德福韦酯片	每片 100mg	每日 1 次,每次 10mg	虚弱、头痛、腹痛、恶心、(胃肠)胀气、腹泻和消化不良、脱发(中度)、尿蛋白、肌酐升高及可逆性肝脏转氨酶升高	已经证实对该药品任何成分过敏的患者禁用

4. 恩替卡韦　ETV 为环戊酰鸟苷类似物,在体内转化为三磷酸盐活性成分,从三个环节抑制 HBV 的复制:HBV 聚合酶的启动、前基因组 RNA 逆转录为负链 DNA 及 HBV-DNA 正链的合成[53]。在肾移植术后的患者中,需要长时间抗病毒治疗时,优先选用恩替卡韦,因为其耐药屏障高且安全性好。拉米夫定治疗失败患者使用恩替卡韦每日 1.0mg,亦能抑制 HBV-DNA、改善生物化学指标,但疗效较初治者降低[54]。且病毒学突破发生率明显增高[55]。恩替卡韦临床用法用量见表 3-5-7。

表 3-5-7　恩替卡韦临床用法用量

药物名称	规格	用法	不良反应	禁忌证
恩替卡韦片	每片 0.5mg	每日 1 次,每次 0.5mg 口服;拉米夫定耐药突变的患者为每天 1 次,每次 1.0mg 口服	头痛、疲劳、眩晕、恶心	对恩替卡韦或制剂中任何成分过敏者禁用

5. 替比夫定　替比夫定是一种合成的胸腺嘧啶核苷类似物,具有抑制乙型肝炎病毒脱氧核糖核酸(HBV-DNA)聚合酶的活性。一项为期 2 年的全球多中心临床试验结果表明,HBeAg 阳性患者治疗 52 周时,替比夫定组 HBV-DNA 下降至 PCR 法检测水平以下者为 60.0%。ALT 复常率为 77.2%,耐药发生率为 5.0%,肝组织学应答率为 64.7%,均优于拉米夫定治疗组,但其 HBeAg 血清学转换率(22.5%)与后者相似;HBeAg 阴性患者治疗 52 周时,其 HBV-DNA 抑制率、ALT 复常率及耐药发生率亦优于拉米夫定组[56,57]。替比夫定临床用法用量见表 3-5-8。

表 3-5-8　替比夫定临床用法用量

药物名称	规格	用法	不良反应	禁忌证
替比夫定片	每片 600mg	每日 1 次,每次 600mg 口服	上呼吸道感染、头痛、疲劳、鼻咽炎、肌酸磷酸激酶升高、上腹痛、腹泻和恶心等	对制剂中任何成分过敏者禁用

6. 替诺福韦酯　替诺福韦是一种新型核苷酸类逆转录酶抑制剂,可有效对抗多种病毒,用于治疗病毒感染性疾病。替诺福韦酯具有抑制乙肝病毒复制和稳定病情的作用,并且在一定程度能降低转氨酶,能起到保护肝脏的功效,对乙肝的治疗有比较好的作用,替诺福韦酯单一治疗对阿德福韦酯相关及合并的不同耐药变异位点的 HBV-DNA 均有显著的抗病毒作用[58]。慎用于有肾脏损伤及高风险的患者。替诺福韦酯临床用法用量见表 3-5-9。

表 3-5-9　替诺福韦酯临床用法用量

药物名称	规格	用法	不良反应	禁忌证
替诺福韦酯	每片 300mg	每日 1 次,每次 300mg 口服	全身无力、腹泻、腹痛、食欲减退、恶心、呕吐,乳酸中毒、头晕、头痛等	对制剂中任何成分过敏者禁用

（二）对在中国上市抗 HBV 药物用于成人肾移植合并 HBV 感染的推荐（表 3-5-10）

表 3-5-10 在中国上市抗 HBV 药物用于成人肾移植合并 HBV 感染的推荐用药

药　物	成人剂量[①]	肾移植患者 调整剂量	潜在副作用[②]	注意事项（禁忌证和相互作用）
PEG-IFN-2α（成人）	每周 180μg 疗程是 48 周	根据肌酐清除率调整	成人：流感样症状、疲乏、情绪障碍、血细胞减少、自身免疫性疾病 儿童：厌食症、体质量减轻	一般不推荐 IFN-α 用于 HBV 相关性肾小球肾炎治疗 在肾移植者有引发排斥反应风险，故不推荐
拉米夫定	100mg/d	同上	胰腺炎 乳酸酸中毒	因容易耐药，不推荐优先使用 有相关症状检测淀粉酶 有疑似表现时检测乳酸水平
替比夫定	600mg/d	同上	肌酸激酶升高和肌病 周围神经病变 乳酸酸中毒	推荐使用，可改善肾小球滤过率 有相关症状检测肌酸激酶 有症状进行临床评估 有疑似表现时检测乳酸水平
恩替卡韦	0.5mg 或 1.0mg/d[③]	同上	乳酸酸中毒	推荐优先使用 有疑似表现时检测乳酸水平
阿德福韦酯	10mg/d	同上	急性肾衰竭 范可尼综合征 肾源性尿崩症 乳酸酸中毒	慎重选用 ADV 与 TDF 可在部分患者出现血肌酐水平升高，并偶有引起范可尼综合征的病例报道
替诺福韦	300mg/d	同上	肾病 范可尼综合征 软骨病 乳酸酸中毒	基线检测 Ccr 如有肾损伤风险，至少每年检测 1 次 Ccr、血磷、尿糖和尿蛋白 如患者有骨折史或骨质疏松风险时，考虑基线及治疗过程中检测骨密度 有疑似表现时检测乳酸水平

注：[①]有肾功能不全的的患者应调整药物剂量；[②]依照药品说明书；[③]如果有拉米夫定或者替比夫定经治史或失代偿期肝硬化时，成人恩替卡韦剂量应为 1mg/d。

徐莹，王卫彬，李湛等.《2015 年美国肝病学会指南更新版：慢性乙型肝炎的治疗》摘译. 临床肝胆病杂志，2016，32（2）：223-229.

慢性乙型肝炎特殊患者抗病毒治疗专家委员会：慢性乙型肝炎特殊患者抗病毒治疗专家共识：2015 年更新. 临床肝胆病杂志，2015，31（8）：1185-1192.

（三）伴有肾脏减退肾移植患者的抗 HBV 治疗药物调整（表 3-5-11、表 3-5-12）

表 3-5-11 成人肾功能损害时核苷（酸）类药物抗 HBV 药物的剂量调整

肌酐清除率 （ml/min）	拉米夫定	替比夫定	阿德福韦酯	恩替卡韦	替诺福韦
≥50	100mg/d	600mg/d	10mg/d	0.5mg/d	245mg/d
30～49	首剂 100mg，然后 50mg/d	600mg/2d	10mg/2d	0.25mg/d	245mg/2d
15～29	首剂 100mg，然后 25mg/d	600mg/3d	10mg/3d	0.15mg/d	245mg/2～3d
5～14	首剂 35mg，然后 15mg/d	600mg/3d	10mg/3d[*]	0.05mg/d[*]	245mg/周[*]
<5	首剂 35mg，然后 10mg/d	600mg/4d	10mg/周[#]	0.5mg/周[#]	245mg/周[#]

注：[*]仅适用于肌酐清除率≥10ml/min 患者；[#]仅适用于血液透析患者。

改编自：赵娜，陈杰：慢性肾脏病患者的乙肝抗病毒治疗. 医学理论与实践，2016，29（13）：1706-1708.

表3-5-12　成年肾功能损伤患者核苷（酸）类药物抗 HBV 治疗的剂量调整

抗病毒药物	药物剂量及给药间隔			
Ccr(ml/min)	≥50	30～49	10～29	<10,血液透析或腹膜透析者
替诺福韦	300mg,每 24 小时 1 次	300mg,每 48 小时 1 次	300mg,每 72～96 小时 1 次	300mg,每周 1 次或 300mg 后每 12 小时行透析 1 次
恩替卡韦	0.5mg,每 24 小时 1 次	0.25mg,每 24 小时 1 次或 0.5mg,每 48 小时 1 次	0.15mg,每 24 小时 1 次或 0.5mg,每 72 小时 1 次	0.05mg,每 24 小时 1 次或 0.5mg,每周 1 次
恩替卡韦（失代偿期）	1mg,每 24 小时 1 次	0.5mg,每 24 小时 1 次或 1mg,每 48 小时 1 次	0.3mg,每 24 小时 1 次或 1mg,每 72 小时 1 次	0.1mg,每 24 小时 1 次或 1mg,每周 1 次

改编自:胡晓云,刘智泓,孙剑.《2015 年世界卫生组织慢性乙型肝炎病毒感染预防、关怀和治疗指南》解读:无创肝纤维化评估、抗病毒治疗策略和国家防治计划实施. 临床肝胆病杂志,2015,31(6):829-832.

（四）儿童使用核苷(酸)类药物治疗慢性乙型肝炎的推荐剂量（表3-5-13）

表3-5-13　儿童使用核苷（酸）类药物治疗 CHB 的推荐剂量

药　　物	美国指南 2015 更新版[a]			中国指南 2015 更新版[b]	
恩替卡韦 ETV（年龄≥2 岁）	体质量（kg）	剂量（mg/d）		体质量（kg）	剂量（mg/d）
		初治	经治		
	10～11	0.15	0.30	10～11	0.15
	11～14	0.20	0.40	11～14	0.20
	14～17	0.25	0.50	14～17	0.25
	17～20	0.30	0.60	17～20	0.30
	20～23	0.35	0.70	20～23	0.35
	23～26	0.40	0.80	23～26	0.40
	26～30	0.45	0.90	26～30	0.45
	>30	0.50	1.0	>30	0.50
替诺福韦 TDF（年龄≥12 岁）	≥35	300		≥35	300
拉米夫定 LAM（年龄≥2 岁）	3mg/（kg·d）,最高 100mg/d				
阿德福韦酯 ADV（年龄≥12 岁）	10mg/d				
替比夫定 LdT	—				

注:[a] 徐莹,王卫彬,李湛等.《2015 年美国肝病学会指南更新版:慢性乙型肝炎的治疗》摘译. 临床肝胆病杂志,2016,32(2):223-229.

[b] 中华医学会肝病学分会,中华医学会感染病学分会:慢性乙型肝炎防治指南(2015 更新版),中华肝脏病杂志,2015,23(12):888-905.

（五）肾移植患者核苷(酸)类药物抗 HBV 病毒治疗过程中的监测（表3-5-14）

表3-5-14　核苷（酸）类药物抗 HBV 病毒治疗过程中的检查项目及频率

检查项目	NA 治疗患者建议检查频率	对肾移植者的建议
血常规	每 6 个月检测 1 次直至治疗结束	每 3 个月检测 1 次
生化学指标	每 3～6 个月检测 1 次直至治疗结束	每 3 个月检测 1 次
HBV-DNA	每 3～6 个月检测 1 次直至治疗结束	每 3 个月检测 1 次

续表

检查项目	NA 治疗患者建议检查频率	对肾移植者的建议
HBsAg/HBsAb/HBeAg/HBeAb	每 6 个月检测 1 次直至治疗结束	每 3～6 个月检测 1 次
AFP	每 6 个月检测 1 次直至治疗结束	每 6 个月检测 1 次
LsM	每 6 个月检测 1 次直至治疗结束	每 6 个月检测 1 次
甲状腺功能、血糖	根据既往病情决定	根据既往病情决定
精神状态	根据既往病情决定	根据既往病情决定
腹部超声	每 6 个月检测 1 次直至治疗结束	每 6 个月检测 1 次
其他检查	服用替比夫定的患者,应每 3～6 个月检测 CK	服用替比夫定的患者,应每 3 个月检测 CK
	服用替诺福韦酯或阿德福韦酯的患者,应每 3～6 个月检测肌酐和血磷	服用替诺福韦酯或阿德福韦酯的患者,应每 3 个月检测肌酐和血磷

改编自:中华医学会肝病学分会,中华医学会感染病学分会:慢性乙型肝炎防治指南(2015 更新版),中华肝脏病杂志,2015,23(12):888-905.

(六)核苷(酸)类抗 HBV 药物的不良反应和药物相互作用(表 3-5-15)

表 3-5-15　已批准用于成人的抗 HBV 药物的不良反应和药物相互作用

药物	潜在的毒性与副作用	药物的相互作用
拉米夫定 LAM	骨髓抑制、锥体外系反应、周围神经病变、过敏反应、肌酸激酶升高和肌病、乳酸酸中毒、低血钾、胰腺炎	与甲氧苄啶、磺胺甲噁唑,血药浓度增加 40%
替比夫定 LdT	肌酸激酶升高和肌病、横纹肌溶解症、周围神经病变、乳酸酸中毒	无确定的药物相互作用
恩替卡韦 ETV	乳酸酸中毒、周围神经病变	无确定的药物相互作用
阿德福韦酯 ADV	肾毒性、急性肾衰竭、范可尼综合征、肾源性尿崩症、乳酸酸中毒、腹泻、耳鸣、肌病、血小板减少、胰腺炎	与布洛芬合用时本品的峰浓度和曲线下面积增加 与其他有肾毒性的药物(如 CsA、FK506 等)合用可能引起肾功能损害
替诺福韦	肾毒性、范可尼综合征、低磷性骨病、乳酸酸中毒	无有临床意义的相互作用

徐莹、王卫彬、李湛等.《2015 年美国肝病学会指南更新版:慢性乙型肝炎的治疗》摘译.临床肝胆病杂志,2016,32(2):223-229.

慢性乙型肝炎特殊患者抗病毒治疗专家委员会:慢性乙型肝炎特殊患者抗病毒治疗专家共识:2015 年更新.临床肝胆病杂志,2015,31(8):1185-1192.

黄亚雄、谢元林.核苷(酸)类药物抗乙型肝炎病毒中的不良反应.医学临床研究,2015,32(8):1653-1654.

冯铁柱、岑枝梅.核苷(酸)类药物治疗慢性乙型肝炎的不良反应荟萃.中华实验和临床感染杂志,2013,7(1):129-131.

(七)核苷(酸)类抗 HBV 药物的疗效(表 3-5-16)

表 3-5-16　核苷(酸)类药物抗 HBV 长期治疗的疗效汇总

药物		HBeAg 血清学转换率	HBV-DNA 阴转率	ALT 复常率	HBsAg 阴转率
HBeAg 阳性患者	LAM(5 年)	22%	无相关数据	58%	无相关数据
	LdT(2 年)	30%	56%	70%	1.3%
	ETV(5 年)	无相关数据	94%	80%	5%(2 年)
	ADV(5 年)	29%	55%	77%	无相关数据

续表

药物		HBeAg 血清学转换率	HBV-DNA阴转率	ALT 复常率	HBsAg阴转率
HBeAg 阴性患者	TDF(8 年)	31%	98%	无相关数据	13%
	LAM(5 年)	无相关数据	无相关数据	无相关数据	无相关数据
	LdT(2 年)	82%	78%		0.5%
	ETV(5 年)	无相关数据	无相关数据	无相关数据	无相关数据
	ADV(5 年)	67%	69%		5%
	TDF(8 年)	99%	无相关数据		1.1%

注：LAM：拉米夫定，LdT：替比夫定；ADV：阿德福韦酯；ETV：恩替卡韦；TDF：替诺福韦。
改编自：中华医学会肝病学分会，中华医学会感染病学分会. 慢性乙型肝炎防治指南(2015 更新版). 中华肝脏病杂志，2015，23(12)：888-905.

（杨志豪　敖建华）

参 考 文 献

1. 中华医学会肝病学分会，中华医学会感染病学分会. 慢性乙型肝炎防治指南. 中华肝脏病杂志，2015，23(12)：888-905.

2. Savas N，Colak T，Selcuk H，et al. Clinical Course of Hepatitis B Virus Infection in Renal Allograft Recipients. Digestive diseases and sciences，2007，12(52)：3440-3443.

3. Fabrizi F，Bunnapradist S，Martin P. HBV infection in patients with end-stage renal disease. Seminars in Liver Disease，2004，24 Suppl 1(1)：63.

4. Liu CJ，Chen PJ，Chen DS，et al. Hepatitis B virus reactivation in patients receiving cancer chemotherapy：natural history，pathogenesis，and management. Hepatol Int，2013，7(2)：316-326.

5. Kalia H，Fabrizi F，Martin P. Hepatitis B virus and renal transplantation. Transplantation Reviews，2011，25(3)：102-109.

6. Mcmillan JS，Tim S，Angus PW，et al. Effect of immunosuppressive and antiviral agents on hepatitis B virus replication in vitro. Hepatology，1995，22(1)：36-43.

7. Patricia A，Vierling，John M. Modifications of immunosuppression in hepatitis B virus infection. Current Opinion in Organ Transplantation，2001，6(4)：331-337.

8. 中华医学会肝病学分会，中华医学会感染病学分会. 慢性乙型肝炎防治指南(2010)年版. 临床肝胆病杂志，2011，27(01)：7-9.

9. 朱鹏，唐怡，王宇明.《亚太肝病学会乙型肝炎管理的临床实践指南(2015 年更新)》推荐意见. 临床肝胆病杂志，2016，32(03)：423-428.

10. 徐东平，刘妍. 结合基因型耐药突变检测与表型耐药分析探索乙肝病毒耐药的新认识. 解放军医学杂志，2012，37(06)：535-538.

11. 慢性乙型肝炎特殊患者抗病毒治疗专家委员会. 慢性乙型肝炎特殊患者抗病毒治疗专家共识：2015 年更新. 临床肝胆病杂志，2015，31(8)：1185-1192.

12. 杨松，温少芳，闫杰. 乙型肝炎病毒耐药专家共识：2009 年更新. 中华实验和临床感染病杂志(电子版)，2009，3(01)：72-79.

13. 李健，曾小平. HBV 逆转录酶区基因耐药变异的研究现状. 实验与检验医学，2017，35(01)：64-67.

14. Suppiah J，Mohd ZR，Haji NS，et al. Drug-resistance associated mutations in polymerase (p) gene of hepatitis B virus isolated from malaysian HBV carriers. Hepat Mon，2014，14(1)：e13173.

15. Lei J，Wang Y，Wang L，et al. Profile of hepatitis B virus resistance mutations against nucleoside/nucleotide analogue treatment in Chinese patients with chronic hepatitis B. Virology journal，2013，10(1)：313.

16. Liu Y，Xu Z，Wang Y，et al. rtM204Q May Serve as a Novel Lamivudine-Resistance-Associated Mutation of Hepatitis B Virus. Plos One，2014，9(2)：e89015.

17. Parvez MK，Arbab AH，Al-Dosari MS，et al. Antiviral Natural Products Against Chronic Hepatitis B：Recent Developments. Curr Pharm Des，2016，22(3)：286-293.

18. Lim SG，Ng TM，Kung N，et al. A double-blind placebo-controlled study of emtricitabine in chronic hepatitis B. Archives of Internal Medicine，2006，166(1)：49-56.

19. Han SHB. Telbivudine：a new nucleoside analogue for the treatment of chronic hepatitis B. Expert Opinion on Investigational Drugs，2005，14(4)：511-519.

20. Kim JH，Ko SY，Choe WH，et al. Lamivudine plus adefovir combination therapy for lamivudine resistance in hepatitis-B-related hepatocellular carcinoma patients. Clinical & Molecular Hepatology，2013，19(3)：273-279.

21. Lok ASF，Mcmahon BJ. Chronic hepatitis B. Hepatology，2007，45(2)：507-539.

22. Liaw YF，Leung N，Kao JH，et al. Asian-Pacific consensus

statement on the management of chronic hepatitis B：a 2008 update. Hepatol Int,2008,2（3）：263-283.

23. Zoulim F, Locarnini S. Management of treatment failure in chronic hepatitis B. Journal of Hepatology,2012,56（Supplement 1）：S112-S122.

24. Wang J. Clinical utility of entecavir for chronic hepatitis B in Chinese patients. Drug Design Development & Therapy, 2014,8（default）：13-24.

25. 付丽娟,滕旭,谷鸿喜.核苷（酸）类似物抗乙型肝炎病毒耐药机制及临床策略.中国医药,2013,8（10）：1513-1514.

26. 庄辉.核苷（酸）类药物治疗慢性乙型肝炎耐药及其管理专家共识解读.医学研究杂志,2013,42（09）：1-2.

27. Wen CP, Matsushita K, Coresh J, et al. Relative risks of chronic kidney disease for mortality and end-stage renal disease across races are similar. Kidney Int,2014,86（4）：819-827.

28. 中华医学会肝病学分会.伴有肾脏损伤及其高危风险的慢性乙型肝炎患者抗病毒治疗专家共识.实用肝脏病杂志,2016,32（4）：2242-2247.

29. Gara N, Zhao X, Collins MT, et al. Renal tubular dysfunction during long-term adefovir or tenofovir therapy in chronic hepatitis B. Alimentary Pharmacology & Therapeutics,2012, 35（11）：1317-1325.

30. Gane EJ, Deray G, Liaw YF, et al. Telbivudine improves renal function in patients with chronic hepatitis B. Gastroenterology,2014,146（1）：138-146.

31. Wang Y, Thongsawat S, Gane EJ, et al. Efficacy and safety of continuous 4-year telbivudine treatment in patients with chronic hepatitis B. Journal of viral Hepatitis,2013,20（4）：e37-e46.

32. Yuen MF, Hui CK, Cheng CC, et al. Long-term follow-up of interferon alfa treatment in Chinese patients with chronic hepatitis B infection：The effect on hepatitis B e antigen seroconversion and the development of cirrhosis-related complications. Hepatology,2001,34（1）：139-145.

33. Marcellin P, Bonino F, Lau G, et al. Sustained response of hepatitis B e antigen-negative patients 3 years after treatment with peginterferon alfa-2a. Gastroenterology,2009,136（7）：2169-2179.

34. Rostaing L, Modesto A, Baron E, et al. Acute renal failure in kidney transplant patients treated with interferon alpha 2b for chronic hepatitis C. Nephron,1996,74（3）：512-516.

35. Durlik M, Gaciong Z, Rowińska D, et al. Long-term results of treatment of chronic hepatitis B, C and D with interferon-α in renal allograft recipients. Transplant international,1998, 11（S1）：S135-S139.

36. Fabrizi F, Martin P, Dixit V, et al. HBsAg seropositive status and survival after renal transplantation：meta-analysis of ob-servational studies. Am J Transplant,2005,5（12）：2913-2921.

37. Yap D, Tang C, Yung S, et al. Long-term outcome of renal transplant recipients with chronic hepatitis B infection-impact of antiviral treatments. Transplantation,2010,90（3）：325-330.

38. Fabrizi F, Dulai G, Dixit V, et al. Lamivudine for the treatment of hepatitis B virus-related liver disease after renal transplantation：meta-analysis of clinical trials. Transplantation,2004,77（6）：859-864.

39. Thabut D, Thibault V, Bernard-Chabert B, et al. Long-term therapy with lamivudine in renal transplant recipients with chronic hepatitis B. European Journal of Gastroenterology & Hepatology,2004,16（12）：1367-1373.

40. Chan TM, Tse KC, Tang CS, et al. Prospective study on lamivudine-resistant hepatitis B in renal allograft recipients. Am J Transplant,2004,4（7）：1103-1109.

41. 茅益民,曾民德.抗乙型病毒性肝炎新药——阿德福韦酯.中华肝脏病杂志,2004,12（01）：63-65.

42. Marcellin P, Chang TT, Lim SG, et al. Adefovir dipivoxil for the treatment of hepatitis B e antigen-positive chronic hepatitis B. N Engl J Med,2003,348（9）：808-816.

43. 曾民德,茅益民,姚光弼等.阿德福韦酯治疗 HBeAg 阳性的中国慢性乙型病毒性肝炎患者 52 周的多中心临床研究.中华传染病杂志,2005,23（06）：387-394.

44. Marcellin P, Chang TT, Lim SG, et al. Long-term efficacy and safety of adefovir dipivoxil for the treatment of hepatitis B e antigen-positive chronic hepatitis B. Hepatology, 2008, 48（3）：750-758.

45. Lampertico P, Vigano M, Manenti E, et al. Low resistance to adefovir combined with lamivudine：a 3-year study of 145 lamivudine-resistant hepatitis B patients. Gastroenterology, 2007,133（5）：1445-1451.

46. Rapti I, Dimou E, Mitsoula P, et al. Adding-on versus switching-to adefovir therapy in lamivudine-resistant HBeAg-negative chronic hepatitis B. Hepatology, 2007, 45（2）：307-313.

47. Lampertico P, Viganò M, Manenti E, et al. Adefovir rapidly suppresses hepatitis B in HBeAg-negative patients developing genotypic resistance to lamivudine. Hepatology, 2005, 42（6）：1414-1419.

48. Peters MG, Hann Hw Hw, Martin P, et al. Adefovir dipivoxil alone or in combination with lamivudine in patients with lamivudine-resistant chronic hepatitis B. Gastroenterology, 2004,126（1）：91-101.

49. Perrillo R, Hann HW, Mutimer D, et al. Adefovir dipivoxil added to ongoing lamivudine in chronic hepatitis B with YM-DD mutant hepatitis B virus. Gastroenterology, 2004, 126（1）：81-90.

50. Marzano A, Lampertico P, Mazzaferro V, et al. Prophylaxis of hepatitis B virus recurrence after liver transplantation in carriers of lamivudine-resistant mutants. Liver Transplantation, 2005, 11(5):532-538.

51. Lampertico P, Viganò M, Facchetti F, et al. Long-term add-on therapy with adefovir in lamivudine-resistant kidney graft recipients with chronic hepatitis B. Nephrology, Dialysis, Transplantation: Official Publication of the European Dialysis and Transplant Association-European Renal Association, 2011, 26(6):2037-2041.

52. Lai HW, Chang CC, Chen TH, et al. Safety and efficacy of adefovir therapy for lamivudine-resistant hepatitis B virus infection in renal transplant recipients. Journal of the Formosan Medical Association, 2012, 111(8):439-444.

53. Innaimo SF, Seifer M, Bisacchi GS, et al. Identification of BMS-200475 as a potent and selective inhibitor of hepatitis B virus. Antimicrobial Agents and Chemotherapy, 1997, 41 (7):1444-1448.

54. Kai CT, Yap D, Tang C, et al. Response to adefovir or entecavir in renal allograft recipients with hepatitic flare due to lamivudine-resistant hepatitis B. Clinical Transplantation, 2010, 24(2):207-212.

55. Sherman M, Yurdaydin C, Sollano J, et al. Entecavir for treatment of lamivudine-refractory, HBeAg-positive chronic hepatitis B. Gastroenterology, 2006, 130(7):2039-2049.

56. Lai C, Gane E, Liaw Y, et al. Telbivudine versus Lamivudine in Patients with Chronic Hepatitis B. The New England journal of medicine, 2007, 357(25):2576-2588.

57. Liaw YF, Gane E, Leung N, et al. 2-Year GLOBE Trial Results: Telbivudine Is Superior to Lamivudine in Patients With Chronic Hepatitis B. Gastroenterology, 2009, 136(2):486-495.

58. Pan CQ, Duan Z, Dai E, et al. Tenofovir to Prevent Hepatitis B Transmission in Mothers with High Viral Load. New England Journal of Medicine, 2016, 374(24):2324-2334.

第三节　丙型肝炎

丙型肝炎病毒(hepatitis C virus, HCV)是一种流行性的病毒, HCV 主要通过血液传播, 终末期肾病患者是 HCV 感染的高危人群。根据世界卫生组织的报告, 目前全球的感染率约为 3%, 估计约 1.8 亿人口感染了 HCV, 其中肾移植受者占 11% ~ 49%[1]。

HCV 可分为六个基因型及不同亚型, 按照国际通行的方法, 以阿拉伯数字表示 HCV 基因型, 以小写的英文字母表示基因亚型。HCV 基因 1 型和 2 型呈世界性分布, 1 型占所有 HCV 感染者的 70% 以上。基因 3 型仅见于南亚, 基因 4 型分布在伊斯兰国家, 基因 5 型分布在南非, 基因 6 型主要分布在中国香港和越南。HCV1b 和 2a 基因型在我国较为常见, 其中以 1b 型为主。

肾移植受者 HCV 感染是导致受者肝脏功能异常的主要原因之一, 是术后发生肝硬化、肝癌和死亡的高危因素。肾移植受者 HCV 感染或复制与术后出现蛋白尿、HCV 相关性肾小球肾炎及慢性排斥反应密切相关, 被认为是移植物失功的独立危险因素[2]。研究发现与非 HCV 感染的肾移植受者相比, 合并 HCV 感染的肾移植受者短期、长期人/肾存活率均明显下降[3,4]。HCV 感染给肾移植受者带来了一系列的临床问题, 严重影响了患者的预后。

一、危险因素

肾移植受者主要是在等待肾移植的血液透析过程中感染 HCV, 还有部分因供体携带病毒而感染[5]。终末期肾病患者大多数需靠血液透析维持生命, 需反复住院或在门诊进行透析治疗, 由于共用仪器设备, 以及穿刺取血、透析或留置管道等损伤性操作增多, 部分贫血严重者尚需输血治疗等原因, 其乙肝或丙肝病毒的感染率明显高于正常人群。有报道称血液透析患者丙肝感染率为 13.6%, 乙肝感染率高达 72.7%[6]。

还有一部分 HCV 感染患者可能因接受 HCV 供体而感染。对于丙肝阳性供肾是否可以利用在国内外一直存有争议。一项早期临床研究发现, 如将丙肝阳性供肾移植给丙肝阴性受者, 其受者高达 55% 会感染丙肝病毒, 48% 的受者出现肝功能不全[7]。2017 年美国器官移植会议有报道称核苷类似物的应用可以明显降低 HCV 阳性供者给 HCV 阴性受者的转染率。由于目前证据有限, 大多数移植中心暂不推荐将丙肝阳性供肾移植给丙肝阴性受者。但对于丙肝阳性供肾能否移植给丙肝阳性受者国外很多学者持肯定态度。国内外一些临床观察发现接受 HCV 阳性供肾的 HCV 阳性受者在肝损害、急性排斥的发生率、移植肾和人的存活率方面与对照组类似[8-10]。

二、发病机制

HCV 是球型外壳病毒, 直径约 50nm, 属于黄病毒科。其基因组是一种具有荚膜单股正链的 RNA

病毒,基因组含有约9600个碱基,编码一条约3010个氨基酸的多蛋白前体,有6种主要的基因型和几十种亚型。HCV 在复制时大约每合成一个基因长度的 RNA 就会出现一个碱基突变,因而极易发生变异[11]。HCV 主要经血液传播、性传播和母婴传播也是其传播途径,接吻、拥抱、饮水、食物、共用餐具和水杯一般不会传播 HCV。肝细胞是 HCV 的靶细胞和主要复制场所。丙型肝炎的病理改变与甲、乙、丁型肝炎相似,但汇管区淋巴细胞聚集、胆管损伤和脂肪变性的发生率明显高于乙肝病毒感染[12]。

慢性丙肝的肝细胞损伤不是通过 HCV 直接损伤作用,而是通过自身免疫介导的方式实现的。研究报道 HCV 可以通过免疫逃避和免疫损伤宿主等途径来影响宿主的免疫功能,使病毒在宿主中持续复制,导致丙肝炎症的慢性化[13]。

肾移植术后患者需长期服用免疫抑制剂治疗,免疫功能低下导致 HCV 复制活跃,同时,长期应用免疫抑制剂也可导致药物性肝损伤;肾移植后脂肪肝的发病率也明显升高,加速了病情进展;合并其他病毒感染(如乙肝病毒、巨细胞病毒)也可以加重肝细胞损害。除此之外,HCV 感染患者易合并 HCV 相关性肾炎、糖尿病、贫血、心血管疾病、感染等因素也加速了病情的进展。

三、诊断和鉴别诊断

移植术后出现肝功能异常,应首先鉴别是病毒性肝损害,还是药物性肝损害。药物性肝损害常见于移植后早期免疫抑制药物用量较大、血药浓度较高时,当减小药物剂量或改用肝毒性较小药物后,异常的肝功能逐渐恢复至基本正常;而病毒性肝损害,对减停或更换免疫抑制剂无此反应,必须动态监测病毒的定性和定量变化。

肾移植受者的 HCV 感染诊断主要依靠实验室检查及临床症状。血清学方法是 HCV 最初的诊断方法。诊断 HCV 感染的"金标准"仍然是依靠 PCR 方法检测患者血清中 HCV-RNA 拷贝数。慢性 HCV 感染的患者在短时间内可能症状并不明显,对于高风险或"可疑"感染患者应常规进行血清学筛查。急、慢性丙型肝炎诊断的"金标准"是肝活检组织病理学改变,包括定性和半定量肝细胞内的 HCV;肝细胞变性坏死、汇管区淋巴细胞聚集、毛细胆管损伤、门脉性肝纤维化和桥状坏死等,甚至广泛肝硬化和(或)肝癌。检查项及其目的和意义见表 3-5-17。

表 3-5-17　检查项及其目的和意义

检测/检查	目的	意　义
HCV PCR 定性	证实 HCV 感染	有助于早期发现,避免交叉感染
HCV PCR 定量	估计病毒负荷量	敏感性偏低,用于监测 HCV 活动情况及治疗后反应
HCV 基因型	治疗方案制订	反映干扰素的治疗情况或用于新型抗 HCV 治疗药物的选择
肝活检	确诊丙型肝炎	鉴别药物性或其他肝损害,判断损伤程度,确定治疗方案和强度,观察治疗预后

四、临床特点

丙型病毒性肝炎严重影响移植肾受者的人/肾近期和远期存活。HCV 感染或复燃致丙型病毒性肝炎的类型不同临床表现也不尽相同。慢性丙型肝炎可以表现为一些非特异性的症状和体征,如无明显症状、转氨酶升高、轻度黄疸或肝区疼痛、蛋白尿、血肌酐升高;也可因为肝功能代谢异常导致环孢素或 FK506 血药浓度异常升高等;有些情况下转氨酶正常,但肝脏组织学检查显示病情进展迅速,可出现门脉性肝纤维化、桥状坏死等,可进展至肝硬化和(或)肝癌。由于目前世界范围对丙肝的重视,移植后早期干预已经形成共识,故慢性丙型肝炎是肾移植受者最常见类型。肝硬化和肝癌是慢性丙型肝炎患者的主要死因,其中失代偿期肝硬化为最主要。

急性和重型丙型肝炎较少见,可表现为快速肝功能损害,比如黄疸、谷丙转氨酶或谷草转氨酶升高、胆酶分离等一系列急性肝功能衰竭的临床特征,最终快速进展到终末期肝功能衰竭,导致患者死亡。

HCV 感染可导致移植肾 HCV 相关性肾小球肾炎,最常见的为膜增生性肾小球肾炎和系膜性肾小球肾炎,表现为蛋白尿、镜下血尿、肌酐升高等,导致移植肾的存活期明显缩短。

移植后 HCV 感染或复燃常伴发 2 型糖尿病,可能与 HCV 高复制导致的慢性炎症引起的高细胞因子状态有关,最终导致胰岛素抵抗,其根本发病机制目前仍不清楚。有报道 Anti-HCV-IgG 阳性与移植后糖尿病强关联，并增加患者死亡率。故这类患者常有糖尿病的临床表现[14]。

五、肾移植术后丙肝的治疗

丙肝的治疗最终目的是清除或持续抑制体内的 HCV，达到血清病毒学应答，改善或减轻肝损害，阻止进展为肝硬化、肝衰竭或慢性丙肝，提高患者的生活质量。所有慢性 HCV 患者均有治疗指征。对于慢性肝纤维化患者和已有 HCV 合并症的患者应立即开始治疗。药物治疗和疗程基于基因分型。丙型肝炎推荐治疗方案见表 3-5-18。

表 3-5-18 丙型肝炎推荐治方案[15,16]

基因分型	推荐治疗方案
1a 型	索非布韦+雷迪帕韦×12 周或索非布韦+达他卡韦×12 周；如有肝硬化，调整为 24 周±利巴韦林；帕利瑞韦+利托那韦+奥毕他韦（复合制剂）+达萨布韦+利巴韦林×12 周或索非布韦+司美匹韦±利巴韦林×12 周
1b 型	索非布韦+雷迪帕韦×12 周或索非布韦+达他卡韦×12 周；如有肝硬化，调整为 24 周±利巴韦林；帕利瑞韦+利托那韦+奥毕他韦（复合制剂）+达萨布韦±利巴韦林×12 周或索非布韦+司美匹韦×12 周
2 型	索非布韦+利巴韦林×12 周~16 周（若肝硬化，延长疗程）或索非布韦+达他卡韦×12 周
3 型	达他卡韦+索非布韦×12 周（如有肝硬化，调整为 24 周±利巴韦林）；索非布韦+利巴韦林×24 周
4 型	帕利瑞韦+利托那韦+奥毕他韦（复合制剂）+利巴韦林×12 周；索非布韦+雷迪帕韦×12 周；索非布韦+利巴韦林×24 周
5 型	索非布韦+聚乙二醇干扰素+利巴韦林×12 周
6 型	索非布韦+达他卡韦×12 周

治疗术语及定义如下。

快速病毒学应答（rapid virological response，RVR）：治疗第 4 周 HCV-RNA 不可测。

早期病毒学应答（early virological response，EVR）：治疗第 12 周 HCV-RNA 较治疗前下降>10^2。

完全早期病毒学应答（complete EVR，cEVR）：治疗第 12 周 HCV-RNA 不可测。

部分早期病毒学应答（partial EVR，pEVR）：治疗第 12 周 HCV-RNA 较治疗前下降>10^2，但仍可测。

延迟病毒学应答（delayed virological response，DVR）：治疗第 12 周 HCV-RNA 较治疗前下降>10^2，但仍可测；第 24 周 HCV-RNA 不可测。

部分应答（partial response）：治疗第 12 周 HCV-RNA 较治疗前下降>10^2，且第 12 周和第 24 周 HCV-RNA 可测。

无应答（null response）：治疗第 12 周 HCV-RNA 较治疗前下降<10^2。

突破（breakthrough）：在实现病毒学应答后，治疗过程中出现 HCV-RNA 水平反弹。

复发（relapse）：HCV-RNA 可测。

持续病毒学应答（sustained virological response，SVR）：治疗结束后第 12 周和第 24 周 HCV-RNA 不可测；可表示为 SVR12 和 SVR24。

（一）抗排斥治疗方案

对于存在术前 HCV 感染的肾移植受者术后应选用何种免疫抑制方案一直是移植界争论的焦点，目前普遍认为以他克莫司联用霉酚酸酯类抑制剂（如 MMF）和激素的方案为这类患者的首选方案，该方案不仅能有效降低排斥反应的发生，而且对肝脏的功能影响也很小，并能减少丙肝的复发。

（二）抗 HCV 药物的应用

干扰素是治疗丙型肝炎的有效药物，能有效抑制丙肝病毒的复制，降低肝脏的损害及肝硬化的发生率。持续合并使用 48 周的干扰素和利巴韦林是治疗丙肝的传统主要方法[17]。临床研究已证实对于抑制丙肝病毒的治疗方法，干扰素与利巴韦林联合应用效果要好于单独应用[18,19]。如果联合干扰素和利巴韦林治疗，持续病毒应答率可达到 50% 左右[20]。本研究中心既往也探讨使用干扰素联合利巴韦林小剂量短疗程的抗 HCV 治疗，取得了较好的疗效[21]，其他移植中心的研究也得出类似研究结果[22]。药物药物选择及相互作用见表 3-5-19。

表 3-5-19　药物选择及相互作用列表

药物	常规剂量	肾移植患者调整剂量	常见不良反应	注意事项(禁忌证和相互作用)
α干扰素	50μg,每周 1 次	一般无需减量,如对重组集成α干扰素有严重不良反应,应暂时减量。如不良反应仍不能耐受,应终止治疗	发热、头痛、乏力、肌痛、关节痛等类似流感症状;白细胞降低、血红蛋白减少等	已知对α干扰素或对本品的任何成分有过敏反应的患者禁用 有抑郁症病史的患者应慎用重组集成α干扰素注射液,医师应监测所有有抑郁症迹象的患者 已有心脏病、或内分泌病史的患者使用重组集成α干扰素注射液时应谨慎
聚乙二醇α干扰素-2a	每次 180μg,每周 1 次,腹部或大腿皮下注射	对终末期肾功能进行血液透析的患者,135μg 剂量下的暴露量与肾功能正常患者 180μg 剂量的相似	流感样疾病、不适、嗜睡、寒颤、潮热、虚弱、单纯疱疹、胸痛、口渴。淋巴结肿大、贫血和血小板减少。甲状腺功能减退和甲状腺功能亢进	以下情况禁用本品: 对α干扰素或本品的任何赋形剂过敏 自身免疫性慢性肝炎,严重肝功能障碍或失代偿性肝硬化 新生儿和 3 岁以下儿童,因为本产品含有苯甲醇 有严重心脏疾病史,包括 6 个月内有不稳定或未控制的心脏病 有严重的精神疾病或严重的精神疾病史,主要是抑郁 妊娠和哺乳
利巴韦林	剂量依据体重而定:1000mg(体重<75kg)或(体重>75kg)1200mg,每天 2 次	一般无需减量	常见的不良反应有贫血、乏力等,停药后消失。较少见的不良反应有疲倦、头痛、失眠、食欲减退、恶心、呕吐、轻度腹泻、便秘等,并可致红细胞、白细胞及血红蛋白下降	对本品过敏者、孕妇禁用 有严重贫血、肝功能异常者慎用 本品后引起血胆红素增高者可高达25%。大剂量可引起肝功能异常、血红蛋白含量下降

NS3/NS4A 抑制剂

药物	常规剂量	肾移植患者调整剂量	常见不良反应	注意事项(禁忌证和相互作用)
波普瑞韦	口服 800mg 每天 3 次,在进餐或吃点心时服用	肝肾功能不全患者使用波普瑞韦时,不需减量	主要不良反应是贫血和味觉障碍	波普瑞韦不可单独使用,必须与干扰素和利巴韦林联合 波普瑞韦三联治疗过程中,若 HCV-RNA 在 4～12 周期间检测>1000μg/ml 或在 24 周时 HCV-RNA 仍可测出,必须停用所有正在使用的抗 HCV 药物
特拉匹韦	每次 1125mg,每日 2 次,随餐服用,与 PEG-IFN 及利巴韦林合用治疗 1 型慢性丙肝	在肾功能损伤患者中无需调整剂量,但在透析患者中无相关研究数据	比较常见的不良反应包括皮疹、贫血、恶心、疲劳、头痛、腹泻、肛门瘙痒、直肠刺激感和疼痛等	与波普瑞韦相同,该药目前在美国已不再推荐应用
司美匹韦	每日口服 1 次、剂量为 60mg	一般无需调整剂量,但在透析患者中无相关研究数据	可引起高胆红素血症	司美匹韦经 CYP3A4 酶代谢,所以不推荐与该酶的强诱导剂或抑制剂合用

药物	常规剂量	肾移植患者调整剂量	常见不良反应	注意事项（禁忌证和相互作用）
帕利瑞韦	150mg，每日1次	一般无需调整剂量	常见的不良反应有劳累和头晕	不推荐用于肝硬化 Child-Pugh B 级和 C 级患者。用药过程中可诱发致命性乳酸性酸中毒，因此，在临床使用该方案时应严密监测肝功能及乳酸水平
NS5A 抑制剂				
达卡他韦	60mg，口服每天1次	一般无需调整剂量	最常见不良反应是头痛、疲乏、恶心和腹泻。少部分患者可观察到短暂的、无症状脂肪酶升高	环孢素、炔雌醇/诺孕酯、美沙酮、咪达唑仑、他克莫司、替诺福韦与达卡他韦同时使用时，未观察到临床相关性 尚未建立年龄<18 岁儿童患者中达卡他韦的安全性和有效性，老年人的药物剂量无需调整
雷迪帕韦	固定剂量组合片剂（索非布韦400mg+雷迪帕韦90mg），每日1次	轻中度肾功能减退者一般无需减量。对于严重肾功能受损患者用量临床资料尚不足	常见的副作用是疲劳和头痛、恶心、腹泻、失眠等	当与胺碘酮共同给药时需要重点监测心率变化 利福平可降低血药浓度 少部分人可出现胆红素、脂肪酶、肌酸激酶增高
奥毕他韦	每日口服25mg	轻至重度肾损伤患者中无需调整药物剂量	最常见的不良反应为疲劳、头痛、恶心，血红素值下降	奥毕他韦12.5mg/帕利瑞韦75mg/利托那韦50mg 组成复方制剂，每日2片 该药不能应用于中重度肝损伤患者
NS5B 抑制剂				
索非布韦	每片400mg，每日1片	一般无需减量	最常见不良反应是头痛与乏力；其他不良反应包括恶心、失眠和贫血等	与高脂饮食同时服用可减慢药物的吸收，因此最好空腹服药 索非布韦主要通过肾脏排泄，治疗期间应注意监测肾功能 少数药物与索非布韦有相互作用，如抗癫痫药（如卡马西平、苯妥英钠、苯巴比妥、奥卡西平）、抗结核药（如利福布丁、利福平、利福喷丁）、抗艾滋病病毒的蛋白酶抑制剂（如替拉那韦、利托那韦），上述药物与索非布韦合用，可降低索非布韦的血药浓度，影响其抗病毒疗效 索非布韦与胺碘酮不要同时服用，索非布韦与胺碘酮可能有相互作用，导致索非布韦的血药浓度增加，引起心脏毒性
达萨布韦	服用250mg 每日2次	一般无需减量	不良反应主要包括乏力、头痛、恶心、失眠和贫血等	在 Child-Pugh B 级的中度肝损伤患者中不推荐应用，在 Child-Pugh C 级的重度肝损伤患者中禁止应用 帕利瑞韦/奥毕他韦+达萨布韦与西罗莫司和伊维莫司的相互作用尚无相关数据，目前尚不推荐将其合用 帕利瑞韦/奥毕他韦+达萨布韦与霉酚酸酯合用尚无相关研究报道，有可能存在相互作用，推荐将霉酚酸酯剂量减半

然而,有研究报道干扰素会增加移植后急性排斥反应的发生以及移植物的丢失[21,23]。对于肾移植术后丙型病毒性肝炎的患者,干扰素的应用尚存在争议。根据一项荟萃分析表明,干扰素治疗丙肝阳性受者安全性和耐受性较差,最常见的副作用是激素耐药型排斥反应引起的移植肾功能障碍,而常常需要中断治疗[24]。另外,对于进展期肝病和肝硬化患者效果较差,应慎重考虑[25]。目前各大移植中心的主流观点已经不推荐使用干扰素和聚乙二醇干扰素用于治疗慢性 HCV 感染。首选治疗为直接抗病毒药物(directcting antiviral agents,DAA),合用或不合用利巴韦林。

NS3/NS4A 抑制剂:NS3/NS4A 蛋白酶抑制剂是用于抗 HCV 感染的第一类 DAA 上市药物。2011 年 FDA 批准上市第一代 NS3/NS4A 蛋白酶抑制剂波普瑞韦(boceprevir)和特拉匹韦(telaprevir,TVR),与聚乙二醇化干扰素和利巴韦林联合应用治疗 HCV 感染[26-28],但现在美国已不再推荐应用。第二代 NS3/NS4A 酶抑制剂司美匹韦(simeprevir)因其不良反应较少、效果良好而被推荐使用。帕利瑞韦(paritaprevir)也是一种 NS3/NS4A 蛋白酶抑制剂,美国艾伯维公司将帕利瑞韦、利托那韦(ritonavir)与 NS5A 抑制剂奥毕他韦(ombitasvir)制成复方制剂用于治疗基因 1 型丙型肝炎。帕利瑞韦主要在肝脏中进行代谢,应用于 Child-Pugh A 级肝硬化患者中无需调整用药剂量,但不推荐用于 Child-Pugh B 级和 C 级患者。肾功能轻度、中度及重度损伤患者使用时无需调整剂量。

NS5A 抑制剂:NS5A 蛋白负责磷酸化/过磷酸化,在 HCV 病毒复制中起重要作用[29-31]。研究表明 NS5A 抑制剂对所有基因型的 HCV 均有效,耐药屏障低至中等,通常与其他 DAA 联合应用。达卡他韦(daclatasvir)是一种对丙型肝炎病毒直接作用的抗病毒药,可高度选择性抑制 HCV 编码的非结构蛋白 NS5A,阻滞 HCV 病毒复制与组装过程。NS5A 具有三个结构区域,区域Ⅰ是 NS5A 与 RNA 结合的重要区域,区域Ⅱ的突变可能与病毒复制的水平有关,区域Ⅲ则参与 HCV 的组装过程,达卡他韦就是结构区域Ⅰ的抑制剂。2015 年 7 月 FDA 批准达卡他韦与索非布韦联合用于慢性 HCV 基因 3 型的治疗。在欧洲被批准用于 HCV 基因 1~4 型,在日本被批准用于基因 1b 型。达卡他韦是第一个无需同时联合干扰素或利巴韦林抗 HCV 的药物,规格为 60mg,口服,每日 1 次。其不良反应差异较大,常见不良反应为乏力、恶心、呃逆、腹泻、光敏反应、皮肤瘙痒、胆红素或转氨酶升高。

雷迪帕韦(ledipasvir):美国吉利德公司生产的复方制剂雷迪帕韦-索非布韦(harvoni)是针对 HCV 特异性 NS5A 蛋白酶的抑制剂,可通过抑制 HCV 蛋白的活化治疗慢性丙肝。在美国被批准用于基因 1 型丙肝患者,在欧洲被批准用于基因 1 型和 4 型丙肝患者。雷迪帕韦的吸收需要酸性 pH 的环境,其溶解度随着 pH 的升高而降低,超过 98% 通过粪便以原形排出,其余少量通过肾脏排出。

奥毕他韦(ombitasvir):奥毕他韦常与帕利瑞韦和利托那韦制成复方制剂用于抗 HCV 感染。也可以和 NS5B 抑制剂达萨布韦组成四联用药。该药不能被应用于中重度肝损伤患者,而在轻至重度肾损伤患者中无需调整药物剂量。

NS5B 抑制剂:近年来,以非结构蛋白 5B(NS5B)聚合酶为靶点的抗 HCV 药物颇受关注。索非布韦(sofosbuvir)是一种 HCV-RNA 聚合酶 NS5B 的核苷酸类似物抗病毒制剂,其在肝细胞内转化成活性尿苷三磷酸盐形式,在病毒基因组复制周期中诱导链终止,且对 HCV 各基因型均有作用。美国、欧洲及其他一些国家已推荐其作为慢性 HCV 感染的治疗药物。

在开始治疗之前,医师必须明确患者目前肝脏病变的严重程度和病毒载量的基数值。对于肾移植 HCV 感染受者来说,索非布韦的推荐剂量为每日口服 400mg,持续 12~24 周,同时估算肾小球滤过率>30ml/(min·1.73m^2)。临床治疗中,索非布韦与环孢素和他克莫司没有明显的药物间相互作用,他克莫司和环孢素无需调整药物剂量,与其他抗病毒药物合用时常见的不良反应包括疲劳、头痛、恶心、失眠、贫血,单用时常见为疲劳和头痛[32]。

我中心在临床试验中发现(未发表)索非布韦对我国较为常见的 HCV 1b 和 2a 基因型有非常好的效果,100% 肾移植受者获得快速病毒学应答;约有 40% 的患者获得持续病毒学应答,约有 50% 的患者在 3 个月停药后出现 HCV 复发,有 10% 的患者在治疗过程中 HCV 突破,后两者需改用复合制剂如 harvoni(雷迪帕韦 90mg-索非布韦 400mg 复方制剂)治疗,或联合利巴韦林治疗;harvoni 在应用的所有患者中效果理想。在试验中还发现索非布韦或 harvoni 均不会明显影响环孢素或他克莫司谷浓度。

达萨布韦(dasabuvir)是继索非布韦后的另一种新型非核苷类 NS5B 聚合酶抑制剂,与直接作用于病毒的药物联用治疗基因 1 型慢性丙型肝炎病毒感染。这种无干扰素的联合用药方案在治疗 HCV 感染上的持续病毒应答率达到 90% 以上,可单用或与利巴韦林联用。

抗病毒药物中除 NS5B 核苷抑制剂外,大多数耐药基因屏障较低,同一家族的化合物交叉耐药性明显。一些耐药变异在确定的基因型中以基因多态性存在,这些多态性的显现可能与 DAA 基础上联合干扰素及利巴韦林治疗下干扰素作用不佳有关。DAA 治疗丙型肝炎的疗效是受病毒基因型影响的。由于国内接近 2/3 的丙肝患者为基因 1 型,很多患者自己盲目服用和停药,有可能导致 HCV 对索非布韦等药物产生耐药变异,使后续治疗更为困难。所以丙肝的 DAA 药物治疗需要由感染专科和移植医生评估后制订详细的治疗方案。同时应提高用药的依从性,严格遵循服药频次、剂量和疗程,严防耐药突变的发生。

至于术后对丙肝复发的诊断,一般需要根据患者的 HCV 病毒复制量结合肝功能指标及临床表现来综合判断,部分移植中心提出可行肝组织活检以确诊,肝组织活检可以准确了解患者肝脏组织学改变,进一步用于判断预后,但在国内目前尚未能推广,实施时应结合具体情况,严格掌握指征。

(马俊杰)

参 考 文 献

1. Burra P, Rodriguez-Castro KI, Marchini F, et al. Hepatitis C virus infection in end-stage renal disease and kidney transplantation. Transpl Int,2014,27(9):877-891.

2. Dominguez-Gil B, Morales JM. Transplantation in the patient with hepatitis C. Transpl Int,2009,22(12):1117-1131.

3. Fabrizi F, Martin P, Dixit V, et al. Hepatitis C virus antibody status and survival after renal transplantation:meta-analysis of observational studies. Am J Transplant, 2005,5(6):1452-1461.

4. Maluf DG, Fisher RA, King AL, et al. Hepatitis C virus infection and kidney transplantation:predictors of patient and graft survival. Transplantation,2007,83(7):853-857.

5. Morales JM, Fabrizi F. Hepatitis C and its impact on renal transplantation. Nat Rev Nephrol,2015,11(3):172-182.

6. 肖观清,黄英伟,孔耀中等. 透析患者肝炎病毒感染及预后分析. 肾脏病与透析肾移植杂志,2002,11(6):260-262.

7. Pereira BJ, Wright TL, Schmid CH, et al. A controlled study of hepatitis C transmission by organ transplantation. The New England Organ Bank Hepatitis C Study Group. Lancet,1995, 345(8948):484-487.

8. Veroux P, Veroux M, Puliatti C, et al. Kidney transplantation from hepatitis C virus-positive donors into hepatitis C virus-positive recipients:a safe way to expand the donor pool? Transplant Proc,2005,37(6):2571-2573.

9. Veroux P, Veroux M, Sparacino V, et al. Kidney transplantation from donors with viral B and C hepatitis. Transplant Proc,2006,38(4):996-998.

10. 谢续标,蓝恭斌,彭龙开等. 乙肝/丙肝阳性供肾移植临床观察. 中南大学学报(医学版),2009,34(3):259-263.

11. 张继明,周红霞. 丙型肝炎病毒复制周期及抗病毒药物靶位研究. 肝脏,2004,9(3):196-198.

12. Yamane D, McGivern DR, Masaki T, et al. Liver injury and disease pathogenesis in chronic hepatitis C. Curr Top Microbiol Immunol,2013,369:263-288.

13. Hiroishi K, Ito T, Imawari M. Immune responses in hepatitis C virus infection and mechanisms of hepatitis C virus persistence. J Gastroenterol Hepatol,2008,23(10):1473-1482.

14. Fabrizi F, Martin P, Dixit V, et al. Post-transplant diabetes mellitus and HCV seropositive status after renal transplantation:meta-analysis of clinical studies. Am J Transplant, 2005,5(10):2433-2440.

15. Zignego AL, Ramos-Casals M, Ferri C, et al. International therapeutic guidelines for patients with HCV-related extrahepatic disorders. A multidisciplinary expert statement. Autoimmun Rev,2017,16(5):523-541.

16. Halota W, Flisiak R, Juszczyk J, et al. Recommendations for the treatment of hepatitis C in 2017. Clin Exp Hepatol, 2017,3(2):47-55.

17. Webster DP, Klenerman P, Dusheiko GM. Hepatitis C. Lancet,2015,385(9973):1124-1135.

18. Pan Q, Henry SD, Metselaar HJ, et al. Combined antiviral activity of interferon-alpha and RNA interference directed against hepatitis C without affecting vector delivery and gene silencing. J Mol Med (Berl),2009,87(7):713-722.

19. Fried MW, Jensen DM, Rodriguez-Torres M, et al. Improved outcomes in patients with hepatitis C with difficult-to-treat characteristics:randomized study of higher doses of peginterferon alpha-2a and ribavirin. Hepatology, 2008, 48 (4): 1033-1043.

20. Esforzado N, Campistol JM. Treatment of hepatitis C in dialysis patients. Contrib Nephrol,2012,176:54-65.

21. 马俊杰,李光辉,徐璐等. 小剂量 PEG-INF-α-2a 联合利巴韦林治疗肾移植后丙型肝炎的疗效和安全性.中华器官移植杂志,2012,33(9):548-551.

22. Pageaux GP,Hilleret MN,Garrigues V,et al.Pegylated interferon-alpha-based treatment for chronic hepatitis C in renal transplant recipients:an open pilot study.Transpl Int,2009,22(5):562-567.

23. Miras M,Carballo F,Egea J,et al.Clinical evolution in the first 3 months of patients after liver transplantation in maintenance phase converted from mycophenolate mofetil to mycophenolate sodium due to gastrointestinal complications.Transplant Proc,2007,39(7):2314-2317.

24. Fabrizi F,Lunghi G,Dixit V,et al.Meta-analysis:anti-viral therapy of hepatitis C virus-related liver disease in renal transplant patients.Aliment Pharmacol Ther,2006,24(10):1413-1422.

25. Carrion JA,Martinez-Bauer E,Crespo G,et al.Antiviral therapy increases the risk of bacterial infections in HCV-infected cirrhotic patients awaiting liver transplantation:A retrospective study.J Hepatol,2009,50(4):719-728.

26. Kwo PY,Lawitz EJ,McCone J,et al.Efficacy of boceprevir,an NS3 protease inhibitor,in combination with peginterferon alfa-2b and ribavirin in treatment-naive patients with genotype 1 hepatitis C infection(SPRINT-1):an open-label,randomised,multicentre phase 2 trial.Lancet,2010,376(9742):705-716.

27. Bacon BR,Gordon SC,Lawitz E,et al.Boceprevir for previously treated chronic HCV genotype 1 infection.N Engl J Med,2011,364(13):1207-1217.

28. Poordad F,McCone JJ,Bacon BR,et al.Boceprevir for untreated chronic HCV genotype 1 infection.N Engl J Med,2011,364(13):1195-1206.

29. Fridell RA,Qiu D,Valera L,et al.Distinct functions of NS5A in hepatitis C virus RNA replication uncovered by studies with the NS5A inhibitor BMS-790052.J Virol,2011,85(14):7312-7320.

30. Lee C,Ma H,Hang JQ,et al.The hepatitis C virus NS5A inhibitor(BMS-790052)alters the subcellular localization of the NS5A non-structural viral protein.Virology,2011,414(1):10-18.

31. Belda O,Targett-Adams P.Small molecule inhibitors of the hepatitis C virus-encoded NS5A protein.Virus Res,2012,170(1-2):1-14.

32. Ofliver EAF.EASL recommendations on treatment of hepatitis C 2014.J Hepatol,2014,61(2):373-395.

第四节　奴卡菌感染

一、危险因素

奴卡菌是一种条件致病菌,器官移植患者长时间应用免疫抑制剂,抵抗力低下,奴卡菌可侵入机体致病。高危因素包括大剂量激素冲击治疗,发生排斥反应接受抗排斥治疗,巨细胞病毒感染和以他克莫司、霉酚酸酯为基础的免疫抑制剂方案[1]。

二、发病机制

奴卡菌是革兰氏阳性、需氧性丝状细菌,不属于人体正常菌,寄生于土壤和腐物中,经呼吸道或皮肤伤口侵入人体,引起局部感染,并可经血循环播散到脑、肾等全身器官。

病理变化是化脓性炎症,可形成许多大小不一的脓肿。其周围可见革兰氏阳性球杆菌或分枝状菌丝,有时见到肉芽肿样病变。

三、诊断

血液检查可发现中性粒细胞升高,血沉增快。肺部影像学检查可见实变、空洞形成和多发性肺脓肿,也可见弥漫性结节灶和粟粒样病变。肺门淋巴结常肿大,但极少钙化。病变延及胸膜可致脓胸。

奴卡菌可通过显微镜下镜检或者培养来明确诊断。奴卡菌感染标本经改良法快速酸染色后使用1%硫酸脱色可在显微镜下观察到粉红色细丝状分枝杆菌。

四、鉴别诊断

奴卡菌感染肺部表现多种多样,需与结核、葡萄球菌感染和肿瘤等鉴别。可通过标本显微镜下镜检,T-SOPT检查,标本细菌培养等加以鉴别。

五、治疗

治疗奴卡菌属细菌的有效抗菌药物比较局限,包括复方新诺明、阿米卡星、亚胺培南、头孢曲松和头孢噻肟。不同的分离株对抗菌药物的敏感性不同。

在药敏试验结果出来以前,建议使用2种或3种静脉用药物来治疗严重感染。对于没有中枢神经系统感染的患者,建议可以采用复方新诺明联合阿米卡星治疗;对于有中枢神经系统感染的患者,建议复方新诺明联合亚胺培南治疗;对于有多器官受累的中枢神经系统感染患者,还会再加用阿米卡星[2]。

由于奴卡菌感染具有复发的特性,故推荐长疗程治疗,至少应持续 6 个月以上。药物治疗的同时应注意减少免疫抑制剂剂量和全身支持治疗,并发脓胸或脓肿者需施行引流术[3]。

(刘光军 吴建永)

参 考 文 献

1. Kandi V. Human Nocardia Infections:A Review of Pulmonary Nocardiosis. Cureus,2015,7(8):304-310.

2. Yu X,Han F,Wu J,et al. Nocardia infection in kidney transplant recipients:case report and analysis of 66 published cases. Transpl Infect Dis,2011,13(4):385-391.

3. Shrestha S,Kanellis J,Korman T,et al. Different faces of Nocardia infection in renal transplant recipients. Nephrology, 2016,21(3):254-260.

肾移植临床用药

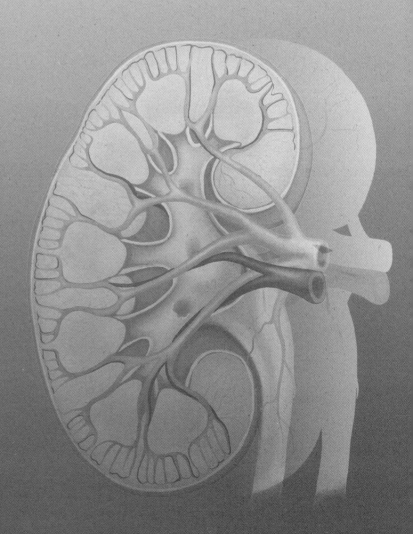

第四篇

心血管并发症的药物治疗

肾移植临床用药

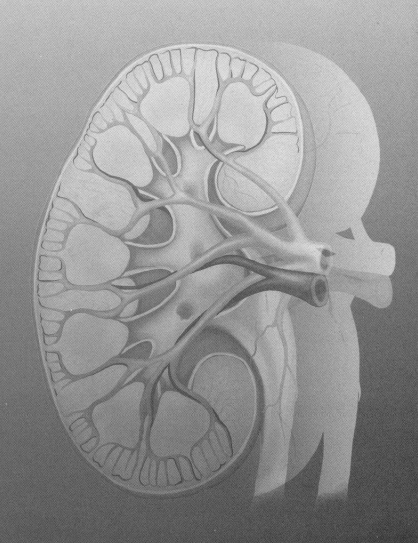

第一章

移植后高血压

高血压(hypertension,HT)是一种以体循环动脉压升高为特点的临床综合征,动脉血压的持续升高可以造成靶器官损害,如心脏、脑、肾脏以及血管等的损伤。高血压也是移植术后常见的并发症之一,不同中心报道的移植后高血压(post-transplant hypertension,PTHT)发病率均大于50%。移植后高血压不但影响移植物功能以及移植物的长期存活,还可导致移植受者预后不良。另外,移植术后若血压控制欠佳,可导致心血管事件(cardiovascular events,CVE)发生率增高,而CVE则是移植后的常见并发症和移植患者死亡的主要原因之一[1-3]。

第一节 危 险 因 素

一、供体因素

供体的年龄越大或有高血压家族史,移植后高血压风险明显增大[4]。供肾体积过小,可导致早期的高灌注状态,进而造成移植肾纤维化,发生移植后高血压[5]。

据报道,小窝蛋白-1(caveolin-1,CAV-1)缺失的供体其转化生长因子-β(transforming growth factor-β,TGF-β)活性增高,促进移植肾的间质纤维化,可导致高血压及移植肾功能丢失。同时,CAV-1缺失增加肾脏对血管紧张素Ⅱ的摄取和敏感性,进而增加肾血管的张力和近端小管对钠的重吸收,从而参与高血压的发病。另外,若供肾来自非洲裔,APOL1基因变异型亦可增加移植后高血压的风险[6]。

二、受体因素

接受肾移植手术的是慢性肾衰竭尿毒症期患者,其绝大多数在术前已存在高血压。尿毒症患者常合并高尿酸血症,而高尿酸可促进血管平滑肌细胞增生激活肾素-血管紧张素系统,血管收缩而导致高血压。另外,肥胖和代谢综合征以及慢性肾病也与移植后高血压密切相关。

据报道,移植受体CYP3A5和ABCB1基因编码的蛋白参与肾脏醛固酮和钠的代谢,还可增强钙神经蛋白抑制剂的致高血压作用[7]。

三、药物因素

移植后需服用免疫抑制剂是导致移植后高血压的重要原因之一[1]。例如,糖皮质激素可引起水钠潴留,导致容量负荷增大而影响血压。钙调磷酸酶抑制剂(calcineurin inhibitor,CNI)尤其以环孢素为著,也可引起高血压,它可通过调节血管活性物质的表达,使肾小球入球小动脉收缩致血压升高。

四、移植相关因素

移植肾功能延迟恢复、急性和慢性排斥反应和血栓性微血管病等一些可能导致移植肾损伤的情况均可能引起高血压[8]。另外,移植肾动脉狭窄(transplant renal artery stenosis,TRAS)可以发生在吻合口,也可发生在髂总动脉及髂外动脉,其与移植后高血压密切相关[9]。

第二节　发病机制[10]

从血流动力学角度而言,血压主要取决于体循环周围血管阻力和心排血量,而高血压的特征即为总外周血管阻力绝对或相对升高。就此而言,目前高血压的发病机制主要包括以下几个环节:交感神经系统活性亢进、肾性水钠潴留、肾素-血管紧张素-醛固酮系统激活、细胞膜离子转运异常、胰岛素抵抗等。

但是,单从血管外周阻力升高出发尚不能完全解释单纯收缩期高血压以及脉压增大,故动脉弹性功能减退在高血压发病机制中的地位亦不容忽视。例如,吸烟、高脂血症以及高血糖等危险因素促进氧自由基生成和一氧化氮灭活,形成氧化应激反应即可导致动脉弹性减退,参与高血压的发生。

第三节　诊断标准

高血压的诊断主要是根据诊所测量的血压值,测量安静休息坐位时上臂肱动脉部位的血压。人群的血压水平呈连续性正态分布,故高血压的标准是根据临床及流行病学资料来界定的。针对普通人群,《2014 年美国成人高血压治疗指南》以及《2010年中国高血压防治指南》均将高血压定义为收缩压≥140mmHg 或(和)舒张压≥90mmHg,而高血压根据具体血压测量值又可分为 1~3 级[2],见表 4-1-1。

与普通人群相同,当移植术后患者收缩压≥140mmHg 和(或)舒张压≥90mmHg 则可诊断为移植后高血压,但是关于其降压目标又与普通人群存在一定的差异。

表 4-1-1　高血压定义及分级

类型	收缩压	舒张压
正常血压	<120mmHg	<80mmHg
正常高值	120~139mmHg	80~89mmHg
高血压		
1 级	140~159mmHg	90~99mmHg
2 级	160~179mmHg	100~109mmHg
3 级	≥180mmHg	≥110mmHg
单纯收缩期高血压	≥140mmHg	<90mmHg

第四节　鉴别诊断

在诊断高血压的基础上,需进一步鉴别是原发性还是继发性高血压,前者需完善有关实验室检查,并评估相关危险因素和靶器官损伤情况;后者则由肾脏原发性疾病、原发性醛固酮增多症、阻塞性呼吸睡眠暂停以及移植肾动脉狭窄等引起,针对该类难治性高血压,除降压药物联合治疗外,可能还需要外科干预,例如介入手术放置动脉内支架或开放手术治疗移植肾动脉狭窄。

第五节　药物治疗

一、基本原则

出现移植后高血压,可先采取改变不良生活习惯,包括戒烟控酒、增加钾摄入、降低钠摄入、适量运动等,有助于控制血压。其次,降低 CNI 类药物剂量或以其他药物取代 CNI 类(尤其是环孢素)可有明确的降压效应。但需要注意的是,通过调节免疫抑制虽然有降压作用,但可能造成术后急性排斥反应风险增加,故需权衡利弊。

目前尚无针对移植后高血压药物治疗的临床指南,故主要是坚持个体化治疗的原则,结合患者高血压致病因素、具体病情、药物特点制订方案。

二、药物治疗

(一)常用降压药物

1. 钙通道阻滞剂

钙离子是细胞内的第二信使,调节细胞的活动和反应,参加神经递质的释放、肌肉收缩、腺体分泌和血小板激活,影响心血管系统的功能。钙离子通道阻滞剂可阻滞钙离子进入细胞内,产生针对心脏的负性肌力、负性频率以及负性传导作用,并舒张血管平滑肌,另外对血小板聚集和释放也有一定的作用;该类药物不仅可降低外周血管阻力,亦能拮抗钙调磷酸酶抑制剂的收缩肾血管作用,降低肾血管阻力。该类药物降压作用强,疗效与剂量相关,可作为一线降压药物,可用于各年龄段的患者,尤其适用于容量性高血压、老年高血压、单纯收缩期高血压、低肾素活性以及低交感活性的高血压等。其可分为二氢吡啶类和非二氢吡啶类,后者除了有降压作用外还能控制快速性心律失常,两者联合使用时可强化前者的降压效应。对于肾移植患者需要特别注意的是,钙通道阻滞剂可抑制 P450 代谢系统,升高钙调磷酸抑制剂的血药浓度,在此作用上非二氢吡啶类比二氢吡啶类更为明显。

常用药物:硝苯地平、氨氯地平、尼卡地平、地尔硫草,见表4-1-2。

表4-1-2 常用钙离子通道阻滞剂

通用名	常规剂量	肾移植患者调整剂量	常见不良反应	注意事项
硝苯地平	控释片:30mg,每日1次或每日2次 缓释片:20~30mg,每日2次	无需调整	面部潮红、心悸、窦性心动过速、水肿 舌根麻木、口干、发汗、头痛、恶心、食欲不振 牙龈增生	禁忌证:心源性休克、哺乳期及妊娠期妇女、严重主动脉狭窄、急性心梗发作4周内 相互作用:提高钙调磷酸酶抑制剂血药浓度
氨氯地平	起始剂量5mg,每日1次,最大剂量10mg,每日1次	无需调整	与硝苯地平类似,但发生率较低	禁忌证:低血压、重度主动脉狭窄和肝功能不全 相互作用:与吸入烃类麻醉药或β受体拮抗剂合用可引起低血压;与雌激素合用产生液体潴留引起高血压;提高钙调磷酸酶抑制剂血药浓度
地尔硫草	30~60mg,每日3次或每日4次	肾功能异常者应调整剂量	浮肿、头痛、恶心、眩晕、皮疹、疲劳感、心动过缓等 胃部不适、便秘以及腹泻等	禁忌证:充血性心力衰竭、收缩压低于90mmHg、心率低于50次/分、Ⅱ度或Ⅲ度房室传导阻滞或病态窦房结综合征且未安装起搏器、妊娠期妇女 相互作用:提高钙调磷酸酶抑制剂血药浓度
尼卡地平	20mg,每日3次	肾功能不全者慎用	头晕、头痛 脚肿 心悸,心动过速,脸红	禁忌证:青光眼、颅内出血、重度主动脉狭窄者 相互作用:提高钙调磷酸酶抑制剂血药浓度

2. 利尿剂

利尿剂可影响肾小球滤过、肾小管重吸收和分泌等功能,促进体内水电解质的排出从而增加尿量,最终能有效地减少水钠潴留、减轻心脏负荷及全身容量负荷,同时改善心脏功能。利尿剂主要可分为袢利尿剂、噻嗪类利尿剂和保钾利尿剂。关于利尿剂的使用,针对肾功能正常的患者以噻嗪类利尿剂为主,而针对肾功能减退者以袢利尿剂为宜,且慎用保钾利尿剂以避免出现高钾血症。需要注意的是,长期大剂量使用该类药物时易引起电解质紊乱,尤其是引起血钾低、糖代谢异常以及高尿酸血症等。

常用药物:呋塞米、托拉塞米、氢氯噻嗪、螺内酯,见表4-1-3。

3. 肾上腺素受体拮抗剂

该类药物主要包括α、β受体拮抗剂,α受体拮抗剂以及β受体拮抗剂。

α受体分为$α_1$受体和$α_2$受体,同时能阻断两者的药物称为非选择性α受体拮抗剂。$α_1$受体主要分布于血管平滑肌(如皮肤、黏膜血管以及部分内脏血管),激动时引起血管收缩。同时也分布于瞳孔开大肌,激动时瞳孔扩大。包括哌唑嗪、特拉唑嗪、多沙唑嗪、乌拉地尔等。$α_2$受体主要分布去甲肾上腺素能神经的突触前膜上,激动时可使去甲肾上腺素释放减少。目前应用药物为育亨宾,主要用于功能性阴茎勃起障碍病,不用于降压。非选择性α受体阻滞剂包括酚苄明等,这类药物在降低血压的同时阻

滞了突触前膜的 α_2 受体,可以促进去甲肾上腺素释放,导致心率加快,部分对抗了其阻断突触后 α_1 受体所引起的降压效应。这一不足之处限制了此类药物的临床应用,除用于嗜铬细胞瘤引起的高血压以外,一般不用于其他高血压患者。

常用药物:特拉唑嗪,多沙唑嗪,见表 4-1-4。

表 4-1-3 常用利尿剂

通用名	常规剂量	肾移植患者调整剂量	常见不良反应	注意事项
呋塞米	起始剂量 1～2 片,每日 2 次;高血压危象时 40～80mg,静脉给药	无需调整	较常见:与水电解质紊乱相关,尤其是大剂量长期使用时,例如低钾血症、低氯血症、低钠血症、低钙血症以及与此相关的口渴、乏力、心律失常、肌肉酸痛等 高尿酸血症、听力障碍、高血糖、体位性低血压、听力障碍以及视力模糊等	禁忌证:低钾血症、肝性脑病以及超量服用洋地黄者 相互作用:与头孢类或氨基糖苷类抗生素合用时可增加耳毒性和肾毒性;肾上腺皮质激素、促肾上腺皮质激素和雌激素降低该药利尿作用,并增加电解质紊乱(尤其是低钾血症)风险
托拉塞米	口服起始剂量 2.5～5mg,每日 1 次,必要时可增量为 10mg,每日 1 次	无需调整	头晕、头痛、乏力 恶心、呕吐、口干、便秘、腹泻 高血糖、低钾血症、高尿酸血症 心血管系统:房颤、胸痛	禁忌证:肾衰竭无尿、肝性脑病、低血压、低血容量 相互作用:与血管紧张素转化酶抑制剂合用可导致体位性低血压。其余参见呋塞米
氢氯噻嗪	50～100mg,分 1～2 次服用	轻中度肾功能不全者无需调整,严重肾功能不全者慎用	与水电解质紊乱(如低钾血症,低氯性碱中毒)相关的口干、烦渴、肌肉痉挛、恶心、呕吐等 高血糖、高尿酸血症、过敏反应、白细胞减少以及血小板减少性紫癜 升高血氨、血脂	禁忌证:妊娠期及哺乳期妇女、磺胺类药物过敏者 相互作用:肾上腺皮质激素、促肾上腺皮质激素和雌激素降低该药利尿作用,并增加电解质紊乱(尤其是低钾血症)风险;非甾体类抗炎药可降低其利尿作用
螺内酯	开始每日 40～80mg,分次 2～4 次服用	无尿或肾功能不全者慎用	高钾血症 胃肠道反应,如恶心、呕吐、胃痉挛和腹泻	禁忌证:高钾血症 相互作用:避免与血管紧张素转化酶抑制剂合用,以免增加高钾血症风险

表 4-1-4 常用 α 受体阻滞剂

通用名	常规剂量	肾移植患者调整剂量	常见不良反应	注意事项
多沙唑嗪	4～8mg,每日 1 次	无需调整	心悸、心动过速、眩晕、口干、恶心、乏力、胸痛、外周水肿等	禁忌证:近期心肌梗死,有胃肠道梗阻、食道梗阻或任何程度胃肠道腔径缩窄病史
特拉唑嗪	起始剂量 1mg,每晚 1 次,常用维持剂量为 2～10mg	无需调整	直立性低血压、心悸、恶心、外周水肿、无力、嗜睡、眩晕以及视觉模糊等	禁忌证:对本品过敏者

β 受体拮抗剂主要包括选择性(β_1)和非选择性(β_1 和 β_2)两类。非选择性 β 受体阻滞剂普萘洛尔现临床已经少用,目前主要应用选择性 β 受体阻滞剂。其降压作用机制可能是通过抑制中枢和周围的肾素-血管紧张素-醛固酮系统,以及血流动力学自动调节机制。β 受体阻滞剂降压起效迅速,适用于

各种不同程度的高血压,尤其是心率较快的中、青年患者或合并心绞痛患者。需注意的是,较高剂量突然撤药时可能出现撤药综合征。

常用药物:美托洛尔、比索洛尔,见表4-1-5。

表4-1-5　常用β受体阻滞剂

通用名	常规剂量	肾移植患者调整剂量	常见不良反应	注意事项
美托洛尔	每日 100～200mg,分1～2次服用	无需调整	疲劳、头晕、头痛肢端发冷、心动过缓、心悸睡眠障碍、感觉异常气喘	禁忌证:严重窦性心动过缓、病态窦房结综合征、Ⅱ或Ⅲ度房室传导阻滞、低血压、孕妇以及对洋地黄无效的心衰患者相互作用:地尔硫䓬可增强β受体阻滞剂的药理作用
比索洛尔	5～20mg,每日1次	轻中度肾功能异常者无需调整,严重肾功能衰竭者(Ccr<20ml/min)日剂量不超过10mg	嗜睡、抑郁、头痛、心动过缓、心悸	禁忌证:心源性休克、病态窦房结综合征、Ⅱ或Ⅲ度房室传导阻滞、有症状的低血压或心动过缓、代谢性酸中毒、严重的支气管哮喘或慢性阻塞性肺疾病相互作用:地尔硫䓬可增强β受体阻滞剂的药理作用

α、β受体阻滞剂一方面通过α₁受体阻滞作用使外周血管扩张、血管阻力下降,降低血压,同时防止交感神经张力反射性增加;另一方面通过非选择性阻断β受体,可减慢心率、抑制心肌收缩力和减少心排血量等。其降压作用在低剂量时主要为β受体阻滞所致,高剂量时则主要为α₁受体阻滞的作用。因此,α和β受体阻滞剂在高血压治疗中具有良好前景。

常用药物:卡维地洛,阿罗洛尔,见表4-1-6。

表4-1-6　常用α、β受体阻滞剂

通用名	常规剂量	肾移植患者调整剂量	常见不良反应	注意事项
卡维地洛	通常每日 25～50mg,分1～2次服用;每日最大剂量不超过100mg	无需调整	头晕、乏力、头痛以及心动过缓等	禁忌证:慢性阻塞性肺疾病、糖尿病、严重肝功能不全、妊娠以及哺乳期妇女
阿罗洛尔	每日 20～30mg,分2次服用	严重肾功能障碍的患者慎重给药	心悸、心动过缓头晕、乏力、头痛恶心、腹痛、腹泻、食欲欠佳和肝功能异常偶见过敏	禁忌证:严重心动过缓、Ⅱ～Ⅲ度房室传导阻滞、窦房传导阻滞、充血性心力衰竭、心源性休克、支气管哮喘、糖尿病酮症酸中毒以及哺乳期妇女

4. 硝酸酯类降压药

此类药物直接松弛血管平滑肌,尤其是小血管平滑肌,使周围血管舒张,减少外周阻力,减少回心血量,降低心排血量,减轻心脏负荷,减少心肌的耗氧量,使心绞痛得以缓解,并促进侧支循环的建立。另外,该类药物对其他平滑肌同样有松弛作用,故可用于胆绞痛、肾绞痛以及幽门痉挛等。因其具有直接松弛血管平滑肌的特点,故可有效地降低舒张压和治疗心功能衰竭。

常用药物:硝酸甘油、单硝酸异山梨酯,见表4-1-7。

5. 肾素-血管紧张素-醛固酮系统阻滞剂

血管紧张素转换酶抑制剂(angiotensin-converting enzyme inhibitor,ACEI)和血管紧张素Ⅱ受体阻滞剂(angiotensin Ⅱ receptor blocker,ARB),分别通过抑制血管紧张素转换酶和阻断血管紧张素Ⅱ的Ⅰ型受体而发挥降压作用,在人体内90% RAS分布在心、脑、肾以及血管中,ACEI及ARB类降压药物除了降低血压,同时也能很好地保护靶器官,并且预防心血管终点事件的发生。该类药物对糖代谢和脂类代谢无不良影响,如果单药治疗血压控制不能达标时可与钙离子通道拮抗剂或利尿剂联合使用。但不推荐 ARB 和 ACEI 类药物合用,因为此两种药物合用可能加重心力衰竭并且引起高血钾。

另外,ACEI 和 ARB 类药物亦可通过血流动力学和非血流动力学两种途径缓解移植患者蛋白尿情况。一方面,该类药物扩张肾脏出球小动脉效应大于入球小动脉,故可改善肾小球高压力、高灌注和高滤过状态,从而缓解蛋白尿。另

一方面,该类药物通过减少细胞因子和炎性介质的产生,改善肾小球滤过膜的选择性渗透作用,并且保护足细胞作用以及减少细胞外基质蓄积,从而减少尿蛋白排出。总之,ACEI 及 ARB 类降压药物除降压效果确切外,还能保护肾脏并延缓肾脏病进展。

常用药物:卡托普利、贝那普利和福辛普利,以及氯沙坦、缬沙坦、厄贝沙坦和坎地沙坦,分别见表4-1-8 和表4-1-9。

表4-1-7　常用硝酸酯类降压药

通用名	常规剂量	肾移植患者调整剂量	常见不良反应	注意事项
硝酸甘油	0.25 ~ 0.5mg 舌下含服	无需调整	直立性低血压引起的头晕、昏厥;面部、颈部出现潮红;严重可出现持续性头疼、心动过速、烦躁、视物模糊	禁忌证:低血压、青光眼、高钠血症、心力衰竭、梗阻性心肌病 相互作用:与普萘洛尔联合使用有协调作用可互相抵消各自的缺点,并且后者可引起血压降低,导致冠状动脉缺血;与乙酰胆碱组胺去加肾上腺素及其他拟交感神经类药物用时,减低疗效;与三环类抗抑郁药同用,加重抗抑郁药的低血压及抗胆碱效果;中度或过量饮酒时可引起血压过低
单硝酸异山梨酯	20mg,每日 2 次或每日 3 次;60mg,每日 1 次	无需调整	头痛、面部潮红;恶心、眩晕、出汗、虚脱;偶发皮疹甚至剥脱性皮炎	禁忌证:青光眼患者禁用 相互作用:同硝酸甘油

表4-1-8　常用血管紧张素转换酶抑制剂

通用名	常规剂量	肾移植患者调整剂量	常见不良反应	注意事项
卡托普利	25 ~ 50mg,每日 3 次(餐前服用),最大剂量每日 450mg 儿童:初始1mg/(kg·d) 最大剂量 6mg/(kg·d),分 3 次服用	肾功能差的患者采用小剂量或者减少给药次数	常见皮疹、瘙痒、味觉障碍;中性粒细胞减少;约 20% 患者有持续性干咳心悸、心动过速;血钾升高,血肌酐升高	禁忌证:妊娠期及哺乳期妇女、肾动脉狭窄、主动脉瓣狭窄、高血钾者 相互作用:与利尿剂联合使用可导致严重的低血压;本药可引起高血钾,慎与保钾利尿剂合用;与骨髓抑制剂联用可引起严重贫血
贝那普利	5 ~ 10mg,每日 1 次,可根据病情增加至 40mg,分 1 ~ 2 次服用	Ccr<30ml/min 者,日最大剂量为 10mg	头疼、眩晕、疲乏、嗜睡、恶心、咳嗽;血肌酐升高、血钾升高;中性粒细胞减少、血红蛋白降低	同上
福辛普利	10 ~ 40mg,每日 1 次	无需调整	咳嗽、头晕恶心、呕吐、腹痛以及腹泻	同上

表 4-1-9　常用血管紧张素 Ⅱ 受体拮抗剂

通用名	常规剂量	肾移植患者调整剂量	常见不良反应	注意事项
氯沙坦	每日 50～100mg,分为 1～2 次服用,增加剂量并不增加效果	无需调整	头晕、偏头痛、疲乏、皮疹、失眠、腹泻;大剂量血钾升高、血肌酐升高	禁忌证:妊娠期及哺乳期妇女、肾动脉狭窄、主动脉瓣狭窄、高血钾者、肾功能不全者慎用 相互作用:与利尿剂联合使用增加降压效果;本药可引起高血钾,慎与保钾利尿剂和含钾药联用;与骨髓抑制剂联用可引起严重贫血
缬沙坦	80～160mg,每日 1 次	无需调整	头疼、头晕、疲劳、失眠、恶心、咳嗽;血肌酐升高,血钾升高;中性粒细胞减少、血红蛋白降低	同上
厄贝沙坦	150mg,每日 1 次或每日 2 次	无需调整	头疼、头晕、疲劳;血红蛋白和血细胞比容轻度下降;肾功能损害和心力衰竭者可出现高血钾;合用 ACEI 和保钾利尿剂可引起高血钾	同上
坎地沙坦	8～16mg,每日 1 次	无需调整,慎重服药	头疼、眩晕、疲乏、失眠、腹泻;大剂量血钾升高、血肌酐升高	同上

(二)降压治疗方案

1. 围术期降压

围手术期根据移植肾功能恢复的不同程度,分为三种状态:①移植肾功能立即恢复(immediate graft function, IGF),指术后第 5 日血清肌酐 < 233μmol/L(3mg/dl);②移植肾功能缓慢恢复(slow graft function, SGF),指术后第 5 日血清肌酐 > 233μmol/L(3mg/dl),但不需要血液透析治疗;③移植肾功能延迟恢复(delayed graft function, DGF),指术后第 1 周需要血液透析治疗。

IGF 合并高血压的治疗策略:肾移植术后,尿量尚可,肾功能逐渐恢复。为了更好的维持移植肾尿量,促使移植肾功能尽快恢复到正常,此时血压不宜过低,需保证有效的血容量和移植肾的血流灌注,维持尿量。此时,收缩压控制在 140mmHg 左右,舒张压 ≤90mmHg 即可。中心静脉压控制在 8～12cmH$_2$O,大于 16cmH$_2$O 时易发生心功能衰竭。另外,如患者术前服用 β 受体阻滞剂,术后应继续服用,β 受体阻滞剂不可突然停用。降压药物最好选用钙离子通道拮抗剂、α 受体阻滞剂、β 受体阻滞剂以及硝酸酯类降压药。尽可能避免使用 ARB 和 ACEI 类药物,因为其用药禁忌包括肾动脉狭窄,而在围手术期尚未对移植肾动脉进行彻底评估时,不清楚血管吻合口有无水肿或狭窄,故不可贸然使用 ARB 或 ACEI 类

药物。围手术期是发生排斥反应的高峰期,钙调磷酸酶抑制剂中毒时血肌酐升高,而 ARB 和 ACEI 类药物不良反应也包括血清肌酐升高,故易混淆病因,延误病情判断与治疗。

SGF 和 DGF 合并高血压的治疗策略:当患者出现 SGF 和 DGF 时,应考虑到输尿管梗阻、移植肾动脉扭曲、有效血容量不足、心功能衰竭、急性加速性排斥反应、急性体液性排斥反应、血栓性微血管病变、肾小球疾病复发以及急性肾小管坏死等原因。此时,患者出现少尿或无尿,故液体补充必须量出为入,并适时适量安排血液透析或血滤的超滤排毒,同时密切监测血药浓度,防止浓度过低导致排斥排异或浓度过高导致药物中毒。必要时可考虑改变免疫方案,此时需要积极有效地控制血压,给移植肾功能的恢复一个有利的空间,并预防心力衰竭和脑卒中的发生。控制血压的同时,又要考虑保证移植肾的有效灌注,此时要密切观察病情变化,判断要准确要及时,处理要得当有效。

应用前列腺素 E$_1$ 可减少肾移植术后 DGF 的发生,其直接扩张血管平滑肌,降低外周血流阻力,改善微循环,还抑制血小板聚集和血栓素的合成,从而抑制血小板的聚集和小血管的收缩;围手术期使用钙离子通道阻滞剂能够降低急性肾小管坏死的发生率,有研究报道该类药物能够减轻肾脏缺血/再灌注

损伤以及减轻钙调磷酸酶抑制剂的肾毒性;亦有学者认为术后应用 ACEI 或 ARB 类药物可以缩短急性肾小管坏死的恢复时间,并且受体血清肌酐水平下降更快。

2. 维持期降压

《2012 年改善全球肾脏病预后组织(Kidney Disease:Improving Global Outcomes,KDIGO)指南》推荐成年肾移植患者只要收缩期血压持续大于 130mmHg 或舒张压持续大于 80mmHg,无论其尿蛋白情况,均需要接受治疗将其收缩压控制在 130mmHg 以下,并且舒张压在 80mmHg 以下[11]。但根据具体情况,降压目标可能存在细微差异。针对合并症较多或高龄患者,降压目标可适当放宽以避免增加心血管事件发生率,但仍建议不超过 140/90mmHg[12];相反,对于年轻患者以及合并症较少的患者,降压策略可适当严格以达到尽量延缓相关并发症的进展,但仍不建议低于 120/70mmHg。合并糖尿病的移植患者需要制订较为严格的降压目标,在降压降糖的基础上,同时纠正高脂血症和高尿酸血症。当移植后期患者出现移植肾功能减退时,可考虑使用钙离子通道拮抗剂,而慎用 ACEI 类和 ARB 类药物,避免出现血肌酐持续上升或高钾血症。

常用的降压药物联合使用组合包括以下几种:①ACEI 类或 ARB 类联合二氢吡啶类钙离子通道拮抗剂;②ACEI 类或 ARB 类联合利尿剂;③二氢吡啶类钙离子通道拮抗剂联合 β 受体阻滞剂;④二氢吡啶类钙离子通道拮抗剂联合利尿剂。

在成年肾移植患者中,选择合适的降压药物需要结合考虑肾移植术后时间,钙调磷酸酶抑制剂的使用、是否存在持续性的蛋白尿,以及其他合并症等。对于非肾移植术后的普通高血压患者,临床指南常推荐首先尝试单药控制血压,若降压效果欠佳再考虑联合用药。但是,针对肾移植患者却存在其特殊性,其高血压发病机制复杂,且术前常已使用联合用药降压方案。故针对肾移植患者多主张早期联合用药,通过多种途径达到强化降压的效果,同时降低部分药物不良反应的发生率,亦可减少达到最佳降压效果时所需单药剂量。

3. 高血压急症的处理

高血压急症指血压急剧升高>180/120mmHg,并伴有进行性的心、脑、肾等重要器官的功能损害[2]。具体重要器官的损害特指非慢性的损害,即靶器官的急性的功能衰竭。其可发生在高血压的任何阶段,危及生命,故需要紧急处理。

首先采用静脉降压药物输注或用输液泵泵入,在第 1 个小时平均动脉压下降幅度不超过血压的 25%;在第 2 个小时至第 6 个小时内将血压降至 160/100 ~ 110mmHg;而后 24 ~ 48 小时逐渐将血压控制在正常水平,此过程的降压速度不宜过快、降压幅度不宜过大,否则易造成肾灌注不良、心脏和脑供血不全。待血压稳定后改用口服降压药维持在 140/85 ~ 90mmHg,再渐渐将血压控制到正常水平[13]。

常用静脉药物:硝普钠、乌拉地尔、尼卡地平,见表 4-1-10。

常用口服药物:硝酸甘油、硝苯地平、卡托普利,见表 4-1-11。

表 4-1-10　常用高血压急症静脉药物

通用名	常规剂量	肾移植患者调整剂量	常见不良反应	注意事项
硝普钠(α 受体拮抗剂)	起始量 0.25 ~ 0.5μg/(kg·min),维持剂量 3μg/(kg·min),极量 8 ~ 10μg/(kg·min)(不超过 10 分钟)。注意避光使用	无需调整	恶心、呕吐、肌肉震颤(肾衰竭患者毒副反应更强)	禁忌证:主动脉缩窄、妊娠期妇女 相互作用:与多巴酚丁胺同用可使心排出量增多而肺毛细血管楔压降低
乌拉地尔(α 受体拮抗剂)	100g 稀释至 50ml,起始剂量 2mg/min,可逐渐加量至 10 ~ 20μg/(kg·min)	无需调整	低血压、头晕、头痛、恶心、心悸、皮疹以及过敏反应等	禁忌证:主动脉峡部狭窄或动静脉分流患者 相互作用:不能与碱性液体混用,容易形成絮状物或浑浊。西咪替丁可使该药血药浓度升高
尼卡地平(钙离子通道阻滞剂)	0.5 ~ 6μg/(kg·min),根据血压调节滴速	肾功能不全患者慎用	头晕、头痛、脚肿,心悸,心动过速,脸红	禁忌证:青光眼、颅内出血、重度主动脉狭窄者 相互作用:提高钙调磷酸酶抑制剂血药浓度

表 4-1-11　常用高血压急症口服药物

通用名	常规剂量	肾移植患者调整剂量	常见不良反应	注意事项
硝酸甘油（硝酸酯类）	0.25～0.5mg 舌下含服	无需调整	心慌、恶心、头痛、大汗、眩晕、直立性低血压和面色潮红	禁忌证：青光眼、严重贫血、严重低血压及心动过速 相互作用：中度或过量饮酒时可导致血压过低；阿司匹林可本品血药浓度增加
硝苯地平（钙离子通道拮抗剂）	缓释片：20～30mg，每日 2 次	严密监控，无需调整	面部潮红、心悸、窦性心动过速、水肿 舌根麻木、口干、发汗、头痛、恶心、食欲不振 牙龈增生	禁忌证：心源性休克、哺乳期及妊娠期妇女、严重主动脉狭窄、急性心梗发作 4 周内 相互作用：提高钙调磷酸酶抑制剂血药浓度
卡托普利（ACEI 类）	舌下含服 12.5～50mg	肾功能差者采用小剂量，或减少给药次数，缓慢递增	皮疹，可能伴瘙痒、发热 心悸、胸痛 咳嗽 味觉迟钝	相互作用：与保钾利尿剂合用可能导致高钾血症

（许昕　张博）

参 考 文 献

1. Weir MR, Burgess ED, Cooper JE, et al. Assessment and management of hypertension in transplant patients. J Am Soc Nephrol, 2015, 26 (6): 1248-1260.

2. James PA, Oparil S, Carter BL, et al. 2014 evidence-based guideline for the management of high blood pressure in adults: report from the panel members appointed to the Eighth Joint National Committee (JNC 8). JAMA, 2014, 311 (5): 507-520.

3. Zanchetti A, Thomopoulos C, Parati G. Randomized controlled trials of blood pressure lowering in hypertension: a critical reappraisal. Circ Res, 2015, 116 (6): 1058-1073.

4. Wlodarczyk Z, Glyda M, Koscianska L, et al. Prevalence of arterial hypertension following kidney transplantation—a multifactorial analysis. Ann Transplant, 2003, 8 (2): 43-46.

5. Thomas B, Taber DJ, Srinivas TR. Hypertension after kidney transplantation: a pathophysiologic approach. Curr Hypertens Rep, 2013, 15 (5): 458-469.

6. Palanisamy A, Reeves-Daniel AM, Freedman BI. The impact of APOL1, CAV1, and ABCB1 gene variants on outcomes in kidney transplantation: donor and recipient effects. Pediatr Nephrol, 2014, 29 (9): 1485-1492.

7. Hoorn EJ, Walsh SB, McCormick JA, et al. The calcineurin inhibitor tacrolimus activates the renal sodium chloride cotransporter to cause hypertension. Nat Med, 2011, 17 (10): 1304-1309.

8. Di Paolo S, Stallone G, Schena A, et al. Hypertension is an independent predictor of delayed graft function and worse renal function only in kidneys with chronic pathological lesions. Transplantation, 2002, 73 (4): 623-627.

9. Agroyannis B, Mourikis D, Tzanatos H, et al. Transplant renal artery stenosis: hypertension and graft function before and after angioplasty. J Hum Hypertens, 2001, 15 (10): 741-743.

10. 陆再英, 钟南山, 谢毅等. 内科学. 北京: 人民卫生出版社, 2008.

11. Taler SJ, Agarwal R, Bakris GL, et al. KDOQI US commentary on the 2012 KDIGO clinical practice guideline for management of blood pressure in CKD. Am J Kidney Dis, 2013, 62 (2): 201-213.

12. Chatzikyrkou C, Menne J, Gwinner W, et al. Pathogenesis and management of hypertension after kidney transplantation. J Hypertens, 2011, 29 (12): 2283-2294.

13. 张松, 刘伟. 高血压急症的处理及相关指南解读. 医学研究杂志, 2016, 45 (10): 1-3.

第二章

移植后高脂血症

肾移植术后不论何种原因的脂肪代谢或运转过程异常,包括脂类异常升高和脂蛋白的异常或升高所导致血浆中一种或多种脂类成分高于正常称为高脂血症(hyperlipidemia)[1]。有报道称肾移植术后2年有40%的代谢综合征,并且术后4年仍然有高达35%的代谢综合征发病率[2]。移植术后高脂血症使50%~80%的受者受到影响,纠正尿毒症非但不能使之逆转反而加重,与移植后类固醇激素及西罗莫司等的应用密切相关[2]。

脂代谢异常是造成动脉粥样硬化的主要原因,随着移植病例的不断累积,并发心血管疾病的例数也随之增加,由此导致死广的比例也日益加大,近年又发现其与慢性排斥反应有密切关系[3]。

第一节 危 险 因 素

一、药物性因素

移植后有多种与移植相关特殊因素可以导致血脂代谢的异常。首先是药物因素。移植术后长期、大量应用多种免疫抑制剂,低密度脂蛋白(low density lipoprotein,LDL)因药物的影响发生改变或修饰,产生氧化型LDL,具备更强的产生血管病变的能力。

参与脂代谢异常的免疫抑制剂主要有:

1. 糖皮质激素;
2. 环孢素;
3. 西罗莫司、依维莫司;
4. 他克莫司。

二、与肾移植相关的危险因素

受者发生慢性肾病或者其他器官移植受者新发的肾病综合征导致脂质代谢紊乱;移植前血液透析阶段已经发生血脂代谢异常;新发的糖耐量异常和移植术后糖尿病;术后服用激素以及身体状况迅速恢复刺激食欲,营养过剩;部分受者移植后内分泌调节异常等。

第二节 发 病 机 制

脂蛋白代谢过程极为复杂,不论何种病因,若引起脂质来源、脂蛋白合成、代谢过程关键酶异常或降解过程受体通路障碍等,均可能导致血脂异常。移植后高脂血症主要由于药物因素引起,长期大量使用糖皮质激素可促进脂肪分解、血浆总胆固醇(total cholesterol,TC)和甘油三酯(triglyceride,TG)水平升高;环孢素可降低胆汁酸合成,下调LDL受体功能,抑制胆固醇清除,诱导胆固醇合成,促进极低密度脂蛋白(very low density lipoprotein,VLDL)转变为LDL,与糖皮质激素合用时具有额外的升高血脂作用;他克莫司与环孢素作用相似,但升血脂效果较弱;西罗莫司(雷帕霉素)和依维莫司可增加肝脏脂质合成,降低脂质清除,抑制胰岛素和胰岛素样生长因子通路。

第三节 诊 断 标 准

器官移植脂代谢的特点使肾移植受者成为冠心病等危症中的高危人群,因此在血脂评估中,应采用更严的标准。美国移植学会(AST)指南推荐移植后半年中至少对受者检查1次血脂,1年后应检查TC、LDL、TG和高密度脂蛋白(high den-sity lipoprotein,HDL)以后每年都应常规检查TC,即使血脂正常和CVD低危人群也如此。已有血脂增高或血脂在临界水平者,应每年进行完整的空腹血脂分析。肾移植受者血脂水平参考值如表4-2-1所示[1]。

表4-2-1 肾移植受者血脂代谢参考标准及分层方案

分层	TC	LDL-C	HDL-C	TG
最佳值		<2.59mmol/L		
合适范围	<5.18mmol/L	<3.37mmol/L	≥1.04mmol/L	<1.70mmol/L
边缘范围	5.18~6.19mmol/L	3.37~4.12mmol/L		1.70~2.25mmol/L
升高	≥6.22mmol/L	≥4.14mmol/L	≥1.55mmol/L	≥2.26mmol/L
过高		>4.93mmol/L		>5.67mmol/L
降低			<1.04mmol/L	

注:TC:总胆固醇;TG:甘油三酯;LDL-C:低密度脂蛋白胆固醇;HDL-C:高密度脂蛋白胆固醇。

第四节 鉴 别 诊 断

高脂血症分为原发性和继发性血脂异常两大类。继发性血脂异常可由于全身系统性疾病所引起,也可由于应用某些药物所引起。而肾移植术后发生的新发血脂代谢异常通常属于继发性血脂异常。发生因素主要与药物、肾功能等因素有关。因此鉴别原发性高脂血症对于建立移植后高脂血症诊断有重要意义。

1. 家族性脂蛋白异常血症 基因缺陷所致。

2. 代谢综合征 原因不明,呈散发性。

第五节 治 疗

一、治疗目的[9]

肾移植受者脂代谢异常预防和治疗的主要目的是防止继发于高脂血症的血管病变造成的移植物功能减退和丢失,以及避免发生冠心病和脑卒中。

二、治疗原则

1. 尽量采取非药物治疗,并强烈建议受者坚持健康生活方式。

2. 必须施行药物治疗时,治疗中需严密监测肾移植受者的肝、肾功能情况。

3. 药物治疗前必须仔细阅读使用说明,了解药物副作用和药物相互作用谱,避免对免疫抑制剂和其他药物代谢的影响。

4. 应详细分析移植受者并存的其他危险因素,并采取积极的预防和必要的治疗。

三、预防

对分层中没有血脂代谢异常的受者进行预防知识宣教。内容包括饮食、运动指导、改变不良生活方式和嗜好、要求受者戒烟并限制乙醇摄入、计算体重指数范围并要求控制体重、同时定期监测血脂水平并建议受者开始治疗性生活方式改变(therapeutic life-style change,TLC)。对已经开始降脂治疗并有效的受者,仍然要坚持TLC以预防病情反复和加重。

四、药物治疗

(一)常用降脂药物[4,5,6,8]

目前,降脂药种类较多,作用迥异,主要分为五大类,包括他汀类降脂药、贝特类降脂药、烟酸类降脂药、树脂类降脂药以及胆固醇吸收抑制剂。现根据《2016 年中国器官移植受者血脂管理指南》及药品说明书等各类药学书籍[3,4],总结如下。

1. 他汀类降脂药

该类药物能竞争性抑制羟甲基戊二酸单酰辅酶 A(HMG-CoA)还原酶的活性,减少肝脏胆固醇的合成,刺激 LDL 受体的产生并加强血浆中 LDL 的清除,从而降低 LDL-C 水平。该类药物的降脂作用与剂量相关。本类药物可有效地防止或减少冠心病事件和死亡,使冠状动脉粥样硬化斑块发生减少或消退。代表药物有洛伐他汀等。

常用药物:洛伐他汀、辛伐他汀、普伐他汀、阿托伐他汀和瑞舒伐他汀,见表4-2-2。

表 4-2-2　常用他汀类降脂药物

通用名	常规剂量	肾移植患者调整剂量	常见不良反应	注意事项（禁忌证和相互作用）
洛伐他汀	口服剂量为每日 20mg,晚餐时顿服	总胆固醇和 LDL 胆固醇降至 140mg/dl 和 75mg/dl 以下时可减量	常见腹痛、便秘、胃肠胀气;较多见恶心、腹泻、皮疹;偶见头疼,也可有眩晕、失眠、感觉异常及外周神经病;罕见黄疸、急性胰腺炎、血清氨基转移酶显著持续升高;其他罕见脉管炎、血小板减少、嗜酸性粒细胞增多、呼吸困难、阳痿等	禁忌证:①对洛伐他汀过敏的患者禁用。对其他 HMG-CoA 还原酶抑制剂过敏者慎用。②有活动性肝病或不明原因血氨基转移酶持续升高的患者禁用药物相互作用:①本品与口服抗凝药合用可使凝血酶原时间延长,使出血的危险性增加。②本品与免疫抑制剂如环孢素、阿奇霉素、克拉霉素、红霉素、达那唑、伊曲康唑、吉非罗齐、烟酸等合用可增加肌溶解和急性肾衰竭发生的危险。③考来替泊、考来烯胺可使本品的生物利用度降低,故应在服用前者 4 小时后服用本品
辛伐他汀	一般始服剂量为日 10mg,晚间顿服	严重肾功能不全患者慎用	辛伐他汀一般耐受性良好,大部分不良反应轻微且为一过性。常见恶心、腹痛、腹胀、腹泻、便秘、食欲减退、胆道梗阻性黄疸、头痛、眩晕、皮疹、瘙痒;偶见血小板、血细胞减少,可有史-约综合征、轻度表皮松解综合征;其他常见视力障碍,少见阳痿,罕见寒战、呼吸困难等	禁忌证:①对本品任何成分过敏者。②活动性肝炎或无法解释的持续血清转氨酶升高者。③孕妇和哺乳期妇女药物相互作用:与抗凝药合用可使凝血酶原时间延长;与环孢素、红霉素、酮康唑、烟酸、吉非贝齐等合用,可使横纹肌溶解和急性肾衰竭的发生率增加;考来替泊、考来烯胺可使本药生物利用度降低,故应在服用前两者 4 小时后服本药;与胆固醇螯合剂合用,可增强降胆固醇效应;与普萘洛尔合用可使本药及其代谢物曲线下面积减少,代谢物的血药浓度峰值明显降低
普伐他汀	10～20mg,每日 1 次,临睡前服用	严重肾损害者慎用	本品不良反应轻微、短暂,因不良反应中止治疗者少见,多为无症状的血清转氨酶升高以及轻度非特异性胃肠道不适	下述患者应慎重用药:①有严重肝损害或既往史患者。②有严重肾损害或既往史患者。③正在服用贝特类药物(苯扎贝特等)、免疫抑制剂(环孢素等)、烟酸的患者药物相互作用:经体内和体外实验证实,本品不经细胞色素 P3A4 代谢,因此不会与其他由细胞色素 P 系统代谢的药物(如苯妥英钠、奎尼丁等)产生明显的相互作用,也不会与细胞色素 P3A4 抑制剂(如地尔硫䓬、伊曲康唑、酮康唑、红霉素等)产生明显的相互作用

通用名	常规剂量	肾移植患者调整剂量	常见不良反应	注意事项 （禁忌证和相互作用）
阿托伐他汀	常用的起始剂量为10mg，每日1次。阿托伐他汀每日用量可在一日内的任何时间一次服用，并不受进餐影响	无需调整	本品可被较好地耐受，不良反应多为轻度和一过性，最常见的是便秘、腹胀、消化不良和腹痛。因本品的不良反应而停药者<2%。其他有ALT升高（0.7%），发生在用药16周内	禁忌证：活动性肝病或原因不明的转氨酶持续升高患者及对本品的任何成分过敏者、孕妇和哺乳期妇女 药物相互作用：在应用他汀类药物治疗期间，与下列药物合用可增加发生肌病的危险性，如纤维酸衍生物、调脂剂量的烟酸、环孢霉素或CYP3A4强抑制剂（如克拉霉素、HIV蛋白酶抑制剂及伊曲康唑）；立普妥与CYP3A4强抑制剂联合用药可引起阿托伐他汀血浆浓度升高。药物相互作用的程度和作用增强取决于不同产品对CYP3A4的影响程度。与蛋白酶抑制剂合用，与立普妥单独用药比较，立普妥40mg与利托那韦+沙奎那韦（400mg，每日2次）联合用药或立普妥20mg与洛匹那韦+利托那韦（400mg+100mg，每日2次）联合用药时，阿托伐他汀AUC显著增加。因此应用HIV蛋白酶抑制剂患者，立普妥用量20mg时应谨慎使用
瑞舒伐他汀	开始剂量5mg，每日1次	严重肾功能异常患者禁用	本品安全性和耐受性是他汀类药中最好的一种。常见不良反应为咽炎、疼痛、头痛、流感样综合征、肌痛。本品增加剂量并不增加不良反应。临床上未出现ALT（大于3倍正常上限）或肌磷酸激酶（CPK，大于10倍正常上限）异常	禁忌证：①对本品过敏患者禁用。②活动性肝病患者禁用。③肌病患者禁用。④妊娠毒性分级为X，孕妇禁用 药物相互作用：①本品不经P450 3A4代谢，与酮康唑同时服用对本品血浆药物浓度无影响。②与红霉素同时使用可使本品的AUC和C_{max}分别降低20%和31%，但无临床意义。③与伊曲康唑同时使用，本品（10mg，80mg）AUC增加（39%，28%）。④与氟康唑同时使用本品AUC增加14%。⑤与环孢素同时使用，环孢素血浆药物浓度无变化，但本品C_{max}增加11倍，AUC增加7倍，与环孢素合用应慎重，并考虑本品剂量。⑥与华法林或地高辛合用，对华法林和地高辛的血浆药物浓度没有影响。⑦与非诺贝特合用，两者血药浓度均无变化。⑧与吉非贝特合用，本品AUC和C_{max}分别增加90%和120%。⑨与抗酸剂（氢氧化铝，氢氧化镁）合用，血浆药物浓度无变化。⑩与口服避孕药合用，可使炔雌醇的血药浓度增加26%，炔诺酮的血药浓度增加34%

2. 贝特类降脂药

此类药物能明显降低血浆 VLDL，并因而降低 TG，伴有 LDL 水平的中度降低（降低10%左右），一定程度地增加 HDL 水平。实验证实吉非贝齐能减少冠心病的发生率，与安慰剂相比能使中年男性的冠心病发生率减少约 1/3，但不改善总的生存率。该类药物通过作用于过氧化物酶体增殖物激活受体（peroxisome proliferator activated receptors，PPAR）而发挥降脂作用。代表药物有吉非贝齐等。

常用药物：吉非贝齐、苯扎贝特、非诺贝特（表4-2-3）。

表4-2-3　常用贝特类降脂药

通用名	常规剂量	肾移植患者调整剂量	常见不良反应	注意事项（禁忌证和相互作用）
吉非贝齐	每次0.6g，每日2次，早餐及晚餐前30分钟服用	肾小球滤过率为10~50ml/min者给予常规剂量的50%；不足10ml/min，给予常规剂量的25%	较多见嗳气、胃灼热感、胃痛等，较少见恶心、呕吐、腹泻等，较少见皮疹、乏力；偶有胆石症及肝功能试验异常（血氨基转移酶、胆红素、乳酸脱氢酶、碱性磷酸酶增高），偶有贫血及白细胞减少，偶可致皮肤红斑	禁忌证：对本药过敏者、严重肝肾功能不全者、原发性胆汁淤积性肝硬化、胆囊疾患或胆石症、肾病综合征引起血清蛋白减少者、孕妇 相互作用：本药可明显增加口服抗凝药的抗凝作用，故合用时应经常测定凝血酶原时间以调整抗凝药剂量；与他汀类合用时，可引起横纹肌溶解、肌酸磷酸激酶浓度增高及肌球蛋白尿而致急性肾衰竭；本药有轻度降血糖作用，与降糖药合用时应调整后者剂量
苯扎贝特	每次400mg，每日1次	肾功能不全时调整方案为：1次200mg，1~2日1次	可见短暂的头痛、眩晕等，长期用药可引起血肌酸酐轻微升高，可出现短暂的腹胀、恶心、食欲缺乏，可出现皮肤过敏反应；罕见严重的肌肉损害，表现为肌痛、肌无力和肌痉挛，极少数患者可出现过敏性休克	禁忌证：对本药过敏者、肝脏疾病患者（脂肪肝除外）、胆囊疾病（如胆石症）患者、严重肾功能不全者（肌酐清除率<60ml/min） 相互作用：本药与他汀类合用，可能产生严重的肌肉损害，故禁止合用；本药与免疫抑制剂合用于器官移植的患者，可产生明显的可逆性肾功能损害（血肌酸酐升高），故合用时需检测其肾功能，如有明显改变时应立即停用本药；本药可增加香豆素类抗凝药的作用；本药可增强口服抗糖尿病药和胰岛素的作用；考来烯胺可影响本药的吸收，故两者使用间隔至少为2小时
非诺贝特	每次0.1g，每日3次，饭后服用	轻中度肾功能受损患者建议从小剂量开始使用。严重肾功能受损患者禁用。包括接受透析的患者	常见腹泻、便秘，可有乏力、头痛、眩晕、失眠等。可见性欲丧失，在治疗初期可引起轻至中度的血液学改变，如血红蛋白、血细胞比容和白细胞减少等，血小板计数也可增高；偶见口干、食欲减退、大便次数增多、血氨基转移酶增高以及血碱性磷酸酶、γ谷氨酰转肽酶及胆红素降低，偶见过敏反应、光敏反应，血钙可能升高；有可能引起肌炎、肌病和横纹肌溶解综合征，本身有肾损害的患者发生的危险性增加	禁忌证：对本药过敏者，肝功能不全、原发性胆汁性肝硬化或不明原因的肝功能持续异常者，胆石症及有胆囊疾病史者（本药可增加胆固醇向胆汁的排泄，从而引起胆结石），严重肾功能不全者，孕妇，哺乳妇女 相互作用：与抗凝药合用可使凝血酶原时间延长；考来替泊、考来烯胺可使本药生物利用度降低，故应在服用前两者4小时后或前1小时服本药；本药主要经肾排泄，在与免疫抑制剂（如环孢素）或其他具肾毒性的药物合用时，可能有导致肾功能恶化的危险，应减量和停药；与他汀类合用时，可引起肌痛、横纹肌溶解、血肌酸磷酸激酶增高等，应慎用；与其他贝特类药合用，可增加不良反应的发生率，故禁止两者合用

3. 烟酸类降脂药[10]

该类药物可抑制肝合成TG以及抑制VLDL的分泌，而间接地降低，LDL水平，同时增加HDL水平。但由于不良反应较多，故临床应用受限。该类药物和他汀类合用，可使粥样斑块消退。对于那些用他汀类药物治疗后仍需进一步降低TG和（或）升高HDL的患者，加用烟酸可加强对血脂的控制。代表药物有烟酸等。

常用药物：烟酸、阿昔莫司（表4-2-4）。

表 4-2-4　常用烟酸类降脂药

通用名	常规剂量	肾移植患者调整剂量	常见不良反应	注意事项（禁忌证和相互作用）
烟酸片	口服,成人,每次 1～2 片,一日 5 次,一日用量不超过 10 片。儿童,每次 0.5～1 片,一日 2～3 次	无需调整	可见心动过速、心律失常、心悸、直立性低血压等;可引起乏力、头晕、失眠、偏头痛等,偶致晕厥;可引起气促、发热、寒战,可出现肌痛;可见恶心、呕吐、腹痛、腹泻、消化不良、活动性消化性溃疡、黄疸等;可见血小板计数减少、凝血酶原时间延长;可见皮肤潮红、出汗、瘙痒、斑丘疹等;可出现眼干、中毒性弱视等;静脉注射可引起过敏反应,如皮肤红斑、瘙痒,甚至哮喘	禁忌证:对本药过敏者;活动性消化性溃疡或动脉出血者;原因不明的氨基转移酶升高或活动性肝病患者相互作用:与他汀类药物合用时,具有潜在引起横纹肌溶解的危险,故两者联用时应谨慎;与降压药合用时,可引起直立性低血压;与树脂类合用时,可增加本药疗效
阿昔莫司	饭后服药。对Ⅳ型患者每次 250mg,每日 3 次;对Ⅱ、Ⅲ、Ⅳ型患者可每次 250mg,每日 3 次,必要时最大量可用到每日 1200mg	肾功能不全时剂量:肌酐清除率为 40～80ml/min 时,每次 250mg,每日 1 次;肌酐清除率为 20～40mg/min 时,每次 250mg,隔日 1 次	用药初期可出现因皮肤血管扩张所致的面部潮红、皮肤瘙痒等,通常于用药后几日消失,不需停药;少见头痛、哮喘;偶见恶心、呕吐、胃灼热感、上腹痛、腹泻、便秘等胃肠道反应;极少数患者可发生过敏反应	禁忌证:对本药过敏者或有本药过敏史者;严重消化性溃疡患者;孕妇;哺乳妇女;儿童相互作用:与口服降糖药、口服抗凝药合用尚未见有药物相互作用

4. 树脂类降脂药

该类药物能与肠内的胆酸结合,阻断胆酸的肠肝循环,加速肝中胆固醇分解为胆酸而和树脂结合,从粪便排出使血中胆固醇下降。该类药也可代偿性地使肝细胞 LDL 受体表达增多,降低血浆中 LDL-C 的浓度。并且可以反馈性地增强 HMG-CoA 还原酶的活性,使胆固醇的合成增加,因此,本类药与他汀类合用,可增强其降脂作用。代表药物有考来烯胺等。

常用药物:考来烯胺、考来替泊(表 4-2-5)。

表 4-2-5　常用树脂类降脂药

通用名	常规剂量	肾移植患者调整剂量	常见不良反应	注意事项（禁忌证和相互作用）
考来烯胺	维持量为每日 2～24g(无水考来烯胺),分 3 次服用主要用于Ⅱ型高脂蛋白血症	不调整	不良反应多发生于服用大剂量及超过 60 岁的患者。约 2% 的患者出现胃肠道反应;较常见便秘、消化不良、胃痛、恶心、呕吐等;较少见胆石症、胰腺炎、胃肠出血或胃溃疡、嗳气、眩晕、头痛等;长期服用偶可见骨质疏松;年轻患者使用较大剂量易产生高氯性酸中毒	禁忌证:对本药过敏者;完全性胆道梗阻者;Ⅲ、Ⅳ、Ⅴ型高脂血症患者相互作用:与依折麦布(或甲硝唑)同用,能减少后者的吸收,使其血药浓度降低。应尽量避免合用。如必须与依折麦布合用时,可于本药服用前至少 2 小时或服用后 4 小时服用依折麦布;与地高辛、对乙酰氨基酚、头孢类同用,可能导致后者吸收减少、疗效降低
考来替泊	主要用于Ⅱ型高脂蛋白血症;每次 4～5g,每日 3～4 次,与少量水或饮料混匀服用	不调整	主要有胃肠道反应,表现为便秘,发生率约 10%;其次有痔疮、恶心、呕吐、上腹不适、胃肠气胀;过敏反应如荨麻疹、皮炎,可有头痛、眩晕等;尚可出现疲劳、气短、血清谷草转氨酶及碱性磷酸酶升高	禁忌证:对本药过敏者;完全性胆道梗阻者;Ⅲ、Ⅳ、Ⅴ型高脂血症患者相互作用:与依折麦布(或甲硝唑)同用,能减少后者的吸收,使其血药浓度降低。应尽量避免合用。如必须与依折麦布合用时,可于本药服用前至少 2 小时或服用后 4 小时服用依折麦布;与地高辛、对乙酰氨基酚、头孢类同用,可能导致后者吸收减少、疗效降低

5. 胆固醇吸收抑制剂

胆固醇的来源主要有两个方面:一是肝脏合成,二是肠道吸收。他汀类药物主要是抑制肝脏 HMG-CoA 还原酶的活性,从而抑制胆固醇的合成,起到降低胆固醇的作用。但是有一部分患者的血浆胆固醇更多来源于肠道胆固醇的吸收,此时仅使用他汀类药物抑制胆固醇的吸收是不够的。这时胆固醇吸收抑制剂就起到了重要的作用,它主要是选择性地抑制肠道胆固醇的吸收。与他汀类药物合用,两种药物的作用机制不同,又有互相协同的作用,最终可以更好地降低 TC 水平。代表药物有依折麦布等。

常用药物:依折麦布、ω-3 脂肪酸(表 4-2-6)。

表 4-2-6　常用树脂类降脂药

通用名	常规剂量	肾移植患者调整剂量	常见不良反应	注意事项 (禁忌证和相互作用)
ω-3 脂肪酸	每次 0.9 ~ 1.8g,每日 3 次	无需调整	常见胃肠不适,如恶心、嗳气、腹泻等,还较易产生胆结石;可出现发热、肌肉疼痛、咽喉疼痛及淋巴结压痛;长期大量服用本药浓缩剂,其中所含的维生素 A 和维生素 D 也可达到中毒水平	禁忌证:有出血性疾病患者;正在接受抗凝药治疗以及服用其他可影响抗凝的药物者 相互作用:本药能增强香豆素类及阿司匹林的抗凝作用,故两者合用时,可增加出血倾向
依折麦布片	每次 10mg,每日 1 次	无需调整	可见头痛、乏力、血小板减少、恶心、呕吐、腹胀、腹痛、腹泻、便秘、胰腺炎;可见关节痛、肌痛、肌酸磷酸激酶升高,罕见肌病变、横纹肌溶解症;可见肝炎、胆结石、胆囊炎等;可见速发型过敏反应、血管神经性水肿、皮疹、荨麻疹	禁忌证:对本药过敏者,活动性肝病、原因不明的血清氨基转移酶持续升高患者,中度或重度肝功能不全者不推荐使用 相互作用:与环孢素合用,可升高本药的血药浓度;不推荐和贝特类药物合用

(二)移植后高脂血症的药物治疗方案

肾移植受者 10 年的冠心病死亡或非致命性心肌梗死的风险高达 21.5%。他汀类药物能有效降低血脂,并减少 ASVAD 风险。因此,对存在高血脂及其相关心血管风险的肾移植受者应启动他汀类药物治疗。

然而,他汀类药物治疗不能减少移植肾功能表失的发生率。因此,对于肾移植受者,启动他汀类药物治疗有助于减少 CVD 风险,但不能提高移植肾存活率。此外,没有证据支持某一类特定他汀类药物的优越性以及特定的治疗目标[8]。合理的做法是将肾移植受者作为特定的风险人群,参照普通人群的治疗原则,结合药物耐受性,制订个体化的目标(表 4-2-7)。

表 4-2-7　他汀类药物在肾移植受者中的推荐剂量

他汀类药物	GFR 水平[ml/(min×1.73m²)]		合并使用环孢素
	≥30	<30 或透析	
阿托伐他汀	10 ~ 80mg	10 ~ 80mg	10 ~ 40mg
氟伐他汀	20 ~ 80mg	10 ~ 40mg	10 ~ 40mg
洛伐他汀	20 ~ 80mg	10 ~ 40mg	10 ~ 40mg
普伐他汀	20 ~ 40mg	20 ~ 40mg	20 ~ 40mg
辛伐他汀	20 ~ 80mg	10 ~ 40mg	10 ~ 40mg

注:GFR 为肾小球滤过率(计算公式如下[11])。

$$eGFR = 169 \times (Cr \div 88.4)^{-0.608} \times Cys\text{-}C^{-0.63} \times (年龄)^{-0.157} (女性 \times 0.83),$$

[血浆胱抑素 C(Cystatin C,Cys-C)和血浆肌酐(Creatinine,Cr)],

以上公式中 eGFR 以 ml/(min×1.73m²)为单位、Cys-C 以 mg/L 为单位、Cr 以 μmol/L 为单位。

调脂药物选用时必须考虑其与免疫抑制剂和其他药物的相互作用,以及对移植肾功能的影响。若存在肝肾功能不全,则尽量选用对肝肾功能影响较小或没有影响的药物。必要时应通过计算受者的肾小球滤过率(GFR)调整调脂药物的剂量(表4-2-8)[7]。

表4-2-8 调脂药物对肾功能的影响和调整

药物	根据 eGFR[ml/(min×1.73m²)] 调整			注意事项
	60~90	15~59	<15	
阿托伐他汀	不调整	不调整	不调整	经过 CYP3A4 代谢,可增加他克莫司浓度,合用时应注意监测他克莫司浓度
瑞舒伐他汀	不调整	降低 50%	降低 50%	
氟伐他汀	未知	未知	未知	
洛伐他汀	不调整	降低 50%	降低 50%	
普伐他汀	不调整	不调整	不调整	
辛伐他汀	未知	未知	未知	经过 CYP3A4 代谢,可增加他克莫司浓度,合用时应注意监测他克莫司浓度
烟酸	不调整	不调整	降低 50%	34% 经肾代谢
考来替泊	不调整	不调整	不调整	
考来烯胺	不调整	不调整	不调整	
考来维仑	不调整	不调整	不调整	
苯扎贝特	降低 50%	降低 25%	避免使用	可能升高 Scr
氯贝丁酯	降低 50%	降低 25%	避免使用	可能升高 Scr
环丙贝特	未知	未知	未知	可能升高 Scr
非诺贝特	降低 50%	降低 25%	避免使用	可能升高 Scr
吉非贝齐	不调整	不调整	不调整	可能升高 Scr
依折麦布	不调整	不调整	不调整	

注:eGFR 为肾小球滤过率估算值;Scr 为血清肌酐。

(丁晨光 田普训)

参 考 文 献

1. 《中国成人血脂异常防治指南》制定联合委员会. 中国成人血脂异常防治指南. 北京:人民卫生出版社,2007.

2. Israni AJ, Snyder JJ, Skeans MA, et al. Clinical diagnosis of metabolic syndrome:predicting new-onset diabetes, coronary heart disease and allograft failure late after kidney transplantation. Transpl Int,2012,25(7):748-757.

3. 中华医学会器官移植分会,中国医师协会器官移植医师分会. 中国器官移植受者血脂管理指南,2016,7(4):243-254.

4. 汤光,李大魁. 现代临床药物学. 北京:化学工业出版社,2008.

5. 四川美康医药软件研究开发有限公司. MCDEX 药物临床信息参考. 重庆:重庆出版集团重庆出版社,2008.

6. 陈实. 移植学. 北京:人民卫生出版社,2011.

7. 袁秉祥,臧伟进. 药理学教程. 北京:高等教育出版社,2007.

8. 中华医学会. 临床诊疗指南(器官移植学分册). 北京:人民卫生出版社,2010.

9. Palmer SC, Navaneethan SD, Craig JC, et al. HMG-CoA reductase inhibitors(statins)for kidney transplant recipients. Cochrane Database Syst Rev,2014,1:CD005019.

10. 刘昌治,刘晟. 临床药品信息与商品名. 合肥:安徽科学技术出版社,2009.

11. 李辉军,管青. 一系列肾小球滤过率计算公式适用性评估. 中国实验诊断学,2011,15(11):1872-1875.

第三章

冠 心 病

冠状动脉粥样硬化性心脏病是指由于冠状动脉粥样硬化使管腔狭窄、痉挛或阻塞导致心肌缺血、缺氧或坏死而引发的心脏病,统称为冠状动脉性心脏病或冠状动脉疾病,简称冠心病,归属为缺血性心脏病,是动脉粥样硬化导致器官病变的最常见类型。根据《中国心血管病报告 2015》,中国城市居民冠心病死亡率为 110.67/100 000,推算心血管病现患人数为 2.9 亿,其中 15 岁以上人口冠心病人数约 1100 万,慢性肾衰竭、肾脏移植患者也占很大比例[1]。

第一节 危 险 因 素

冠心病的主要危险因素如下:高血压、血脂异常、糖尿病、肥胖和超重、吸烟、不良饮食习惯、性别、心理社会因素和遗传等[2,3,19]。

第二节 发 病 机 制

冠状动脉粥样硬化性心脏病是由于冠状动脉粥样硬化使管腔狭窄、痉挛或阻塞导致心肌缺血、缺氧或坏死而引发的。肾移植术后的排异反应、移植肾功能延迟恢复(DGF)、免疫抑制剂的相关因素包括激素、环孢素、他克莫司、西罗莫司(雷帕霉素)等都可以引发继发性高血压、脂质代谢紊乱、糖耐量异常或新发糖尿病,这些因素都大大增加了肾移植术后发生冠心病的概率。

1979 年 WHO 根据病变部位、范围和程度将冠心病分为五型,包括隐匿型或无症状性心肌缺血、心绞痛、心肌梗死、缺血性心肌病和猝死。

近年临床治疗中根据发病特点和治疗原则不同分为两大类:

1. 慢性冠脉病(chronic coronary artery disease,CAD) 也称慢性心肌缺血综合征(chronic ischemic,CIS),它包括稳定性心绞痛(stable angina pectoris)、缺血性心肌病和隐匿性冠心病等。

2. 急性冠状动脉综合征(acute coronary syndrome,ACS) 包括不稳定性心绞痛(unstable angina,UA)、非 ST 段抬高型心肌梗死(non-ST-segment elevation myocardial infarction,NSTEMI)、ST 段抬高型心肌梗死(ST-segment elevation myocardial infarction,STEMI),也有将冠心病猝死包括在内[4,6]。

第三节 诊 断 标 准

稳定性心绞痛、不稳定性心绞痛和非 ST 段抬高型心肌梗死 UA/NSTEMI、ST 段抬高型心肌梗死(STEMI)在临床上最为常见。

1. 稳定性心绞痛 典型心绞痛的发作特点,结合年龄和存在冠心病危险因素,除外其他原因所致的心绞痛,一般即可建立诊断。心绞痛发作时心电图检查可见 ST-T 段改变,冠状动脉 CTA、冠状动脉造影可以明确冠状动脉病变的严重程度,有助于诊断和决定进一步治疗。

2. 不稳定性心绞痛/非 ST 段抬高型心肌梗死 UA/NSTEMI 典型的心绞痛症状、典型的缺血性心电图改变(新发或一过性 ST 段压低≥0.1mv,或 T

波倒置≥0.2mv)以及心肌损伤标志物(肌红蛋白、肌钙蛋白Ⅰ或T、CK-MB等)测定,可以做出UA/NSTEMI诊断。

3. ST段抬高型心肌梗死(STEMI)　典型的临床表现,特征性的心电图改变以及实验室检查结果。

对老年患者,突发严重心律失常、休克、心力衰竭而原因不明,或突发较严重而且持续时间持久的胸痛或胸闷患者,都应考虑本病的可能。应先按照AML来处理,并短时间内进行心电图、血清心肌坏死标记物测定等动态监测,从而明确诊断。

第四节　鉴别诊断

1. 稳定性心绞痛(stable angina pectoris)　应和下列情况做鉴别诊断,①急性冠脉综合征;②心脏神经症;③肋间神经痛和肋软骨炎;④其他疾病引起的心绞痛;⑤不典型疼痛相鉴别。

2. 尽管不稳定性心绞痛(UA)/非ST段抬高型心肌梗死(NSTEMI)的发病机制与ST段抬高型心肌

梗死(STEMI)类似,但两者的处理原则有不同的地方,仍需要鉴别诊断。

3. ST段抬高型心肌梗死(STEMI)　应和下列情况做鉴别诊断:①心绞痛;②急性肺动脉栓塞;③主动脉夹层;④急性心包炎;⑤急腹症:急性胰腺炎、消化性溃疡穿孔、急性胆囊炎、胆石症等。

第五节　药物治疗

冠心病的药物治疗按照用药作用可分以下几类。

一、减轻症状、改善缺血的药物

目前此类药物主要包括β受体阻滞剂、硝酸酯类药物和钙拮抗剂(CCB)。

(一)硝酸酯类药物

硝酸酯类药物能减少心肌耗氧量,改善心肌灌注,缓解心绞痛症状。硝酸酯类药物为内皮依赖性血管扩张剂,会反射性增加交感神经张力,使心率加快,因此常联合负性心率药物如β受体阻滞剂或非二氢吡啶类CCB治疗CSA(慢性稳定性心绞痛)。舌下含服或喷雾用硝酸甘油仅作为心绞痛发作时缓解症状用药,长效硝酸酯类药物用于降低心绞痛发作的频率和程度,并可能增加运动耐量。用药时间应间隔6~8小时,以减少耐药性[5-7]。

硝酸酯类药物的不良反应包括头痛、面部潮红、心率反射性加快和低血压,不良反应以短效硝酸甘油更明显。第1次含服硝酸甘油时,应注意可能发生体位性低血压。使用治疗勃起功能障碍药物西地那非者24小时内不可应用硝酸甘油等硝酸酯类药物,以避免引起严重低血压。严重主动脉瓣狭窄或肥厚型梗阻性心肌病引起的心绞痛,不宜使用硝酸酯类药物[5]。

(二)β受体阻滞剂

β受体阻滞剂按照作用特性不同将其分为三类:①选择性β₁受体阻滞剂:主要作用于β₁受体,常用药物为美托洛尔、比索洛尔、阿替洛尔等;②非选择性β受体阻滞剂:作用于β₁和β₂受体,常用药物

为普萘洛尔(心得安),目前已较少应用;③α₁、β受体阻滞剂:可同时作用于β和α₁受体,具有扩张外周血管的作用,常用药物为阿罗洛尔和拉贝洛尔。β受体阻滞剂能够抑制心脏β₁肾上腺素能受体,使心率减慢,心肌收缩力减弱,同时可以降低血压,减少心肌耗氧量,从而使心绞痛发作减少。用药后要求静息心率在55~60次/分。如无禁忌证,β受体阻滞剂应作为稳定型心绞痛的初始治疗药物。为减少β₂受体被阻滞后引发的不良反应,更倾向于使用如美托洛尔、比索洛尔及阿替洛尔等选择性β₁受体阻滞剂。阿替洛尔经肾脏清除,肾功能不全患者使用时需调整剂量,调整剂量小于25~50mg/d。美托洛尔和比索洛尔主要经肝脏代谢,仅不足5%的口服剂量经尿液以原形排泄,肾功能不全患者不需调整剂量。多项研究证明,心肌梗死后患者长期接受β受体阻滞剂预防治疗,可降低相对死亡率24%[5,6,9]。

β受体阻滞剂的使用由较小剂量开始,应个体化用药。伴严重心动过缓和高度房室传导阻滞、窦房结功能紊乱、明显支气管痉挛或支气管哮喘患者禁用β受体阻滞剂。周围动脉病(peripheral arterial disease,PAD)及严重抑郁是使用β受体阻滞剂的相对禁忌证。慢性肺源性心脏病患者可谨慎使用高度选择性β₁受体阻滞剂[5,6]。

(三)钙拮抗剂

CCB通过改善冠状动脉血流和减少心肌耗氧量发挥缓解心绞痛的作用,对变异性心绞痛或以CAS为主的心绞痛,CCB是一线治疗药物。长效CCB能减少心绞痛发作。

CCB 常见不良反应包括外周水肿、便秘、心悸、面部潮红，低血压也时有发生，其他不良反应还包括头痛、头晕、虚弱无力等。β 受体阻滞剂和长效 CCB 联用较单药更有效。非二氢吡啶类 CCB 地尔硫䓬或维拉帕米可作为对 β 受体阻滞剂有禁忌患者的替代治疗，但对环孢素、他克莫司的血液浓度有增高的影响[5,6,8]。

（四）其他治疗药物

1. 改善代谢性药物 曲美他嗪通过调节心肌能源底物，抑制脂肪酸氧化，改善心肌缺血及左心功能，缓解心绞痛。

2. 尼可地尔 尼可地尔具有独特的双重药理机制，既能特异性开放冠状动脉血管平滑肌的钾通道，改善微血管功能，又具有类硝酸酯类作用，扩张冠状动脉，对稳定型心绞痛和其他各型心绞痛均有明显疗效。

二、预防心肌梗死、改善预后的药物

（一）阿司匹林

通过抑制环氧化酶（COX）和血栓烷 A_2（TXA_2）的合成达到抗血小板聚集的作用，所有患者如无用药禁忌证均应长期服用。研究证实 CSA 患者服用阿司匹林可降低心肌梗死、脑卒中或心血管性死亡的发生风险，对肾脏血管也有益处。阿司匹林的最佳剂量范围为 75～150mg/d（常用剂量为 100mg/d），其主要不良反应为胃肠道出血或对阿司匹林过敏，无法耐受阿司匹林的患者可改用氯吡格雷来替代[5,6,11]。

（二）氯吡格雷为 P2Y12 受体抑制剂

通过选择性不可逆地抑制血小板二磷酸腺苷（ADP）受体而阻断 ADP 依赖激活的血小板膜糖蛋白（GP）Ⅱb/Ⅲa 复合物，有效减少 ADP 介导的血小板激活和聚集。

（三）替格瑞洛

为新型 P2Y12 受体抑制剂，可与 P2Y12 受体可逆性结合，直接作用于血小板 ADP 受体，无需经过肝脏代谢起效。既往有脑出血患者禁用。

（四）他汀类药物

他汀类药物能有效降低 TC 和 LDL-C 水平，减少心血管事件的发生，同时还有延缓斑块进展、稳定斑块和抗炎等有益作用。对于 CKD 患者，即使 LDL 水平并非很高，仍有使用他汀类药物的指征。由于阿托伐他汀和氟伐他汀主要通过肝脏代谢，仅有 5% 药物经肾脏清除，所以当肾功能下降时无需调整药物剂量。但普伐他汀、辛伐他汀以及瑞舒伐他汀主要经肾脏清除，会在 CKD 患者体内蓄积，因此 CKD 患者上述药物剂量需减半。同时应用时应该考虑代谢酶的影响，且由于氟伐他汀主要通过 CYP2C9 代谢，避开了环孢素、贝特类、烟酸类、CCB、氯吡格雷、地高辛等常用心血管疾病药物的影响，因此在 CKD 患者血脂管理中需要增加剂量时，氟伐他汀更为安全。肾移植术前、术后脂质代谢紊乱，他汀类药物可作为有效地治疗用药[5,6,10,18]（具体用药详见第二章移植后高脂血症）。

2012 KDIGO 指南针对 CKD 患者的血脂管理建议：对于成人肾移植受者，建议使用他汀类药物（Ⅱ B）。年龄<18 岁的 CKD 患者（包括长期透析治疗和肾移植患者），不建议使用他汀类药物[16]。

（五）转换酶抑制剂（ACEI）或转化酶受体阻滞剂（ARB）

ACEI 对于稳定型心绞痛合并糖尿病、心力衰竭或左心室收缩功能不全的高危冠心病患者均应使用。所有冠心病患者均能从 ACEI 治疗中获益，对于发生不能耐受的干咳等 ACEI 的患者可改用 ARB。特别需要注意，双侧肾动脉狭窄患者禁用 ACEI 和 ARB，肾移植患者肾功能异常时，服用时谨慎。与硫唑嘌呤合用，有加重骨髓抑制的可能[6]。

三、稳定性心绞痛的药物治疗

稳定性心绞痛也称劳力性心绞痛，是在冠状动脉固定性严重狭窄基础上，由于心肌负荷增加引起心肌急剧的、暂时的缺血缺氧的临床综合征。CSA（慢性稳定性心绞痛）的药物治疗原则包括：①缓解心绞痛，治疗心肌缺血；②预防危险事件治疗[6]。

（一）缓解心绞痛，治疗心肌缺血的药物

该类药物包括 β 受体阻滞剂、CCB、短效硝酸酯类药物的一线治疗药物和长效硝酸酯类药物、伊伐布雷定、尼可地尔、雷诺嗪和曲美他嗪等其他抗心肌缺血药物的二线治疗药物，必要时将二线药物作为一线治疗药物。

1. β 受体阻滞剂 β 受体阻滞剂应作为 CSA 的初始治疗首选药物之一，用药后要求静息心率降至 55～60 次/分，特殊情况可降至 50 次/分。常用药物包括美托洛尔、比索洛尔、阿替洛尔，宜由小剂量开始，逐渐增加至目标剂量。

2. CCB 对于 β 受体阻滞剂改善症状不明显或不能耐受的患者，考虑使用 CCB。血管痉挛性 CSA 建议使用 CCB 和硝酸酯类药物，避免使用 β 受

体阻滞剂。长效二氢吡啶类 CCB 可以作为 CSA 患者的初始治疗药物之一;血压正常的 CSA 患者可首选 β 受体阻滞剂,必要时可换用或加用二氢吡啶类 CCB。当 CSA 患者合并高血压时可应用长效 CCB 作为初始治疗药物。非二氢吡啶类 CCB 中,地尔硫草或维拉帕米可作为对 β 受体阻滞剂有禁忌证患者的替代治疗。推荐使用长效二氢吡啶类 CCB,而非短效 CCB。

3. 硝酸酯类药物 硝酸酯类药物对于 CSA,其治疗的主要是预防和减少缺血事件的发生,提高患者生活质量。短效硝酸酯类药物与 β 受体阻滞剂联用可发挥更大的抗缺血效果。对于无心绞痛的患者应避免常规应用硝酸酯类药物。舌下含服或喷雾用硝酸甘油仅作为心绞痛发作时缓解症状的用药,也可于运动前数分钟使用,可间隔 5 分钟重复用药最多 3 次,如疼痛仍未能缓解可静脉给药。长效硝酸酯类药物不宜用于心绞痛急性发作的治疗。

4. 其他抗心肌缺血药物 ①曲美他嗪可与 β 受体阻滞剂等抗心肌缺血药物联用;②伊伐布雷定推荐用于不能耐受 β 受体阻滞剂的患者,或使用 β 受体阻滞剂后心率仍大于 60 次/分的患者;③尼可地尔与硝酸酯类药物不同的是,尼可地尔还可治疗冠状动脉微循环障碍[5,6]。

(二)预防危险事件治疗的药物

1. 抗血小板治疗药物 对于 CSA 患者,长期低剂量服用阿司匹林可降低心肌梗死、脑卒中或心血管性死亡的发生风险,不能耐受的患者可改用氯吡格雷。

2. 他汀类药物 脂质代谢紊乱是肾移植患者的常见并发症,也是 CSA 的重要危险因素。调脂、降低 LDL-C 水平是首要治疗目标。如无禁忌证,CSA 患者应尽量将血浆 LDL-C 控制在<1.8mmol/L,或至少较基础值降低一半[15]。治疗中应严密监测转氨酶及肌酸激酶等生化指标,及时发现药物可能引起的肝肾功能损害和肌病的发生。若他汀类药物未能达到理想的调脂效果或患者不能耐受,可加用胆固醇吸收抑制剂(依折麦布 10mg/d)。

3. ACEI/ARB 所有 CSA 伴高血压、糖尿病、LVEF<40%、合并慢性肾脏病(chronic kidney disease,CKD)的患者,如无反指征,均应接受 ACEI;不能耐受 ACEI 时改用 ARB。对 CSA 合并其他血管病变患者,ACEI 或 ARB 治疗也是合理的[6,14,17],但对肾移植患者及肾功能不全者应慎用。

四、急性冠状动脉综合征(STEMI 和 UA/NSTEMI)药物治疗

(一)急性冠状动脉综合征(ACS)治疗

多数情况是由心内科或者 ICU 专业医生处理的,对此治疗药物只做简单阐述。其治疗原则和目标:UA/NSTEMI 的治疗原则为:迅速缓解症状,避免发生心肌梗死和死亡,改善预后和提高患者生活质量。AMI 的治疗原则为:①尽快再灌注缺血心肌,防止梗死范围扩大,缩小心肌缺血范围;②及时处理恶性心律失常、心力衰竭、休克及各种并发症,防止猝死;③保护和维持心脏功能,提高患者的生活质量[6,13]。

(二)ST 段抬高型心肌梗死(STEMI)的具体药物治疗

1. 镇痛治疗 STEMI 发生时,应迅速给予有效镇痛剂,如吗啡 3mg 静脉注射。

2. 溶栓治疗 临床中,此段治疗多由专业医生处理,只做简单介绍。STEMI 急性期有条件可直接 PCI,也可选静脉溶栓。溶栓药物分为:以链激酶和尿激酶为代表第一代溶栓药物;以组织型纤溶酶原激活剂(t-PA)为代表的第二代溶栓药物;以瑞替普酶、替奈普酶(TNK-tPA)等药物为代表的第三代溶栓药物。

3. 抗栓治疗

(1)抗血小板治疗:①阿司匹林为首选抗血小板药物;②氯吡格雷;③替格瑞洛。

(2)抗凝治疗:①低分子量肝素(LMWH):临床常用制剂包括达肝素、依诺肝素和那屈肝素;②普通肝素(unfractionated heparin,UFH);③直接凝血酶抑制剂。

4. 抗心肌缺血

(1)硝酸酯类药物:为首选抗心肌缺血的血管扩张剂。

(2)β 受体阻滞剂用药后需严密观察,使用剂量必须个体化。

(3)CCB:对缓解 CAS 有良好效果,为变异型心绞痛的首选用药,也可作为持续性心肌缺血治疗的次选药物。不推荐使用短效二氢吡啶类 CCB[6]。

5. 调脂治疗 所有心肌梗死后患者均应使用他汀类药物控制 LDL-C 水平<1.8mmol/L(80mg/dl)。临床常用他汀类药物和其他调脂类药物。

6. 其他治疗

(1)ACEI:可减少充血性心力衰竭的发生,降低病死率。

(2)ARB:对 STEMI 后左室射血分数(LVEF)

≤0.4、有心功能不全或糖尿病,无明显肾功能不全、血钾≤5mmol/L 的患者,应给予 ARB。

(三)UA 及非 ST 段抬高心肌梗死的治疗

目的:抗缺血治疗、抗血小板治疗和抗凝治疗[6,12]。

1. 抗缺血治疗

(1)硝酸酯类药物:该类药物可以缓解心绞痛症状以及 ST 段恢复,静脉硝酸酯类药物的应用剂量可逐渐增大,直至症状缓解或高血压患者血压水平恢复正常。静脉治疗比舌下含服效果更好。使用中密切观察不良反应(明显的头痛及低血压)。近期使用磷酸二酯酶抑制剂的患者(西地那非、伐地那非或他达拉非等),禁止使用硝酸酯类药物,避免严重低血压的发生。

(2)β 受体阻滞剂:β 受体阻滞剂有对左心功能的抑制作用,对于左心功能未知的患者应避免早期使用 β 受体阻滞剂。

2. 抗血小板治疗

(1)阿司匹林:在 UA 患者中使用阿司匹林可显著降低心肌梗死及死亡风险。

(2)P2Y12 受体抑制剂:①氯吡格雷:与单用阿司匹林相比,包含了阿司匹林及氯吡格雷的 DAPT 能够显著减少 NSTEMI 患者的缺血事件;②普拉格雷:对 P2Y12 受体产生不可逆的抑制作用,其作用效果更快,更强,应用普拉格雷的出血事件概率加大;③替格瑞洛:替格瑞洛为口服可逆性 P2Y12 受体抑制剂,停药后血小板功能恢复较快。替格瑞洛可提高辛伐他汀的血药浓度,而地尔硫草则可能提高替格瑞洛的血药浓度,并延长半衰期;④坎格瑞洛(cangrelor):为静脉制剂,对 P2Y12 受体可逆且高亲和力结合,半衰期极短(<10 分钟),停药后短时间内血小板功能可恢复正常。

(3)抗血小板药物预处理:对于明确诊断为 NSTEMI 的患者建议尽早应用 P2Y12 受体抑制剂[11]。

3. 抗凝治疗

(1)急性期抗凝治疗:抗凝药物可抑制血栓生成及活性,减少血栓事件。

(2)长期抗凝患者的抗血小板管理:NSTEMI 患者支架术后,抗血小板治疗需要联合抗凝,会产生更强大的抗栓效应。

总之,冠心病的药物治疗包括治疗和预防用药,主要针对冠心病病情和危险因素进行治疗,应选择性价比最高,患者长期服药依从性好的药物。

附:冠心病药物使用表格、药物应用表格(表 4-3-1～表 4-3-8)。

表 4-3-1 常用硝酸酯类药物使用

药物	常规剂量	肾移植患者调整剂量	常见不良反应	注意事项(禁忌证和相互作用)
硝酸甘油(片剂、喷雾剂、针剂)	舌下含服,0.3～0.6mg,最大剂量为 1.5mg,5 分钟后可重复,含服需保证舌下黏膜湿润;含服最多不超过 3 次;服药间隔应在 8～12 小时 喷剂 0.4mg 舌下喷用,5 分钟后可重复含服 静脉制剂 5～200mg/min,7～8 小时后耐药	一般无需调整剂量	可能出现头痛、头晕、低血压	避免用于严重低血压、贫血、机械性梗阻性心力衰竭,外伤性及出血性颅内高压患者;青光眼患者慎用
单硝酸异山梨酯缓释片	每片 20、30、60mg 晨服 1～2 片,口服,每日 1 次,若发生头痛,减至 1/2 片。整片或半片保持完整,不可咀嚼或碾碎服用		头痛、低血压	
单硝酸异山梨酯缓释胶囊	40～50mg,每日 1 次,整粒吞服		血管性虚脱症状,头痛。初始服用短效制剂-单硝酸异山梨酯,每日 2 次,可减少症状	
单硝酸异山梨酯片	口服 10～20mg,每日 2～3 次,重者单次口服 40mg		头痛、头晕、低血压	

表 4-3-2 常用肾上腺素能受体阻滞剂药物使用

药物	常规剂量	肾移植患者调整剂量	常见不良反应	注意事项（禁忌证和相互作用）
美托洛尔片、缓释片	平片：25～50mg，口服，每日 2 次 缓释片：晨服，95～190mg，口服，每日 1 次	一般无需调整剂量	中枢神经系统不良反应 消化系统不良反应：腹泻、恶心、胃痛、消化不良、便秘等消化系统症状	支气管哮喘，严重心动过缓、房室传导阻滞，重度心力衰竭、急性肺水肿 使用 β 受体阻滞剂能延缓胰岛素引起低血糖反应后的血糖恢复速度，即产生低血糖反应 需要时可联用硝酸酯类药物或增加剂量
比索洛尔	晨服，5mg，口服，每日 1 次。整片送服，不应咀嚼	晚期肾衰竭，每日剂量不得超过 10mg	肢端循环障碍 支气管痉挛 低血糖反应	
阿替洛尔片	6.25～12.5mg，口服，每日 2 次	肾移植患者肾功损害时，每日最多 50mg	心血管系统不良反应：低血压、心动过缓等	
阿罗洛尔	10～15mg，口服，每日 2 次	一般无需调整剂量	腹部不适，恶心，偶有肝酶升高、头痛	
卡维地洛片	初始 2 周剂量为 3.125mg，口服，每日 2 次，2 周后增至 6.25mg，每日 2 次，然后 12.5mg，每日 2 次，再至 25mg，每日 2 次	可影响环孢素的浓度，需要减量	腹部不适，恶心，偶有头痛	接受地高辛、利尿剂、ACEI 治疗的患者必须使病情稳定后再使用卡维地洛
拉贝洛尔片	200～400mg，饭后口服，每日 2 次	一般无需调整剂量	眩晕、乏力，偶有胃肠道反应	加用利尿剂适当减量，哮喘及脑溢血患者禁用静注，与维拉帕米联用时谨慎

表 4-3-3 CCB 类药物使用

药物	常规剂量	肾移植患者调整剂量	常见不良反应	注意事项（禁忌证和相互作用）
硝苯地平缓释片、控释片	缓释片：20mg，控释片：30mg，口服，每日 1～2 次	一般无需调整剂量	头痛、面部潮红、多尿、便秘、胫前、踝部水肿；有时出现心动过缓或心脏传导阻滞，多见于非二氢吡啶类 CCB	对存在窦房结、房室结病变的患者，禁止使用非二氢吡啶类 CCB；抑制心肌收缩力，对心力衰竭患者，不推荐使用任何 CCB，除非患者存在难以控制的高血压、皮疹和过敏反应 心动过速，必要时可以与 β 受体阻滞剂联用以减少其发生；与利尿剂联用可以减轻或消除水肿症状
氨氯地平片	5～10mg，口服，每日 1 次			
非洛地平缓释片	5mg，口服，每日 1 次			
拉西地平片	晨服，2mg，口服，每日 1 次			
地尔硫䓬片	30～60mg，口服，每日 3～4 次	可以影响肾移植环孢素浓度，可适当减少药量		
维拉帕米片、缓释片片	普通剂型：40～80mg，每日 3 次 缓释剂型：120～240mg，口服，每日 1 次 按需逐渐加量，每日总量一般为 240～480mg			严重左心功能不全、病窦综合征禁用

表4-3-4　抗血小板药物使用

药物	常规剂量	肾移植患者调整剂量	常见不良反应	注意事项（禁忌证和相互作用）
阿司匹林肠溶片	100mg，口服，每日1次	一般无需调整剂量	胃肠道出血	过敏、活动性出血、血友病及严重血小板减少症患者禁用，消化道溃疡患者禁用
氢氯吡格雷片	75mg，口服，每日1次		少见	消化道溃疡患者禁用
替格瑞洛片	初始180mg，口服，每日2次，此后90mg，口服，每日2次		少见	出血性脑卒中史患者禁用
西洛他唑片	50～100mg，口服，每日2次		头痛、头晕、恶心	与前列腺素E₁有协同作用

表4-3-5　抗凝药物使用

药物	常规剂量	肾移植患者调整剂量	常见不良反应	注意事项（禁忌证和相互作用）
华法林钠片	首日5～20mg，次日每日2.5～7.5mg		过量可致各种出血	肝肾功能损害、严重高血压、凝血功能障碍伴出血倾向、活动性溃疡、近期外伤手术患者禁用 阿司匹林、别嘌呤醇、头孢类等药物有协同作用，维生素K有拮抗作用，需检测APTT和ACT
达比加群酯	150mg，口服，每日2次，终身维持	服用环孢素、他克莫司者禁用		
利伐沙班片	20mg，口服，每日2次	慎用		中度肾功能不全、低体重和高龄患者慎用。酮康唑、伊曲康唑、伏立康唑有协同作用，禁联合应用

表4-3-6　调脂药物使用

药物	常规剂量	肾移植患者调整剂量	常见不良反应	注意事项（禁忌证和相互作用）
氟伐他汀	20～40mg，口服，每晚1次	暂无对环孢素、FK506影响的资料	肝酶一过性升高，肌痛，横纹肌溶解者常见；消化道症状少见	建议定期检查功肝功能，根据LDL-C水平进行个体化调整
阿托伐他汀	10mg，口服，每晚1次	无需减量，与环孢素合用，有增加横纹肌溶解的风险		
辛伐他汀	20～40mg，口服，每晚1次	与环孢素合用时，不大于每日10mg，严重肾功能异常患者慎用		中、重度肾功不全慎用，建议定期检查肾功、肝功能，根据LDL-C水平进行个体化调整环孢素、大环内酯药、吡咯类抗真菌药剂量，有增加横纹肌溶解的风险
瑞舒伐他汀	5mg，口服，每晚1次	重度肾功能损害患者禁用		
洛伐他汀	10～20mg，口服，每晚1次	肾功能不全患者应减量		
普伐他汀	10～20mg，口服，每晚1次	严重肾功能异常患者慎用		
匹伐他汀	1～2mg，口服，每晚1次	与环孢素有协同作用，应减量		与环孢素有协同作用，AUC增加5倍，慎用

表 4-3-7　改善心肌重构药物（ACEI/ARB）使用

药物	常规剂量	肾移植患者调整剂量	常见不良反应	注意事项 （禁忌证和相互作用）
ACEI 药物				
卡托普利	12.5～100mg，口服，每日 3 次	严重肾功能不全患者采用小剂量或减少给药次数缓慢递增 硫唑嘌呤合用，可加重骨髓抑制，肾移植严重肾功能异常患者慎用，DGF 恢复期慎用	刺激性干咳、低血压、血管神经源性水肿、头痛、高血钾、低血钠、肾功能损害 肾移植、血液透析患者可以引起贫血	双侧肾动脉狭窄、中度肾功能不全、高血钾者禁用硫唑嘌呤合用，可加重骨髓抑制 使用前，停用利尿药物
贝那普利(洛汀新)	10～20mg，口服，每日 1 次			
福辛普利	10～20mg，口服，每日 1 次			
依那普利	5～10mg，口服，每日 1 次			
培哚普利	4～8mg，口服，每日 1 次			
雷米普利	5～10mg，口服，每日 1 次			
赖诺普利	10～20mg，口服，每日 1 次			
咪达普利	5～10mg，口服，每日 1 次			
ARB 药物				
奥美沙坦	20～40mg，口服，每日 1 次	一般无需调整剂量，肾移植 DGF 期可致 GFR 减退，严重肾功能异常患者慎用	引起肾动脉狭窄的风险，眩晕	只在单药治疗不能达到满意效果时才考虑与氢氯噻嗪、氨氯地平联合用药，相应注意事项需参照每种单药
厄贝沙坦(安博维)	每片150mg，口服 150～300mg，每日 1 次		头痛、眩晕、心悸	
坎地沙坦	4～8mg，口服，每日 1 次		偶有干咳，血管性水肿	血容量不足的患者、低钾血症、严重肾功能不全或肝功能不全患者不推荐使用。老年高血压患者不需调整起始剂量
氯沙坦(科素亚)	25～100mg，口服，每日 1 次			
阿利沙坦酯	80～240mg，口服，每日 1 次			
替米沙坦	20～80mg，口服，每日 1 次			
缬沙坦(代文)	80～160mg，口服，每日 1 次			

注：ACEI：血管紧张素转化酶抑制剂；ARB：血管紧张素 II 受体拮抗剂。

表 4-3-8　其他抗心肌缺血药物使用

药物	常规剂量	肾移植患者调整剂量	常见不良反应	注意事项 （禁忌证和相互作用）
曲美他嗪	20mg 口服，每日 3 次	一般无需调整剂量	头晕、食欲不振、皮疹	眩晕和耳鸣的辅助性对症治疗对药品任一组分过敏者禁用，哺乳期通常不推荐使用
伊伐布雷定	5mg，口服，每日 2 次，3～4 周后，改为 7.5mg，口服，每日 2 次		窦性心动过缓；一过性视觉症状（闪光幻视，非特异性视觉模糊等）	严重肝功能不全患者，禁用该药；儿童、青少年患者，不推荐使用该药；重症肝功能障碍、青光眼、高龄患者慎用 硝酸酯类药物联用可能引发搏动性头痛，需减量或停药，与西地那非等药物联用可能引起血压过度下降
尼可地尔片	5mg，口服，每日 3 次		头痛、面部潮红、心悸；胃肠反应	硝酸酯类药物联用可能引发搏动性头痛，需减量或停药，与西地那非等药物联用可能引起血压过度下降

（王健明）

参 考 文 献

1. 陈伟伟,高润霖,刘力生等.《中国心血管病报告 2016》概要.中国循环杂志,2017,32:521-529.

2. 2014 中国胆固醇教育计划血脂异常防治建议专家组,中华心血管病杂志编辑委员会,血脂与动脉粥样硬化循证工作组,等.2014 中国胆固醇教育计划血脂异常防治专家建议.中华心血管病杂志,2014,42(8):633-636.

3. 中华医学会心血管病学分会,中华心血管病杂志编辑委员会.中国心血管病预防指南.中华心血管病杂志,2011,39(1):3-22.

4. 葛均波,徐永健.内科学(第 8 版).北京:人民卫生出版社,2013.

5. 陈新谦,金有豫,汤光.新编药物学.北京:人民卫生出版社,2011.

6. 国家卫生计生委合理用药专家委员会,中国药师协会.冠心病合理用药指南.中国医学前沿杂志(电子版),2016,8(6):19-108.

7. 中华医学会心血管病学分会,中华心血管病杂志编辑委员会.硝酸酯在心血管疾病中规范化应用的专家共识.中华全科医师杂志,2012,11(10):725-728.

8. 钙离子通道阻断剂抗动脉粥样硬化中国专家共识(2011)写作组.钙离子通道阻断剂抗动脉粥样硬化中国专家共识(2011).中华老年医学杂志,2011,30(10):793-799.

9. 中华医学会心血管病学分会非心脏手术患者围术期 β 受体阻滞剂应用专家组.非心脏手术患者围术期 β 受体阻滞剂应用中国专家建议.中华心血管病杂志,2014,42(11):895-897.

10. 他汀类药物安全性评价工作组.他汀类药物安全性评价专家共识.中华心血管病杂志,2014,42(11):890-894.

11. 中华医学会心血管病学分会,中华心血管病杂志编辑委员会.抗血小板药物治疗反应多样性临床检测和处理的中国专家建议.中华心血管病杂志,2014,42(12):986-991.

12. 中华医学会心血管病学分会,中华心血管病杂志编辑委员会.非 ST 段抬高急性冠状动脉综合征诊断和治疗指南.中华心血管病杂志,2012,40(5):353-367.

13. 中华医学会心血管病学分会.急性 ST 段抬高型心肌梗死诊断和治疗指南.中华心血管病杂志,2015,43(5):380-393.

14. 全国 eGFR 课题协作组.MDRD 方程在我国慢性肾脏病患者中的改良和评估.中华肾脏病杂志,2006,22(10):589-595.

15. Fleisher LA, Fleischmann KE, Auerbach AD, et al. 2014 ACC/AHA guideline on perioperative cardiovascular evaluation and management of patients undergoing noncardiac surgery:executive summary:a report of the American College of Cardiology/American Heart Association Task Force on Practice Guidelines. Circulation,2014,130(24):2215-2245.

16. Andrassy KM. Comments on 'KDIGO 2012 Clinical Practice Guideline for the Evaluation and Management of Chronic Kidney Disease'. Kidney Int,2013,84(3):622-623.

17. Andrus B,Lacaille D. 2013 ACC/AHA guideline on the assessment of cardiovascular risk. J Am Coll Cardiol,2014,63(25 Part A):2886.

18. Cushman WC,Goff DC Jr. More HOPE for Prevention with Statins. N Engl J Med,2016,374:2085-2087.

19. Eckel RH,Jakicic JM,Ard JD, et al. American College of Cardiology/American Heart Association Task Force on Practice Guidelines. 2013 AHA/ACC guideline on lifestyle management to reduce cardiovascular risk:a report of the American College of Cardiology/American Heart Association Task Force on Practice Guidelines. J Am Coll Cardiol,2014,63(25 Pt B):2889-2934.

第四章

心律失常

心律失常是肾移植术后常见并发症,因为尿毒症患者常常合并有高血压和慢性心功能衰竭,在手术和麻醉的双重打击下,尿毒症患者比普通患者更容易出现心律失常,严重影响着患者术后恢复和预后。因此,及时发现和正确处理术后心律失常十分重要。

第一节 危险因素

尿毒症患者常合并有高血压、贫血、糖尿病等基础疾病;且多存在心脏结构和功能的改变及内环境的异常,耐受手术和麻醉的能力均明显弱于普通人群。故其心律失常和心肌缺血发生率较高,研究报道由心脏原因导致的死亡占尿毒症病死率的50%,其中15.6%死于严重心律失常[1]。

基于尿毒症患者本身高发心律失常的特征,且加上肾移植手术常规需要进行插管全麻,虽然随着手术技巧的成熟,手术时间越来越短,但对尿毒症患者仍然是一个很大的打击。手术麻醉刺激可使心脏负荷增加,耗氧量增大,导致心肌缺血、缺氧,而缺血的心肌对低氧状态极为敏感,使心肌自律性发生改变;手术中需要牵拉髂外动静脉,开放血流时"窃流"了一部分的髂外动脉血流,有时甚至需要吻合髂内动脉的血流,改变了原有的血流动力学,增加了心肌自律性、兴奋性和传导性,导致心律失常;术中失血过多或术后补液不足,造成低血容量,心排血量减少,心率代偿性加速,若冠状动脉供血不足可导致严重的心律失常;术后如排斥反应、缺氧、伤口疼痛、发热、电解质紊乱、心理负担的影响以及尿管的刺激,均可影响患者机能的改变,加剧或引起心律失常;术后如果出现移植肾功能延迟恢复,需要进行维持透析治疗,血液动力学的改变也可诱发心律失常。

第二节 发病机制

慢性肾衰竭尿毒症患者的主要死亡原因之一为心血管疾病,包括心力衰竭、心肌梗死和心律失常等。尿毒症患者常常伴有肾性高血压、糖尿病、脂质代谢异常和高龄等传统危险因素;非传统因素包括贫血、慢性炎症、氧化应激、高同型半胱氨酸血症、钙磷代谢异常及高尿酸血症等[2]。

慢性肾衰竭尿毒症期患者术后常常可能出现心律失常,主要原因如下。①长期肾性高血压,肾功能遭受破坏,血液中尿素氮、肌酐浓度长期呈高水平状态。②贫血、酸中毒、水电解质紊乱、能量代谢障碍等因素导致尿毒症性心肌病、渗出性纤维素性心包炎等心脏严重并发症。③少尿、无尿导致钾离子严重潴留,酸中毒致使钾离子从细胞内大量逸出,使血钾升高;当排钾利尿剂使用过量,进食过少,恶心呕吐使胃肠液丢失时又常并发低血钾,而钙磷代谢障碍又使血钙浓度下降。

第三节 临床表现

尿毒症患者的心电图改变以左心室肥大最多见,房性期前收缩和室性期前收缩其次,心电图的检出率可达 20%～30%。其他常见改变包括左心室高电压、单纯窦性心动过速、房室及束支传导阻滞以及普遍导联 ST 段抬高。ST 段缺血性改变多为无痛性心肌缺血，一般无典型的胸闷、胸痛等症状。高血钾时可出现 T 波高耸。心律失常和 ST-T 改变是多因素导致的，除心脏本身病变外，尿毒症毒素、电解质紊乱及酸碱失衡均是常见原因。电解质紊乱尤以血钾及钙、镁异常多见，高钾血症可导致严重心律失常，少数患者可无任何症状突发心脏骤停[3]。

第四节　预　防

对术前既往有心律失常或传导障碍病史的患者应仔细分析其基础病变、心肺功能、电解质紊乱等，努力寻找心律失常的病因并尽力去除。严重心律失常大多是由于合并心脏器质性病变所致。对存在心律失常的高危患者，术前除常规普通心电图检查以外，主张常规行超声心动图检查了解心脏解剖结构和评价心功能状况。视情况可行 24 小时动态心电图检查了解心律失常的类型和严重程度，明显心动过缓或有传导阻滞者必要时尚须行阿托品试验或食道电生理检查。

术前充分透析对预防和治疗心律失常极为重要，其机制包括可以降低血容量、减少前负荷、纠正电解质紊乱、清除代谢废物等。尿毒症患者在实施肾移植手术时，由于各种原因更易发生心律失常。故应严格选择手术适应证，同时在术中加强监护，充分给氧，维持水、电解质平衡，减少应激反应，及时使用抗心律失常药物；术后注意监测，保证患者平稳渡过术中术后心律失常的高危期[4]。

为避免术中、术后出现心律失常等并发症，围手术期处理应注意以下几点：①重视心理护理，积极沟通和安慰患者，树立患者的信心，消除紧张情绪；②加强呼吸道准备，严格戒烟，增加运动量，锻炼心肺功能，积极为手术的到来做好准备；③停用阿司匹林、华法林等抗凝药物 1 周；术后如心率过快，可加用 β 受体阻滞剂；β 受体阻滞剂可降低心率与心肌收缩力，降低心肌耗氧量，改善心肌氧供与氧耗的平衡。此外，β 受体阻滞剂还能提高心肌对氧的利用效率，使用其可限制和减轻机体对应激所产生的交感神经、神经内分泌反应，减少儿茶酚胺产生，从而达到预防心律失常的作用[5]；④术后卧床休息，鼓励在病床上活动，如疼痛明显或难忍，可积极镇痛，持续低流量吸氧，应用抗生素及进行生命体征监测；⑤鼓励下床活动，如有咳嗽、咳痰，应学会排痰，术后积极锻炼深呼吸；⑥控制静脉液体入量，维持出入平衡和水电解质平衡。

心律失常相关药物选择及相互作用见表 4-4-1。

表 4-4-1　药物选择及相互作用表

药物	常规剂量	肾移植患者调整剂量	常见不良反应	注意事项（禁忌证和相互作用）
阿托品	静脉注射 0.5～1mg，按需要可 1～2 小时 1 次，最大量为 2mg	一般无需减量	口干、心率加快、瞳孔扩大、有时视物模糊，皮肤干燥发热、小便困难、肠蠕动减少、严重中毒时可出现谵妄、幻觉、惊厥、昏迷和呼吸麻痹等	与尿碱化药包括含镁或钙的制酸药、碳酸酐酶抑制药、碳酸氢钠、枸橼酸盐等伍用时，阿托品排泄延迟，作用时间和（或）毒性增加 与金刚烷胺、吩噻嗪类药、其他抗胆碱药、扑米酮、普鲁卡因胺、三环类抗抑郁药伍用时，毒副作用可加剧 与单胺氧化酶抑制剂（包括呋喃唑酮、丙卡巴肼等）伍用时，可增加抗 M 胆碱作用的副作用；与甲氧氯普胺并用时，可拮抗其肠胃运动
异丙肾上腺素	心腔内注射 0.5～1mg 用于心脏骤停的急救；Ⅲ度房室传导阻滞（心率低于 40 次/分），可用 0.5～1mg 加在 5% 葡萄糖注射 200～300ml 内缓慢静滴	一般无需减量	口咽发干、心悸不安；头晕、目眩，恶心、心率加快、多汗、乏力等	心绞痛、心肌梗死、甲亢及嗜铬细胞瘤禁用

药物	常规剂量	肾移植患者调整剂量	常见不良反应	注意事项（禁忌证和相互作用）
普鲁卡因胺	每次 0.1g,静注 5 分钟,必要时每隔 5~10 分钟重复一次,总量按体重不得超过 10~15mg/kg;或者 10~15mg/kg 静脉滴注 1 小时,然后以每小时按体重 1.5~2mg/kg 维持	肾功能受损者应酌情调整剂量	厌食、恶心、呕吐、腹泻、口苦,少数人可出现过敏反应、心脏停搏、传导阻滞及室性心律失常	病态窦房结综合征、Ⅱ 或 Ⅲ 度房室传导阻滞、红斑狼疮、重症肌无力、低钾血症等禁用 支气管哮喘、低血压、洋地黄中毒、心脏收缩功能明显降低者慎用本品 用药期间如出现心室率明显减低,应立即停用
胺碘酮	初始剂量为 24 小时内给予 1000mg:负荷量按体重 3mg/kg,然后以 1~1.5mg/min 维持,6 小时后减至 0.5~1mg/min,剩余 18 小时将滴注速度减至 0.5mg/min,以后维持滴注速度 0.5mg/min,浓度在 1~6mg/ml,静脉滴注胺碘酮最好不超过 3~4 日	一般无需减量	心血管系统不良反应主要包括:窦性心动过缓、一过性窦性停搏或窦房阻滞,阿托品不能对抗此反应;房室传导阻滞;偶有 Q-T 间期延长伴扭转性室性心动过速;促心律失常作用,特别是长期大剂量和伴有低钾血症时易发生;静注时产生低血压。常见还有注射部位的浅表静脉炎、过敏反应等;胃肠道反应少见	静脉注射禁用于低血压、严重呼吸衰竭、心肌病或心力衰竭、窦性心动过缓和窦房传导阻滞等 增加华法林的抗凝作用,合用时应密切监测凝血酶原时间 与 β 受体阻滞剂或钙通道阻滞剂合用可加重窦性心动过缓、窦性停搏及房室传导阻滞
利多卡因	静脉注射以 1~1.5mg/kg 体重(一般用 50~100mg)作首次负荷量静注 2~3 分钟,必要时每 5 分钟后重复静脉注射 1~2 次,但 1 小时之内的总量不得超过 300mg。 静脉滴注:一般以 5% 葡萄糖注射液配成 1~4mg/ml 药液滴注或用输液泵给药。在用负荷量后可继续以 1~4mg/min 速度静滴维持,或以 0.015~0.03mg/(kg·min)体重速度静脉滴注。 极量静脉注射:1 小时内最大负荷量 4.5mg/kg 体重(或 300mg)。最大维持量为 4mg/min	肾功能障碍时应减少用量,以 0.5~1mg/min 静滴,即可用本品 0.1% 溶液静脉滴注,不超过 100mg/h	引起嗜睡、感觉异常、肌肉震颤、惊厥昏迷、低血压、心动过缓及呼吸抑制等不良反应	对局部麻醉药过敏者禁用 阿-斯综合征(急性心源性脑缺血综合征)、预激综合征、严重心传导阻滞(包括窦房、房室及心室内传导阻滞)患者禁止静脉给药
洋地黄	洋地黄化,总量 0.7~1.2mg(7~12 片),每 6~8 小时给 0.05~0.1mg(0.5~1 片)口服;维持量每日 0.05~0.1mg(0.5~1 片)	肾功能损害患者应慎用(洋地黄毒苷可例外)	常见的主要有新的心律失常、胃纳不佳或恶心、呕吐(刺激延髓中枢)、下腹痛、异常的无力软弱(电解质失调)。少见的反应包括:视力模糊或"黄视"(中毒症状)、腹泻(电解质平衡失调)、中枢神经系统反应如精神抑郁或错乱。罕见的反应包括:嗜睡、头痛、皮疹、荨麻疹(过敏反应)	洋地黄中毒表现中心律失常最重要,最常见者为室性期前收缩,约占心脏反应的 33%。其次为房室传导阻滞,阵发性或非阵发性交界性心动过速,阵发性房性心动过速伴房室传导阻滞,室性心动过速、窦性停搏等。致死的机制为心室颤动 以下情况禁用:室性心动过速、心室颤动;梗阻型肥厚型心肌病(若伴有收缩功能不全或心房颤动仍可考虑);预激综合征伴心房颤动或扑动

续表

药物	常规剂量	肾移植患者调整剂量	常见不良反应	注意事项（禁忌证和相互作用）
普罗帕酮	成人常用量 1～1.5mg/kg 或以 70mg 加 5% 葡萄糖注射液稀释，于 10 分钟内缓慢注射，必要时 10～20 分钟重复 1 次，总量不超过 210mg。静注起效后改为静滴，滴注 0.5～1.0mg/min 或口服维持	肾功能不全的患者慎用	主要者为口干，舌唇麻木。此外，早期的不良反应还有头痛，头晕，其后可出现胃肠道障碍如恶心、呕吐、便秘等。有少数患者出现上述口干、头痛、眩晕、胃肠道不适等轻微反应，一般都在停药后或减量后症状消失。有报道个别患者出现房室传导阻滞，Q-T 间期延长，P-R 间期轻度延长，QRS 时间延长等	无起搏器保护的窦房结功能障碍、严重房室传导阻滞、双束支传导阻滞患者，严重充血性心力衰竭、心源性休克、严重低血压及对该药过敏者禁用。严重的心动过缓，肝、肾功能不全，明显低血压患者慎用
β 受体阻滞剂				
美托洛尔	一般 1 次 25～50mg，一日 2～3 次，或 1 次 100mg，一日 2 次。最大剂量一日不应超过 300～400mg	肾功能损害对本品清除率无明显影响，因此肾功能损害患者无需调整剂量	疲劳，头痛，头晕；肢端发冷，心动过缓，心悸；腹痛，恶心，呕吐，腹泻和便秘；胸痛，体重增加，支气管哮喘或有气喘症状者可诱发支气管痉挛	心源性休克。病态窦房结综合征。Ⅱ、Ⅲ度房室传导阻滞。不稳定的、失代偿性心力衰竭患者（肺水肿、低灌注或低血压），持续地或间歇地接受 β 受体激动剂正变力性治疗的患者。有症状的心动过缓或低血压。本品不可给予心率<45 次/分、P-Q 间期>0.24s 或收缩压<100mmHg 的怀疑急性心肌梗死的患者。伴有坏疽危险的严重外周血管疾病患者
比索洛尔	通常每日 1 次，每次 5mg，如果效果均不明显，剂量可增至每日 1 次，每次 10mg。最大推荐剂量为 10mg，每日 1 次	轻、中度肾功能不全的患者通常不需要调整剂量。严重肾衰竭（肌酐清除率＜20ml/min）和严重肝功能异常的患者，每日剂量不得超过 10mg。肾透析患者使用比索洛尔的经验较少；但也没有证据表明该类患者的剂量需要调整	如恶心、呕吐、腹泻、便秘，头晕，头痛，心动过缓，肢端发冷或麻木，低血压；过敏，晕厥，抑郁等少见	以下患者禁用：急性心力衰竭或处于心力衰竭失代偿期需用静注正性肌力药物治疗的患者，心源性休克者；Ⅱ度或Ⅲ度房室传导阻滞者（未安装心脏起搏器）病窦综合征患者；窦房阻滞者，引起症状的心动过缓者（有症状的心动过缓）有症状的低血压；严重支气管哮喘或严重慢性阻塞性肺部疾病患者；严重的外周动脉闭塞疾病和雷诺综合征患者；未经治疗的嗜铬细胞瘤患者；代谢性酸中毒患者

第五节 治 疗

当术中术后出现心律失常，且对于血流动力学影响不大的情况下可密切观察，并尽力纠正其可能产生的诱因，防止麻醉药过量及二氧化碳蓄积，纠正电解质紊乱及酸碱平衡[6]。有时虽然不严重，但伴有明显血液动力学改变者必须立即处理。

1. 窦性心动过速 在围手术期较常见。需要关注的是找出窦性心动过速的原因（如疼痛、心衰、血容量不足、发热、缺氧等）进行治疗，而不是一味地减慢心率。一般采取镇痛、镇静，改善供氧，补充血容量，纠正贫血、纠正水电解质及酸碱平衡紊乱等措施后，大部分患者心律可以恢复正常。

2. 窦性心动过缓 如心率不低于 50 次/分，且无血流动力学改变，去除原发病和诱因后，可继续观察。对于心率小于 50 次/分，伴血压降低者，可给予异丙肾上腺素、阿托品。当效果不明显时，应明确是否存在窦房结异常或传导阻滞等病变。

3. 房性心动过速 主要指持续、无休止发作和某些频繁的短阵发作。房速的药物治疗与否主要取决于心动过速的发作类型、持续时间和对血流动力学的影响。短阵房速发作频繁可选择副作用相对较小的抗心律失常药物，如 β 受体阻断剂或钙通道阻滞剂；临床症状较重且上述药物疗效欠佳者，可酌情选用 I 类（奎尼丁或如普罗帕酮）和 Ⅲ 类（胺碘酮）抗心律失常药物治疗；折返性者可以终止发作，自律性增高者（如慢性持续性房性心动过速）急诊以减慢心室率为主。

4. 心房纤颤或心房扑动伴快速心室率 阵发性心房纤颤最好能终止发作，大多数情况下以减慢心室率为处理目标。多快速型房颤患者用洋地黄后可控制心室率，如合并血容量不足、缺氧等诱因应及时纠正。但若伴有预激综合征、肥厚梗阻性心肌病和其他可造成血流动力学障碍者，即使是阵发心房纤颤、心房扑动，也应紧急应用胺碘酮、索他洛尔或普罗帕酮等终止发作。

5. 房室传导阻滞 房室束分支以上的阻滞形成的 I 度或 Ⅱ 度阻滞，并不影响血流动力学，主要采用针对病因的治疗。如有血流动力学障碍应积极治疗；QRS 波呈室上性，可立即给予阿托品；宽大畸形的 QRS 波群应用阿托品无效，可立即静脉给予异丙肾上腺素治疗。

6. 室上性期前收缩 主要包括房性期前收缩和交界性期前收缩，如不合并其他心律失常者可密切观察；如合并其他心律失常（如心房纤颤），则按心房纤颤处理；期前收缩较多且影响患者时可考虑使用抗心律失常药控制症状，如 β 受体阻滞剂、I c 类（普罗帕酮）抗心律失常药物等。对于室上性心动过速，血流动力学稳定时，先可试用迷走神经刺激。药物不能终止时可考虑食管心房调搏或电转复。

7. 有器质性心脏病的室性期前收缩 基础心脏病的治疗是首要的任务。应积极寻找有无造成期前收缩的诱因，如心肌缺血、肾素-血管紧张素系统的激活、电解质紊乱、交感神经和儿茶酚胺系统的过度兴奋等均可引起。去除诱因，对原发病进行治疗后，一般无需抗心律失常药物治疗，但如果期前收缩较多或出现多形复杂室性期前收缩，或出现明显临床症状时可使用 Ⅲ 类（胺碘酮）抗心律失常药物。

8. 室性心动过速 不合并器质性心脏病的偶发短阵室性心动过速可以密切观察；持续室性心动过速，不论是否合并其他情况，都应该进行急诊处理。血流动力学稳定的室性心动过速，可首选普鲁卡因胺、索他洛尔、胺碘酮、β 受体阻滞剂和利多卡因等药物进行治疗；有心功能不全的患者首先考虑胺碘酮，心功能正常者也可试用普罗帕酮。病情危急而药物无效时，应紧急进行电复律。

9. 心室纤颤 必须按照心肺复苏的原则进行抢救，及早电除颤。心室纤颤和伴有血流动力学障碍的持续室性心动过速应立即采取措施终止发作。首先应进行除颤，不能转复或无法维持稳定灌注节律者应启动心肺复苏程序。

肾移植的手术成功，使得尿毒症患者的肾功能在短期内得到了很大程度的改善，血肌酐和尿素氮浓度下降至正常范围，电解质紊乱得以纠正，尿毒症性心包炎及透析相关的心包炎减轻，心脏负荷和心肌供血得以改善。但是同时需要注意的是肾移植术后需要开始服用免疫抑制剂。其中最常服用的就是环孢素和普乐可复。环孢素自 20 世纪 80 年代便开始应用于临床，是目前临床上应用最广泛的免疫抑制剂之一。研究表明，约 30% 的患者在使用该药后出现高血压，普乐可复和西罗莫司的使用也会引起不同程度的血压升高[7,8]，因此，术后需要重点监测血压变化情况，制订合理的降压方案，维持稳定的心率和血压，避免血压波动过大，特别是术前就已经有心脑血管疾病的患者。

（马俊杰）

参 考 文 献

1. Muntner P, He J, Hamm L, et al. Renal insufficiency and subsequent death resulting from cardiovascular disease in the United States. J Am Soc Nephrol, 2002, 13(3): 745-753.
2. 李英. 慢性肾脏病并发急性心肌梗死的危险因素及对策. 肾脏病与透析肾移植杂志, 2014(04): 349-350.
3. 李味美, 伍丽珍, 黄云辉. 尿毒症维持性血液透析患者动态心电图特点分析. 临床误诊误治, 2010(06): 572-573.
4. 刘春霄, 邢玉华, 韩静华等. 老年非心脏手术围手术期心律失常原因分析. 中华现代内科学杂志, 2007, 4(1): 60-61.
5. Mudumbai S C, Wagner T, Mahajan S, et al. Vascular surgery patients prescribed preoperative beta-blockers experienced a

decrease in the maximal heart rate observed during induction of general anesthesia. J Cardiothorac Vasc Anesth,2012,26 (3):414-419.

6. 王凤学.围手术期心律失常与现代治疗.临床麻醉学杂志,2005,21(4):285-287.

7. Morales J M,Andres A,Rengel M,et al. Influence of cyclos-porin,tacrolimus and rapamycin on renal function and arterial hypertension after renal transplantation. Nephrol Dial Transplant,2001,16 Suppl 1:121-124.

8. Grzesk G,Wicinski M,Malinowski B,et al. Calcium blockers inhibit cyclosporine A-induced hyperreactivity of vascular smooth muscle cells. Mol Med Rep,2012,5(6):1469-1474.

第五章

心 力 衰 竭

心力衰竭（heart failure，HF），简称心衰，是由各种原因造成心脏结构和功能的异常改变，导致心室收缩射血和（或）舒张功能发生障碍，从而引起的一组复杂的临床综合征[1]，主要表现为运动耐量下降（呼吸困难、疲乏）和液体潴留（肺淤血、体循环淤血及外周水肿）。HF 可分为急性心力衰竭和慢性心力衰竭，在肾移植术后早期循环补液中，出现的最严重的一种并发症为急性心力衰竭，可危及患者生命，早期及时治疗尤为重要。

临床上以急性左心衰竭最为常见。急性左心衰竭是指急性发作或加重的左心功能异常所致的心肌收缩力明显降低、心脏负荷加重，造成急性心排血量骤降、肺循环压力突然升高、周围循环阻力增加，从而引起肺循环充血而出现急性肺淤血、肺水肿，以及伴组织器官灌注不足的心源性休克的一种临床综合征。

第一节 危 险 因 素

一、宿主因素

肾移植受者应在移植前接受心血管评估。高风险受者，包括年龄在 50 岁以上、高血压、糖尿病、冠状动脉疾病或外周血管疾病、左心室肥厚及透析持续时间 1 年的患者[2]。

肾移植患者早期发生急性心衰最重要的诱因是补液量过多，出入量平衡是预防心衰的关键。对于高危患者，在保证肾脏充分灌注的基础上，使机体保持轻微脱水状态有助于减少急性心衰的发生。

移植术后发生急性心衰的另一个重要诱因是感染。由于身体机能不良、手术打击及免疫抑制剂的应用，肾移植患者免疫功能降低，极易并发各种感染。严重感染不但可能诱发心肌炎、心内膜炎，而且发热还会增加各器官代谢，加重心脏负荷。特别是呼吸道感染，常是急性心衰的直接诱因。

二、药物性因素

肾移植患者常合并多种用药，医生及临床药师应关注患者所用药物，包括 OTC 药物、营养补充剂与中草药。其中可能诱发或加剧心衰的药物如下[3]。

1. 非甾体抗炎药 可引起水钠潴留并降低利尿剂的有效性，例如布洛芬。

2. 含有麻黄成分的中药 可引起血压升高，以及与心衰药物相互作用，例如贯叶连翘、高丽参及绿茶。

3. 某些降糖药物 可加剧固有的心肌功能障碍，例如二甲双胍与噻唑烷二酮类。

4. 某些抗真菌药物 例如两性霉素 B 有心肌毒性，而伊曲康唑可使心衰患者的心肌功能障碍恶化。

5. 抗癌药物 贝伐单抗与血压明显升高相关。

6. 三环类抗抑郁药与西酞普兰 可使心衰患者的心肌功能障碍恶化。

7. 帕金森治疗药物 溴隐亭，可致运动迟缓，可能引起瓣膜损伤。

第二节　发病机制

肾移植患者在术后发生的心衰多为急性心力衰竭,它的病理生理基础为心脏收缩力突然严重减弱,或左室瓣膜急性反流,心排血量急剧减少,左室舒张末压迅速升高,肺静脉回流不畅。由于肺静脉压快速升高,肺毛细血管压随之升高,使血管内液体渗入到肺间质和肺泡内形成急性肺水肿。肺水肿早期可因交感神经激活造成血压升高,但随着病情持续进展,血压将逐步下降。

第三节　诊断标准

临床中,常通过临床表现、实验室检查和辅助检查等手段来诊断心衰。非急性发作的心力衰竭诊断流程见图4-5-1。

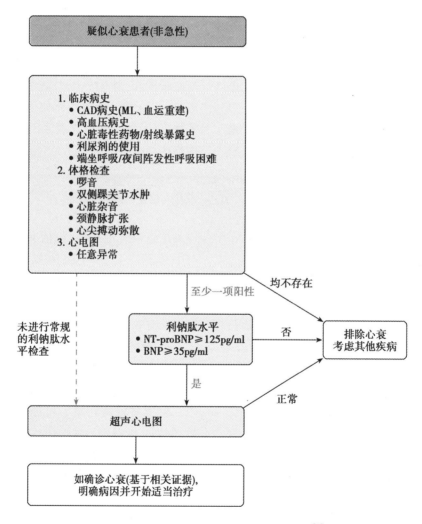

图 4-5-1　非急性发作的心力衰竭诊断流程[4]

第四节　鉴别诊断

慢性心力衰竭应与以下疾病相鉴别。

1. 支气管哮喘　左心衰竭夜间阵发性呼吸困难,常称为"心源性哮喘",应与支气管哮喘相鉴别。可根据病史、症状、体征、化验检查等鉴别。例如,是否有高血压、慢性心瓣膜病史、过敏史,是否出现端坐呼吸、粉红色泡沫痰、干湿性啰音、哮鸣音等,咳痰后呼吸困难是否缓解,以及血浆 BNP 水平等。

2. 心包积液、缩窄性心包炎　由于静脉回流受阻,同样可引起颈静脉怒张、肝大、下肢水肿等表现,可根据病史、心脏及周围血管体征进行鉴别,超声心动图检查可确诊。

3. 肝硬化　肝硬化腹水伴下肢水肿应与慢性右心衰竭鉴别,可根据基础心脏病体征。另外,非心源性肝硬化不会出现颈静脉怒张等上腔静脉回流受阻体征。

急性心力衰竭应与支气管哮喘、肺水肿并存的心源性休克、其他原因所致休克相鉴别。

第五节　治　疗

一、急性心力衰竭的治疗原则[5]

1. 控制基础病因和矫治引起心衰的诱因　应用静脉和(或)口服降压药物以控制高血压;选择有效抗生素控制感染;积极治疗各种影响血流动力学的快速性或缓慢性心律失常;应用硝酸酯类药物改善心肌缺血。糖尿病伴血糖升高者应有效控制血糖水平,又要防止出现低血糖。对血红蛋白低于 60g/L 的严重贫血者,可输注浓缩红细胞悬液或全血。

2. 缓解各种严重症状

(1) 低氧血症和呼吸困难:采用不同方式吸氧,包括鼻导管吸氧、面罩吸氧以及无创或气管插管的呼吸机辅助通气治疗;

(2) 胸痛和焦虑:应用吗啡;

(3) 呼吸道痉挛:应用支气管解痉药物;

(4) 淤血症状:利尿剂有助于减轻肺淤血和肺水肿,亦可缓解呼吸困难。

3. 稳定血流动力学状态　维持收缩压 ≥ 90mmHg;纠正和防止低血压可应用各种正性肌力药物。血压过高者的降压治疗可选择血管扩张药物。

4. 纠正水、电解质紊乱和维持酸碱平衡　静脉应用袢利尿剂应注意补钾和保钾治疗;血容量不足、外周循环障碍、少尿或伴肾功能减退患者要防止高钾血症。低钠血症者应适当补充钠盐,若低钠血症(<130mmol/L)者应根据计算所得的缺钠量,静脉给予高张钠盐,如 3% ~ 6% 氯化钠溶液,先补充缺钠量的 1/3 ~ 1/2,而后酌情继续补充。出现酸碱平衡失调时,应及时予以纠正。

5. 保护重要脏器　如肺、肾、肝和大脑,防止功能损害。

6. 降低死亡危险,改善近期和远期预后。

二、一般处理[1]

1. 体位　静息时明显呼吸困难者应半卧位或端坐位,双腿下垂以减少回心血量,降低心脏前负荷。

2. 吸氧　适用于低氧血症和呼吸困难明显(尤其指端血氧饱和度<90%)的患者。无低氧血症的患者不应常规应用,这可能导致血管收缩和心排血量下降。如需吸氧,应尽早采用,使患者 SaO_2 ≥ 95%(伴 COPD 者 SaO_2>90%)。可采用不同方式:

(1) 鼻导管吸氧:低氧流量(1 ~ 2L/min)开始,根据动脉血气分析结果调整氧流量;

(2) 面罩吸氧:适用于伴呼吸性碱中毒患者。必要时还可采用无创性或气管插管呼吸机辅助通气治疗。

3. 出入量管理　肺淤血、体循环淤血及水肿明显者应严格限制饮水量和静脉输液速度,对无明显低血容量因素(大出血、严重脱水、大汗淋漓等)者的每日摄入液体量一般宜在 1500ml 以内,不要超过 2000ml。保持每日出入量负平衡约 500ml,严重肺水肿者水负平衡为 1000 ~ 2000ml/d,甚至可达 3000 ~ 5000ml/d,以减少水钠潴留,缓解症状。3 ~ 5 日后,如肺淤血、水肿明显消退,应减少水负平衡量,逐渐过渡到出入量大体平衡。在负平衡下应注意防止发生低血容量、低血钾和低血钠等。同时,限制钠摄入<2g/d。

三、药物治疗

(一) 急性左心衰竭的药物治疗

根据 2014 ~ 2016 年国内外多个心力衰竭诊断与治疗指南[1,4,6,7]及药品说明书等各类药学书籍[5,8-11],现总结如下。

1. 基础治疗(表 4-5-1)

阿片类药物可减少急性肺水肿患者焦虑和呼吸困难引起的痛苦。此类药物也被认为是血管扩张剂,降低心脏前负荷,也可减少交感兴奋。主要应用吗啡,应密切观察疗效和呼吸抑制的不良反应,伴明显和持续低血压、休克、意识障碍、COPD 等患者禁用。亦可应用哌替啶肌内注射。

洋地黄类药物能轻度增加心排血量,降低左心室充盈压,改善症状。伴快速心室率的心房颤动患

表 4-5-1　基础治疗药物

通用名	常规剂量	肾移植患者调整剂量	常见不良反应	注意事项（禁忌证和相互作用）
盐酸吗啡注射液	2.5~5.0mg 缓慢静脉注射，亦可皮下或肌内注射。必要时可间隔 15 分钟重复给药 1 次，共 2~3 次	无	耐药性，成瘾性；呼吸抑制等	呼吸抑制已显示发绀、颅内压增高和颅脑损伤、支气管哮喘、肺源性心脏病代偿失调、甲状腺功能减退、皮质功能不全、前列腺肥大、排尿困难及严重肝功能不全、休克尚未纠正控制前、炎性肠梗等患者禁用
盐酸哌替啶注射液	50~100mg 肌内注射	无	耐药性，成瘾性；眩晕、出汗、口干、恶心、呕吐、心动过速及直立性低血压等	室上性心动过速、颅脑损伤、颅内占位性病变、慢性阻塞性肺疾患、支气管哮喘、严重肺功能不全等禁用严禁与单胺氧化酶抑制剂同用
去乙酰毛花苷注射液	0.2~0.4mg 缓慢静脉注射，2~4 小时后可再用 0.2mg	肾功能不全者慎用	心律失常	预激综合征伴心房颤动或扑动；任何强心苷制剂中毒；室性心动过速、心室颤动；梗阻性肥厚型心肌病（若伴收缩功能不全或心房颤动仍可考虑）禁用
氨茶碱注射液	0.25~0.5mg/(kg·h) 静脉滴注	肾功能不全者应酌情调整剂量或延长用药间隔时间	心律失常	活动性消化性溃疡；未控制的惊厥性疾病患者禁用。注意肝药酶抑制剂、诱导剂对其血药浓度的影响。血药浓度以 10~20μg/ml 为宜，近来研究表明，5~10μg/ml 的低血药浓度亦可达较好疗效，故用量有减少趋势
二羟丙茶碱注射液	0.25~0.5g 静脉滴注，速度为 25~50mg/h			活动性消化性溃疡；未控制的惊厥性疾病患者禁用。注意肝药酶抑制剂、诱导剂对其血药浓度的影响。本药平喘作用较茶碱稍弱，心脏兴奋作用仅为氨茶碱的 1/20~1/10，对心脏和神经系统的影响较少

者可应用毛花苷丙。肾移植术后患者并发心力衰竭时，若肾功能不全需慎用，因肾脏对其清除能力减低，易蓄积导致中毒。老年患者慎用或减量。

支气管舒张剂一般应用氨茶碱或二羟丙茶碱，此类药物不宜用于冠心病如急性心肌梗死或不稳定型心绞痛所致的急性心力衰竭患者，不可用于伴心动过速或心律失常患者。

常用药物：盐酸吗啡注射液、盐酸哌替啶注射液；去乙酰毛花苷注射液；氨茶碱注射液；二羟丙茶碱注射液等。

2. 利尿剂（表 4-5-2）

（1）袢利尿剂：适用于急性心力衰竭伴肺循环和（或）体循环明显淤血以及容量负荷过重的患者。袢利尿剂如呋塞米、托拉塞米、布美他尼静脉应用可在短时间内迅速降低容量负荷，应首选并及早应用。如平时使用袢利尿剂治疗，最初静脉给药剂量应等于或超过长期每日所用剂量。

（2）托伐普坦：推荐用于充血性心力衰竭、常规利尿剂治疗效果不佳、有低钠血症或肾功能损害倾向患者，可显著改善充血相关症状，且无明显短期

和长期不良反应。

（3）利尿剂反应不佳或利尿剂抵抗：轻度心力衰竭患者使用小剂量利尿剂即反应良好，心力衰竭进展和恶化时常需加大利尿剂剂量，最终大剂量也无反应，即出现利尿剂抵抗。临床处理包括：①注意患者的依从性、液体及钠的摄入量，钠摄入过多导致利尿剂疗效差；②改变袢利尿剂的用量用法，增加利尿剂剂量和次数，空腹服用，呋塞米改为布美他尼或托拉塞米；③加用醛固酮受体拮抗剂或增加其剂量；④纠正低氧、酸中毒、低钠、低钾、低血容量；⑤联合使用不同种类的利尿剂（如袢利尿剂和噻嗪类利尿剂），有协同作用，但增加低血容量、低血压、低血钾、肾功能损害风险，仅适合短期应用，需更严密地监测；⑥改为静脉用药，可考虑静脉注射联合持续静脉滴注，避免因利尿剂浓度下降引起的钠水重吸收；⑦加用托伐普坦；⑧应用增加肾血流的药物，提高肾灌注，如静脉使用小剂量多巴胺或奈西立肽；⑨考虑超滤治疗。

常用药物：呋塞米注射液、托拉塞米注射液、布美他尼注射液；托伐普坦片等。

表4-5-2　利尿剂

通用名	常规剂量	肾移植患者调整剂量	常见不良反应	注意事项（禁忌证和相互作用）
呋塞米注射液	宜先静脉注射20～40mg，继以静脉滴注5～40mg/h，其总剂量在初始6小时不超过80mg，初始24小时不超过160mg	严重肾功能损害者慎用	水、电解质紊乱；直立性低血压；血栓性静脉炎；心律失常等	对磺胺类药物、噻嗪类利尿药过敏者；肝性脑病患者；电解质严重失调者；妊娠早期妇女禁用。少尿或无尿患者使用最大剂量本药后24小时仍无效，应停药。关注血钾，及时补充钾盐
托拉塞米注射液	10～20mg静脉注射	肾衰竭无尿患者禁用	同上	同上
布美他尼注射液	首次常用量为0.5～1mg，注射时间为1～2分钟。必要时可间隔2～3小时再重复1次。一日最大用量为10mg	对于慢性肾功能不全者，静脉滴注比静脉注射更有效且不良反应更少。静脉注射1mg的负荷剂量后，再按0.912mg/h的速度静脉滴注12小时。与静脉注射6mg（用药时间超过5分钟）、每6小时1次（共2次）的用法相比，静脉滴注的利尿效果更好，且不引起肌痛	同上	同上；肾功能不全者大剂量使用本药时，可引起皮肤、黏膜及肌肉疼痛，但多数轻微，1～3小时后自行缓解，如持续时间过久则应停药
托伐普坦片	由7.5～15.0mg/d开始，疗效欠佳者逐渐加量至30mg/d	肌酐清除率（Ccr）为10～79ml/min者无需调整剂量	心内血栓；深静脉血栓形成；肺栓塞；室颤；低血压；糖尿病；电解质紊乱等	对本药过敏者；无尿症患者（不能预期临床有益性）；不能自主调节体液平衡的患者（可能增加发生血清钠纠正过快、高钠血症、低血容量的风险）禁用。不推荐本药与高渗盐水合用。避免与CYP 3A抑制剂、诱导剂合用

3. 血管扩张剂（表4-5-3）

（1）应用指征：此类药物可用于急性心力衰竭早期。收缩压水平是评估此类药物是否适宜的重要指标。收缩压>110mmHg的患者通常可安全使用，收缩压为90～110mmHg者应慎用，收缩压<90mmHg禁用，因可能增加急性心力衰竭患者的病死率。

（2）药物种类和用法：主要包括硝酸酯类药物、硝普钠及奈西立肽等，不推荐应用钙通道阻滞剂（CCB）。血管扩张剂应用过程中需密切监测血压，根据血压调整合适的维持剂量。硝酸酯类药物：在不减少每搏输出量和不增加心肌耗氧情况下能减轻肺淤血，特别适用于急性冠状动脉综合征伴心力衰竭的患者。硝酸甘油及其他硝酸酯类药物长期应用均可能发生耐药。硝普钠适用于严重心力衰竭、原有后负荷增加以及伴肺淤血或肺水肿患者。由于其具有强效降压作用，应用过程中需密切监测血压，根据血压调整合适的维持剂量。停药应逐渐减量，并加用口服血管扩张剂，以避免反跳现象。奈西立肽：主要药理作用是扩张静脉和动脉（包括冠状动脉），从而降低心脏前、后负荷，故将其归类为血管扩张剂。实际上该药并非单纯的血管扩张剂，而是一种兼具多重作用的药物，有促进钠排泄和利尿作用；还可抑制肾素-血管紧张素-醛固酮系统（RAAS）和交感神经系统。但此药可引起血肌酐升高，肾功能损害者慎用，因此不推荐用于肾移植术后患者。

根据肾移植患者管理手册[12]，RAAS抑制剂中血管紧张素转化酶抑制剂（ACEI）及血管紧张素Ⅱ受体阻滞剂（ARB）在肾移植患者中的使用情况较为复杂，若选用需特别谨慎。ACEI及ARB类药物会引起肾小球滤过率的显著下降，还有可能造成血肌酐的升高，这种现象极易被早期急性排斥反应所混淆或掩盖。因此，在术后早期容易出现并发症的时候，应用这类药物风险较高。另外，ACEI类药物可以引起甚至加重肾移植患者的贫血病情，并降低红细胞压积5%～10%。因此，在肾移植术后半年内，不推荐使用ACEI及ARB类降压药物。

常用药物：硝酸甘油注射液、硝酸异山梨酯注射液；注射用硝普钠等。

表 4-5-3 血管扩张剂

通用名	常规剂量	肾移植患者调整剂量	常见不良反应	注意事项（禁忌证和相互作用）
硝酸甘油注射液	静脉滴注起始剂量为 5~10μg/min，每 5~10 分钟递增 5~10μg，最大剂量为 200μg/min；亦可 10~15 分钟喷雾 1 次（400μg），或舌下含服一次 0.3~0.6mg	无	低血压、心律失常、心绞痛加重、一过性冠状动脉闭塞；头痛、头晕等	对本药过敏者；严重贫血；青光眼；颅内压升高；脑出血或颅外伤；早期心肌梗死；急性循环衰竭；心包填塞、梗阻性肥厚型心肌病、缩窄性心包炎；严重低血压（收缩压<90mmHg）患者禁用。用药时患者应尽可能取坐位，站立时应缓慢，以免因头晕而摔倒
硝酸异山梨酯注射液	静脉滴注剂量为 5~10mg/h	无	同上	同上 不应突然停用本药，以避免出现反跳现象
注射用硝普钠	由小剂量 0.3μg/(kg·min) 开始，可酌情逐渐增加剂量至 5μg/(kg·min) 静脉滴注，通常疗程不应超过 72 小时	无	同上 肌肉抽搐；甲状腺功能减退；代谢性酸中毒；氰化物和硫氰酸盐中毒等	对本药过敏者；代偿性高血压（如伴动静脉分流或主动脉缩窄的高血压）患者；外周血管阻力降低引起的充血性心力衰竭；症状性低血压患者；视神经萎缩者；烟草中毒性弱视患者；妊娠期妇女禁用。用于麻醉期间控制性降压时，患者如有贫血或低血容量，应先予纠正再给药。左心衰竭伴有低血压时，须同时加用心肌正性肌力药（如多巴胺或多巴酚丁胺）。撤药时应给予口服降压药巩固疗效。肾功能不全者应用本药超过 48~72 小时，须每日监测血浆氰化物或硫氰酸盐浓度，保持硫氰酸盐不超过 100μg/ml，氰化物不超过 3μmol/ml

4. 正性肌力药（表 4-5-4）

（1）应用指征和作用机制：适用于低心排血量综合征，如伴症状性低血压（≤85mmHg）或心排血量降低伴循环淤血患者，可缓解组织低灌注所致的症状，保证重要脏器血液供应。

（2）药物种类和用法：①多巴胺，小剂量[3μg/(kg·min)]具有选择性扩张肾动脉、促进利尿的作用；大剂量[>5μg/(kg·min)]具有正性肌力作用和血管收缩作用。个体差异较大，一般由小剂量起始，逐渐增加剂量，短期应用。可引起低氧血症，应监测其氧饱和度，必要时给氧。②多巴酚丁胺，短期应用可增加心输出量，改善外周灌注，缓解症状。对于重症心力衰竭患者，连续静脉应用会增加死亡风险。正在应用 β 受体阻滞剂的患者不推荐应用多巴酚丁胺和多巴胺。③磷酸二酯酶抑制剂，主要应用米力农。④左西孟旦，一种钙增敏剂，通过结合于心肌细胞上的肌钙蛋白 C 促进心肌收缩，还通过介导 ATP 敏感的钾通道而发挥血管舒张作用和轻度抑制磷酸二酯酶的效应。其正性肌力作用独立于 β 肾上腺素能刺激，可用于正接受 β 受体阻滞剂治疗的患者。该药在缓解临床症状、改善预后等方面的效果不弱于多

巴酚丁胺，且使患者的 BNP 水平明显下降。但肾功能损伤患者体内活性代谢物消除的数据有限，因此轻、中度肾功能不全患者需慎用此药，严重肾功能损害（肌酐清除率<30ml/min）者禁用。不推荐肾移植术后患者应用此药。

（3）注意事项：急性心力衰竭患者应用此类药物需全面权衡。①是否用药不能仅依赖一两次的血压测量值，必须综合评价临床状况，如是否伴组织低灌注的表现；②血压降低伴低心排血量或低灌注时应尽早使用，而当器官灌注恢复和（或）循环淤血减轻时则应尽快停用；③药物剂量和静脉滴注速度应根据患者的临床反应进行调整，强调个体化治疗；④此类药物可即刻改善急性心力衰竭患者的血流动力学和临床状态，但也可能促进和诱发某些不良病理生理反应，甚至导致心肌损伤和靶器官损害，必须警惕；⑤用药期间应持续监测心电图、血压，因正性肌力药可能导致心律失常、心肌缺血等情况；⑥血压正常又无器官和组织灌注不足的急性心力衰竭患者不宜使用。

常用药物：盐酸多巴胺注射液、盐酸多巴酚丁胺注射液、乳酸米力农注射液等。

表4-5-4　正性肌力药

通用名	常规剂量	肾移植患者调整剂量	常见不良反应	注意事项（禁忌证和相互作用）
盐酸多巴胺注射液	$3\mu g/(kg\cdot min)$ 起，逐渐增加剂量，短期应用	血流量充足但尿量不足的患者本药需减量。如患者对本药无反应且尿量未增加，需停用本药（用药24小时后逐渐减量）	胸痛、心悸、心律失常、血压升高或下降；呼吸困难；全身乏力等	对本药过敏者；环丙烷麻醉者；快速型心律失常者（如心室颤动）禁用。应用本药治疗前必须纠正低血容量及酸中毒。在静脉滴注时，血压若继续下降或剂量调整后仍无改善，应停用本药，并改用更强的血管收缩药。突然停药可产生严重低血压，故停药时应逐渐递减
盐酸多巴酚丁胺注射液	$2\sim 20\mu g/(kg\cdot min)$ 静脉滴注	无	心律失常、心动过速，偶尔可因加重心肌缺血而出现胸痛	对本药有过敏史者；特发性肥厚性主动脉狭窄患者禁用。停用本药时应逐渐减量并监测血压
乳酸米力农注射液	首次剂量为 $25\sim 75\mu g/kg$ 静脉注射（>10min），继以 $0.375\sim 0.750\mu g/(kg\cdot min)$ 静脉滴注	宜减量；最大日剂量不超过 1.13mg/kg	低血压；心律失常；胸痛；低钾血症；肾功能异常；肝功能异常等	对本药过敏者；心肌梗死急性期患者；严重低血压患者；严重室性心律失常患者禁用。用药前和用药期间需注意纠正低血容量、电解质失衡，并进行必要的辅助呼吸等措施

5. 血管收缩药（表4-5-5）

对外周动脉有显著收缩血管作用的药物，如去甲肾上腺素、肾上腺素等，多用于尽管应用了正性肌力药仍有心源性休克表现或合并显著低血压状态时。这些药物可以使血液重新分配至重要脏器，收缩外周血管并提高血压，但以增加左心室后负荷为代价。血管收缩药物具有正性肌力活性，也有类似于正性肌力药的不良反应。

常用药物：去甲肾上腺素、肾上腺素。

表4-5-5　血管收缩药

通用名	常规剂量	肾移植患者调整剂量	常见不良反应	注意事项（禁忌证和相互作用）
重酒石酸去甲肾上腺素注射液	①静脉滴注：5%葡萄糖或葡萄糖氯化钠注射液稀释后，初始以 $2\sim 4\mu g/min$ 静脉滴注，并迅速调整剂量使血压上升至较理想水平，维持剂量为 $2\sim 4\mu g/min$，如剂量>$25\mu g/min$，无效时应及时采取其他抗休克措施；②静脉注射：危急患者可将该药 $1\sim 2mg$ 稀释至10ml静脉注射，可根据血压调整用量，待血压回升，改为静脉维持泵注	滴注时间过长或剂量过大，可使肾脏血管剧烈收缩，产生无尿和肾实质损伤，出现急性肾衰竭	组织缺氧和酸中毒；心律失常；血压升高后可出现反射性心率减慢	缺血性心脏病患者；少尿或无尿患者；微循环障碍的休克患者；可卡因中毒者；心动过速者禁用。与全血或血浆合用时须分开输注。低血压伴低血容量时，应在补足血容量后才使用本药。停用本药时应逐渐减量并监测血压
盐酸肾上腺素注射液	静脉滴注：本药 1mg 以含5%葡萄糖的溶液（包括5%葡萄糖与生理盐水的混合液）1000ml 稀释，初始滴注速率为 $0.05\sim 2\mu g/(kg\cdot min)$，随后逐渐调整剂量以获得满意的血压，可每10~15分钟增加 $0.05\sim 0.2\mu g/(kg\cdot min)$。为使血流动力学状况改善通常需持续滴注数小时或数日，血流动力学达稳态后，应逐渐停药（如在12~24小时内通过每30分钟减少一次剂量而逐渐停药）	无	心律失常；血压升高；心肌梗死；胰岛素抵抗；低钾血症；乳酸酸中毒；呼吸困难；肾功能不全；头晕；一过性血小板增多等	器质性心脏病患者；高血压患者；冠状动脉疾病患者；心源性哮喘患者；糖尿病患者；甲状腺功能亢进者；外伤性或出血性休克患者；洋地黄中毒者禁用。本药用于抗过敏性休克时，须补充血容量。用于与脓毒性休克相关的低血压前应尽可能充分地纠正血容量，但作为急救措施时可在血容量恢复前或恢复过程中使用

6. 抗凝治疗　抗凝治疗（如低分子量肝素）建议用于深静脉血栓和肺栓塞发生风险较高且无抗凝治疗禁忌证的患者。

7. 改善预后的药物　患者出现失代偿和心力衰竭恶化，如无血流动力学不稳定或禁忌证，可继续原有的优化药物治疗方案。

（二）肾移植术后并发 HF 的整体药物治疗[5]

肾移植术后并发急性心力衰竭的患者，其存活率与是否及时纠正心衰，以及肾功能的变化密切相关。血尿素氮和血肌酐水平的轻度改变通常无临床意义，不需停用改善预后的药物。血肌酐水平>265.2μmol/L，将严重影响现有的治疗效果，且药物毒性增加。血肌酐水平>442.0μmol/L 可出现难治性水肿。同时，对于肾移植患者，无论任何药物的选择都要考虑其代谢途径，尽量减少对移植肾的伤害。

制订标准化的药物治疗方案：

1. 液体潴留的治疗　①限制钠、水摄入，控制血容量，减轻心脏前负荷。②袢利尿剂的应用：肾灌注不良常影响机体对利尿剂的治疗反应，甚至可引起肾功能恶化，此时宜应用袢利尿剂，常需静脉用药。可以与增加肾血流量的药物联用（如多巴胺）。③血液净化治疗：利尿剂疗效不佳、药物治疗难以消除的顽固性水肿的心力衰竭、肾衰竭患者，可采用血液滤过的方法清除体内过多的水分，改善临床症状，恢复对药物治疗的反应性，减轻心脏前负荷、肺淤血和外周组织水肿，改善血流动力学及心功能。

2. ACEI 及 ARB　ACEI 是心力衰竭治疗的基石，不能耐受者可以 ARB 替代。ACEI、ARB 除控制高血压、延缓心肌重塑、改善心功能、降低死亡风险外，也能降低肾小球内高压、减少蛋白尿、抑制肾组织硬化、延缓肾功能恶化。但晚期肾功能不全患者能否应用 ACEI，仅有少量报道。在肾移植术后半年内，不推荐使用 ACEI 及 ARB 类降压药物，如必须应用，一般由小剂量开始，逐渐增加剂量，并严密监测血钾及血肌酐水平，常需与利尿剂联用，若肾功能无进行性恶化，则可继续谨慎使用，否则应停药。

3. 正性肌力药　环腺苷酸依赖性正性肌力药（如多巴酚丁胺、米力农）用于顽固性心力衰竭的短期治疗，不主张长期应用。不推荐肾移植患者使用左西孟旦。

4. 血管扩张剂　主要用于急性失代偿性心力衰竭。应用过程中需注意低血压、头痛、异氰酸盐中毒等不良反应。

5. 维持内环境稳定和电解质平衡　注意补充钾，保持血钾浓度在 4.0~4.5mmol/L；防止出现低钠血症，保持血钠水平在 140~145mmol/L；长时间利尿的患者应注意补充镁、多种维生素和微量元素，如服用多种微量元素片和多种维生素片等。

（王子惠　刘丽宏）

参 考 文 献

1. 中华医学会心血管病学分会,中华心血管病杂志编辑委员会.中国心力衰竭诊断和治疗指南 2014.中华心血管病杂志,2014,42（2）:98-122.

2. Glicklich D, Vohra P. Cardiovascular risk assessment before and after kidney transplantation. Cardiol Rev,2014,22（4）:153-162.

3. Page RL 2nd, O'Bryant CL, Cheng D, et al. Drugs That May Cause or Exacerbate Heart Failure: A Scientific Statement From the American Heart Association. Circulation,2016,134（6）:e32-e69.

4. Ponikowski P, Voors AA, Anker SD, et al. 2016 ESC Guidelines for the diagnosis and treatment of acute and chronic heart failure: The Task Force for the diagnosis and treatment of acute and chronic heart failure of the European Society of Cardiology（ESC）. Developed with the special contribution of the Heart Failure Association（HFA）of the ESC. Eur J Heart Fail,2016,18（8）:891-975.

5. 李小鹰,林曙光.心血管疾病药物治疗学（第 2 版）.北京:人民卫生出版社,2013.

6. Yancy CW, Jessup M, Bozkurt B, et al. 2016 ACC/AHA/HFSA Focused Update on New Pharmacological Therapy for Heart Failure: An Update of the 2013 ACCF/AHA Guideline for the Management of Heart Failure: A Report of the American College of Cardiology/American Heart Association Task Force on Clinical Practice Guidelines and the Heart Failure Society of America. J Am Coll Cardiol,2016,68（13）:1476-1488.

7. 国家卫生计生委合理用药专家委员会,中国药师协会.心力衰竭合理用药指南.中国医学前沿杂志（电子版）,2016,8（9）:19-66.

8. 四川美康医药软件研究开发有限公司.MCDEX 药物临床信息参考.重庆:重庆出版集团重庆出版社,2017.

9. 陈新谦,金有豫,汤光.新编药物学（第 17 版）.北京:人民卫生出版社,2011.

10. 杨跃进,华伟.阜外心血管内科手册（第 2 版）.北京:人民卫生出版社,2016.

11. 朱有华,石炳毅.肾脏移植手册.北京:人民卫生出版社,2010.

12. 徐涛.肾移植患者管理手册.北京:北京大学医学出版社,2015.

第六章

高同型半胱氨酸血症

各种原因导致的空腹血浆总高同型半胱氨酸（Hcy）水平高于正常水平即为高同型半胱氨酸血症。《中国高血压防治指南（2010版）》[1]将空腹血浆总Hcy水平>10μmol/L定义为高同型半胱氨酸血症。但临床上一般将参考值确定为：空腹血浆总Hcy水平≥15μmol/L。在血浆中的正常浓度为5~15μmol/L，未成年人Hcy水平明显低于成人[2]。以空腹血浆总Hcy水平≥15μmol/L为标准的人群调查结果，中国人群高Hcy血症患病率平均为27.5%，北方人群高达67.7%，明显高于发达国家[3,4]。Kang等根据血浆Hcy浓度将高Hcy血症分为三型：轻型（Hcy浓度16~30μmol/L）、中型（Hcy浓度31~100μmol/L）、重型（Hcy浓度超过100μmol/L）[5]。

第一节 发病机制

高同型半胱氨酸（Hcy）由甲硫氨酸代谢产生中间代谢产物，在体内由甲硫氨酸转甲基后生成。Hcy在正常情况下通过两种途径转化：一种是蛋氨酸循环，Hcy在蛋氨酸合成酶的作用下以维生素B₁₂为辅助因子、5-甲基四氢叶酸作为甲基供体生成蛋氨酸，其中5-甲基四氢叶酸是在亚甲基四氢叶酸还原酶（methylenetetrahy-drofolatereductase，MTHFR）作用下由叶酸循环合成生成；第二种途径是转硫基途径，Hcy在胱硫醚合成酶的作用下以维生素B₆为辅助因子和丝氨酸缩合成胱硫醚，再进一步生成半胱氨酸[6]。

主要涉及遗传、饮食中叶酸和B族维生素的缺乏、肾脏功能、年龄和性别、疾病及药物、妊娠等多种因素可引起Hcy的代谢障碍，使之在体内的蓄积，导致高同型半胱氨酸血症。

导致高Hcy血症的机制包括以下几方面[7]：①维生素缺乏：维生素B₆、维生素B₁₂及叶酸是Hcy代谢重要的辅因子，这些辅因子的缺乏可使得血清Hcy升高，强化补充叶酸及B族维生素则可降低血清Hcy；②肾功能异常：70% Hcy需经肾脏排泄，慢性肾病患者肾功能异常可导致Hcy经肾排泄减少及高Hcy血症；③亚甲基四氢叶酸还原酶（MTHFR）缺乏：MTHFR缺乏主要是由于MTHFR基因在677位点存在C>T突变，普通人群中10%存在TT纯合子突变，43%存在CT杂合子突变，TT纯合子人群血清Hcy水平较正常增高约20%。

第二节 危险因素

一、血浆中叶酸、维生素 B₁₂ 和维生素 B₆ 浓度

血浆Hcy浓度与血浆中叶酸、维生素B₁₂和维生素B₆浓度呈负相关，并且与这些维生素的摄取也呈负相关[8]。叶酸缺乏导致Hcy再甲基化障碍，并且影响亚甲基四氢叶酸还原酶的活性，进一步影响甲基四氢叶酸的生成，导致Hcy水平明显升高。维生素B族缺陷可能是轻中度高Hcy血症的最普遍的原因[9]。维生素B₁₂作为蛋氨酸合成酶的辅酶，它的浓度降低引起Hcy形成蛋氨酸受阻而致Hcy水平升高[10]。

二、Hcy 的代谢依赖酶的活性与基因多态性

Hcy的代谢依赖酶的活性，而酶的活性受控于

基因的调控,高同型半胱氨酸代谢的过程涉及多个关键酶,如亚甲基四氢叶酸还原酶(MTHFR),胱硫醚 β-合成酶(cystathione beta synthase,CBS)为蛋氨酸代谢中的两个关键酶,甲硫氨酸合成酶(methioinesynthase,MS)是 Hcy 再甲基化代谢途径的关键酶。Hcy 代谢相关酶的基因变异,即 MTHFR、CBS 和 MS 的遗传缺陷或基因突变均可致酶活性降低,使得 Hcy 代谢明显下降,血浆 Hcy 水平明显升高[11-13]。

MTHFR 酶是叶酸代谢的一个关键酶。正常的 MTHFR 活性能维持叶酸和蛋氨酸代谢的正常运行而维持体内 Hcy 在正常水平。目前发现 MTHFR 基因有 30 多种突变类型,不同的基因位点突变导致 MTHFR 的酶活性及其耐热稳定性发生改变。MTHFR C677T 位点突变是目前发现的 MTHFR 基因中最常见的不耐热错义突变。MTHFR 基因 C677T 位点存在 CC、CT、TT 三种基因型。TT 型个体的酶活性下降 60% ~ 70%、CT 型下降 30% ~ 40%。临床研究表明[14],机体叶酸及 Hcy 水平也与 MTHFR 基因多态性密切相关,在叶酸摄入量无显著差异情况下,MTHFR 677T 的 TT 型比 CC、CT 型个体的血清叶酸水平低 20% 左右;在血叶酸浓度低时 MTHFR 677T 的 TT 型比 CC、CT 型个体的 Hcy 水平高 30% 左右。

三、肾功能

血清肌酐一直是影响空腹血循环中总 Hcy(tHcy)浓度的决定因素之一,肾小球滤过率与血浆 tHcy 浓度呈显著负相关[15-17]。

四、疾病

甲状腺功能减退症、急性淋巴细胞性白血病、慢性消耗性疾病等可影响 Hcy 代谢。左旋多巴、异烟肼、甲氨蝶呤、抗癫痫药等药物可干扰叶酸或含硫氨基酸的代谢,使 Hcy 一过性升高;芝麻、葵花籽、乳制品、蛋类等富含蛋氨酸食物的过量摄入及维生素 B_{12}、维生素 B_6、叶酸等的摄入不足;吸烟、饮酒、大量饮用咖啡、缺乏锻炼、儿童肥胖和精神因素等也可以影响 Hcy 的代谢,导致 Hcy 水平升高[18,19]。

五、性别、年龄和药物

雌激素增加甜菜碱 Hcy 转甲基酶活性,从而促进 Hcy 代谢,降低其血浆浓度[20]。男性和女性人群中维生素 B 营养状况不同可以促使这种差异更为显著。

血浆 Hcy 浓度随着年龄增加会逐渐增加,从青少年阶段到老年阶段 Hcy 血浆浓度大约增加 1 倍[21]。目前认为原因可能与老年人维生素 B_6、维生素 B_{12} 摄取水平下降,出现不同程度的肾功能减退和胱硫醚酶活性降低,导致 Hcy 血浆浓度增加[22]。

有文献报道,使用环孢素等免疫抑制剂对包括维生素 B_6、维生素 B_{12} 和叶酸等维生素代谢有影响,可能导致 Hcy 代谢受抑制,减少了血清 Hcy 清除;同时,钙神经蛋白抑制剂等抗排斥药物对受者肾小管细胞功能的直接损害,可造成合成丝氨酸的能力下降,导致 Hcy 向同型丝氨酸转化途径受到了抑制,可能是术后血清 Hcy 升高的原因之一[23,24]。

叶酸摄入量低,以致引起血浆 Hcy 水平升高可能在普通人群(尤其是适量饮酒人群)中相对普遍。美国食品药品监督管理局要求在所有的强化谷物制品中强化叶酸这一规定的结果:在血液测试中发现接受叶酸强化后的患者血液中叶酸浓度明显较高,而高同型半胱氨酸的浓度较低[25]。

第三节　危　　害

肾移植后发生的心脑血管疾病是肾移植受者发病率和死亡率的主要原因。移植后将近 50% 的肾移植受者带功死亡,其中死亡的 50% 原因是肾移植后心血管疾病及脑卒中[26]。

在我国,心脑血管疾病的发病率和病死率居普通人群的第 1 位[27]。动脉粥样硬化则是心脑血管病变发生、发展及心脑血管事件等最重要的基础病变。动脉粥样硬化有关的血管损害涉及冠心病、脑血栓、脑出血及动脉大血管疾病(如肢体血管疾病、腹主动脉瘤)等。

一、高同型半胱氨酸血症动脉粥样硬化的独立危险因素之一

在众多的高血压、糖尿病、高血脂、高龄、吸烟等的传统危险因素中,越来越多的研究显示:高 Hcy 血症可以通过多种机制导致动脉粥样硬化进而导致心脑血管疾病的发生,是动脉粥样硬化的独立危险因素之一[28,29]。

有关 Meta 分析结果提示,Hcy 能促进过氧化氢和由于 Hcy 上的巯基氧化产生的氧衍生自由基的生成,进而导致血管内皮受损;其可导致异常血管内皮细胞细胞骨架的变化,加速低密度脂蛋白的氧化,增加泡沫细胞的形成,及血管壁增厚,甚至导致血管闭塞[30]。在原发性高血压中,血压升高同时伴有 Hcy 水平升高称之为 H 型高血压。高 Hcy 血症显著放大了高血压导致心脑血管事件的风险,而并不是高血压和高 Hcy 水平的简单组合。meta 分析及循证医学证据显示[31]:Hcy 每升高 5μmol/L,冠心病的风险增加 33%,脑卒中的风险增加 65%,脑卒中患者再次复发的风险增加 74%;而 Hcy 每降低 3μmol/L 时,缺血性心脏病的风险降低 11%,脑卒中风险降低 24%。国内李建平等[32]针对我国高血压的的调查发现,H 型高血压在我国高血压患者中约占 75%,其中女性达 60%,男性达 91%。在安徽医科大学和北京大学联合对近 4 万人进行了平均 6 年以上的随访结果中显示,有高血压或 Hcy 升高的患者出现脑卒中的风险均高于正常人,是正常者的 3.6 倍和 8.2 倍,血压与 Hcy 同时升高的患者心脑血管事件的风险更是增加至 12.1 倍[33]。

二、高同型半胱氨酸血症是血栓栓塞症的一个独立危险因素

肺血栓栓塞症是发病率高、致残率高、误诊及漏诊率高、检出率低的一种严重损害人类健康的疾病。大量的病例对照研究及横断面研究[34]显示,高 Hcy 血症是肺血栓栓塞症的独立危险因子。有研究发现肺栓塞患者的 Hcy 水平较对照组更高,Hcy 水平超过 20μmol/L 时,可使深静脉血栓的发生率增加 4 倍[35],且 Hcy 水平还与肺栓塞的早期病死率有一定关联[36]。Hcy 血症可能通过破坏血管内皮、激活血小板、致凝血纤溶功能失衡,促进脂质过氧化等机制导致血栓形成。研究表明肺血栓栓塞症的患者中,叶酸及维生素 B_{12} 浓度与 Hcy 的水平有明显的负相关,而补充叶酸及维生素 B_{12} 治疗确实可以降低血浆中高同型半胱氨酸的水平[37]。但是,补充叶酸及维生素 B_{12} 治疗是否能够降低 PTE 的发生率尚未得出确切的结论。

三、高同型半胱氨酸血症是血管性痴呆一个独立危险因素

近年血管性痴呆的发生率明显上升,并且疾病发生的前期具有一定的可逆性,但其具体机制尚不明确。血浆 Hcy 可作为一种独立的危险因素影响血管性痴呆疾病的发生和发展[38]。通常认为,卒中的危险因素即是血管认知障碍(VCI)的危险因素,研究表明高同型半胱氨酸血症,是脑血管病的独立危险因素,亦是认知功能障碍的新的独立危险因素;而长期高血压在造成脑血管结构性损伤的同时,也破坏脑血管自动调节能力,从而损害认知功能[39]。

四、高同型半胱氨酸血症是致癌危险因子

近年来研究显示 Hcy 在胃癌、结直肠癌等肿瘤患者血浆中的水平升高并可能影响肿瘤对化疗药物的反应。Wang 等[40,41]在针对中国人群的研究显示,当少蔬菜、水果饮食或吸烟、饮酒的人群血中 Hcy 水平大于 15mmol/L 时,其胃癌患病风险将显著增加;血浆 Hcy 水平与胃癌患病风险呈正比,并且 MTFHD 基因多态性与胃癌患病风险也显著相关。Chiang[42]和 MiIIer[43]的研究均发现,血浆 Hcy 水平升高可显著增加大肠癌的患病风险,并且这一现象并不依赖于叶酸和维生素 B_{12},为独立危险因素。

Lukyanovai[44]对人类各癌细胞系研究后发现,高浓度 Hcy 可诱导 MCF-7 人乳腺癌细胞系及 A2780 人卵巢癌细胞系对化疗药物多柔比星和顺铂产生耐药性,提示 Hcy 可通过诱导耐药而影响这两种肿瘤的化疗疗效。即高 Hcy 水平可能是预后不良的因素之一,其机制可能是 Hcy 能够通过影响 DNA 的甲基化而上调细胞相关耐药基因的表达。Hcy 作为机体甲基化的一个关键物质,可能以不同角色参与多种肿瘤的发生和发展。但现有的研究的结果尚存在分歧。因此,尚有待未来更多、更优质的研究来澄清 Hcy 与肿瘤的关系。

五、高同型半胱氨酸血症是慢性肾功能不全和肾移植后心脑血管疾病的危险因素

有研究分析慢性肾功能不全肌酐分期与血 Hcy 水平的关系,结果支持高 Hcy 血症是引发慢性肾功能不全心脑血管疾病的独立危险因素[45]。肾移植领域,Ducloux 等[46]的研究显示肾移植后 1 年内心血管疾病发病率为 5.2%;高同型半胱氨酸血症也是肾移植受者心血管疾病发生的独立风险因素,且高同型半胱氨酸每增加 1μmol/L,心血管事件的风险比增加 6%。在涉及 344 例肾移植受者的前瞻性

研究中证实,高同型半胱氨酸≥20.8μmol/L 是增加肾移植受者心脑血管疾病发生的风险因素[47]。

六、高同型半胱氨酸血症对肾移植的影响

Hcy 除影响肾移植后合并的心脑血管病等动脉硬化性疾病的发生、发展外,在肾移植术后人群中,血清 Hcy 水平随着肾功能 eGFR 水平下降而显著上升的,且与 CysC 和 Cr 水平均呈明显正相关性,说明在肾移植术后患者中血清 Hcy 水平与肾功能存在明显负相关,而且可能存在相互作用[48,49]。李甲勇等[50]的研究结果提示,肾移植患者血清 Hcy 水平高于健康体检者,且随 eGFR 水平下降血清 Hcy 水平逐渐增高,与血清 Cys-C、Cr 水平均明显相关;且不受肾移植患者服用不同抗排异药物的影响。

高 Hcy 血症和 MTHFR 基因型还显著影响移植肾的功能。Biselli PM 等[51]研究显示,高 Hcy 血症和 MTHFR 基因的 TT 型与移植肾功能障碍存在明显相关性。Oetting WS[52]研究显示,MTHFR 基因多态性与肾移植术后发生急性排斥反应有关,且 TT 基因型为急性排斥反应发病的高危因素。该作者认为可能是因为 TT 基因型的患者的 MTHFR 酶的活性明显降低,进而使得 Hcy 的代谢受阻,Hcy 在体内累积,导致移植肾动脉内皮功能损害,最终导致急性排斥的发生。

高 Hcy 血症和 MTHFR 677 TT 基因型在中国人群和肾移植术后人群中非常常见。高 Hcy 血症和影响 Hcy 水平的 MTHFR C677T 基因多态性与肾移植术后发生急性排斥反应和肾功能有关,且 MTHFR 677 TT 基因型为急性排斥发病的高危因素。因此我们有理由认为高同型半胱氨酸血症是影响肾移植者移植肾功能和移植者生存的重要风险因素之一。所以,肾移植者应当检测血浆 Hcy 水平,必要时检测 MTHFR C677T 基因型;对于高 Hcy 血症应当给予治疗干预措施。

第四节　诊　断　标　准

一、临床表现

高 Hcy 血症一般无特异性的临床表现。

二、实验室检查

检测肾移植者空腹血浆总 Hcy 水平。有条件和必要时检测血中叶酸、维生素 B_{12} 的水平和 MTHFR 基因 C677T 等位点的基因多态性。MTHFR 基因 C677T 位点突变是影响血 Hcy 最常见的位点,确定 CC、CT、TT 三种基因型,携带 T 等位基因者,尤其是携带 TT 高风险基因型者是高 Hcy 血症的高风险人群。

三、高同型半胱氨酸血症的诊断

目前比较公认的参考区间是 5～15μmol/L,≥15μmol/L 被公认是高 Hcy 血症。

杨致远等[53]研究认为,该诊断标准主要适用于西方人,中国人血浆 Hcy 正常值可较西方人稍低。在高血压患者中,中国高血压防治指南(2010 版)[1]将空腹血浆总 Hcy 水平>10μmol/L 定义为高 Hcy 血症,称之为 H 型高血压。

第五节　治　　疗

一、非药物治疗

叶酸是一组物质的总称,在人体内以各种不同的形式存在。叶酸存在于食物中被人摄入体内。富含叶酸的食物包括肝、肾、绿叶蔬菜、豆类,橘子、草莓等水果中也有;食物的制备和烹调会造成叶酸的流失,尤其在煮沸时损失更大。因此,多食用新鲜的水果和生食绿叶蔬菜可增加叶酸的摄入。

运动能够降低高 Hcy 血症氧化应激所致的脂质过氧化,减轻高 Hcy 血症所致的毒性反应,从而抑制动脉粥样硬化的发展[54],对减轻高 Hcy 血症的危害有着更重要的意义。

二、药物治疗

叶酸、维生素 B_6 和维生素 B_{12} 分别是 Hcy 不同代谢途径的重要辅酶,Hcy 水平升高往往与机体的叶酸和 B 族维生素水平偏低相关。因而,适当补充这 3 种维生素有助于降低或维持血 Hcy 在合适的水平。叶酸、维生素 B_6 和维生素 B_{12} 是目前成功用于临床治疗高 Hcy 血症的为数不多的药物。可单用或联合应用,见表 4-6-1。

表 4-6-1　肾移植后高同型半胱氨酸血症的药物治疗

通用名	常规剂量	肾移植患者调整剂量	常见不良反应	注意事项（禁忌证和相互作用）
叶酸	成人口服常规剂量：每次 5～10mg、每日 15～30mg；维持剂量每日 2.5～10mg	无	泌尿生殖系统：大剂量给药时可见尿液呈黄色 胃肠道：长期用药可出现厌食、恶心、腹痛等胃肠道症状 过敏反应：罕见过敏反应	对本药及其代谢产物过敏者禁用 维生素 C：合用可抑制本药的吸收 本药口服可以迅速改善巨幼细胞贫血，但不能阻止因维生素 B_{12} 缺乏而致的神经损害（如脊髓亚急性联合变性）的进展。如大剂量持续服用本药，可使血清维生素 B_{12} 的含量进一步降低，反而使神经损害向不可逆方向发展。恶性贫血及疑有维生素 B_{12} 缺乏的患者，不可单用本药，因这样会加重维生素 B_{12} 的负担和神经系统症状 用微生物法测定血清或红细胞中的叶酸浓度时，使用抗生素类药会使其浓度偏低，应谨慎用药
甲钴胺	成人口服常规剂量：每次 500μg、每日 3 次；维持剂量每日 2.5～10mg 成人注射常规剂量：每日每次 500μg、一周 3 次。静脉注射或肌内注射	酌情减少剂量	胃肠道：口服给药偶见食欲缺乏、恶心、呕吐、腹泻 过敏反应：口服给药偶见皮疹	对本药过敏者禁用 从事汞及其化合物工作的人员，不宜长期大量使用本药
维生素 B_6	成人常规剂量：防治维生素 B_6 缺乏症：每日 10～20mg。遗传性铁粒幼细胞贫血：每日 200～600mg，连用 1～2 个月，以后每日 30～50mg，终身服用 儿童常规剂量：防治维生素 B_6 缺乏症：每日 5～10mg，连用 3 周，以后每日 2～5mg，持续数周	无	代谢/内分泌系统：乳房疼痛、乳房增大、可见维生素 B_6 依赖综合征 呼吸系统：呼吸困难、呼吸暂停 免疫系统：罕见过敏反应。使用本药软膏偶见过敏反应（如皮疹、瘙痒） 神经系统：记忆力减退、深度镇静、肌张力减退。有失眠、癫痫恶化的个案报道。长期用药可见周围感觉神经病变、神经综合征 胃肠道：恶心、胃肠不适。高剂量时可见呕吐、腹痛、食欲缺乏 血液：有血小板减少性紫癜的个案报道 皮肤：使用本药软膏偶见皮肤刺激（如烧灼感、红肿）	免疫抑制药（糖皮质激素、环磷酰胺、环孢素）：以上药物对本药有拮抗作用或可增加本药经肾脏的排泄，引起贫血或周围神经炎 食物：合用可降低本药的暴露量 本药可减弱左旋多巴治疗帕金森病的疗效，对卡比多巴的疗效无影响 罕见单一性维生素缺乏症，故应同时评估其他维生素缺乏症 本药可干扰尿胆原试验，使结果呈假阳性 本药某些肠外制剂含有铝，故肾功能损害者和新生儿慎用

（杨志豪）

参 考 文 献

1. 中国高血压防治指南修订委员会. 中国高血压防治指南 2010. 中华心血管病杂志，2011，39（7）：579-616.

2. Laraqui A，Allami A，Carrie A，et al. Relation between plasma homocysteine，gene polymorphisms of homocysteine metabo-

lism-related enzymes, and angiographically proven coronary artery disease. Eur J Intern Med,2007,18(6):474-483.

3. Yang B,Fan S,Zhi X,et al. Prevalence of hyperhomocysteinemia in China:a systematic review and meta-analysis. Nutrients,2014,7(1):74-90.

4. Liu X,Gao B,Sun D,et al. Prevalence of hyperhomocysteinaemia and some of its major determinants in Shaanxi Province, China:a cross-sectional study. Br J Nutr,2015,113(4):691-698.

5. Kang S S,Wong P W,Malinow M R. Hyperhomocyst(e)inemia as a risk factor for occlusive vascular disease. Ann Rev Nutr,1992,12(1):279-298.

6. Welch G,Loscalzo J. Homocysteine and atherothrombosis. The New England journal of medicine,1998,338(15):1042-1050.

7. 侯凡凡,王骏. 重视高同型半胱氨酸血症在慢性肾脏病患者心血管并发症中的作用. 肾脏病与透析肾移植杂志, 2012,21(02):148-149.

8. Graham I M,O' Callaghan P. Vitamins, Homocysteine and Cardiovascular Risk. Cardiovasc Drugs Ther,2002,16(5):383-389.

9. Haynes W. Hyperhomocysteinaemia, vascular function and atherosclerosis:effects of vitamins. Cardiovasc DrugsTher, 2012,16(5):391-399.

10. Tucker K L,Hannan M T,Qiao N,et al. Low plasma vitamin B_{12} is associated with lower BMD:the Framingham Osteoporosis Study. J Bone Miner Res,2005,20(1):152-158.

11. Tan X M,Liu J G,Liu H X. Prognosis significance of MTHFR gene C677T polymorphism in stroke patients. Journal of Apoplexy & Nervous Diseases,2009,26(6):701-704.

12. 刘怀翔,谈晓牧,刘建国等. 胱硫醚β合酶基因多态性与中青年脑梗死复发的关系. 山东医药,2010,50(41):7-9.

13. Sirachainan N,Sasanakul W,Visudtibhan A,et al. The effect of polymorphisms of MTHFR C677T,A1298C,MS A2756G and CBS 844ins68bp on plasma total homocysteine level and the risk of ischemic stroke in Thai children. Thrombosis Research,2008,122(1):33-37.

14. 贺宪民,张群,杨琦等. 亚甲基四氢叶酸还原酶和甲硫氨酸合成酶还原酶基因多态性研究. 中国计划生育学杂志,2010,18(1):13-18.

15. Bostom A,Culleton B. Hyperhomocysteinaemia in chronic renal disease. J Am Soc Nephrol,1999,10(4):891-900.

16. Wollesen F,Brattstrom L,Refsum H,et al. Plasma total homocysteine and cysteine in relation to glomerular filtration rate in diabetes mellitus. Kidney Int,1999,55(3):1028-1035.

17. Arnadottir M,Hultberg B,Nilssonehle P,et al. The effect of reduced glomerular filtration rate on plasma total homocysteine concentration. Scandinavian Journal of Clinical and La-

boratory Investigation,2011,56(1):41-46.

18. 庄微,蔡晓敏. 高同型半胱氨酸血症与心血管疾病相关性研究进展. 中华实用诊断与治疗杂志,2014,28(5):433-435.

19. Da Silva N P,de Souza F I S,Pendezza A I,et al. Homocysteine and cysteine levels in prepubertal children:association with waist circumference and lipid profile. Nutrition,2013,29(1):166-171.

20. Finkelstein J D. Metabolic regulatory properties of S-adenosylmethionine and S-adenosylhomocysteine. ClinChem Lab Med,2007,45(12):1694-1699.

21. Refsum H,Fredriksen A,Meyer K,et al. Birth prevalence of homocystinuria. J Pediatr,2004,144(6):830-832.

22. Perez F P,Ilie J I,Zhou X,et al. Pathomolecular effects of homocysteine on the aging process:a new theory of aging. Med Hypotheses,2007,69(1):149-160.

23. Caldera A,Dec G W. Hyperhomocysteinemia and transplant coronary artery disease. Transplantation,2002,74(10):1359-1364.

24. Mohammadi A,Omrani L,Omrani L R,et al. Protective effect of folic acid on cyclosporine-induced bone loss in rats. Transpl Int,2012,25(1):127-133.

25. Jacques P F,Selhub J,Bostom A G,et al. The effect of folic acid fortification on plasma folate and total homocysteine concentrations. N Engl J Med,1999,340(19):1449-1454.

26. Ojo A O,Hanson J A,Wolfe R A,et al. Long-term survival in renal transplant recipients with graft function. Kidney International,2000,57(1):307-313.

27. 陈伟伟,高润霖,刘力生等. 中国心血管病报告 2013 概要. 中国循环杂志,2014(07):487-491.

28. Shai I,Stampfer M J,Ma J,et al. Homocysteine as a risk factor for coronary heart diseases and its association with inflammatory biomarkers,lipids and dietary factors. Atherosclerosis,2004,177(2):375-381.

29. Liu C,Yang Y,Peng D,et al. Hyperhomocysteinemia as a metabolic disorder parameter is independently associated with the severity of coronary heart disease. Saudi Medical Journal,2015,36(7):839-846.

30. Yi X,Zhou Y,Jiang D,et al. Efficacy of folic acid supplementation on endothelial function and plasma homocysteine concentration in coronary artery disease:A meta-analysis of randomized controlled trials. Exp Ther Med,2014,7(5):1100-1110.

31. Wald D S,Law M,Morris J K. Homocysteine And Cardiovascular Disease:Evidence On Causality From A Meta-Analysis. Brit Med J,2002,325(7374):1202-1206.

32. 李建平,霍勇,刘平等. 马来酸依那普利叶酸片降压、降同型半胱氨酸的疗效和安全性. 北京大学学报(医学版),2007,39(06):614-618.

33. 张岩,霍勇.伴同型半胱氨酸升高的高血压——"H 型"高血压.心血管病学进展,2011,32(01):3-6.

34. 李建,戚好文,李圣青.内皮素-1、脂蛋白 a 及同型半胱氨酸对肺栓塞早期诊断的应用价值.第四军医大学学报,2005,26(24):2241-2244.

35. den Heijer M,Koster T,Blom H J,et al. Hyperhomocysteinemia as a Risk Factor for Deep-Vein Thrombosis. New England Journal of Medicine,1996,334(12):759-762.

36. 朱航,薛浩,王广义等.血清同型半胱氨酸水平与急性肺栓塞患者早期死亡的相关性.中华心血管病杂志,2013,41(9):756-760.

37. 叶艳平,王辰,朱佐明等.肺血栓栓塞症患者血清同型半胱氨酸浓度叶酸与维生素 B_{12} 质量浓度变化及相关性研究.中国实用内科杂志,2005,25(11):80-81.

38. 孟天娇,齐玲,王玮瑶等.同型半胱氨酸介导内质网应激途径致血管性痴呆的研究进展.生理科学进展,2016,47(01):61-64.

39. 尹顺雄,闵连秋.高血压、高同型半胱氨酸血症与血管性认知障碍.中国卒中杂志,2014,9(06):516-521.

40. 王莉娜,柯巧,陈文森等.血浆同型半胱氨酸水平和生活饮食习惯与胃癌发病风险的关联研究.中华流行病学杂志,2007,28(6):528-531.

41. Wang L,Ke Q,Chen W,et al. Polymorphisms of MTHFD, Plasma Homocysteine Levels, and Risk of Gastric Cancer in a High-Risk Chinese Population.南京医科大学学报(自然科学版),2007,13(8):2526-2532.

42. Chiang F F,Wang H M,Lan Y C,et al. High homocysteine is associated with increased risk of colorectal cancer independently of oxidative stress and antioxidant capacities. Clin Nutr,2014,33(6):1054-1060.

43. Miller J W,Beresford S A,Neuhouser M L,et al. Homocysteine,cysteine,and risk of incident colorectal cancer in the Women's Health Initiative observational cohort. Am J Clin Nutr,2013,97(4):827-834.

44. Lukyanova N Y. Characteristics of homocysteine-induced multidrug resistance of human MCF-7 breast cancer cells and human A2780 ovarian cancer cells. Experimental oncology,2010,32(1):10-14.

45. 杨志娜,田卫东,崔征等.血清同型半胱氨酸水平与慢性肾功能不全分期的相关性分析.国际检验医学杂志,2011,32(05):605-606.

46. Ducloux D,Motte G,Challier B,et al. Serum total homocysteine and cardiovascular disease occurrence in chronic, stable renal transplant recipients:a prospective study. Journal of the American Society of Nephrology:JASN,2000,11(1):134-137.

47. Ducloux D,Kazory A,Chalopin J M. Predicting coronary heart disease in renal transplant recipients:a prospective study. Kidney Int,2004,66(1):441-447.

48. Ozmen B,Ozmen D,Turgan N,et al. Association between homocysteinemia and renal function in patients with type 2 diabetes mellitus. Ann Clin Lab Sci,2002,32(3):279-286.

49. Yeromenko Y,Lavie L,Levy Y. Homocysteine and cardiovascular risk in patients with diabetes mellitus. Nutr Metab Cardiovasc Dis,2007,11(2):108-116.

50. 李甲勇,刘国娣,彭霞.肾移植患者检测血清同型半胱氨酸水平的意义.国际检验医学杂志,2016,2(2):161-163.

51. Biselli P M,Sanches De Alvarenga M P,Abbud-Filho M,et al. Effect of folate, vitamin B_6, and vitamin B_{12} intake and MTHFR C677T polymorphism on homocysteine concentrations of renal transplant recipients. Transplantation proceedings,2007,39(10):3163-3165.

52. Oetting W S,Zhu Y,Brott M J,et al. Validation of genetic variants associated with early acute rejection in kidney allograft transplantation. Clinical Transplantation,2012,26(3):418-423.

53. 杨致远,李亚娟,马聪敏.血浆同型半胱氨酸与缺血性脑血管病关系的研究.中国实用神经疾病杂志,2007,10(03):1-3.

54. Chernyavskiy I,Veeranki S,Sen U,et al. Atherogenesis:hyperhomocysteinemia interactions with LDL, macrophage function,paraoxonase 1, and exercise. Ann N Y Acad Sci,2016,1363(1):138-154.

肾移植临床用药

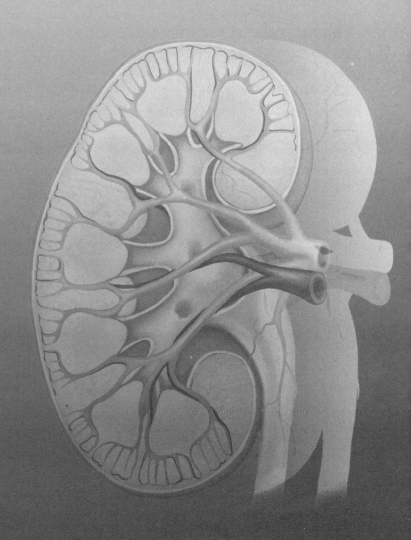

第五篇

消化系统并发症的药物治疗

肾移植临床用药

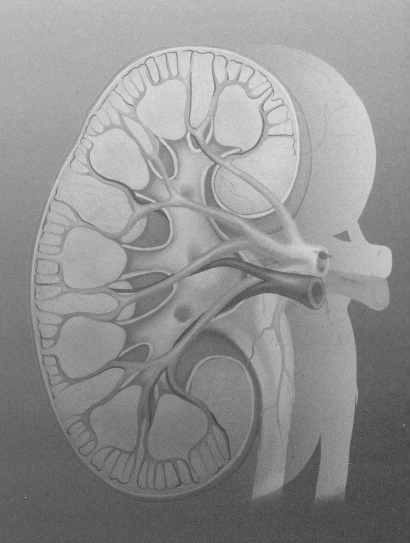

引 言

肾移植受者消化系统并发症包括：口腔炎、口腔溃疡、齿龈增生、食管炎、消化性溃疡、消化道穿孔、腹泻、腹痛、腹胀、便秘、胆囊炎、胰腺炎等。这些并发症主要和各种免疫抑制剂的应用有密切关联，有些与排斥反应或感染时应用的一些药物或日常应用的一些辅助药物有关。本篇重点介绍肾移植受者的常见胃肠道并发症：腹泻、腹胀、便秘，这些常见的并发症有时是单独出现，有时则可能与两三个并发症同时存在。

肾移植受者消化系统并发症与免疫抑制剂应用和肾移植受者同时合并应用的多种药物以及这些药物的相互作用等有密切关联，这与非移植患者有显著的不同，在诊断、处理及防治方面应充分认识这些特点。

第一章

腹 泻

肠黏膜分泌旺盛与吸收障碍、肠蠕动过快，致排便频率增加，粪质稀薄，含有异常成分者，称为腹泻（diarrhea）。正常人排便次数因人而异，每日1~3次，或隔日1次，但排出的水量不应超过200ml，粪便成形。腹泻通常指排便次数多于平时，粪便量增多，含水量增加，粪便变稀，并且可含有异常成分，如未经消化的食物，黏液，脓血及脱落的肠黏膜等。

腹泻是肾移植受者常见的消化系统症状，可发生在移植术后任何时期，肾移植术后早期较大剂量的各类免疫抑制剂的应用以及术后胃肠道功能恢复需要时间，腹泻发生频率往往较高。肾移植患者发生腹泻，其治疗常常涉及免疫抑制剂的变动，因而需兼顾防止移植肾排斥反应的问题。

第一节 危 险 因 素

1. 肠道感染 细菌/真菌、病毒/原虫感染。细菌：如金黄色葡萄球菌性肠炎，大肠杆菌、沙门氏菌、志贺氏菌、痢疾杆菌、难辨梭状芽孢杆菌，霍乱弧菌等细菌导致的肠道感染；真菌：如肠道念珠菌病等；寄生虫病：如溶组织内阿米巴原虫、梨形鞭毛虫、血吸虫病等病原体引起的肠道感染。病毒：如巨细胞病毒（cytomegalo virus，CMV）肠炎，诺如病毒（human norovirus，HuNV），轮状病毒（rota virus，RV），诺瓦克病毒（norwalk viruses，NV）、柯萨奇病毒（coxsackie virus，CV）、埃可病毒（echo virus，EV）等，可并发肠道感染，导致腹泻。

2. 免疫抑制剂 如钙调磷酸酶抑制剂（calcineurin inhibitor，CNI）：环孢素（ciclosporinA，CsA）、他克莫司（tacrolimus，TAC），麦考酚酸（mycophenolic acid，MPA）类药物，西罗莫司（sirolimus，SRL），糖皮质激素（glucocorticoid，GC），硫唑嘌呤（azathioprine，Aza），咪唑立宾（布雷迪宁），环磷酰胺（cytoxan，CTX），来氟米特（leflunomide，LEF）等多种免疫抑制剂，以及诱导治疗应用的多克隆抗体（antithymocyte globulin，ATG）等均可引起腹泻。免疫抑制剂尤其是在较大剂量或较高血药浓度暴露时，以及免疫抑制剂联合应用药物相互作用影响：TAC+MPA/Aza>CsA+MPA/Aza，MPA+SRL等药物联合应用均可诱发腹泻。

3. 非免疫抑制药物 肾移植受者术后不同时期与免疫抑制剂同期应用的各类药物，亦会引起程度不同的腹泻，如抗高血压药、利尿剂、抗心律失常药、抗生素等药物[1]。

4. 同时存在的其他疾病 如糖尿病患者约75%存在胃肠道症状；感染性疾病，肾移植术后1~6月内的机会性感染或移植6个月后的社区感染都会引起胃肠道反应,导致腹泻,其他如胃肠道疾病等。

5. 腹部手术影响　腹部手术可直接引起移植

后胃肠道反应导致腹泻,约占肾移植术后并发症的16%。

第二节　发病机制

引起腹泻的机制多较复杂,一种腹泻性疾病常有多种因素的参与。一般按病理生理性因素将腹泻的发病机制分为以下四类[2]。

1. 分泌功能异常　因分泌功能异常而导致的腹泻也称为分泌性腹泻或渗出性腹泻。大肠埃希菌内毒素、霍乱弧菌或难辨梭状芽孢杆菌内毒素引起的大量水样腹泻是肠分泌性或渗出性腹泻的典型代表。其机制是内毒素先与上皮细胞刷状缘上的受体结合,继而激活了肠黏膜细胞内的腺苷环化酶,使细胞内第二信使环腺苷酸(cyclic adenosine monophosphate,cAMP)、环鸟苷酸(cyclic guanosine monophosphate,cGMP)及钙离子增加,继而使细胞内水和氯离子向肠腔内分泌增加,每小时可达 $1\sim2L$,大量的液体不能尽快被小肠及大肠黏膜吸收,则必然导致腹泻,其他疾病如胃泌素瘤(Zollinger-Ellison 综合征)、血管活性肠肽瘤(vipoma)、胰致腹泻瘤等所致的腹泻也属分泌性腹泻。此外,肠道的感染性与非感染性炎症(如痢疾杆菌、沙门菌、结核杆菌、阿米巴原虫、耶尔森菌及病毒、真菌感染、非特异性溃疡性结肠炎与克罗恩病、放射性肠损伤等)都是因肠道分泌增加而引起的腹泻。

2. 渗透压升高　因肠腔内渗透压升高所致的腹泻也称为高渗性腹泻。在正常人体内,食物的分解产物,如糖类、脂肪、蛋白质及电解质等在乳糜微粒、小肠激酶及各种胰酶的作用下,基本已被吸收或者被稀释,故空、回肠内容物呈等渗状态。如果空、回肠内容物呈高渗状态,会造成血浆与肠腔内容物之间的渗透压不等,为维持两者渗透压梯度,血浆中的水分会迅速透过肠黏膜而进入肠腔,直至肠腔内容物被稀释到等渗为止,肠腔内有大量液体即可引起腹泻。当胰腺病变(如慢性胰腺炎、胰腺癌、胰腺囊性纤维性变等)或者肝胆道病变(慢性肝炎、肝硬化、肝癌、胆道结石、胆道炎症及胆道肿瘤等)时,由于缺乏各种消化酶或脂肪的乳化障碍,均可造成糖类、脂肪及蛋白质在空、回肠内的消化、吸收障碍,使肠腔内容物处在高渗状态下导致腹泻。少数情况下,重度萎缩性胃炎或浸润性胃癌因胃液及胃酸分泌减少,食物在胃内的消化作用减弱,食物将直接进入小肠而导致肠内渗透压升高,也可引起腹

泻。此外,服用某些药物,例如硫酸镁、氧化镁,甘露醇、山梨醇及乳果糖等所致的腹泻也属于高渗性腹泻。

3. 吸收功能障碍　因营养物质吸收障碍所致的腹泻也称为吸收不良性腹泻,各种引起肠黏膜损害或吸收面积减少的疾病均可导致腹泻;肠道感染性与非感染性疾病均可引起肠黏膜的损害,即小肠黏膜表面的微绒毛遭到破坏后可造成吸收面积的减少而出现腹泻;肠管大部分切除后吸收面积明显减少可导致腹泻;任何疾病或药物毒性作用影响致小肠微绒毛减少、萎缩,导致吸收面积减少均可导致腹泻;门静脉高压症(导致门脉高压性胃黏膜病变)、右心功能不全或缩窄性心包炎者,如果未能得到及时治疗,均可引起胃肠道黏膜淤血,造成肠黏膜的吸收障碍而导致腹泻;此外,正常情况下,结合胆盐在回肠末端重吸收而到达肝脏(肠肝循环),如回肠末端有严重病变,如肠结核、克罗恩病、肿瘤或者回肠末端广泛切除术后,结合胆盐回吸收减少,而进入结肠的结合胆盐明显增多,可经结肠细菌分解为双羟胆酸,刺激结肠黏膜分泌增加,且水、盐吸收减少而导致腹泻。

4. 胃肠道运动功能紊乱　由于胃肠道运动功能紊乱所致的腹泻也称为功能性腹泻。当胃肠道蠕动增加时,食糜及水分在胃肠道停留时间缩短,造成吸收不完全而引起腹泻。肠道炎症、感染性病变或免疫抑制剂和某些药物,可刺激肠壁,使肠管蠕动增加而加重腹泻。此外,在炎症感染时期,不同炎症介质对电解质转运的作用,机械性扩张、副交感神经的作用和抗原递呈等都可以导致炎症介质的释放,如组胺、5-羟色胺、前列腺素、腺苷和内皮素等,这些炎症介质可促进离子和水分的分泌增加,导致腹泻。有些患者在有焦虑、情绪紧张的同时伴有肠上皮细胞转运异常,渗透性和分泌性因素的影响以及肠动力改变,导致腹泻。其他如多种因素的相互作用包括特殊营养物质的吸收障碍、病态细胞综合征、上皮细胞增殖异常,旁分泌-免疫-神经-内分泌系统影响,抗炎药物相关性腹泻肠道菌群的变化等都可引起胃肠道运动功能紊乱导致腹泻。

第三节 诊 断 标 准

排便次数明显超过平日习惯的频率（>每日3次），粪质稀薄，水分增加，每日排便量超过200g，或含未消化食物或脓血、黏液，即可诊断为腹泻。

腹泻不是一种独立的疾病，而是很多疾病的一个共同表现，它同时可伴有呕吐、腹痛、腹胀、黏液便、血便或发热等症状。免疫抑制剂导致的腹泻可单独或合并伴有腹胀，腹痛等表现，常与免疫抑制剂剂量过大或血药浓度过高有关。

腹泻的诊断关键是对原发疾病或病因的诊断，这需从起病情况及与服用免疫抑制剂的关系及病程演变、发病年龄、发病人群、腹泻次数与粪便性质、伴随症状和体征、常规化验、生化检查、免疫指标检测、粪便检验，以及影像学、内镜检查中获得依据。

临床应用的各类药物包括非免疫抑制药物以及免疫抑制剂，其不良反应均可能会引起腹泻，包括：

1. 非免疫抑制药物 如抗高血压药、利尿剂、抗心律失常药、洋地黄类药物、泻药、胆碱能药物等。抗生素、阿昔洛韦、氨基水杨酸盐类药物、锂盐、秋水仙碱、蛋白酶抑制剂、质子泵抑制剂（西咪替丁）、别嘌醇、茶碱、咖啡因、酒精等。

2. 免疫抑制剂 如钙调磷酸酶抑制剂TAC、CsA（在肾移植临床中，TAC较CsA引起腹泻的频率更高）；麦考酚酸（MPA）类药物，西罗莫司（SRL），皮质激素，硫唑嘌呤（Aza），咪唑立宾（布雷迪宁），环磷酰胺（CTX），来氟米特等多种免疫抑制剂，以及诱导治疗应用的多克隆抗体ATG，均可引起腹泻；免疫抑制剂尤其是在较大剂量或较高血药浓度暴露时更易导致腹泻。

第四节 鉴 别 诊 断

肾移植受者发生腹泻应尽快明确是感染性还是非感染性因素引起，是免疫抑制剂还是非免疫抑制药物所致。这涉及感染与排斥反应的免疫抑制调控；如是免疫抑制剂导致的腹泻，要明确是CNI（CsA或TAC）还是MPA或皮质激素。这对于腹泻的有效治疗以及防止移植肾排斥反应攸关重要[3]。

1. 感染性疾病 包括病毒（CMV、轮状病毒、诺瓦克病毒、柯萨奇病毒、埃可病毒），细菌（大肠杆菌、沙门菌、志贺菌、痢疾杆菌、霍乱弧菌），肠道念珠菌病或寄生虫（溶组织内阿米巴原虫、梨形鞭毛虫、血吸虫病等）引起的肠道感染。

2. 胃部和肝胆胰疾病 胃大部分切除-胃空肠吻合术、萎缩性胃炎、慢性肝炎、肝硬化、慢性胰腺炎、慢性胆囊炎。

3. 肿瘤 肝癌、胰腺癌、大肠癌、结肠腺瘤病（息肉）、肠恶性淋巴瘤、胺前体摄取脱羧细胞瘤、胃泌素瘤、类癌、血管活性肠肽瘤等。

4. 特殊疾病 炎症性肠病（克罗恩病和溃疡性结肠炎）、放射性肠炎、缺血性结肠炎、憩室炎；甲状腺功能亢进、糖尿病、慢性肾上腺皮质功能减退、系统性红斑狼疮、烟酸缺乏病、食物及药物过敏等。

5. 小肠吸收不良 ①原发性小肠吸收不良；②继发性小肠吸收不良。

6. 肠动力疾病 如肠易激综合征。

7. 中毒 食物中毒如进食未煮熟的扁豆、毒蕈中毒、河豚中毒，重金属中毒，农药中毒等。

第五节 药 物 治 疗

肾移植受者发生严重腹泻的病因复杂，综合临床实践经验及文献报道提示，不宜将减量或停用免疫抑制药物视为治疗腹泻的首选方案，且常常不能取得预期效果，应特别注意防止免疫抑制剂突然减量或停用而诱发移植肾急性排斥反应。应首先确认腹泻是否是因感染所致、还是非感染因素引起；应注意停用哪些可能诱发腹泻的非免疫抑制药物以及改变饮食等，从而有效治疗腹泻[4]。

一、减量、停用或更换可能诱发腹泻的非免疫抑制药物

1. 抗高血压药、利尿剂、抗心律失常药、地高辛。

2. 抗生素、阿昔洛韦等药物。

3. 氨基水杨酸盐类药物、锂盐、秋水仙碱、蛋白酶抑制剂。

4. 质子泵抑制剂、西咪替丁、通便剂。

5. 别嘌醇、米索前列醇、乳果糖。

6. 茶碱、咖啡因、酒精。

二、免疫抑制剂减量及免疫抑制剂方案调整

为避免出现因免疫抑制剂突然减量或免疫抑制剂方案大幅度调整而诱发移植肾急性排斥反应,应仔细全面评估患者病情,结合病史,给出优化的免疫抑制剂调整治疗方案[5]。

免疫抑制剂调整方案包括:

1. CNI 类或 MPA 类药物,分次服用。

2. 减少每日总剂量。

3. 监测免疫抑制剂血药浓度(谷值、峰值及 AUC)。

若上述调整措施均无效,且能确定是某类免疫抑制剂导致的腹泻可考虑停药,为平衡排斥反应风险,需更换其他免疫抑制药物。

免疫抑制剂调整治疗 1~2 周后应重新评估患者情况,了解腹泻是否停止或缓解,移植肾功能是否因免疫抑制剂减量或停用出现异常,有无移植肾急性排斥反应征象。

根据国际上报道的研究结果显示:控制感染、停用可诱发腹泻的非免疫抑制药物,治愈率可达 39%,调整免疫抑制剂方案腹泻治愈率为 35%,而经验性治疗腹泻治愈率仅 10% 左右。

肾移植受者出现胃肠道反应的治疗策略选择——原因排除法(多中心"DIDACT 研究")[6]:

1. 考虑感染因素或其他药物的影响。

2. 将 CNI 或西罗莫司与吗替麦考酚酯在不同的时间点给药。

3. 监测免疫抑制剂的血药浓度,以达到目标浓度下限为目标,每次只调整一种药物,注意腹泻时 TAC 浓度常常增高。(其机制可能与腹泻导致肠黏膜上皮受损,使 CYP3A4 和 CYP3A5 表达和活性降低,以及肠黏膜 P 糖蛋白的表达减少或功能破坏,药物"泵出"机制受损有关)。

4. 将吗替麦考酚酯剂量分散成每日 4 次,而非每日 2 次,持续 14 日(或根据病情严重程度缩短时间)。

5. 剂量减少,持续 14 日(如果病情允许,时间可缩短)。

6. 终止治疗,在 14 日内重新给药。

7. 对症治疗(止泻药)。

三、抗感染及针对病因治疗

抗感染治疗以及其他针对病因的治疗药物,应注意这些药物与免疫抑制剂的相互作用,如红霉素、甲硝唑、氟康唑、小檗碱等药物可以显著增加 CNI 类血药浓度,使不良反应增加,腹泻加重;或利福平、异烟肼等药物可使免疫抑制剂 CNI 类血药浓度显著下降,诱发移植肾排斥反应[7]。

四、支持治疗

肾移植患者发生腹泻,无论何种原因引起,在积极治疗原发病的同时,应注意患者酸、碱及水、电解质平衡,防止患者脱水,低血压导致移植肾灌注不足影响移植肾功能;并要注意营养不良低蛋白血症及贫血的纠正[8]。

治疗腹泻的主要对症治疗药物包括:双八面体蒙脱石散(思密达)、盐酸洛哌丁胺(易蒙停)、酪酸梭菌活菌片(米雅)、双歧杆菌嗜酸乳杆菌肠球菌三联活菌(培菲康)等(表 5-1-1)[9,10]。

表 5-1-1　治疗腹泻的主要对症治疗药物

药物名称	常用剂量	肾移植患者调整剂量	不良反应	注意事项(禁忌证和相互作用)
双八面体蒙脱石散(思密达)	每袋 3g,每次 1 袋,每日 3 次	无	偶见便秘,大便干结	相互作用: 本品不进入血液循环系统,并连同所固定的攻击因子随消化道自身蠕动排出体外。不改变大便颜色,不改变正常的肠蠕动 禁忌证:尚不明确

续表

药物名称	常用剂量	肾移植患者调整剂量	不良反应	注意事项（禁忌证和相互作用）
盐酸洛哌丁胺（易蒙停）	每粒2mg 急性腹泻：起始剂量，成人2粒 慢性腹泻：起始剂量，成人2粒，每日剂量以维持每日1～2次正常大便 一般维持剂量每日1～6粒。每日最大剂量：成人不超过8粒	无	可出现过敏如皮疹等，消化道症状如口干、腹胀、食欲缺乏、胃肠痉挛、恶心、呕吐、便秘以及头晕、头痛、乏力等	相互作用： 与P-糖蛋白抑制剂合用可导致洛哌丁胺血浆浓度增加2～3倍。与CYP3A4和P-糖蛋白抑制剂合用可导致洛哌丁胺的血浆浓度增加5倍 与本药药理作用相似的药物合用可能会增加洛哌丁胺的效应 与增加胃肠道蠕动的药物合用可能会降低洛哌丁胺的效应 禁忌证： 禁用于2岁以下儿童 不能用于伴有高热和脓血便的急性细菌性痢疾的基本治疗 禁用于急性溃疡性结肠炎及广谱抗生素引起的伪膜性肠炎 使用肠蠕动抑制剂的患者禁用本品 一旦发生便秘、腹胀、不完全肠梗阻时，应立即停用本品
酪酸梭菌活菌片（米雅）	每片含酪酸梭菌活菌数应不低于 $0.35×10^6$ CFU 每次2片，每日3次	无	临床试验中未见有明显不良反应	相互作用： 本药对氨苄青霉素等敏感，勿与此类抗菌药同时服用 服药3天后症状无改善或加重应去就诊 孕妇及哺乳期妇女请在医师指导下服用 禁忌证： 对微生态制剂有过敏史者禁用
双歧杆菌嗜酸乳杆菌肠球菌三联活菌胶囊（培菲康）	每粒含长型双歧杆菌、嗜酸乳杆菌，粪肠球菌活菌数不低于 $1.0×10^7$ CFU 成人每次2～4粒，每日2次	无	尚不明确	相互作用： 抗酸药、抗菌药与本品合用可减弱其疗效，应分开服用 铋剂、鞣酸、药用炭、酊剂等能抑制、吸附或杀灭活菌，不应合用 如与其他药物同时使用可能会发生药物相互作用，应咨询药师 禁忌证：尚不明确

（王祥慧）

参　考　文　献

1. 张石革,朱建明.药品不良反应救治与防范.北京:北京科学技术出版社,2016.
2. World Gastroenterology Organisation. World Gastroenterology Organisation global guidelines：acute diarrhea in adults and children：a global perspective. 2012.
3. 詹邵萍.药源性腹泻的防治.海峡药学,2007,19(8):94-95.
4. 中国医师药师临床用药指南(第2版).重庆:重庆出版社,2014.
5. Leroy S,Isapof A,Fargue S,et al. Tacrolimus nephrotoxicity：beware of the association of diarrhea, drug interaction and pharmacogenetics. Pediatr Nephrol,2010,25(5):965-969.
6. Maes B,Hadaya K,de Moor B,et al. Severe Diarrhea in Renal Transplant Patients：Results of the DIDACT Study. Am J Transplant,2006,6(6):1466-1472.
7. 陈新谦,金有豫,汤光.新编药物学.北京:人民卫生出版社,2011.
8. 徐欣昌,田晓云.消化系统疾病.北京:人民卫生出版社,2015.
9. 孟祥中.药源性消化系统疾病.现代实用医学,2005,17(2):71-74.
10. 张怡,李中东,王大猷.药源性腹泻的发生机理和防治.药物不良反应杂志,2006,8(6):442-445.

第二章

腹　胀

腹胀(abdominal distention)多为一种主观感觉，是消化系统常见不适症状，多由胃肠积气及胃肠动力障碍引起。腹胀可以是一种主观上的感觉，感到腹部的一部分或全腹部胀满；也可以是一种客观上的检查所见，发现腹部一部分或全腹部膨隆。移植术后早期及麻醉等因素，多种药物使用以及免疫抑制剂应用，都可能因药物的胃肠道不良反应而出现腹胀，腹胀可以与其他消化道不适症状如腹痛、腹泻、呕吐、嗳气、便秘等伴发，持久不能耐受的腹胀少见，要注意排除器质性胃肠病变，尤其是腹腔肿瘤[1]。

第一节　危　险　因　素

肾移植术后早期(尤其是手术后1周内)，由于腹部手术创伤及麻醉因素，以及卧床时间较长，患者活动过少，术后镇痛药物的应用等，都可引发患者腹胀。其他如多种免疫抑制剂应用，血药浓度过高，以及同时合并应用的其他多种药物形成对胃肠道不良反应的"协同效应"，亦程度不同的会出现腹胀，这些药物包括：抗生素、抗高血压药、利尿剂、抗心律失常药等[2]。

应用免疫抑制剂的肾移植受者如并发下列疾患，腹胀发生概率将会显著增加。

1. 胃肠道疾病　①胃部疾病：常见于慢性胃炎、胃溃疡、胃下垂、胃扩张及幽门梗阻等；②肠道疾病：肠梗阻、肠结核、痢疾及便秘等；③其他：胃肠神经官能症。

2. 肝胆与胰腺疾病　如急慢性肝炎、肝硬化、慢性胆囊炎、胆石症及胰腺炎等。

3. 腹膜疾病　常见于急性腹膜炎、结核性腹膜炎等。

4. 心血管疾病　常见于心力衰竭、肠系膜动脉硬化症、肠系膜动脉梗死等，心绞痛和心律失常亦可反射性地引起腹胀。

5. 急性感染性疾病　如败血症、重症肺炎及伤寒等。

6. 其他　可见于手术后肠麻痹、低钾血症、肺气肿、哮喘病、吸收不良综合征、脊髓病变药物反应、慢性盆腔炎、附件炎、结缔组织疾病及甲减等。

7. 免疫抑制剂　MPA、CsA、TAC、西罗莫司、皮质激素、硫唑嘌呤、咪唑立宾(布雷迪宁)、环磷酰胺、来氟米特等多种免疫抑制剂，尤其是在较大剂量或较高血药浓度暴露时以及免疫抑制剂联合应用相互作用影响：TAC+MPA/Aza，CsA+MPA/Aza，MMF+SRL等联合应用均可引发腹胀。

8. 肾移植受者术后不同时期与免疫抑制剂同期应用的各种具有胃肠道不良反应的药物。

9. 同时存在的其他疾病　如糖尿病患者约75%存在胃肠道症状，易发生腹胀。

第二节　发　病　机　制

腹胀的可能发病机制如下。

1. 胃肠道内气体排出障碍　因某些原因，肠蠕动功能减弱或消失，致肠腔内的气体不能顺利排出体外，因而引起腹胀。如果体内积聚的气体无法排出体外，会对消化系统造成压力，使人产生胀气甚至疼痛的不适感。人体消化道内的气体主要来源：一是外在的空气进入体内，另一个来源是大肠内细菌分解食物过程中产生。食物进入消化系统后，由各种消化酶加以分解,最后大约90%消化完成后,在小肠中被吸收。其他不被小肠吸收的食物进入大肠后,就被大肠内的细菌分解利用。细菌分解食物,便会产生各种气体,引起腹胀。

2. 胃肠道中气体吸收障碍 正常情况下,腹腔内大部分气体,经肠壁血管吸收后,由肺部呼吸排出体外。有些疾病,肠壁血液循环发生障碍,影响肠腔内气体吸收,从而引起腹胀。因某些原因,肠蠕动功能减弱或消失,所以肠腔内的气体排不出体外,因而引起腹胀。

3. 吸入空气过多 进食时因讲话或饮食习惯不良吸入大量空气,而引起腹胀。

4. 食物发酵 正常情况下,回肠下端和升结肠有大量细菌存在。如果食糜在这段肠道因某种原因停留时间过长,在细菌的作用下,可以引起食糜发酵,产生大量的气体,引起腹胀。

5. 免疫抑制剂及多种药物 对胃肠道的不良刺激剂影响胃肠动力机制,引起腹胀。

第三节 诊 断 标 准

正常人胃肠道内可有少量气体,大约150ml左右,当咽入胃内空气过多或因消化吸收功能不良时,胃肠道内产气过多,而肠道内的气体又不能从肛门顺利排出体外,则可引起腹胀。

肾移植患者腹胀的诊断,关键是对原发疾病或病因的诊断,需明确腹胀与免疫抑制剂的关系以及是否有伴发疾病。通过病史、病程演变、伴随症状和体征、常规化验、生化检查、免疫指标检测、粪便检验,以及影像学、内镜检查等综合结果进行评价有助于获得诊断依据[3]。

第四节 鉴 别 诊 断

许多疾病或病症可以引起腹胀,包括:

1. 胃肠道疾病 ①胃部疾病:常见于慢性胃炎、胃溃疡、胃下垂、胃扩张及幽门梗阻及胃、肠肿瘤等;②肠道疾病:常见于习惯性便秘、痢疾、肠梗阻、肠结核等;③其他:胃肠神经官能症。

2. 肝胆与胰腺疾病 如急慢性肝炎、肝硬化、慢性胆囊炎、胆石症及胰腺炎、恶性肿瘤等。

3. 腹膜疾病 常见于急性腹膜炎、结核性腹膜炎等。

4. 心血管疾病 常见于心力衰竭、肠系膜动脉硬化症、肠系膜动脉梗死等,心绞痛和心律失常亦可反射性地引起腹胀。

5. 急性感染性疾病 如败血症、重症肺炎及伤寒等可引起腹胀。

6. 其他 可见于手术后肠麻痹、肺气肿、哮喘病、低钾血症、吸收不良综合征、脊髓病变药物反应、慢性盆腔炎、附件炎、结缔组织病及甲状腺机能减退等疾病。

第五节 药 物 治 疗

肾移植患者腹胀的治疗,包括对症治疗及对因治疗,治疗前应重点注意[4]:

1. 弄清引起腹胀的主要原因,是单一因素还是多因素,以什么为主。

2. 腹胀与免疫抑制剂是否相关,如主要与免疫抑制剂相关,具体的药物为CNI还是MPA、mTOR抑制剂或激素。

3. 应注意确定及排除非免疫抑制剂包括所有合并用药的影响。

一、对症治疗

1. 多潘立酮(吗丁啉) 上消化道动力药,它直接作用于胃、肠壁,可增加食道下部括约肌的张力,防止胃至食道反流,增强胃蠕动,促进胃排空;协调胃和十二指肠运动,抑制恶心、呕吐,并有效防止胆汁反流;不影响胃液分泌,不良反应小,本药不宜与阿托品、颠茄合用。用法:吗丁啉,片剂,成人每次1片(10mg),每日2～3次。

2. 莫沙必利 本药为选择性5-羟色胺4(5-HT4)受体激动药,能促进乙酰胆碱的释放,刺激胃肠道而发挥促动力作用,从而改善功能性消化不良患者的胃肠道症状,但不影响胃酸的分泌。本药与大脑神经细胞突触膜上的多巴胺D2受体、肾上腺素α1受体、5-HT1及5-HT2受体无亲和力,故不会引起锥体外系综合征及心血管不良反应。

3. 枸橼酸莫沙必利 用于功能性消化不良伴有

胃灼热、嗳气、恶心、呕吐、腹胀、上腹痛等消化道症状,也可用于胃食管反流性疾病、糖尿病性胃轻瘫及胃部分切除患者的胃功能障碍。本药口服后吸收迅速,在胃肠道及肝、肾局部组织中浓度较高,血浆中次之,脑内几乎没有分布。健康受试者服用本药 5mg,血药浓度达峰时间(T_{max})为 0.8 小时,血药浓度峰值(C_{max})为 30.7ng/ml,半衰期为 2 小时,本药在肝脏由细胞色素 P4503A4 代谢,代谢产物主要为去 4-氟代苄基莫沙必利。主要以代谢产物形式经尿液和粪便排泄,原形药在尿中仅占 0.1%。服用本药一段时间(通常为 2 周)后,如功能性消化道症状无改善,应停药。

4. 微生态制剂　是由益生菌及其代谢产物和生长促进物质制成的制剂。其中含有的益生菌主要是双歧杆菌,其次是乳酸杆菌。益生菌可以调整结肠菌群、调节产气,治疗功能性腹胀,可明显减轻腹胀、饱腹感等不适症状。因可产生一些有机酸使肠腔 pH 下降,一方面可刺激肠道蠕动,促进排气、排便,另一方面限制腐败菌的作用和调节水分,可作为动力障碍性疾病治疗的一种选择。常用的微生态制剂有:双歧杆菌嗜酸乳杆菌肠球菌三联活菌(培菲康,含双歧杆菌、嗜酸乳杆菌、肠球菌);米雅金双歧(含长双歧杆菌、保加利亚乳杆菌和嗜热链球菌);枸橼酸铋钾(丽珠得乐,含双歧杆菌);整肠生(含地衣芽胞杆菌)。

如果合理选用及调整药物治疗,症状不缓解,可能是有器质性病变(表 5-2-1)。

表 5-2-1　常用治疗腹胀药物

药物名称	常用剂量	肾移植患者调整剂量	不良反应	注意事项（禁忌证和相互作用）
莫沙必利	片剂,每片 5mg,口服,成人常规剂量:每次 5mg,每日 3 次,饭前服用	无	主要表现为腹泻、腹痛、口干、皮疹、倦怠、头晕、不适、心悸等不良反应	禁忌证: 对本药过敏者禁用 胃肠道出血、穿孔者禁用 肠梗阻患者禁用 青少年,肝、肾功能不全者,有心力衰竭、传导阻滞、室性心律失常、心肌缺血等心脏病史者(国外资料),电解质紊乱者(尤其是低钾血症)(国外资料)禁用 儿童用药的安全性尚未确定(无使用经验),建议儿童慎用本药 相互作用: 与抗胆碱药(如硫酸阿托品、溴化丁基东莨菪碱等)合用,可能会减弱本药的作用 与可延长 QT 间期的药物(如普鲁卡因、奎尼丁、氟卡尼、索他洛尔、三环类抗抑郁药等)合用时应谨慎,以避免增加心律失常的危险
培菲康(双歧杆菌嗜酸乳杆菌肠球菌三联活菌胶囊)	本品每粒含长型双歧杆菌、嗜酸乳杆菌,粪肠球菌活菌数不低于 $1.0×10^7$ CFU,口服,成人一次 2～4 粒,每日 2 次	无	未发现明显不良反应	禁忌证:无相关资料 相互作用: 抗酸药、抗菌药与本品合用可减弱其疗效,应分开服用 铋剂、鞣酸、药用炭、酊剂等能抑制、吸附或杀灭活菌,不应合用 如与其他药物同时使用可能会发生药物相互作用,应咨询药师

二、对因治疗（免疫抑制剂相关）

仔细询问病史,了解服用免疫抑制剂后出现的腹胀症状时间间隔及相关性,检测 CNI 血药浓度,检测 MPA 血药浓度(有限样本点检测估算 MPA-AUC)是否在较高水平。确定是某一种免疫抑制剂为腹胀的主要原因,应先行减量,如确实需要停用,转换免疫抑制剂方案应稳定、渐进,防止因某一种免疫抑制剂突然撤离导致移植肾排斥反应(可参照第 1 章,第 3 节)。

（王祥慧）

参 考 文 献

1. Power AM,Talley NJ,Ford AC. Association between constipa-tion and colorectal cancer:systematic review and metaanalysis of observational studies. Am J Gastroenterol,2013,108(6):894-903.

2. 中华医学会消化病学分会胃肠动力学组,中华医学会外科学分会结直肠肛门外科学组. 中国慢性便秘诊治指南(2013 年,武汉). 中华消化杂志,2013,33(5):291-297.

3. Douglas A. Drossman. Functional Gastrointestinal Disorders:History,Pathophysiology,Clinical Features,and Rome Ⅳ. Gastroenterology,2016,150:1262-1279.

4. 陈灏珠,林果为,王吉耀. 实用内科学. 北京:人民卫生出版社,2013.

第三章

便　秘

便秘（constipation）是临床常见的消化道症状，正常成人每日排便 1～2 次或 2 日排便 1 次，便秘患者每周排便少于 3 次，并且排便费力，粪质硬结、量少。便秘是老年人常见的症状，约 1/3 的老年人出现便秘。肾移植患者出现便秘，需确定与免疫抑制剂有无关联，并要排除肠道器质性病变尤其是消化道肿瘤[1]。

第一节　危险因素

1. 摄入的食物或水分过少　使肠内的食糜残渣或粪便的量亦少，不足以刺激结肠的正常蠕动。

2. 肠腔有狭窄或梗阻存在　肠腔有狭窄或梗阻使正常的肠蠕动受阻，导致粪便不能下排，例如肠梗阻或结肠癌。

3. 排便反射过程中任何环节有障碍或病变外周与中枢神经系统病变或相关肌肉的病变均可引发便秘，如盆腔神经、腰骶脊髓神经病变，肛门括约肌痉挛、腹肌及膈肌收缩运动减弱、肠道的蠕动减弱或肠道肌肉张力减低。

4. 老年患者活动减少　老年患者特别是因病卧床或坐轮椅的患者，胃肠蠕动减少。因缺少运动性刺激以推动粪便的运动，往往更易患便秘。

5. 精神心理因素　患抑郁、焦虑、强迫症等心理障碍者易出现便秘。

6. 全身性病变　全身性疾病有糖尿病、尿毒症、脑卒中、帕金森病等。

7. 医源性（滥用泻药）　长期使用泻剂，尤其是刺激性泻剂，造成肠道黏膜神经的损害，降低肠道肌肉张力，反而导致严重便秘。此外，引起便秘的其他药物还有如阿片类镇痛药、抗胆碱类药、抗抑郁药、钙离子拮抗剂、利尿剂等。肾移植患者免疫抑制剂应用如他克莫司、环孢素、西罗莫司等都可以引起便秘，但并不多见。

第二节　发病机制

食物在回肠经消化吸收后，余下的不能再度吸收的食糜残渣随肠蠕动由小肠排至结肠，结肠黏膜再进一步吸收水分及电解质，粪便一般在横结肠内逐步形成，最后运送达乙状结肠、直肠。直肠黏膜受到粪便充盈扩张的机械性刺激，产生感觉冲动，冲动经盆腔神经、腰骶脊髓传入大脑皮质，再经传出神经将冲动传至直肠，使直肠肌发生收缩，肛门括约肌松弛，紧接着腹肌与膈肌同时收缩使粪便从肛门排出体外。以上即是正常的排便反射过程；如果这一排便反射过程的任何一个环节出现障碍时均可引起便秘。以下因素都是发生便秘的重要原因：如年龄因素，老年患者，不良排便习惯，精神心理因素，以及肠道病变有炎症性肠病、肿瘤、疝、直肠脱垂等病变可导致肠道出口梗阻引起排便障碍[2]。

第三节 诊断标准

根据患者的临床表现,便秘的诊断并不困难,应明确是功能性便秘还是器质性便秘;对于肾移植患者,重点应详细了解便秘与免疫抑制剂应用及血药浓度的关联,以及与伴随应用的各种药物的关系;此外,尤其要排除器质性疾病,通过详细病史询问,大便是否带血,是否伴有腹痛、腹胀、腹泻,以及消化道瘤标的筛查、肠镜检查、影像学检查、肛管直肠压力测定、盆底肌电图检查,以及结肠传输功能试验等检查,有助于确定有无器质性病变的存在,尤其是恶性肿瘤;如患者病程在几年以上,病情无变化者,多提示功能性便秘[3]。

附:功能性便秘的罗马Ⅲ诊断标准。目前在临床上得到了广泛推荐使用。其诊断标准为:

(1)症状必须包括以下2项或2项以上:①1/4时间以上的排便感到费力;②1/4时间以上的排便为干球状便或硬便;③1/4时间以上的排便有不尽感;④1/4时间以上的排便有肛门直肠梗阻感或阻塞感;⑤1/4时间以上的排便需要手法帮助(如用手指帮助排便、盆底支持);⑥排便次数少于每周3次。

(2)在不使用泻药时很少出现稀便。

(3)没有足够的证据诊断肠易激综合征(irritable bowel syndrome,IBS)。诊断之前症状出现至少6个月,且近3个月症状符合以上诊断标准。

第四节 鉴别诊断

一、原发性便秘

是指无器质性疾病存在而引起的功能性便秘,单纯性便秘和特发性便秘均属原发性便秘。

1. 单纯性便秘 常见于进食过少、食物残渣不足,由于缺乏纤维,对结肠运动的刺激减少;排便习惯受到干扰,由于精神因素、生活规律改变、长途旅行等而忽视日常便意,未能及时排便;滥用强泻药,使肠道的敏感性减弱,形成对泻药的依赖性。

2. 特发性便秘 无器质性疾病存在,而病因至今还不清楚的顽固性便秘,又称为特发性便秘。

3. 一时性便秘 可能是因为旅行、搬家等生活环境改变或精神紧张、烦恼所暂时引起的便秘,或者由于食量减少,胃或结肠的排便反射不够充分引起。

4. 顽固性便秘 是由于先天结、直肠解剖结构变异而在不同年龄段逐渐产生排便困难的一类疾病。属于功能性的肠胃障碍,也就是找不到身体上实质的病变,多起因于紧张,压力大,肠胃蠕动失调,或者有便意忍便,形成恶性循环,导致习惯性便秘。

二、继发性便秘

凡是在患有器质性病变或疾病的基础上出现的便秘,就称为继发性便秘。具有便秘症状的疾病较多,诊断时主要依据问诊与临床检查,特别是观察排粪及粪便情况,即可进行鉴别,必要时进行直肠检查和药物性诊断,有助于确诊。

肾移植患者常需服用多种药物,其中可能与便秘有关的药物如下。

1. 免疫抑制剂 包括钙调磷酸酶抑制剂:他克莫司,环孢素,西罗莫司,麦考酚酸(MPA)类药物,硫唑嘌呤(Aza),咪唑立宾(布雷迪宁),来氟米特等多种免疫抑制剂。

2. 非免疫抑制药物 肾移植受者术后不同时期与免疫抑制剂同期应用的各类各种药物,亦程度不同的会引起便秘,包括:镇痛药(阿片类)、非类固醇类抗炎药;解痉、抗抑郁和治疗帕金森病的抗胆碱能药物、抗癫痫药、抗组胺药、钙拮抗剂、利尿剂;包含铝和钙成分的抑酸药;α-肾上腺素能激动剂、β受体阻滞剂、钙通道阻滞剂、抗高血压的利尿剂和其他一些抗惊厥的药物,铁剂和铋剂、止泻药等。

第五节 药物治疗

对功能性便秘,首先应鼓励患者摄入相对足量的食物、纤维素和水分,增加运动,养成定时排便的习惯,并结合饮食治疗。如经上述治疗未奏效者,可根据医嘱酌情应用泻药。器质性便秘的治疗主要应针对引起便秘的原因进行治疗。对免疫抑制剂及肾移植患者合并用药导致的便秘,需通过临床病程的密切观察,寻找药物和便秘发生的关联证据,以及患者可疑引起便秘药物的细心排查来得到解决。

应当明确,不是所有便秘患者都需要药物治疗,药物只是辅助治疗的手段,并不能根治便秘。常用的泻药有(表5-3-1):

1. 容积性泻药 也称为泻盐,因其不被肠壁吸收而又溶于水,故能在肠中吸收大量水分,使大便的容量增加,起到导泻作用。该类泻药的主要代表药是硫酸镁。但由于它不能使结肠张力增加,所以不宜用于那些肠道运动迟缓的患者。

2. 刺激性泻药 这类药作用快,效力强,药物或者其代谢的产物可对肠壁产生刺激作用,使肠蠕动增加。该类药主要有:果导、蓖麻油、大黄、番泻叶等。但要注意,此类药因为刺激肠黏膜和肠壁神经丛,并可能引起人肠肌无力,形成药物依赖,因而主要用于大便嵌顿和需要迅速通便者,不宜长期应用。

3. 润滑性泻药 又称大便软化剂,此类药物的主要功能是润滑肠壁,软化大便,使大便易于排出,如液体石蜡等。这类药主要的缺点是口感差,作用弱,长期应用会引起脂溶性维生素吸收不良。

4. 渗透性缓泻药 例如乳果糖,它不被人体吸收,通过细菌分解后释放有机酸在结肠起作用。尤其适宜于老年人、孕产妇、儿童及术后便秘者。糖尿病患者慎用。此类药的主要缺点是在细菌作用下发酵产生气体,可能会引起腹胀等不适感。

5. 肠动力药 是通过增强肠肌张力来发挥作用,但常需要与其他药联合使用。例如:莫沙比利、普卡比利,比沙可啶等,可增加乙酰胆碱释放,刺激肠蠕动;副作用可增加中枢抑制性药物的吸收,与其联合应用应慎重。且这类药可延长心电S-T段,心脏病患者也应慎用,以及肝、肾功能减退者慎用。

6. 中成药 麻仁丸(伤寒论论述),主要成分:白芍、积实、大黄、杏仁、厚朴。

功能主治:润肠通便,清解胃肠燥热,大便干结,便秘。用法:早晚各服1次,每次9～15g。

表5-3-1 主要常用便秘治疗药物

药物名称	常用剂量	肾移植患者调整剂量	不良反应	注意事项(禁忌证和相互作用)
乳果糖口服溶液(杜密克)	每袋15ml 成人起始剂量:每日30～45ml,维持剂量:每日10～25ml,宜在早餐时1次服用。可根据患者情况酌减剂量及停用	无	治疗初始几天可能会有腹胀,通常继续治疗即可消失。当剂量高于推荐治疗剂量时,可能会出现腹痛和腹泻	禁忌证:半乳糖血症 肠梗阻,急性腹痛及与其他导泻剂同时使用 对乳果糖及其组分过敏者 相互作用:尚不明确
比沙可啶肠溶片(便塞停)	每片5mg,口服,每次5～10mg,每日1次,睡前服	无	偶可引起明显的腹部绞痛,停药后即消失	禁忌证:6岁以下儿童及孕妇禁用 急腹症、炎症性肠病患者禁用 对比沙可啶过敏者禁用 严重水电解质紊乱禁用 肛门破裂或痔疮溃疡禁用 粪块阻塞者禁用 相互作用:使用阿片类止痛剂的癌症患者,对本品耐受性差,可能会造成腹痛、腹泻和大便失禁,不宜合用 本品不应与抗酸药同时服用 如与其他药物同时使用可能会发生药物相互作用,请咨询医师或药师

药物名称	常用剂量	肾移植患者调整剂量	不良反应	注意事项（禁忌证和相互作用）
聚乙二醇4000散剂	散剂,每袋含聚乙二醇4000 10g。每次1袋,每日1~2次;或每日2袋,1次顿服,每袋内容物溶于200ml水中后服用,每日剂量可根据患者情况增减	无	大剂量服用时,有出现腹泻的可能,停药后24~48小时内即可消失,随后可减少剂量继续治疗。对肠功能紊乱患者,有出现腹痛的可能。也可能出现恶心,腹胀,胃胀气。罕见过敏性反应,如皮疹和水肿	禁忌证: 炎症性肠病（如溃疡性结肠炎,克罗恩病）肠梗阻,未诊断明确的腹痛症状 相互作用: 本品增加排泄,有可能影响其他药物的吸收,因此最好与其他药物间隔较长一段时间服用（至少2小时）
开塞露	每支20ml,含主要成分甘油,缓慢插入肛门,然后将药液挤入直肠内,成人每次1支	无	孕妇及儿童不宜使用。因可能引起局部组织的强烈收缩,造成短暂缺血,引发慢性炎症。儿童则由于肠黏膜十分娇嫩,山梨醇的刺激会影响到胃肠道功能	禁忌证: 过敏体质者慎用 本品性状发生改变时禁止使用 相互作用:尚不清楚
琥珀酸普芦卡必利片	每片2mg 成人:每日1次,每次2mg。老年患者（>65岁）:起始剂量为每日1次,每次1mg,如有需要,可增加至每日1次,每次2mg	轻至中度肾功能损害者无需调整剂量。重度肾功能损害［肾小球滤过率（GFR）<30ml/(min·1.73m²)］者,每次1mg,每日1次。重度肝功能损害（Child-Pugh分级为C级）者,每次1mg,每日1次	神经系统:常见头痛;头晕;少见震颤。心血管系统:少见心悸。胃肠道系统:常见恶心、腹泻、腹痛;常见呕吐、消化不良、直肠出血、胃肠胀气、肠鸣音异常。肾脏及泌尿系统:常见尿频。全身及给药部位情况:常见疲劳;少见发热、全身乏力	禁忌证: 对本品活性成分或任何辅料过敏的患者 肾功能障碍需要透析的患者 由于肠壁结构性或功能性异常引起的肠穿孔或梗阻、闭塞性肠梗阻、严重肠道炎性疾病,如克罗恩病、溃疡性结肠炎和中毒性巨结肠/巨直肠的患者 近期接受过肠道手术的患者 相互作用: 药物相互作用可能性低,治疗浓度的普芦卡必利预计不会影响经CYP介导的合并用药的代谢 在与P-糖蛋白抑制剂,如维拉帕米、CsA、奎尼丁及酮康唑联合使用时,可观察到弱相互作用 针对健康受试者研究显示,在用药同时,发现红霉素血药浓度升高30%,其机制未完全明确 使用阿托品类药物可能会降低本药对5-HT4受体的介导作用

（王祥慧）

参 考 文 献

1. 王小蕾,吕晓娟,王蔚虹等. 慢性便秘与结直肠癌风险的 Meta 分析. 中华临床医师杂志(电子版),2014,8(20): 3634-3639.

2. 刘宝华. 慢性便秘与结直肠肿瘤的相关性. 中华胃肠外科杂志,2017,20(3):255-257.

3. Guérin A,Mody R,Fok B,et al. Risk of developing colorectal cancer and benign colorectal neoplasm in patients with chronic constipation. Aliment Pharmacol Ther,2014,40(1):83-92.

第四章

应激性溃疡

应激性溃疡是一种机体遭受严重创伤、烧伤、大手术、重症疾病及严重心理障碍等应激状态下发生的以胃、十二指肠发生的急性、多发性黏膜浅表性糜烂和溃疡。肾移植术后应激性溃疡的发生与肾上腺皮质激素的使用、凝血功能异常、手术打击及尿毒症患者毒素对胃肠道的损伤密切相关，是多因素综合作用的结果。文献报道肾移植术后应激性溃疡的发病率约在 1.6% ~ 11.3% [1-3]。

第一节 危险因素

接受肾移植手术的尿毒症患者是应激性溃疡的高危人群，这与尿毒症患者本身的疾病特点密切相关：①尿毒症是慢性肾功能不全的终末期，往往伴有贫血、凝血功能差和机体免疫功能低下，大部分患者需要接受肝素性规律血透；②应激状态下，肾移植患者容易出现胃黏膜微循环障碍，屏障功能和胃黏膜上皮更新异常，胃黏膜内细胞保护性物质（HCO_3^-）代谢发生变化；③慢性肾炎、尿毒症患者体内排出的大量尿素积聚，尿素酶分解生成氨，一方面会刺激胃黏膜产生炎症和溃疡破坏了正常的胃黏膜屏障，另一方面使 H^+ 离子逆向弥散，导致胃黏膜缺血坏死[5]。

第二节 发病机制

应激性溃疡的发生是多种因素综合作用的结果，其发生是由于黏膜防御因子与侵袭因子之间失衡所致，涉及胃的运动、胃酸分泌、血流、胃肠激素、氧自由基等多种因素，使得黏膜损伤因素增强、防御因素减弱而产生胃黏膜损害。

1. 胃、十二指肠黏膜防御功能减弱 胃黏膜缺血、缺氧是导致应激性溃疡发生的最基本条件。胃黏膜对缺血缺氧极其敏感，在大手术、创伤、休克等严重应激情况下，胃的血流灌注是最先受影响且最后恢复正常的器官之一。胃、十二指肠黏膜每天都与大量的胃酸、胃内容物接触，胃肠道黏膜上皮更新频繁，并需要强有力的黏膜和黏液屏障来保护，故胃肠道黏膜的血液循环非常丰富，对缺血、缺氧十分敏感，一旦血流灌注不足，即可影响自身的修复和自我保护功能[4]。

2. 胃、十二指肠黏膜损伤因素增强 正常条件下，胃和十二指肠黏膜中都存在一定量的胃酸，胃酸是强侵袭内源性损伤因素，与应激性溃疡的发生、发展关系密切。肾移植术后需要使用大剂量糖皮质激素冲击治疗，同时也刺激了胃酸分泌，使胃内 H^+ 浓度增高。应激状态时，儿茶酚胺大量分泌，胃黏膜缺血，黏膜屏障被破坏，同时 HCO_3^- 减少更明显。另外，也有研究认为尿毒症患者的血清胃泌素升高和反馈机制障碍，从而降低了胃黏膜有效血流量和自身保护作用，造成胃黏膜屏障的损害，引起胃黏膜糜烂或溃疡。

3. 神经内分泌功能紊乱 下丘脑、室旁核和边缘系统是产生应激反应的整合中枢。应激状态下，中枢促甲状腺素释放激素（TRH）释放增加，通过副交感神经介导，促进胃酸与胃蛋白酶原分泌，增强胃平滑肌收缩，参与了应激性溃疡的发生。其次，由于交感-肾上腺髓质系统的强烈兴奋，胃肠黏膜血管收缩，血流减少，从而导致黏膜受损而发生应激性溃疡。

第三节 诊断标准和鉴别诊断

肾移植术后应激性溃疡多在术后当天内发生。发生之前常常无明显的前驱症状，少部分也可出现消化道不适症状，如胃痛、反酸、心前区疼痛不适，进食后加重等。主要特征为上消化道出血（呕血或黑便），失血性休克症状。对于无明显性出血的危重患者，胃液或粪便潜血试验阳性、不明原因血红蛋白浓度降低，都不能忽略有应激性溃疡伴出血的可能。如果发生急性穿孔，患者可出现急腹症症状与体征。

如疑有应激性溃疡时，应尽快行急诊胃镜明确诊断。尽管胃镜检查存在恶心、呕吐或诱发再出血的风险，但随着内镜技术的发展，这些并发症逐渐减少。内镜仍为诊断消化道出血最为直观，而且可以立即止血治疗的方法之一。内镜检查时发现病变以胃体部多见，以食管、十二指肠及空肠较少，病变形态以多发性糜烂、溃疡为主。有应激病史、在肾移植术后围手术期内发生上消化道出血、穿孔等症状，病情允许时应立即做内镜检查，若有糜烂、溃疡等病变存在，应激性溃疡的诊断即可成立。选择性动脉造影和单光子发射电子计算机断层扫描检查可明确出血部位，但阳性检出率受一定条件限制[6]。

第四节 预防和治疗

应激性溃疡重在预防，尿毒症患者肾移植术后均需高度警惕，一旦发生，并发症和病死率较高，故应做到早预防和早治疗。对于应激性溃疡的高危人群肾移植术前应充分了解患者病史。一般来说，既往如果有慢性胃炎症或溃疡的尿毒症患者术前应规范治疗直至治愈。

一、应激性溃疡的预防

H_2 受体拮抗剂预防应激性溃疡的效果与胃黏膜保护剂相似，质子泵抑制剂（PPI）抑酸效果要强于前两者。肾移植术中术后常规预防应用 H_2 受体拮抗剂或 PPI 均可达到预防应激性溃疡的效果。国内外推荐使用 PPI 预防溃疡，特点是起效迅速、维持时间长、维持平稳、给药方便、不产生耐药性。本中心经验为术中静推 PPI 类制剂；术后患者常规服用 H_2 受体阻滞剂，其优点是其不干扰细胞色素 P450 酶系统，也不影响免疫抑制剂血药浓度。

二、应激性溃疡的治疗

肾移植手术成功，术后移植肾功能早期恢复是减轻应激和降低应激性溃疡的决定性因素[7]。对于肾移植术后应激性溃疡的患者，应积极调整免疫诱导和免疫抑制方案，控制感染，稳定血压，纠正凝血机制的紊乱，避免长期应用对胃肠黏膜损伤的药物，必要时输血、冰冻血浆，早期解除应激性溃疡产生的根源。术后早期应监测呕吐物、便潜血的量与色等。当出现上消化道出血症状，应及早行胃镜检查，明确出血原因和部位，必要时行内镜止血。

应激性溃疡发生的早期（48 小时）应禁食，留置胃管，既可减轻消化液对胃黏膜的化学性损害又能随时抽吸消化液，灌注局部止血药，如去甲肾上腺素、凝血酶、云南白药、蒙脱石散、冰盐水胃内降温等达到止血目的。同时还可以监测胃腔内及黏膜内pH，并行隐血试验观察胃内出血情况，以预测胃肠黏膜病变的危险性。

胃酸在应激性溃疡的发生中起决定性作用，治疗应激性溃疡的关键在于抑制胃酸分泌。因此，对于高风险人群应常规使用抑酸剂保持 24 小时内胃腔内 pH>3.5 是减少应激性溃疡出血发生的基本要求[8]。PPI 代表药物有奥美拉唑、泮托拉唑、埃索美拉唑等，能特异性地作用于胃肠黏膜壁细胞，有效抑制胃酸分泌，而且能抑制不受胆碱影响的部分基础胃酸的分泌。小剂量持续静滴，可维持胃腔内 pH 稳定性，保护黏膜完整性，对应激状态下胃肠黏膜血流的减少具有保护作用。

H_2 受体拮抗剂代表药物有西咪替丁、雷尼替丁、法莫替丁等，通过阻断壁细胞的 H_2 受体，抑制胃酸及胃蛋白酶分泌；缓解胃肠终末血管痉挛状态，增加黏膜血流，增强其屏障保护作用，发挥止血作用。有研究报道，持续静脉滴注效果优于快速静脉注射。但 H_2 受体拮抗剂抑酸作用较温和，对于临床大出血效果不佳。

胃黏膜治疗代表药物有硫糖铝、铝碳酸镁等，属于胃黏膜保护剂，覆盖在损伤的黏膜表面形成一层保护层，减少 H^+ 与黏膜接触，有利于上皮细胞的再生，促进溃疡的愈合；同时吸附胃蛋白酶使其活性减低，减少其对胃肠黏膜的损伤；并能增强胃、十二指肠黏膜的细胞屏障和 HCO_3^- 盐黏液屏障功能，从而使黏膜免受胃酸及胃蛋白酶的侵害。

大量出血时视情况可给奥曲肽或生长抑素微量泵维持,根据出血情况维持 24~48 小时。须注意奥曲肽可减少环孢素的吸收,因此,使用环孢素时需注意监测血药浓度。尽量避免应用垂体后叶素,原因是其刺激胃肠道蠕动,便血反而不易控制。若遇到经内科保守处理后仍反复发作的患者,在明确出血位置后应考虑手术治疗。因为反复发作的出血多为

动脉性出血,应尽快控制出血[9]。近年来,有研究报道应用止血药、硬化剂(乙氧酸化醇)局部注射及钛夹钳夹术止血处理,效果也较好。必要时应减少免疫抑制剂,病情危重时须停用,放弃移植肾。另外,应警惕感染的发生,对合并细菌感染者,为防止菌群移位,应加强抑酸剂、黏膜保护剂和抗生素的应用;对合并凝血机制障碍的患者,可输注血小板悬液、凝血酶原复合物等(表 5-4-1)。

表 5-4-1 常见药物选择与药物相互作用列表

药物	常规剂量	肾移植患者调整剂量	常见不良反应	注意事项(禁忌证和相互作用)
质子泵抑制剂				
奥美拉唑	推荐静脉滴注本品 40mg,每 12 小时 1 次,用药 5 日,静脉注射时间应至少在 3 分钟以上	轻中度肾功能损害患者无需调整剂量。严重肾功能不全患者使用本品的经验有限,治疗时应慎重选择	头痛、头晕、感觉异常、嗜睡、腹痛、便秘、腹泻、腹胀,偶见皮肤过敏,视物模糊、眩晕、肝功能异常、血细胞减少等少见	相互作用:可增加环孢素、他克莫司的血药浓度禁忌证已知对埃索美拉唑、其他苯并咪唑类化合物或本品的任何其他成分过敏者禁用不应与阿扎那韦(atazanavir)合用
兰索拉唑	每次 30mg,用 0.9% 氯化钠注射液 100ml 溶解后,每日 2 次,推荐静滴时间 30 分钟,疗程不超过 7 日	肾功能损害患者一般无需调整剂量	出现过敏反应(全身出疹、面部水肿、呼吸困难等)(<0.1%),甚至引起休克(<0.1%);全血细胞减少和粒细胞缺乏症、溶血(<0.1%)、粒细胞减少、血小板减少、贫血(<0.1%~5%);伴有黄疸、AST 和 ALT 升高等重度肝功能损害(<0.1%)	相互作用:可使他克莫司的血药浓度升高禁忌证:对兰索拉唑及处方中任一成分过敏的患者禁止正在使用硫酸阿扎那韦的患者禁止使用本品
泮托拉唑	每次 40~80mg,每日 1~2 次,临用前将 10ml 0.9% 氯化钠注射液注入冻干粉小瓶内,将溶解后的药液加入 0.9% 氯化钠注射液 100~250ml 中稀释后供静脉滴注,要求 15~60 分钟内滴完	肾功能受损者无需调整剂量	偶见头晕、失眠、嗜睡、恶心、腹泻、便秘、皮疹、肌肉疼痛等症状。大剂量使用时可出现心律不齐,转氨酶升高,肾功能改变、粒细胞降低等	禁忌证:对本品过敏者禁用妊娠期与哺乳期妇女禁用
雷贝拉唑	静脉滴注,每次 20mg,每日 1~2 次,疗程不超过 5 日。一旦患者可以口服给药,应改为雷贝拉唑钠口服剂型给药	本品可引起急性肾衰竭及间质性肾炎。使用期间应严密监测患者肾功能(如血尿素氮、血肌酐等)。一旦出现此异常状况,应停止用药,并采取适当的处理	白细胞降低、转氨酶升高;头晕、耳鸣、皮疹、发热、血肌酐升高、凝血功能异常;休克及类过敏反应;全血细胞减少、粒细胞缺乏症、血小板减少、溶血性贫血、低钠血症、横纹肌溶解症、视力障碍血管性水肿、支气管痉挛等少见	相互作用:与环孢素、他克莫司合用时会增加后两者的血药浓度禁忌证:已知对雷贝拉唑钠或苯并咪唑类过敏者禁用

续表

药物	常规剂量	肾移植患者调整剂量	常见不良反应	注意事项（禁忌证和相互作用）
埃索美拉唑	通过胃管给药：将片剂放入合适的注射器，并加入约25ml水及5ml空气。有时需要50ml水，以防止胃管被微丸堵塞	肾功能损害的患者无需调整剂量。对于严重肾功能不全患者，由于使用该药的经验有限，治疗时应慎重	感觉异常，嗜睡，失眠，眩晕。可逆性精神错乱，激动，易攻击，抑郁和幻觉；口腔炎和胃肠道念珠菌病；白细胞减少症，血小板减少症，粒细胞缺乏症，全血细胞减少症；黄疸或非黄疸性肝炎、肝衰竭；关节痛、肌无力和肌痛；多汗，外周水肿，视力模糊，味觉障碍和低钠血症	禁忌证：已知对埃索美拉唑、其他苯并咪唑类化合物或本品的任何其他成分过敏者禁用

H₂受体拮抗剂

药物	常规剂量	肾移植患者调整剂量	常见不良反应	注意事项（禁忌证和相互作用）
西咪替丁	静脉滴注：本品0.2g用5%葡萄糖注射液或0.9%氯化钠注射液或葡萄糖氯化钠注射液250～500ml稀释后静脉滴注，滴速为每小时1～4mg/kg，每次0.2～0.6g（每次1～3支）。静脉注射：用上述溶液20ml稀释后缓慢静脉注射（2～3分钟），6小时1次，每次0.2g（每次1支）	肾功能损害（中度或重度）者慎用本品	较常见腹泻、腹胀、口干、血清转氨酶轻度升高，偶见严重肝炎、肝坏死、肝脂肪性变等。对骨髓有一定抑制作用。较常见有头晕、头痛、疲乏、嗜睡等。可有心动过缓、面部潮红等。静脉注射时偶见血压骤降、房性早搏、心跳呼吸骤停、呼吸短促或呼吸困难。本药具有抗雄性激素作用，用药剂量较大时可引起男性乳房发育、女性溢乳、性欲减退、阳痿、精子计数减少等，停药后即可消失；可抑制皮脂分泌、诱发剥脱性皮炎、脱发、口腔溃疡等	禁忌证：孕妇及哺乳期妇女禁用对本品过敏者禁用不宜用于急性胰腺炎用药期间应注意检查肾功能和血常规
雷尼替丁	每次50mg，稀释后缓慢静滴（1～2小时），或缓慢静脉推注（超过10分钟），或肌注50mg，以上方法可每日2次或每6～8小时给药1次	严重肝、肾功能不全患者慎用，必须使用时应减少剂量和进行血药浓度监测	常见的有恶心、皮疹、便秘、腹泻、乏力、头痛、眩晕等，少数患者用药后引起白细胞或血小板减少，停药后症状可自行消失；可引起轻度肝功能损伤，ALT可逆性升高，停药后症状即消失，肝功能也恢复正常；偶有发热、男性乳房发育、肾炎等	相互作用：可增加环孢素的药物的血浓度，因本品能减少肝血流量；禁忌证：有过敏史者禁用
法莫替丁	一般将本品一次20mg用生理盐水或葡萄糖注射液20ml进行溶解，每日2次（每12小时）缓慢地进行静脉注射，也可将本品20mg，用注射用水1～1.5ml溶解，每日2次肌肉注射	肾功能障碍者（由于会出现血中浓度蓄积，所以使用时需减少给药量或延长给药间隔。偶尔出现间质性肾炎、急性肾衰竭、肾功能检查值异常等（BUN、肌酐升高等）被确认时，应立即停药，并给予适当处置	偶见便秘、软便、口渴、恶心、呕吐、腹胀、食欲缺乏；偶见血压上升，颜面潮红，耳鸣；全身疲倦、头痛、困倦、失眠等症状。严重不良反应：休克，各类血细胞减少、肝功能障碍、黄疸、横纹肌溶解综合征、意识障碍、痉挛间质性肾炎、急性肾衰竭、间质性肺炎	禁忌证：对本药成分过敏的患者禁用哺乳期、妊娠期妇女禁用

药物	常规剂量	肾移植患者调整剂量	常见不良反应	注意事项 (禁忌证和相互作用)
胃黏膜保护剂				
硫糖铝	大出血时应用效果欠佳,常用于辅助治疗。每次5~10ml(1~2g)口服,每日2~4次,疗程4~6周	肝肾功能不全者或透析患者慎用或不用	偶有恶心、口干等,可有便秘或腹泻现象	相互作用: 长期大剂量服用本品,可能会造成体液中的磷的缺乏 甲亢或抗维生素营养不良性佝偻病等血磷酸盐过少的患者,不宜长期服用本品
铝碳酸镁	常用于慢性胃炎和十二指肠溃疡:每次1~2片,每日3~4次,嚼服	严重心、肾功能不全者,高镁血症、高钙血症者慎用	大剂量服用可导致软糊状便和大便次数增多,偶见便秘,口干和食欲缺乏。长期服用可导致血清电解质变化	禁忌证: 对本品过敏者禁用

(马俊杰)

参 考 文 献

1. Benoit G, Moukarzel M, Verdelli G, et al. Gastrointestinal complications in renal transplantation. Transpl Int, 1993, 6(1):45-49.

2. Kathuria P, Sakhuja V, Gupta K L, et al. Gastrointestinal complications after renal transplantation. 10 Year data from a North Indian Transplant Center. Asaio Journal, 1995, 41(3): M698-M703.

3. Logan AJ, Morris-Stiff GJ, Bowrey DJ, et al. Upper gastrointestinal complications after renal transplantation: a 3-yr sequential study. Clinical Transplantation, 2002, 16(3):163-167.

4. 杨君,解建. 应激性溃疡的发病机制研究进展. 中国急救医学,2007,27(11):1035-1038.

5. 于丰彦,陈向阳,祁力平等. 肾移植前胃镜下胃黏膜病变和幽门螺杆菌感染与血清胃泌素关系的探讨. 中国内镜杂志,2007,13(9):911-913.

6. 王振兴,陈花,武小桐等. 肾移植术后消化道出血的防治. 中国药物与临床,2009,9(4):334-335.

7. 常京元,石炳毅,李楠等. 肾移植术后应激性溃疡死亡三例报告. 中华泌尿外科杂志,2003,24(3):187.

8. 李兆申. 重视应激性溃疡的规范化防治. 世界华人消化杂志,2005,13(22):2637-2639.

9. 张伟杰,曾凡军,刘敦贵等. 肾移植术后近期消化道大出血的手术治疗. 中国实用外科杂志,2002,22(4):228-229.

肾移植临床用药

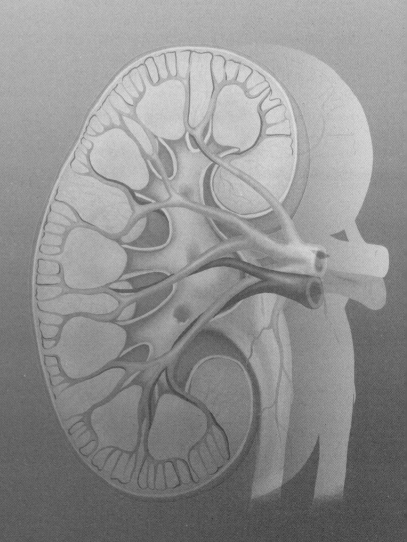

第六篇

内分泌系统并发症的药物治疗

肾移植临床用药

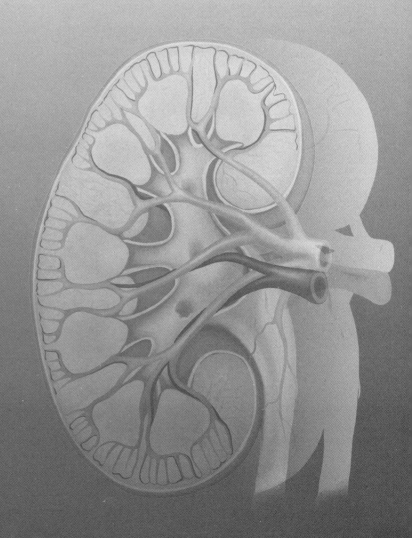

第一章

糖 尿 病

移植后糖尿病(post-transplantation diabetes mellitus,PTDM)又称移植后新生糖尿病(new-onset diabetes mellitus after transplantation,NODAT)是器官移植后的一种常见的代谢并发症,它增加了感染性疾病和心血管并发症的发生率,对肾移植患者产生不良影响,降低了患者及移植肾的存活率与存活时间[1-3]。2011年美国肾脏病数据系统显示,超过24%的肾移植受者移植术后36个月出现PTDM[4]。目前,临床上识别PTDM的高危人群,做好早期预防、优化管理,对减轻其危害性有重要作用。

第一节 危 险 因 素

一、宿主因素

如高龄、肥胖、糖尿病家族史、人类白细胞抗原(human leukocyte antigen,HLA)的HLA-B13和HLA-B15、移植前后血糖水平、供体受体错配、尸体供者等是肾移植患者发生PTDM的危险因素[5-7]。

二、药物性因素

PTDM与移植后所使用的免疫抑制剂关系密切,其中可以引起药物性糖尿病的药物列表如下(表6-1-1)。

三、其他因素

如丙型肝炎病毒、巨细胞病毒感染也会影响胰岛素的释放,从而导致PTDM的发生。另外,移植前多囊肾、移植前空腹血糖受损、移植后高血糖、高脂血症、高血压、蛋白尿、低镁血症、维生素D缺乏、生长激素的使用等也是PTDM发生的危险因素。

表6-1-1 易致糖尿病的常用药物

药物	糖尿病发病率
他克莫司	11.5%～45%
环孢素	4%～8.3%
皮质激素	8.8%～40%
西罗莫司	尚无定论

第二节 发 病 机 制

PTDM发病机制复杂,迄今尚未充分阐明。但药物相关的糖尿病发生机制与药物本身的某些特征有关,比如糖皮质激素具有剂量依赖性致糖尿病作用,糖皮质激素导致PTDM的机制在于增加胰岛素抵抗,钙调磷酸酶抑制剂(CNI)致PTDM的机制包括减少胰岛素分泌和对胰岛B细胞直接毒性作用等,西罗莫司对胰岛B细胞功能和生存的影响目前尚无定论。

第三节 诊 断 标 准

2003年国际专家组提出了PTDM的诊治指南[7],建议PTDM的诊断采用1997年美国糖尿病学会(american diabetes association,ADA)和1999年世界卫生组织(world health organization,WHO)关于糖

尿病的诊断标准。PTDM 定义为术前无糖尿病，术后排除急性糖代谢紊乱后仍达到糖尿病诊断标准、持续高血糖状态或血糖正常但正在使用胰岛素或口服降糖药。具体诊断标准：①典型糖尿病症状，且随机血糖≥11.1mmol/L；②空腹血糖≥7.0mmol/L；③口服葡萄糖耐量试验（oral glucose tolerance test，OGTT）中，葡萄糖（75g 无水葡萄糖）负荷后 2 小时血糖≥11.1mmol/L；④空腹血糖为 5.6～6.9mmol/L 为空腹血糖受损，2 小时血糖为 7.8～11.1mmol/L 诊断为糖耐量受损（impaired glucose tolerance，IGT），满足以上任何一个条件且为非同日重复测量即可诊断。2009 年改善全球肾脏病预后组织（Kidney Disease：Improving Global Outcomes，KDIGO）将糖化血红蛋白作为筛选 PTDM 的标准之一。

第四节　治　疗

一、基本原则

PTDM 病理生理特征与 2 型糖尿病类似，因此针对已发生 PTDM 的受者，目前推荐的治疗方式与 2 型糖尿病相似。首先建议改善生活方式，同时调整免疫抑制剂。随着近年来对胰岛 B 细胞功能衰竭在糖尿病发病中作用的认识进一步深入，以及早期胰岛功能保护治疗理念的形成，以"生活方式改变→口服降糖药→胰岛素治疗"的阶梯化治疗策略已不建议采用。移植肾长期存活是移植术后的核心治疗目标，不可避免地要长期使用糖皮质激素和抗排斥药物以防治急性排斥反应，而胰岛素是该状态下唯一迅速、安全、有效的降糖药物。目前常用的方案是在密切监测空腹血糖的基础上，积极使用中长效基础胰岛素+短效胰岛素，之后逐步变为胰岛素、口服降糖药、生活方式改变的综合性治疗策略[8]。

二、免疫抑制剂的调整

免疫抑制剂的使用是新生糖尿病的重要危险因素。FK506、CsA 和激素都可以通过多种机制诱发糖尿病。有研究发现将 FK506 转换为 CsA 可对 PTDM 的患者起到治疗作用[9]。另一方法是，在不影响移植器官功能的前提下，尽可能减少或者停用那些可以诱发糖尿病的免疫抑制药物，如撤除激素或者将 CNI 类药物减量而采用"CsA/FK506+SRL/依维莫司+MPA+激素"的四联免疫抑制方案或者将 CNI 类药物直接转换为 m-TOR 抑制剂西罗莫司或者依维莫司。《临床诊疗指南-器官移植学分册》中建议肾移植术后维持期免疫抑制方案中，MMF 足量（每日 2g）与低剂量 CNI 联合应用，加用或不加用皮质激素的免疫抑制剂组合，是肾移植受者较为优化的免疫抑制剂长期治疗方案，有助于减少或减轻 CNI 及皮质激素对移植肾、心脑血管、糖代谢及脂代谢的不良影响，同时保持适宜充分的免疫抑制。

三、药物治疗

1. 口服降糖　目前国内已经上市的治疗 2 型糖尿病口服降糖药按作用机制主要为以下几种。①双胍类，二甲双胍，首选用于单纯饮食及体育活动不能有效控制的 2 型糖尿病，特别是肥胖的 2 型糖尿病。作用机制：它可减少肝糖的产生，降低肠对糖的吸收，并且可通过增加外周糖的摄取和利用而提高胰岛素的敏感性，一线用药。②磺脲类，起源于 20 世纪 90 年代，降糖疗效不错，但是随着血糖的浮动需要更改剂量，不然易造成低血糖，体重增加。作用机制：增加胰岛素分泌，关闭 B 细胞 KATP 通道。常用药物：格列本脲、格列美脲、格列吡嗪、格列唑酮、格列齐特。③格列奈类，减少餐后血糖波动，剂量灵活。作用机制：增加胰岛素分泌，关闭 B 细胞 KATP 通道。稍微弱于磺脲类药物，对于肾功能不全患者可以全程使用。常用药物：瑞格列奈、那格列奈、米格列奈。④噻唑烷二酮类，作用机制：增加胰岛素敏感性，无低血糖作用。但有体重增加和水肿，心衰等风险。中重度肾功能不全患者剂量需要减半。常用药物：吡格列酮、罗格列酮。⑤α 糖苷酶抑制剂，控制餐后血糖波动，抑制肠道 α 糖苷酶。作用机制：减缓肠道碳水化合物消化吸收，降糖效果一般，胃肠道副作用较大。常用药物：阿卡波糖、伏格列波糖、米格列醇。最近上市的基于胰高血糖素样肽-1（glucagon like peptide 1，GLP-1）的药物，后者可分为 GLP-1 受体激动剂与二肽基肽酶 4（dipeptidyl peptidase-4，DPP-4）抑制剂两类。⑥GLP-1 受体激动剂，艾塞那肽，作用机制：激活 GLP-1 受体，增加胰岛素分泌（葡萄糖依赖性）减少胰高血糖素分泌（葡萄糖依赖性）。没有低血糖体重减少风险，但有胃肠道副作用，需要注射，花费极高。作用机制：GLP-1 受体激动剂类药物可能通过防止他克莫司对胰岛 B 细胞的损伤，起到预防 PTDM 发生的作用[9]。⑦DPP-4 抑制剂，抑制 DDP-4

表6-1-2 常用的口服降糖药

药物名称	常规剂量	肾移植患者调整剂量	不良反应	注意事项（禁忌证和相互作用）
二甲双胍（格华止）	本品应从小剂量开始使用，根据患者状况，逐渐增加剂量。通常本品的起始剂量为0.5g，每日2次；或0.85g，每日1次；随餐服用。可每周增加0.5g，或每2周增加0.85g。逐渐加至每日2g，分次服用。成人最大推荐剂量为每日2.55g。对需要进一步控制血糖的患者，剂量可以加至每日2.55g（即每次0.85g，每日3次）。每日剂量超过2g时，为了更好的耐受，药物最好随三餐分次服用	GFR≥60ml/min：可以使用；GFR 45～59ml/min：仅可在不增加乳酸中毒的情况下谨慎使用；GFR<45ml/min：禁用。血透时禁用	低血糖。腹泻，恶心，呕吐，胃胀。乏力，消化不良，腹部不适及头痛。二甲双胍可减少维生素 B_{12} 吸收，但极少引起贫血	禁忌证： GFR<45ml/min 者禁用 需要药物治疗的充血性心衰，和其他严重心、肺疾患禁用 严重感染和外科大手术，临床有低血压和缺氧者禁用 急性或慢性代谢性酸中毒，需要用胰岛素治疗时禁用 酗酒者禁用 接受血管内注射碘化造影剂者，可以暂时停用本品 维生素 B_{12}，叶酸缺乏未纠正者禁用 相互作用： 单剂联合使用二甲双胍和格列苯脲未发现二甲双胍的药代动力学参数改变 二甲双胍与呋塞米（速尿）合用，二甲双胍的 AUC 增加，但肾清除无变化；同时呋塞米的 C_{max} 和 AUC 均下降，终末半衰期缩短，肾清除无改变 经肾小管排泌的阳离子药物（例如氨氯吡咪，地高辛，吗啡，普鲁卡因胺，奎尼丁，奎宁，雷尼替丁，氨苯蝶啶，甲氧苄氨嘧啶和万古霉素）理论上可能与二甲双胍竞争肾小管转运系统，发生相互作用，因此建议密切监测，调整本品及（或）相互作用药物的剂量 二甲双胍与西咪替丁合用，二甲双胍的血浆和全血 AUC 增加，但两药单剂合用，未见二甲双胍清除半衰期改变。西咪替丁的药代动力学未见变化 如同时服用某些可引起血糖升高的药物，如噻嗪类药物或其他利尿剂，糖皮质激素，钙离子通道阻滞剂和异烟肼等，要密切注意低血糖测血糖，而在这些药物停用后，要密切注意低血糖的发生 双胍有增加华法林的抗凝血倾向

187

续表

药物名称	常规剂量	肾移植患者调整剂量	不良反应	注意事项（禁忌证和相互作用）
格列美脲片（亚莫利）	通常起始剂量：在初期治疗阶段，格列美脲的起始剂量为1～2mg，每日1次，早餐时或第一次主餐时给药。那些对降糖药敏感的患者应以1mg，每日1次开始，且应谨慎调整剂量。格列美脲与其他口服降糖药之间不存在精确的剂量关系。格列美脲最大初始剂量不超过2mg。通常维持剂量：通常维持剂量是1～4mg，每日1次，推荐的最大维持量是6mg，每日1次	GFR≥60ml/min：无需剂量调整；GFR 45～59ml/min：减量；GFR＜45ml/min：禁用；血透时禁用	低血糖。呕吐、腹泻、腹痛。有个别病例报道血清血肝脏转氨酶升高。皮肤过敏反应，瘙痒、红斑、荨麻疹少见	禁忌证： 糖尿病酮症酸中毒伴昏迷或伴昏迷不详者禁用，这种情况应应用胰岛素治疗 孕妇、分娩妇女、哺乳期妇女禁用 相互作用： 与水杨酸类、磺胺类、保泰松类、抗结核病药、四环素类、单胺氧化酶抑制剂、β受体阻滞剂、氯霉素、香豆素类和环磷酰胺等合用可增强本品作用 氯丙嗪、拟交感神经药、皮质激素类、甲状腺激素、口服避孕药和烟酸制剂等可降低本品降血糖作用 本品可以减弱患者对酒精的耐受力，而酒精亦可能加强药物的降血糖作用
那格列奈（唐力）	通常成年人每次60～120mg，每日3次，餐前1～15分钟以内服用，建议从小剂量开始，并根据定期的HbA1c或餐后1～2小时血糖检测结果调整剂量，可逐渐增加剂量至每次180mg。肝损害患者的剂量：对轻度至中度肝病患者的剂量不需调整。严重肝病患者慎用那格列奈	肾损害患者无需调整剂量。在中度至重度肾功能不全（肌酐清除率15～50mL/min·1.73m²）的糖尿病患者和需透析的糖尿病患者无需调整剂量	低血糖。肝功能：极少患者出现肝酶增高，其程度较轻且为一过性，很少导致停药。过敏：极少有皮疹、瘙痒和荨麻疹等过敏反应的报道。腹痛、消化不良、腹泻、头痛、轻微水肿以及乳酸、丙酮酸、尿酸、血钾升高等	禁忌证： 对药物的活性成分或任何赋形剂过敏者禁用 1型糖尿病（胰岛素依赖型糖尿病）患者禁用 糖尿病酮症酸中毒者禁用 相互作用： 该药与其他药物同出现具有临床意义的药代动力学方面相互作用的潜在可能性较低

续表

药物名称	常规剂量	肾移植患者调整剂量	不良反应	注意事项(禁忌证和相互作用)
盐酸吡格列酮(艾汀)	每日1次即可发挥最佳疗效,且与进食无关。本品每日15~30mg(1~2片),每日1次。病情严重的可增加至45mg(3片)。单用本品疗效不满意时,可用本品15~30mg(1~2片)与磺酰脲类、二甲双胍或胰岛素合用,根据血糖变化,调节各药剂量	GFR≥45ml/min:可以使用;GFR<45ml/min:证据有限,谨慎使用。血透患者谨慎使用	本品单独用药不会出现低血糖,与其他糖尿病治疗药物联合用药时,可发生轻度或中度水肿,低血糖,贫血等症状。长期服用有增加膀胱癌风险的趋势	禁忌证: 糖尿病酮症酸中毒患者禁用 不宜用于1型糖尿病患者 水肿患者应慎用本类药物。 不适用于3、4级心功能障碍患者。嗽唑烷二酮类化合物可引起液体潴留,有加重充血性心衰的危险 有活动性肝脏疾病或血清丙氨酸氨基转移酶高于正常上限2.5~3倍者禁用 不推荐18岁以下患者服用本品 妊娠和哺乳妇女应避免服用 相互作用: 曲格列酮和吡格列酮由细胞色素CYP3A4和CYP2C8代谢,而罗格列酮主要由CYP2C8代谢。吡格列酮诱导细胞色素P450(CYP)同工酶CYP3A4。CYP3A4参与150多种药物的代谢,因此吡格列酮酮与其他药物相互作用的可能性远大于罗格列酮应予以注意
拜糖平(阿卡波糖片)	用餐前即刻整片吞服或与前几口食物一起咀嚼服用,剂量因人而异。一般推荐剂量为:起始剂量为每次50mg,每日3次。以后逐渐增加至每次0.1g,每日3次。个别情况下,可增至每次0.2g,每日3次	GFR≥30ml/min:可以使用;GFR<30ml/min:禁用。血透患者禁用	低血糖。常有胃肠胀气和肠鸣音。偶有腹泻,极少见有腹痛。如果不控制饮食,则胃肠道副作用可能加重。个别病例可能出现诸如红斑、皮疹和荨麻疹等皮肤过敏反应	禁忌证: 糖尿病昏迷及昏迷前期,酸中毒或酮症患者禁用 有明显消化和吸收障碍的慢性胃肠功能紊乱患者禁用 患有由于肠胀气而可能恶化的疾患肝或肾功能损害的患者禁用 相互作用: 如果本品与磺酰脲类药物、二甲双胍或胰岛素一起使用时,血糖可能下降至低血糖水平,则需减少磺酰脲类药物、二甲双胍或胰岛素的剂量 服用本品期间,避免同时服用抗酸剂、考来烯胺、肠道吸附剂和消化酶类制剂,以免影响本品的疗效 同时服用新霉素可使餐后血糖更为降低,并使本品胃肠反应加剧

续表

药物名称	常规剂量	肾移植患者调整剂量	不良反应	注意事项(禁忌证和相互作用)
维格列汀(佳维乐)	当维格列汀与二甲双胍合用时,维格列汀的每日推荐剂量为100mg,早晚各给药1次,每次50mg。不推荐使用100mg以上的剂量。本品可以餐时服用,也可以非餐时服用	GFR≥50ml/min:可以使用;GFR<50ml/min:每日50mg	国内进行的维格列汀和二甲双胍合用的临床试验报告了以下药物不良反应:多汗、心悸、皮肤及皮下组织异常。但都是罕见的	禁忌证: 对本品或本品中任何一成分过敏者禁用。 相互作用: 维格列汀与其他药物发生相互作用的可能性较低。因为维格列汀不是细胞色素P450(CYP)酶系的底物,其对CYP450酶无活性。所以本品不太可能与活性成分为这些酶的底物、抑制剂或诱导剂的药物发生相互作用
艾塞那肽注射液(百泌达)	本品的起始剂量为每次5μg,每日2次,在早餐和晚餐前60分钟内(或每日的2顿主餐前;给药间隔大约6小时或更长)皮下注射。不应在餐后注射本品。根据临床应答,在治疗1个月后剂量可增加至10μg。每日2次。每次给药应在大腿、腹部或上臂皮下注射给药	不推荐本品用于终末期肾脏疾病或严重肾功能不全(eGFR<30ml/min)的患者。接受透析的终末期肾脏疾病患者,由于胃肠道不良反应,不能很好地耐受单剂量5μg本品	胃肠道不适:腹胀、腹痛、嗳气、便秘、胃肠胀气(少见)、急性胰腺炎(罕见)	禁忌证: 对艾塞那肽或本品其他成分过敏的患者禁用。 相互作用: 本品延缓胃排空作用可减少口服药物的吸收程度和速度。对正在口服需快速胃肠道吸收药物的患者,使用本品应谨慎。对疗效依赖于胃肠道口服药物的口服药物,如抗生素,建议患者在本品注射前至少1小时服用这些药物。如果这些药物需要与食物同服,应建议患者在本品注射的同隔与膳食或点心同时服用
达格列净片(安达唐)	推荐起始剂量为5mg,每日1次,晨服,不受进食限制。对于需加强血糖控制且耐受5mg每日1次的患者,剂量可增加至10mg每日1次	轻度肾功能不全患者(eGFR≥60ml/min)无需调整剂量。如果出现eGFR范围持续在30~60ml/min,不建议使用。如果出现eGFR低于30ml/min,禁忌使用	酮症酸中毒,急性肾损伤和肾功能损害,尿脓毒症和肾盂肾炎,以上均不一定与药直接相关	禁忌证: 重度肾损害(eGFR<30ml/min)、终末期肾病(ESRD)或需要透析的患者禁用 相互作用: 无明显药物相互作用

表6-1-3　常用胰岛素

药物名称	常规剂量	肾移植患者调整剂量	不良反应	注意事项（禁忌证和相互作用）
短效胰岛素（诺和灵R）	每支400IU/10ml。剂量因人而异，由医生根据患者的需要而定。用于糖尿病治疗的平均每日胰岛素需要量在每公斤体重0.5～1.0IU之间，有时会需要更多，因患者情况不同而所有不同。本品是短效胰岛素，常与其他中效或长效胰岛素联合使用。注射后30分钟内必须进食或加餐碳水化合物的正餐或加餐	无	低血糖 开始胰岛素治疗时可能出现水肿和屈光异常，这些症状通常是暂时的 局部的过敏反应 全身性的过敏反应 未在注射区域内轮换注射部位可导致注射部位的脂肪萎缩	禁忌证：低血糖和对生物合成人胰岛素注射或本品任何成分过敏者禁用 相互作用：可能会减少胰岛素需要量的药物：口服降糖药（OHA）、奥曲肽、单胺氧化酶抑制剂（MAOI）、β受体阻滞剂、血管紧张素转换酶（ACE）抑制剂、水杨酸盐、酒精和合成代谢固醇 可能会增加胰岛素需要量的药物：口服避孕药、噻嗪化物、糖皮质激素、甲状腺激素和拟交感神经类药物，达那唑 β受体阻滞剂会掩盖低血糖的症状 酒精会加重和延长胰岛素引起低血糖的作用
中效胰岛素（诺和灵N）	300IU/3ml/支。本品于早餐前30～60分钟皮下注射，起始治疗每日1次，每次4～8IU，按血糖、尿糖变化调整维持剂量。注射1次，剂量根据病情而定，一般每日总量10～20IU。与正规胰岛素合用：开始时正规胰岛素与本品混合用的剂量比例为2～3:1，剂量根据病情而调整。本品与正规胰岛素混合将有部分正规胰岛素转为长效胰岛素，使用时应先抽取正规胰岛素，后抽取本品。剂量调整：胰岛素用量应随患者的运动及饮食状态的改变而调整	无	低血糖反应：同上 过敏反应：同上 注射部位脂肪萎缩：同上	禁忌证：低血糖症、胰岛细胞瘤 相互作用：同上
预混胰岛素（诺和锐30）	300IU/3ml/支。本品为笔芯或笔芯特充包装。本品的用量因人而异，应由医生根据患者的病情来决定。本品比双时相（预混）人胰岛素起效更快，所以一般须紧邻餐前注射。必要时，可餐后立即给药。胰岛素需求量通常为每公斤体重0.5～1.0IU，可全部或部分来自本品，对有胰岛素抵抗的患者（如肥胖原因），其每日需要量会更高；对仍有残余内源性胰岛素分泌的患者，其每日需要量可更少。本品绝不能经静脉给药。本品也不可用于胰岛素泵	无	同上	禁忌证：低血糖症 对门冬胰岛素或本品中其他成分过敏者禁用 相互作用：同上
长效胰岛素 甘精胰岛素（来得时）	每ml注射液含3.64mg甘精胰岛素活性物质，相当于100IU人胰岛素。包装规格：1.10ml;1000IU/支：每盒1支，2.3ml;300IU/笔芯/预填充，预填充注射装置（Optiset）：每盒5支，笔芯（Cartridge）：每盒5支甘精胰岛素应皮下注射给药。切勿静脉内注射甘精胰岛素。甘精胰岛素的长效作用与其在皮下组织内注射有关。如将平常皮下注射的药物剂量注入静脉内，可发生严重低血糖	无	同上	禁忌证：对甘精胰岛素或其注射液中任何一种赋形剂过敏者禁用 相互作用：同上

酶活性,增加 GLP-1 的活性,保护胰岛 B 细胞是治疗 PTDM 的潜在有效药物[10]。作用机制:增加胰岛素分泌(葡萄糖依赖性)降低胰高血糖素分泌(葡萄糖依赖性),无低血糖和体重增加风险,作为一种新型的降糖药,1998 年研发出来,2011 年中国上市,2014 年获批中重度肾功能不全适应证。中重度透析患者可以使用。可增加糖耐量,降低糖化血红蛋白值,改善移植受者胰岛 B 细胞功能,且不影响他克莫司免疫抑制作用。常用药物:西格列汀、沙格列汀、维格列汀、利格列汀、阿格列汀。⑧钠-葡萄糖协同转运蛋白 2(SGLT2 抑制剂),达格列净,作用机制:减少肾脏重吸收葡萄糖,降低糖尿病患者的肾糖阈,不增加低血糖风险,肾功能不全患者禁用,增加生殖真菌感染风险,增加酮症酸中毒、骨折风险,增加急性肾损伤风险,增加截肢风险等,中国刚刚上市,花费很高。常用口服降糖药的特点总结如下表(表 6-1-2)。

2. 胰岛素　胰岛素注射是最为直接有效的降血糖方法,也是在调节生活方式、口服降糖药均无法达到血糖控制目标时 PTDM 最终治疗手段。将常用胰岛素的特点总结如下(表 6-1-3,表 6-1-4)。

表 6-1-4　常用胰岛素的作用特点

作用类型	种类	临床常见商品名	来源	外观	起效时间	达峰时间	持续时间	发生低血糖时间
超短效	速效胰岛素类似物(门冬胰岛素)	诺和锐	生物技术	清	10~15min	1~2h	4~6h	少见
	速效胰岛素类似物(赖脯胰岛素)	优泌乐	生物技术	清	10~15min	1~1.5h	4~5h	少见
短效	短效胰岛素	国产普通	猪、牛	清	30min	3h	6h	3~7h
	短效胰岛素	诺和灵 R	生物技术	清	30min	1~3h	8h	4h
	短效胰岛素	优泌林 R	生物技术	清	30min	2~4h	6~8h	4h
中效	低精蛋白锌胰岛素	国产 NPH	人	混悬	2~4h	6~12h	18~24h	6~13h
	低精蛋白锌胰岛素	诺和灵 N	人	混悬	1.5h	4~12h	24h	6h
	低精蛋白锌胰岛素	优泌林 N	人	混悬	1~2h	8~10h	18~24h	8h
预混	预混胰岛素	诺和灵 30R	人	混悬	30min	2~8h	24h	4~6h
	预混胰岛素	诺和灵 50R	人	混悬	30min	2~3h	10~24h	4~6h
		优泌林 70/30	人	混悬	30min	2~12h	18~24h	4~6h
	预混门冬胰岛素 30	诺和锐 30	生物技术	混悬	10~20min	1~4min	14~24h	4h
	预混赖脯胰岛素 25	优泌乐 25	生物技术	混悬	15min	1.5~3h	16~24h	4h
长效	长效胰岛素类似物(甘精胰岛素)	来得时	生物技术	清	2~3h	无峰	长达 30h	少见
	鱼精蛋白锌胰岛素	PZI	猪、牛	混悬	3~4	8~10h	长达 20h	少见

四、血糖控制标准

遵循个体化原则,尽量避免低血糖的发生。HbA1c 可适当放宽控制在 7.0%~9.0%,以此一方面避免血糖水平控制过低而出现低血糖,另一方面避免血糖水平过高而出现代谢异常及感染。肾功能不全或贫血患者的 HbA1c 治疗目标应谨慎。

第五节　预　　防

通过早期发现和积极干预可以增加糖尿病逆转或者缓解的机会,早期对 PTDM 进行治疗可以预防糖尿病的相关并发症。

一、移植前后的筛查

术前筛查 PTDM 的高危因素,完善各项检查,定期监测血糖,识别高危患者。接受移植术的患者均应接受基线状态评估,包括完整的病史和家族史,潜在的糖尿病和其他心血管代谢疾病的危险因素如血脂异常和吸烟,定期查 FPG 或行 OGTT 试验评估血糖代谢情况,以早期发现糖尿病前期病变。2003 年 ADA 关于 PTDM 的指南指出,不论是否为高危人群,推荐每个移植术后患者,在出院后 3 个月、6 个月和 12 个月都进行关于 PTDM 方面的测试,包括 FPG 或行 OGTT 试验。临床应根据患者病情,制订个体化调脂、控制血压措施,同时需注意药物之间的相互作用。

二、免疫抑制剂的选择

移植术后应用免疫抑制剂治疗时,必须在确保移植物安全不增加排斥反应的前提下,以减少 PTDM 发生为目的。

三、药物干预

对于经饮食、运动不能很好控制血糖的患者需要使用降糖药物加以控制。在应用口服降糖药物控制血糖的同时,应给予个体化治疗,避免低血糖的发生。使用胰岛素治疗时,应从小剂量开始,并持续监测血糖,调整合适的剂量,有计划地更换注射部位。

四、生活方式干预

生活方式的干预主要包括合理饮食、控制体重和适量运动,糖尿病前期患者改变生活方式能防止或延缓糖尿病的发生。

五、健康教育

健康教育促使患者进行有效的自我管理,让患者更全面地了解其健康状况,提高自我管理的依从性,从而更好地参与疾病的自我护理。对 PTDM 患者进行健康教育有助于提高患者的知识水平和自我管理能力,使患者改变不良行为,延缓疾病的发生与发展,从而提高患者的生活质量。目前,国内外关于肾移植术后患者的健康教育多在后期随访中进行。

六、随访

美国肾脏数据系统研究结果[11]显示,肾移植术后发生 PTDM 患者病死率增高,移植肾功能丧失

风险增加,且术后急性心肌梗死的发生风险增加。PTDM 与心血管疾病风险升高相关,因此糖尿病肾移植的患者应密切注意心脑血管并发症的防治。PTDM 可致移植肾存活率下降,是移植肾功能丧失的独立预测因子。PTDM 导致移植肾失功的原因尚未完全明确,其中包括应用免疫抑制剂诱发的反复感染,为避免 PTDM 而减少免疫抑制剂剂量诱发的急性排异反应以及 PTDM 引起的移植肾糖尿病肾病,肾移植术后发生 PTDM 者可发生糖尿病常见并发症,如酮症酸中毒、高渗性昏迷、周围神经病变、低血糖等[12]均可影响患者远期生存率。

(黄刚)

参 考 文 献

1. Kasiske BL, Snyder JJ, Gilbertson D, et al. Diabetes mellitus after kidney transplantation in the United States. American Journal of Transplantation, 2003, 3(10):178-185.

2. Fernandez FG, Escallada R, de Francisco AL, et al. Posttransplant diabetes is a cardiovascular risk factor in renal transplant patients. Transplantation Proceedings, 2003, 35(2):700-701.

3. Markell M. Clinical impact of posttransplant diabetes mellitus. Transplantation Proceedings, 2001, 33(33):19S-22S.

4. Collins AJ, Foley RN, Chavers B, et al. United States Renal Data System 2011 annual data report: Atlas of chronic kidney disease & end-stage renal disease in the United States. Am J Kidney Dis, 2012, 59(1 Suppl 1):A7, e1-e420.

5. Kaposztas Z, Gyurus E, Kahan BD. New onset diabetes after renal transplantation: diagnosis, incidence, risk factors, impact on outcomes, and novel implications. Transplantation Proceedings, 2011, 43(5):1375-1394.

6. Chakkera HA, Chang YH, Ayub A, et al. Validation of a pre-transplant risk score for new onset diabetes after kidney transplantation. Diabetes Care, 2013, 36(10):2881-2886.

7. Wilkinson A, Davidson J, Dotta F, et al. Guidelines for the treatment and management of new-onset diabetes after transplantation. Clin Transplant. 2005, 19(3):291-298.

8. Sharif A, Hecking M, Vries AP, et al. Proceedings from an International Consensus Meeting on Posttransplantation Diabetes Mellitus: Recommendations and Future Directions. Am J Transplant, 2014, 14(9):1992-2000.

9. Soleimanpour SA, Crutchlow MF, Ferrari AM, et al. Calcineurin signaling regulates human islet {beta}-cell survival. J Biol Chem, 2010, 285(51):40050-40059.

10. Haidinger M, Werzowa J, Hecking M, et al. Efficacy and safety of vildagliptin in new-onset diabetes after kidney

transplantation a randomized, double-blind, placebo-controlled trial. Am J Transplant,2014,14(1):115-123.

11. Schnitzler M. Diabetes mellitus after kindney transplantation in the United States. Am J Transolant,2003,3(10):1318.

12. Maskey R. New-onset diabetes after transplant（PTDM）. Kathmandu Univ Med J,2014,12(48):301-305.

第二章

高尿酸血症

尿酸是一种弱的有机酸,是嘌呤代谢的终产物。人体尿酸主要来源于自身细胞分解代谢,外源性食物摄入分解代谢所产生的只占20%。尿酸大多分布在血浆、细胞外液及滑膜液中。尿酸的排出途径主要是经肾脏由尿中排出,约占总排出量的70%,另30%经肠道和胆道由粪便中排出。正常状态下,人体尿酸产生和排泄保持动态平衡,一般成年人每天产生尿酸750~800mg,如果尿酸生成增多或排泄减少,体内尿酸蓄积,可致高尿酸血症(hyperuricemia,HUA)。影响血尿酸水平的因素很多,对于肾移植术后患者,因长期应用免疫抑制剂,常合并高血压、高脂血症等疾病,影响尿酸的代谢,高尿酸血症发病率较高,可达40%~50%。痛风则是尿酸盐沉积所致的疾病,特指急性特征性关节炎和慢性痛风石疾病。主要包括:①急性发作性关节炎;②痛风石形成;③痛风石性慢性关节炎;④尿酸盐肾病;⑤尿酸性尿路结石。

第一节 危险因素

尿酸的代谢受遗传因素和环境因素共同影响。尿酸作为抗氧化物,在体内维持一定水平是有益的,但过高则会出现诸多副作用。环孢素的使用对血尿酸升高有促进作用,而高尿酸血症可加重环孢素所致的肾脏损害。动物实验中研究人员发现鼠的尿酸增高加重环孢素所致肾病,其机制与肾内尿酸晶体沉积作用关系不大,而与肾素血管紧张素系统的活性有关。有研究表明[1]:有高尿酸血症的患者移植肾肾病和移植肾失功的发病率明显升高,高尿酸血症是导致移植肾功能不良的独立危险因素。

导致血尿酸增高的危险因素较多,临床常见原因见表6-2-1。

常见于以下三个方面。

一、生活方式

1. 饮食 食物来源的嘌呤很少被机体利用,在机体中发挥生理作用的嘌呤主要是人体细胞自行合成的,但是进食过多高嘌呤食物仍与高尿酸血症密切相关。根据饮食中嘌呤含量,可把食物分为高嘌呤类、中嘌呤类、低嘌呤类。

表6-2-1 高尿酸血症的常见原因

尿酸生成或摄入增加	尿酸排泄减少
慢性溶血性贫血	酸中毒(如糖尿病酮症酸中毒)
细胞毒疗法(如药物或放射治疗)	酒精
过度运动或快速减轻体重	尿崩症
高嘌呤饮食	药物(如利尿剂、水杨酸制剂)
骨髓增生性或淋巴增生性疾病	高血压
心肌梗死	甲状腺功能减退
特定的酶缺乏	铅中毒
癫痫持续状态	肾衰竭
横纹肌溶解	妊娠毒血症
严重的增生性银屑病	镰状细胞贫血

(1)高嘌呤类食物:每100g食物中的嘌呤含量为150~1000mg,如动物脑、心、肝、肾、肺、胰等动物内脏,沙丁鱼、凤尾鱼等海鱼,贝壳类,虾类,豆蔬类中的黄豆、扁豆、紫菜、香菇等。

(2)中嘌呤类食物:每100g食物中的嘌呤含量为25~150mg,如豆腐等豆制品,干豆类中的绿豆、红豆、黄豆、黑豆、蚕豆、豌豆等,家禽家畜肉,水产品中的草鱼、鲤鱼、鳕鱼、螃蟹、鲍鱼、鱼翅等,花生、腰果、芝麻、栗子等。

（3）低嘌呤类食物：每100g食物中的嘌呤含量小于25mg，如主食中的米、麦、面、马铃薯等，奶类及其制品，蛋类（嘌呤主要在蛋黄中，蛋白中几乎不含嘌呤），水果，苏打水，茶，咖啡，巧克力，蜂蜜，瓜子等。

2. 饮酒　酒精是比食物更重要的危险因素。多因素分析发现，饮酒每增加10g，痛风的发生风险增加17%。啤酒引起血尿酸升高的作用高于其他酒类，原因为啤酒在发酵过程中产生大量嘌呤，另外过度饮啤酒可加速肝脏对腺苷三磷酸的分解，增加尿酸生成。

3. 运动　高强度运动后，体内乳酸增加，乳酸可抑制肾脏排泄尿酸功能。

二、伴发疾病

1. 高血压　高血压与高尿酸血症相互影响。高血压可导致肾小动脉硬化，肾小管缺氧，乳酸生成增多，乳酸竞争性抑制尿酸的排泄，使尿酸排出减少，引发高尿酸血症。

2. 糖尿病　糖尿病早期因高血糖和高尿糖在肾近曲小管竞争，抑制尿酸重吸收，可增加尿酸排出。但伴随病情进展，出现肾功能损害后，尿酸排出减少，血尿酸增加。另外并发酮症时，体内有机酸产生增加，与尿酸竞争分泌，可升高血尿酸。

3. 高脂血症　高尿酸血症患者常合并血脂异常，尤其是甘油三酯异常，甚至在健康人群中也发现血尿酸水平与甘油三酯和胆固醇水平呈正相关[2]。

三、药物

某些药物可增加尿酸生成或减少尿酸的清除，导致高尿酸血症出现。与肾移植相关的药物：

1. 免疫抑制剂　影响尿酸代谢的免疫抑制剂主要有环孢素、他克莫司、糖皮质激素。环孢素对尿酸代谢影响最明显，其导致高尿酸血症机制有多种，主要包括减少肾小管排泄尿酸，降低肾小球滤过率，药物致肾间质病变。

2. 利尿剂　噻嗪类和髓祥利尿剂影响尿酸排泄与剂量相关，小剂量时对尿酸代谢影响小，而大剂量应用时，可引起高尿酸血症。

另外小剂量阿司匹林、血管紧张素转换酶抑制剂、利巴韦林、吡嗪酰胺、乙胺丁醇、酮康唑等药物也可导致高尿酸血症出现。

第二节　发病机制

人体的尿酸来源主要有两个，分别为内源性和外源性。内源性尿酸来源于体内小分子化合物的合成或核酸的分解，外源性尿酸来源于摄入食物的分解。任何引起尿酸生成增多、排泄减少的因素，都会引起血尿酸水平增加。内源性来源的尿酸占总尿酸的80%左右，内源性尿酸的代谢紊乱或排泄障碍是导致高尿酸血症的主要原因。

一、原发性高尿酸血症

1. 尿酸产生过多　限制嘌呤饮食5日以上，每日尿酸排出量超过600mg，可认为尿酸生成过多。尿酸生成过多在高尿酸血症病因中所占比例约为10%，主要为摄入过多高嘌呤类食物，另外嘌呤代谢过程中某些酶功能异常，可导致尿酸生成增加，如磷酸核糖焦磷酸合成酶活性增高、磷酸核糖焦磷酸酰胺转移酶活性增高、次黄嘌呤-鸟嘌呤磷酸核糖转换酶缺陷、黄嘌呤氧化酶活性增高等。

2. 尿酸排泄减少　肾脏是排泄尿酸的主要器官。肾脏排泄尿酸包括四个步骤：肾小球滤过，近端肾小管重吸收，再分泌，分泌后再重吸收。肾脏排泄尿酸障碍涉及肾脏功能多个方面，包括肾小球尿酸滤过减少、近端肾小管重吸收增加、分泌减少、尿酸盐晶体在泌尿系统沉积，以上原因都可导致高尿酸血症出现。判断肾脏排泄尿酸的"金标准"是尿酸排泄分数（fractional excretion of uric acid，FEUA）。

尿酸排泄分数检测方法：

（1）标本收集及检测：收集患者晚7时到早7时之间尿液，混匀尿液，取标本，测12小时尿尿酸及尿肌酐；同日早采集空腹静脉血，测血肌酐及血尿酸。

（2）数据处理：根据公式计算：（血尿酸×尿尿酸）÷（尿肌酐×血尿酸）×100%。

（3）结果分析：尿酸排泄分数正常范围为4%～10%。如尿酸排泄分数小于4%，为排泄不良，表明肾脏排泄尿酸不足，是导致高尿酸血症的主要原因；大于10%时可表明为产生过剩。

二、继发性高尿酸血症

肾移植术后患者，移植肾肾小球滤过率下降是高尿酸血症的主要原因。应用免疫抑制剂、排斥反应、高血压、高血脂、高血糖、感染、肿瘤等情况,是肾移植患者经常面对的状况,也是造成移植肾功能受损的常见原因。

第三节 诊断标准

血尿酸的参考值范围因检测方法和受检人群不同有所差别。一般成年男性149~417μmol/L,女性为89~357μmol/L,60岁以上男性为250~476μmol/L,女性为190~434μmol/L,儿童血尿酸参考值为180~300μmol/L。血浆中尿酸的饱和度是416.5μmol/L。有研究表明,长期高尿酸血症患者的关节和肌腱超声检查显示:尿酸盐沉积比例高达30%~50%。国际上将高尿酸血症的诊断标准定义为血尿酸水平男性高于420μmol/L,女性高于360μmol/L。

第四节 鉴别诊断

高尿酸血症可通过实验室检查明确诊断。痛风是与尿酸代谢异常相关的一组异质性疾病,包括以下特征:①血尿酸升高;②反复发作的急性关节炎;③尿酸盐晶体形成的痛风石;④痛风石聚集在关节内及关节周围导致的关节畸形;⑤累及肾小球、肾小管、肾间质病变;⑥形成尿酸性肾结石。痛风自然病程可分四个阶段:①无症状性高尿酸血症;②急性痛风性关节炎反复发作;③间歇期;④慢性痛风性关节炎。

临床需与下列疾病鉴别:

1. 与类风湿性关节炎的鉴别 类风湿性关节炎多见于青、中年女性,好发于手指小关节和腕、膝、踝、骶髂和脊柱等关节,表现为游走性对称性多关节炎,可引起关节僵硬畸形,在慢性病变基础上反复急性发作,易与痛风混淆,但尿酸不高,类风湿因子阳性,X线示关节面粗糙,关节间隙狭窄,甚至关节融合,与痛风性骨质缺损有明显不同。

2. 与化脓性关节炎及创伤性关节炎鉴别 痛风初发时常易与化脓性关节炎或创伤性关节炎混淆,但后两者血尿酸不高,滑囊液检查无尿酸盐结晶,创伤性关节炎常有受伤史,化脓性关节炎滑囊液内含大量白细胞,培养可有致病菌生长,可资鉴别。

3. 与蜂窝织炎鉴别 痛风急性发作时,关节周围软组织常呈明显红肿,易误诊为蜂窝织炎,但后者血尿酸不高,有畏寒发热及白细胞增高等症状,关节疼痛多不明显。

4. 与假性痛风鉴别 假性痛风为关节软骨钙化所致,大多见于老年人,膝关节病变最常见,急性发作时酷似痛风,但血尿酸不高,关节滑囊液检查可检出含焦磷酸钙结晶或磷灰石,X线片示软骨钙化。

5. 与其他关节炎鉴别 急性期还需与红斑狼疮、复发性关节炎及莱特尔综合征鉴别;慢性期需与肥大性关节病、创伤及化脓性关节炎后遗症鉴别,血尿酸检查有助诊断。

第五节 药物治疗

降低尿酸药物的作用机制有四类,即抑制尿酸生成、促进尿酸排泄和促进尿酸分解、同时其他具有降尿酸作用的药物。

一、降低尿酸的药物

目前,降低尿酸的药物分四大类,作用各异。根据中国肾脏疾病高尿酸血症诊治的实践指南(2017版)及药品说明书等各类药学书籍[3,4],现总结如下。

(一)抑制尿酸生成的药物

主要是通过抑制嘌呤分解代谢关键酶,进而抑制尿酸合成。临床常用的为黄嘌呤氧化酶(xanthine oxidase,XO)抑制剂,是通过抑制黄嘌呤氧化酶,阻断次黄嘌呤、黄嘌呤转化为尿酸,进而降低血尿酸水平。常用药物如下:别嘌醇、非布索坦、托匹司他。

1. 别嘌醇(allopurinol) 别嘌醇及其活性代谢产物羟嘌呤醇分别与次黄嘌呤、黄嘌呤竞争性地与XO结合,进而抑制尿酸生成,仅对还原型XO有效果。别嘌醇除了参与嘌呤分解代谢调节外,还参与嘌呤其他代谢调节,如通过抑制嘌呤核苷磷酸化酶,抑制鸟嘌呤形成;通过抑制乳清酸核苷酸脱羧酶,干扰嘧啶代谢。

建议从小剂量开始治疗,一般起始剂量每日100mg,根据eGFR情况,逐渐增加剂量使血尿酸达标。

表6-2-2　常用抑制尿酸生成的药物

药物	常规剂量	肾移植患者调整剂量	常见不良反应	注意事项（禁忌证和相互作用）
别嘌醇片	成人常用量：初始剂量每次50mg，每日1～2次，至每周可递增50～100mg，至每日200～300mg，分2～3次服。每日不得大于600mg。儿童治疗继发性高尿酸血症常用量：6岁以内每次50mg，每日1～3次；6～10岁，每次100mg，每日1～3次；剂量可酌情调整	肾移植患者合并高尿酸血症必须由小剂量开始，逐渐递增至有效剂量维持正常血尿酸水平，以后逐渐减量，用最小有效剂量维持较长时间；用药前及用药期间要定期检查血尿酸及24小时尿尿酸水平，以此作为调整药物剂量的依据；有肾功能损害者及老年人应慎用药，并应减少每日用量	皮疹：可呈瘙痒性皮疹或荨麻疹。如皮疹广泛而持久，这经对症处理无效，并有加重趋势时必须停药 胃肠道反应：包括腹泻、恶心、呕吐和腹痛等 白细胞减少，或血小板减少，或贫血，或骨髓抑制，均应考虑停药 其他有脱发、发热、淋巴结肿大、肝毒性、间质性肾炎及过敏性血管炎等	禁忌证： 对本品过敏，严重肝肾功能不全和明显血细胞低下者禁用 相互作用： 饮酒、氯噻酮、依他尼酸、呋塞米、美托拉宗、吡嗪酰胺或噻嗪类利尿剂均可增加血清中尿酸含量 与氨苄西林同用时，皮疹的发生率增多 与抗凝药如双香豆素、茚满二酮衍生物等同用时，抗凝药的效应可加强 与硫唑嘌呤或巯嘌呤同用时，后者的用量一般要减少1/4～1/3 与硫唑嘌呤同用时，对骨髓的抑制可更明显 与尿酸化药同用时，可增加肾结石形成的可能 不宜与铁剂同服
别嘌醇缓释胶囊（片）	每粒（片）250mg，口服，每日1粒或每日1片	肾移植患者无需调整剂量	胃肠道反应：可能会引起消化功能失调，如上腹痛、恶心、腹泻，很少因此而停药，饭后用药可减轻或避免消化系统的副作用 皮疹：一般为丘疹样红斑，湿疹或瘙痒。如皮疹广泛而持久，经对症处理无效并有加重趋势的必须停药 其他有脱发、发热、淋巴结肿大、肝毒性、间质性肾炎及过敏性血管炎等。上述不良反应一般在停药后均能恢复正常	禁忌证： 对本品及其辅料过敏者，严重肝肾功能不全者，明显血细胞低下者，哺乳期妇女患者禁用 相互作用： 饮酒、氯噻酮、依他尼酸、呋塞米、美托拉宗、吡嗪酰胺或噻嗪类利尿剂均可增加血清中尿酸含量 对高血压或肾功能差的患者，本品与噻嗪类利尿剂同用时，有发生肾衰竭及出现过敏的报道 本品与氨苄西林同用时，皮疹的发生率增多 本品与抗凝药如双香豆素、茚满二酮等同用时，后者的用量一般要减少1/4～1/3 本品与环磷酰胺同用时，对骨髓的抑制可更明显 本品与尿酸化药同用时，可增加肾结石形成的可能
非布索坦	用于治疗有痛风症状的高尿酸血症。推荐本品的剂量为40mg或80mg，每日1次。推荐本品的起始剂量为40mg，给药2周后，推荐剂量为40mg，每日1次，对于sUA值仍高于6mg/dl的患者，推荐用药剂量为80mg。对严重肾功能不全患者应用本品尚无充分研究数据，此类患者服用本品时无需考虑食物或抗酸剂的影响	轻中度移植肾功能不全患者无需剂量调整。推荐本品的剂量为40mg，每日1次。每日后sUA值仍高于6mg/dl的患者，推荐用药剂量为80mg。对严重肾移植肾功能不全患者应用本品尚无充分研究数据，应谨慎	肝功能异常、恶心、关节痛、皮疹	禁忌证： 严重低钾血症、高钠，正在服用硫唑嘌呤、巯嘌呤或胆嘌呤患者禁止使用本品 相互作用： 本品在细胞毒素化疗期间的安全性尚无可靠性数据 本品与秋水仙碱、萘普生、吲哚美辛、氢氯噻嗪、华法林、地昔帕明无显著临床意义的相互作用

表6-2-3　常用促进尿酸排泄的药物

药物	常规剂量	肾移植患者调整剂量	常见不良反应	注意事项（禁忌证和相互作用）
苯溴马隆	成人每次口服50mg，每日1次，早餐时服用。服药1周后检查患者血清尿酸浓度，或可在治疗初期每日口服100mg（2片），早餐用时，待血尿酸降至正常范围时改为每日50mg（1片），或可遵医嘱	肾移植患者开始剂量50mg，早餐服用，密切监测患者肾功能及血尿酸水平	腹泻、胃部不适、恶心等消化系统症状；风团、斑疹、潮红、瘙痒等皮肤过敏症；肝功能异常及谷草转氨酶、谷丙转氨酶及碱性磷酸酶升高	禁忌证： 对本品中任何成分过敏者禁用 中至重度肾功能损害者（肾小球滤过率低于20ml/min）及患有肾结石的患者禁用 孕妇、妊娠妇女以及哺乳期妇女禁用 相互作用： 促进尿酸排泄作用可因水杨酸盐和苯磺唑酮而减弱 避免与其他肝损害类药物同时使用
丙磺舒	慢性痛风的高尿酸血症：成人每次0.25g（1片），每日2次，1周后可增至每次0.5g（2片），每日2次 增强青霉素类的作用：成人每次0.5g（2片），每日4次。2~14岁或体重在50kg以下儿童，按体重0.025g/kg或按体表面积0.7g/m²，以后每次0.01g/kg或0.3g/m²，每日4次	肾移植患者肾脏功能正常者无需调整剂量；有肾功能减退者，用量酌减	胃肠道症状如恶心或呕吐等，见于约5%的服用者。偶可引起消化性溃疡。能促进肾结石形成，应保证尿pH≥6.5。大量饮水并同服碱化尿液的药物，以防肾结石	禁忌证：对本品中任何成分过敏者禁用 相互作用： 饮酒、氯噻酮、依他尼酸、呋塞米、吡嗪酰胺以及噻嗪类利尿药可增加血清尿酸浓度 与阿司匹林或其他水杨酸盐同用时，可抑制本品的排尿酸作用 与吲哚美辛、氨苯砜、萘普生等同用时，后者的血药浓度增高，并维持较长时间 与各类青霉素、头孢菌素同用时，后者的血药浓度可能增高，毒性加大 与口服降糖药同用时，后者的效应加强 与甲氨蝶呤同用时，后者的血药浓度可能增高，毒性增大 与呋喃妥因同用时，使呋喃妥因在尿中抗感染的疗效减低 与利福平同用时，因二药被肝脏摄取有竞争，故利福平的血药浓度增高并随时间延长，毒性加大。临床上一般不主张为了提高利福平的血药浓度而两药并用 磺胺药同用时，因后者由肾排泄减慢，血药浓度升高。长期共用时应定期检测磺胺药的血药浓度

别嘌醇活性代谢产物羟嘌呤醇主要是通过肾脏排泄,因此移植肾功能减退的患者可出现堆积,甚至有出现严重过敏反应的风险,所以移植肾功能略差的患者应密切监测不良反应。同时建议患者用药前检测 HLA-B5801 基因[5],避免过敏反应。

2. 非布索坦 (febuxostat)　也称非布司他,机制是通过与 XO 非竞争性结合,抑制其活性,减少尿酸生成,进而使血尿酸水平降低[6]。非布索坦作用机制特点:抑制 XO 的氧化形式和还原形式两种形式,比别嘌醇具有更强的抑制尿酸合成的作用,对别嘌醇失效的患者有效;非布索坦具有非嘌呤分子结构,对 XO 抑制有选择性;作用时间长,可每日 1 次给药;嘌呤和嘧啶的正常代谢不受影响;双通道排泄,其中通过肾脏排泄率为 49%,通过粪便排泄率为 45%,因此轻中度移植肾功能减退患者无需调整剂量[7]。

建议起始剂量为每日 20 ~ 40mg,如果 2 ~ 4 周后没有达标,剂量可递增每日 20mg,最大剂量为每日 80mg。当血尿酸低于靶目标值 60μmol/L 以上时,剂量可递减每日 20mg。

对轻、中度移植肾功能减退患者的疗效优于别嘌醇,并可用于别嘌醇过敏或 HLA-B 5801 基因阳性者、不耐受或者治疗失败的患者,重度移植肾功能减退患者非布司他需减量并监测肾功能[8]。严重肝功能损害患者慎用,个别人有过敏反应。

3. 托匹司他 (topiroxostat)　是新型降尿酸药物,结合位点与非布索坦相同,与氧化型和还原型 XO 相结合,进而抑制 XO 活性,减少尿酸生成。抑制作用有选择性,不影响其他嘌呤和嘧啶的合成。

该药从肝代谢率为 100%,由胆汁排泄其代谢产物,有极高的肾脏安全性。建议成年人起始剂量每次 20mg,每日 2 次,日最大剂量为 160mg。目前只在日本上市,欧美及国内尚未上市。没有进一步相关数据(表 6-2-2)。

（二）促进尿酸排泄的药物

主要是通过抑制尿酸盐在肾小管主动重吸收,增加尿酸的排泄,进而降低血尿酸的水平。在应用这类药物时要注意碱化尿液和多饮水。应用药物之前和应用过程中一定要测定患者尿中尿酸排泄率,如出现尿石症,需减量或停用。

常用药物:苯溴马隆、丙磺舒。

苯溴马隆,属于苯骈呋喃衍生物,不仅能缓解疼痛、减轻红肿、而且能使痛风结节消散,由于苯溴马隆有潜在的引起肝炎的风险,现在已经从欧洲市场退市,美国未被批准上市,但在我国仍然可以用于

临床。

移植肾功能正常者建议剂量每日 50 ~ 100mg,当 eGFR 为 30 ~ 60ml/（min·1.73m²）,移植肾患者建议剂量每日 50mg。当 eGFR<30ml/（min·1.73m²）,患者慎用,急性尿酸性肾病和尿石症患者禁用。

治疗期间必须口服或者静滴碳酸氢钠,碱化尿液,使尿 pH 维持在 6.2 ~ 6.9,以增加尿酸溶解度,同时需增加饮水量(每日 2000ml 以上),以增加尿量和促进尿酸排泄;治疗过程中定期随访尿 pH、尿尿酸排泄率、尿结晶和泌尿系统超声。

应用苯溴马隆应注意以下事项:

①出现持续性腹泻应停药。②不能在痛风急性发作期服用,因开始治疗阶段,随着组织中尿酸溶出,可能加重病症。③为避免治疗初期痛风急性发作,建议给药初期合用秋水仙碱或抗炎药。④治疗期间需大量饮水以增加尿量(饮水量不得少于 2L),以免由于尿酸过多导致尿酸结晶。监测尿液的酸碱度,促进尿液碱化,可给予碳酸氢钠或枸橼酸合剂等,使酸碱平衡,患者尿液 pH 应调节在 6.2 ~ 6.8。⑤起始剂量要小。⑥定期检查肝脏功能,避免与其他肝损害药物同时使用(表 6-2-3)。

（三）促进尿酸分解的药物

尿酸氧化酶可催化尿酸分解为分子量更小、水溶性更高的尿囊素,进而降低血尿酸水平。分为非重组氧化酶和重组氧化酶两类。非重组氧化酶临床耐受性差,易诱发过敏反应[9,10]。

重组尿酸氧化酶主要包括黄曲霉尿酸氧化酶（rasburicase,拉布立酶）、聚乙二醇化重组尿酸氧化酶（PEG-uricase）（pegloticase,培戈洛酶）,目前仍未在中国上市。是常规治疗无效患者的药物选择之一,目前还没有患者使用的相关数据(表 6-2-4)。

表 6-2-4　促进尿酸分解的药物

通用名	规格	使用方法	不良反应	禁忌证	相互作用
拉布立酶（rasburicase）	无	无	无	无	无
培戈洛酶（pegloticase, PEG-uricase）	无	无	无	无	无

（四）其他具有降尿酸作用的药物

1. 氯沙坦 (losartan)　氯沙坦是一种血管紧张素 II 受体拮抗剂,具有肾脏保护作用。氯沙坦可以通过抑制 URAT1 活性促进尿酸排泄,可以明显降低肾移植术后患者的血尿酸水平,并延缓肾病进展。

表6-2-5 其他具有降尿酸作用的药物

药物	常规剂量	肾移植患者调整剂量	常见不良反应	注意事项（禁忌证和相互作用）
氯沙坦（losartan）	不受进食影响，每日1次，每次50mg	肾移植患者耐受性良好，不需调整剂量	临床试验发现本品耐受性良好，不良反应多短暂、轻微且一般不需终止治疗	禁忌证： 对本品任何成分过敏者禁用。 相互作用： 本品与保钾利尿药（如：螺内酯、氨苯蝶啶、阿米洛利）、补钾剂，或含钾的盐代用品合用时，可导致血钾升高 对一些正在服用非甾体抗炎药物包括选择性环氧合酶-2抑制剂治疗的有肾功能损害的患者，同时服用血管紧张素II受体拮抗剂可能导致进一步的肾功能损害，这些作用通常是可逆的
硝苯地平（nifedipine）	每次30~60mg（每次1~2片），每日1次，通常治疗的初始剂量为每日30mg。整片吞服，服药时间不受就餐时间的限制	肾移植患者（非他克莫司者）不需调整剂量；移植患者服用他克莫司同时服用硝苯地平合用时，应监测他克莫司的血药浓度，必要时降低他克莫司的用药剂量	常见不良反应的发生率低于3%，水肿（9.9%）和头痛（3.9%）	禁忌证： 本品禁用于已知对硝苯地平或本品中任何成分过敏者 硝苯地平禁用于心源性休克，禁用于有KOCK小囊的患者（直肠结肠切除后作回肠造口） 由于酶诱导作用，与利福平合用时，硝苯地平达不到有效的血药浓度。因而不得与利福平合用 硝苯地平禁用于怀孕20周内和哺乳期妇女 相互作用： 导致硝苯地平血浆浓度升高的药物：奎奴普丁/达福普汀，西咪替丁，西沙必利等 与苯妥英、卡马西平和苯巴比妥合用时，硝苯地平的生物利用度降低 地高辛：与硝苯地平同时使用会导致地高辛清除率降低，进而增加了地高辛的血药浓度 他克莫司：与硝苯地平合用时，两药合用时应监测他克莫司的血药浓度，必要时降低他克莫司的用药剂量

续表

药物	常规剂量	肾移植患者调整剂量	常见不良反应	注意事项（禁忌证和相互作用）
阿托伐他汀（atorvastatin）	常用的起始剂量为每日10mg，每日1次。剂量调整时间间隔应为4周或更长。本品最大剂量为80mg，每日1次。阿托伐他汀每日用量可在1日内的任何时间1次服用，并不受进餐影响	肾移植患者（未服用环孢素）不需调整剂量；在立普妥与环孢素必须合用的情况下立普妥的剂量不应该超过10mg	导致患者停药且立普妥组发生率高于安慰剂组最常见的5种不良反应分别是：肌痛（0.7%），腹泻（0.5%），恶心（0.4%），ALT升高（0.4%）和肝酶升高（0.4%）。此外：鼻咽炎（8.3%），关节痛（6.9%），腹泻（6.8%），四肢痛（6.0%）和泌尿道感染（5.7%）	禁忌证： 已知对本品中任何成分过敏者禁用 本品禁止孕妇或可能受孕的育龄女性用药 服用本品的女性禁止哺乳 相互作用： 与下列药物合用可增加发生肌病的危险性，如：纤维酸衍生物，调脂剂量的烟酸，环孢霉素或克拉霉素，HIV蛋白酶抑制剂及伊曲康唑 葡萄柚汁：包含抑制色素P4503A4的一种或更多成分，能增加阿托伐他汀的血浆浓度，尤其当摄入大量柚子汁时（每日饮用超过1.2L） 环孢霉素：阿托伐他汀及其代谢产物是OATP1B1载体的底物。OATP1B1抑制剂（如环孢霉素）能增加阿托伐他汀的生物利用度。与阿托伐他汀单独用药比较，立普妥每日阿托伐他汀每日5.2mg与环孢霉素每日10mg/kg联合应用使阿托伐他汀的AUC显著增加。在立普妥与环孢菌素必须合用的情况下立普妥的剂量不应该超过10mg
非诺贝特（fenofibrate）	每粒200mg，每日口服用1粒，与餐同服	肾移植患者需使用最小的剂量	肝功能异常，发生率是1.6%。在上市后使用中自发报告了下列不良事件：肌痛，横纹肌溶解，胰腺炎，急性肾衰，肌痉挛，肝炎，肝硬化，贫血，关节痛，血红蛋白和红细胞压积降低，白细胞降低，哮喘。因为这些不良事件来自规模不确定的人群的自发报告，不一定能够对发生率进行准确的估计，也不一定能够确定是否与药物暴露有因果关系	禁忌证： 对非诺贝特或非诺贝特酸过敏者禁用 活动性肝病患者，包括原发性胆汁性肝硬化，以及不明原因持续性肝功能异常患者 已知有胆囊疾病患者 严重肾功能受损患者，包括接受透析的患者 哺乳期妇女 相互作用： 不建议合并使用的药物：HMG-CoA还原酶抑制剂；免疫抑制剂：例如环孢素，他克莫司等司具有肾毒性，会减低肌酐清除率并升高血肌酐。由于非诺贝特主要以肾脏分泌为主要排泄途径，免疫抑制剂与非诺贝特的相互作用与非诺贝特及免疫抑制剂的风险相叠加；香豆素类口服抗凝剂用可能导致肾功能的恶化。应当慎重权衡联合使用非诺贝特与免疫抑制剂的风险和获益；如果必须使用非诺贝特则应当使用最小有效剂量，并监测肾功能

2. 硝苯地平(nifedipine) 为钙通道阻滞剂,硝苯地平有增加肾脏利尿和排泄尿酸的作用。有研究表明服用硝苯地平后,血尿酸水平明显降低,但并不影响肾功能其他的指标,患者肾功能不全并未因服用硝苯地平而发生改变。

3. 阿托伐他汀(atorvastatin) 是羟甲基戊二酰辅酶A(HMG-CoA)还原酶抑制剂,能竞争性抑制HMG-CoA还原酶。近10年的研究发现,阿托伐他汀对冠心病患者的血尿酸和肾功能还有影响。研究结果发现,接受他汀类(主要是阿托伐他汀)治疗的患者组,血尿酸显著降低,同时肾小球滤过率增加明显,即肾功能得到改善。

4. 非诺贝特(fenofibrate) 属氯贝丁酸衍生物,是目前临床上常用的降甘油三酯(triacylglycerol,TG)的药物之一,通过抑制VLDL和TG的生成、促进其代谢,进而降低血LDL、胆固醇和甘油三酯;同时还使载脂蛋白AⅠ和AⅡ生成增加,进而有增高高密度脂蛋白(high density lipoprotein,HDL)的作用。对于单纯的高三酰甘油血症或以高三酰甘油升高为主的混合型血脂异常的患者,非诺贝特常作为首选药物。研究表明,非诺贝特具有降低血尿酸作用。由于非诺贝特同时具有降尿酸和降血脂作用,对于有痛风同时有高血脂的患者尤为适用。据Feher等报道,经用别嘌醇每日300~900mg,治疗3个月以上疗效不佳的10例男性痛风石性痛风患者,加用非诺贝特每日200mg,治疗3周后,血尿酸较前明显降低(较前降低19%,$P=0.004$),尿酸清除率较前增高36%,胆固醇和甘油三酯水平也有下降。停药3周后血尿酸反弹。

5. 钠-葡萄糖协同转运蛋白2(sodium glucose transporter 2,SGLT2)抑制剂 目前研究的药物有卡格列净(canagliflozin)、达格列净(dapagliflozin)、依帕列净(empagliflozin),他们均可不同程度地降低血尿酸水平,尤其对2型糖尿病患者而言,不仅可以利于血糖控制,还可以降低血压、减低体重、减小肾小球滤过率,改善蛋白尿。国内没有上市,尚无相关使用数据(表6-2-5)。

二、痛风发作急性期的药物治疗

肾移植患者急性痛风发作时应积极给予抗炎镇痛治疗。已在服用降尿酸药物治疗的患者可不用停药,尚未服降尿酸药物的患者需等待痛风缓解后适时再加用降尿酸药物进行治疗。

(一)糖皮质激素

糖皮质激素是治疗肾移植患者急性痛风发作的有效治疗药物。可通过口服、关节内注射、肌肉注射、静脉注射等途径给药。

单关节急性发作,可行关节腔内注射,可以减少药物全身反应,合并感染不能用此方法。多关节或严重的急性发作可用中小剂量糖皮质激素,如口服泼尼松每日20~30mg,使用7~10日,或用到症状缓解,再逐渐减量。

(二)非甾体类抗炎药(nonsteroid anti-inflammatory drugs,NSAID)

因其有肾毒性,不建议首选NSAID治疗肾移植患者急性痛风发作。另外,NSAID可能增加肾移植术后患者的心血管疾病风险。

因目前缺乏指南推荐其用于肾移植术后人群的安全剂量,患者痛风发作时必须谨慎使用NSAID,同时应避免长期或大剂量使用。

(三)秋水仙碱

用药前必须口服和静滴碳酸氢钠碱化尿液,同时多饮水,以利尿酸排泄,推荐服药方式为每次0.5mg,每日3次;或首剂1.0mg,1小时后再用0.5mg,12小时后每日2次,每次0.5mg,连续用药至痛风急性症状完全缓解。

如果出现消化道症状及时停药,如停药3小时后仍有腹痛、腹泻、恶心、呕吐等,需及时就医。

秋水仙碱可以引起急性肾损伤,因此用药过程中要监测移植肾功能的变化。秋水仙碱20%以原形式通过肾脏排泄,重度肾功能减退时半衰期延长2~3倍,此时需根据eGFR调整剂量,当eGFR≥10ml/(min·1.73m²)时无需减量,当eGFR<10ml/(min·1.73m²)时减量50%。

透析不能清除秋水仙碱,对于血液透析和腹膜透析患者,建议剂量减半。秋水仙碱中毒的常见危险因素有年龄>75岁、合用他汀类药物、肾移植、透析等。

三、高尿酸血症的药物治疗的原则

在选择降尿酸药的时候,要遵循以下原则:

1. 当移植肾功能正常或轻度损害者,以及尿酸排出减少或正常时,可用排尿酸药。

2. 当移植肾功能中度以上受损者,或尿酸排出过多时,用排尿酸药会造成尿酸盐结石,加重移植肾功能损害,故应选用抑制尿酸生成药物。

3. 在决定进行降尿酸治疗后,必须注意一个用药基本原则,即无论是选择排尿酸药物还是抑制血尿酸生成的药物,起始用药剂量都应该从小剂量开始,然后根据监测情况逐渐递增。假如直接使用大剂量排尿酸药物,可使大量尿酸盐沉积在肾小管及间质,进而导致急性尿酸性肾病;假如应用大剂量抑制尿酸生成的药物,可导致血尿酸水平急剧下降,对合并痛风急性发作的患者,血尿酸下降过快会导致关节或组织内痛风石表面溶解,尿酸迁移,形成新的不溶性结晶,加重炎症反应或关节炎,进而诱发新的痛风性关节炎发作。

临床使用这些药物时要注意,降低尿酸药物并没有抗炎止痛的作用,在痛风性关节炎的急性期不能使用两种以上降尿酸药物,需要降尿酸治疗时应该从小剂量开始,这种小剂量递增法有利于发现药物不良反应和副作用。

（胡志林）

参 考 文 献

1. Huang Y, Li YL, Huang H. Effects of hyperuricemia on renal function of renal transplant recipients: a systematic review and meta-analysis of cohort studies. PloS ONE, 2012, 7: e39457.

2. 何青, 刘德平. 高尿酸血症. 第2版. 北京: 人民卫生出版社, 2016.

3. Khanna D, Fitzgerald JD, Khanna PP, et al. American College of Rheumatology guidelines for management of gotll. Part 1: systematic nonpharmacologic and pharmacologic therapeutic approaches to hyperuricemia. Arthritis Care Res (Hoboken), 2012, 64(10): 1431-1446.

4. 中华医学会内分泌学分会. 中国肾脏疾病高尿酸血症诊治的实践指南(2017版). 2017.

5. Park DJ, Kang JH, Lee JW, et al. Cost-effectiveness analysis of HLA-B5801 genotyping in the treatment of gout patients with chronic renal insufficiency in Korea. Arthritis care & research, 2015, 67(2): 280-287.

6. 祝晓雨, 赵志刚, 韩容. 治疗痛风药物非布司他的临床应用与进展. 药品评价, 2014, 11(20): 22-28.

7. 穆勇昕, 王战建. 痛风降尿酸药物的疗效评价. 药品评价, 2014, 11(1): 24-27.

8. 刘永贵, 赵丽嘉, 崔艳丽, 等. 抗高尿酸血症药物研究进展. 现代药物与临床, 2015, 30(3): 345-350.

9. Fierce Markets. Astra Zeneca's PhIII gout data for lesinurad includes a hit, a strikeout and a missing player. 2014, Accessed Nov 16.

10. AstraZeneca announces top-line results from the Phase III programme of lesinurad in combination with xanthine oxidase inhibitors in gout patients. 2014, Accessed Aug 13.

第三章

骨质疏松症

第一节 发病特点和危险因素

一、定义

1. 骨质疏松是以骨量减少和骨组织显微结构退行性改变为特征,骨脆性增加,易发骨折的一种全身性代谢性骨病。

2. 肾移植后骨质疏松的临床特征主要表现为:骨痛和骨折,移植肾受者发生骨折的危险性比正常人群高出4倍。肾移植后的第1个半年到之后1年半的时间段里,骨量丢失的最快,术后3年以后,其骨密度趋于稳定,因此移植后骨折常发生在前3年,四肢骨(如臀部、长骨、脚踝、脚)比中轴骨(如脊柱和肋骨)更常见。

二、危险因素

1. 受体本身 45岁前绝经或双卵巢摘除,年龄(老年男性的骨质疏松症患病率约20%~30%),低骨密度,低体重,已有脆性骨折,脆性骨折家族史,身高缩短明显,易跌倒,长期低钙和维生素D摄入不足,活动量少和长期吸烟,过量饮酒或咖啡等。

2. 免疫抑制制剂 ①糖皮质激素(GCS):移植后早期,GCS的剂量一般都很高,这将明显的抑制成骨细胞的功能及影响骨的形成,GCS会增加肠道和肾脏对钙的吸收而间接导致继发性甲状旁腺功能亢进,并抑制性腺类固醇合成。此外,糖皮质激素还可使破骨细胞活性增强,并降低骨保护素的作用。②钙调神经蛋白抑制类药物(CsA、FK506)对骨骼产生直接或间接影响尚无定论。③在一项研究中发现西罗莫司减少破骨细胞增殖,增强破骨细胞凋亡,可以对抗肾移植后的骨量减少[1-3]。

第二节 诊 断 标 准

一、骨密度

骨密度测量是诊断骨质疏松症的主要定量依据。目前临床上广为应用,且被国际公认的对骨质疏松症骨量诊断的骨密度仪为双能X线吸收法骨密度仪(DEXA)。DEXA对腰椎和股骨上端测定的骨密度(单位:g/cm^2)指标具有精密度高、准确性好、射线剂量低和图像清晰等优点,被称为诊断骨质疏松症的"金标准"。DEXA测量骨密度可在早期、无症状时诊断骨质疏松症,并可了解骨质疏松症的严重程度、治疗反应,用于预测骨折风险。国际临床骨密度学会(ISCD)关于骨密度测量的共识文件认为,DEXA测量脊柱前后位$L_1 \sim L_4$和髋部股骨颈、大粗隆、全髋骨密度有诊断意义,1994年世界卫生组织(WHO)批准的诊断标准为T值≤-2.5,标准差(SD)诊断为骨质疏松(SD>-1.0为正常,SD<-1.0而SD>-2.5为骨量减少);T值≤-2.5SD,伴有1个部位以上骨折者为严重骨质疏松症。

X线摄片也是定性和半定量诊断骨质疏松症及其合并骨折的常用方法。当骨量丢失一定程度时,X线摄片可显示骨小梁数量减少、排列紊乱、密度降低、皮质变薄等改变。通常拍摄腰椎、股骨上端和跟骨X线照片,观察小梁骨形态、排列、密度和皮质结构等改变。

定量超声骨密度仪(QUS)是近几年发展较快的骨量测定仪器,不仅可反映骨矿密度,且可反映骨的弹性、结构和脆性,因而对评估骨的质量有一定意义。

二、骨转换标记物

测量血液、尿液中骨重建所释放的骨形成和骨吸收标记物可了解骨转换状态，对骨质疏松症的骨重建病理特点进行判断，并对评价骨质疏松症的治疗效果和预测骨折风险有意义。

骨形成标记物常用血清总碱性磷酸酶（TALP）、骨特异性碱性磷酸酶（BALP）、骨钙素（OC 或 BGP）和 I 型前胶原羧基端或氨基端前肽（PICP 或 PINP）等指标，骨吸收标记物常用血清抗酒石酸酸性磷酸酶（TRAP）和尿胶原吡啶交联（Pyr 或 Pyd）、脱氧胶原吡啶交联（D-Pyr 或 Dpd）、尿 I 型胶原交联羧基末端肽（CTX）或尿 I 型胶原交联氨基末端肽（NTX）、Ca 与尿肌酐（Cr）比值。有条件时还可检测血 25（OH）D、甲状旁腺激素、降钙素、雌二醇和睾酮等骨代谢相关指标，游离 T3、游离 T4、促甲状腺激素、血糖等代谢内分泌生化指标及肝功能、肾功能，有助于病因诊断、鉴别诊断和治疗决策[4-6]。

第三节 治 疗

一、基本原则

养成良好的生活习惯、加强营养支持、增加钙和维生素 D 的摄入与吸收、进行适当的体育运动和防止跌倒等。治疗应在移植前就开始，包括高磷血症和高 iPTH 的控制。

二、移植前预防措施

所有要肾移植的患者在移植前都应进行脊柱 X 线摄片、血清钙、血清磷、PTH 及骨密度等检查。这些术前检查有助于筛选术后应立即治疗的患者。并按相关共识和治疗指南的建议进行治疗，如肾脏病预后质量指南。

患者改善不良生活方式，如缺乏运动、酗酒、抽烟等对骨骼不利的因素。还应纠正性腺功能减退、维生素 D 缺乏和继发性甲状旁腺功能亢进等因素。养成良好的生活习惯，参加适当的体育活动[7]。

三、药物治疗

1. 尽可能减少糖皮质激素的用量和使用时间。

2. 钙和维生素 D 单纯的补钙不能明显改善移植后的骨丢失，但是骨质疏松的基础治疗。活性维生素 D 对抗骨质丢失的机制主要为：逆转 GCS 所致的肠道钙的吸收减少，减轻继发性甲旁亢，促进成骨细胞成熟。移植患者可定期查看 25（OH）D 水平，需控制在 30ng/ml 以上。具体用法用量为口服碳酸钙 D_{600} 每日 1~2 粒，口服骨化三醇推荐剂量为每次 0.25μg，每日 2 次。但其有使血钙和尿钙升高的副作用，故长期使用时需监测血钙和尿钙[8]。

3. 双膦酸盐 双膦酸盐能特异性聚集在破骨细胞表面，破坏其细胞膜，抑制破骨活性，从而抑制骨吸收、减缓骨更新，可被用来治疗移植后骨质疏松。有研究表明使用双膦酸盐（包括静脉和口服）可抑制骨吸收能有效的防止移植后骨量丢失，是目前防治移植后骨质疏松最有前途的药物，但并未证实可以减少骨折。要注意的是双膦酸盐经肾排泄，当肾小球滤过率小于 35ml/min 的患者不推荐使用。治疗时应当考虑停药期，因为延长治疗可能会增加不良反应。常用药物包括：阿仑膦酸盐（福善美）、利塞膦酸盐（安妥良）、伊班膦酸盐和唑来膦酸盐（密固达）。

4. 雌激素及选择性雌激素受体调节剂雷洛昔芬（raloxifene） 雌激素因其使用的局限性及可能潜在的肝肾毒性，不常用于抗移植后骨质疏松治疗。一些研究建议若无禁忌证，器官移植前未绝经，移植后出现绝经的妇女应立即给予雌激素替代治疗。但雌激素替代治疗可能使乳腺癌、脑血管意外、心肌梗死等的发病风险增加[9]。

5. 降钙素 降钙素是骨吸收抑制剂类药物，具有抑制破骨细胞活性、减弱溶骨、增强成骨、降低血钙等作用；与维生素 D 配合使用，能增强其成骨作用。除了有降低高血钙、高尿钙的作用外，还有降低移植肾功能损害的可能性。降钙素对移植后早期骨质疏松的预防治疗效果欠佳，但对肾移植后期骨质疏松的治疗可能有益。以下汇总本节涉及用药（表 6-3-1）。

四、随访

肾移植术后初期，建议至少每周测定血清钙、磷水平，直至两者达到稳定。初期过后，建议血清钙、磷及 iPTH 水平的监测频率取决于以上生化指标的异常程度。对于移植肾受者若明确诊断骨质疏松症，在接受治疗的同时，应当根据病情变化或治疗方案的选择，1 年复查 1 次骨密度或半年复查 1 次骨密度，若条件允许建议患者每 3 个月复查 1 次骨标志物，以观察

表6-3-1　骨质疏松的常用药物

药物名称	常用剂量	肾移植患者调整剂量	不良反应	注意事项(禁忌证和相互作用)
阿仑膦酸钠维D₃片	每片70mg/2800IU，本品只能在每周固定的1日晨起时使用且必须在每日第1次进食、喝饮料或应用其他药物治疗之前的至少0.5小时，用白水送服	无	腹痛，消化不良，食管溃疡，吞咽困难和腹胀。罕见皮疹和红斑、肌肉骨骼疼痛、便秘、腹泻、胀气和头痛	禁忌证： 导致食管排空延迟的食管异常，例如狭窄或贲门弛缓不能 不能站立或坐直至少3分钟者 低钙血症 对本产品任何成分过敏者 相互作用： 钙补充剂/制酸剂：钙补充剂、制酸剂和某些口服药物很可能干扰阿仑膦酸钠的吸收 阿司匹林：合并使用阿司匹林可能会引起胃肠道刺激，需谨慎 可以干扰维生素D₃吸收的药物Olestra（油脂代用品），矿物油、奥利司他及胆酸螯合剂（如考来烯胺、考来替泊）可以干扰维生素D的吸收，此时考虑补充维生素D 可增加维生素D₃分解代谢的药物，抗惊厥药，西咪替丁和噻嗪类药物可以增加维生素D的分解代谢，此时应考虑补充维生素D
伊班膦酸钠注射液	1ml:1mg 在用本品治疗前就适当给予0.9%生理盐水进行水化治疗。 在大多数重度高血钙的患者（经白蛋白纠正后血钙≥3mmol/L或12mg/dl），可单剂量给予4mg；在中度高血钙的患者（经白蛋白纠正后血钙<3mmol/L或≤12mg/dl），2mg即为有效剂量；国外临床研究最高剂量6mg，但本剂量并未使疗效进一步增加。经白蛋白纠正的血清钙（mmol/L）=血清钙（mmol/L）-[0.02×白蛋白（g/l）]+0.8 或经白蛋白纠正的血清钙（mg/dl）=血清钙（mg/dl）+0.8×[4-白蛋白（g/dl）] 应将本品稀释，不含钙离子的0.9%生理盐水或5%葡萄糖溶液500~750ml中，静脉缓慢滴注，滴注时间不少于2小时	对于轻度或中度肾脏功能不全者（肌酐清除率≥30ml/min）无需调整剂量，重度肾脏功能不全者（肌酐清除率<30ml/min），因临床研究资料比较有限，不建议应用伊班膦酸钠注射液	少数患者可出现体温升高，有时也会出现类似流感的症状。个别病例还会出现胃肠道不适。由于肾脏钙的排泄减少，常伴有血清磷水平降低（通常不需治疗）。血清钙的水平可能会降至正常以下	禁忌证： 对本品或其他双膦酸盐过敏者禁用 儿童、孕妇及哺乳期妇女禁用 严重肾功能不全者（血肌酐>5mg/dl）禁用 相互作用： 本品与氨基糖苷类药物同用时，可能导致血钙水平长时间下降，同时可能还存在血清镁过低的情况，故此时应格外小心谨慎 尚未进行本品与其他药物间相互作用研究

药物名称	常用剂量	肾移植患者调整剂量	不良反应	注意事项（禁忌证和相互作用）
唑来膦酸注射液	100ml:5mg（以唑来膦酸无水物计）推荐剂量为1次静脉滴注5mg唑来膦酸（无水物），100ml水溶液以输液管恒定速度滴注。滴注时间不得少于15分钟。给药前患者必须进行适当的补水，特别是同时接受利尿剂治疗的患者。在使用唑来膦酸注射液治疗的同时应服用足量维生素D	严重肾功能不全者不推荐使用	全身反应：乏力，胸痛，腿水肿，结膜炎；消化系统：腹痛，恶心，呕吐，便秘，腹泻，厌食；心脑血管系统：低血压，吞咽困难；血液和淋巴系统：贫血，低钾血症，低镁血症，低磷血症，低钙血症，粒细胞减少，血小板减少；全血细胞减少；肌肉与骨骼：骨痛，骨关节，肌肉痛；肾脏：血肌酐值升高（与给药的时间有关）；神经系统：失眠，焦虑，兴奋，头痛，嗜睡；呼吸系统：呼吸困难，咳嗽，胸腔积液，上呼吸道感染；感染：感染，泌尿系统感染；代谢系统：厌食，流感样症状，注射部位红肿，皮疹，瘙痒等；其他：体重下降，脱水	禁忌证： 对本品或其他双膦酸类药物过敏的患者禁用 严重肾功能不全者不推荐使用 孕妇及哺乳期妇女禁用 相互作用： 本品与氨基糖苷类药物合用时应慎用，因氨基糖苷类药物具有降低血清钙的协同作用，可能延长血钙降低的时间 与利尿剂合用同时可能会增加多发性低血钙症的危险性 与沙利度胺合用时会增加骨髓瘤患者肾功能异常的危险
鲑鱼降钙素鼻喷剂	2ml:4400IU×1瓶 根据患者的治疗情况，每日或隔日100~200IU 单次或分次给药。由于骨质溶解或骨质减少引起的骨痛，据个体需要做剂量调整，每日200~400IU。单次给药最高剂量为200IU，需大剂量用药时，应分次给药。可能需要治疗数日时间，才能完全发挥止痛作用。为了持续治疗，通常可将初始的日剂量减少或延长给药的时间间隔。高钙血症，慢性高钙血症最高剂量为200~400IU，单次给药最高剂量为200IU，当需要更大剂量用药时，应分次给药	无	局部不良反应多为轻度。鼻腔不适，鼻腔出血，鼻黏膜水肿，喷嚏，鼻炎，鼻腔干燥，过敏性鼻炎，鼻敏感，异味，鼻黏膜红斑，鼻黏膜脱落。常见：鼻窦炎，溃疡性鼻炎，咽炎，恶心，腹泻，腹痛。不常见：呕吐，关节病	禁忌证： 已知对鲑鱼降钙素或本品中其他任何赋形剂过敏者禁用 相互作用： 降钙素与锂合用可能导致血浆中锂浓度下降。锂的剂量可能需要调整

续表

药物名称	常用剂量	肾移植患者调整剂量	不良反应	注意事项(禁忌证和相互作用)
盐酸雷洛昔芬片	60mg×7片 推荐的用法是口服每日1次，每次60mg(1片)。可以在1日中的任何时候服用且不受进餐的限制	严重肾功能减退者禁用	静脉血栓栓塞：与本品相关的最严重的不良反应为静脉血栓栓塞(深静脉血栓形成、肺栓塞和视网膜静脉血栓形成)。认为与本品治疗相关的常见的不良反应为潮热和腿痛性痉挛	禁忌证： 正在或既往患有静脉血栓栓塞性疾病者(VTE)，包括深静脉血栓、肺栓塞和视网膜静脉血栓者禁用 肝功能减退包括胆汁淤积者 严重肾功能减退者 难以解释的子宫出血者 相互作用： 不建议本品与考来烯胺联合应用 如果本品与华法林或其他华法林衍生物联合应用，应在启动或停止盐酸雷洛昔芬治疗时，更密切地监测凝血酶原时间 本品与某些其他蛋白结合率较高的药物联合使用时，如地西泮 本品可与氨苄青霉素、阿莫西林、抗酸剂、皮质激素类药物和地高辛联合应用

其骨代谢情况,更好地协助调整治疗方案。

(黄刚)

参 考 文 献

1. Adachi JD. Glucocorticoid-induced osteoporosis. Osteoporos Int,2009,20(Suppl3):S239-240.

2. 邹贵勉. 移植后骨质疏松. 器官移植内科杂志,2007,2(4):233-237.

3. Westenfeld R,Schlieper G,WltjeM,et al. Impact of sirolimus, tacrolimus and mycophenolate mofetil on osteoclastogenesis-implications for post-transplantation bone disease. Nephrol Dial Transplant,2011,26(12):4115-4123.

4. Kodras K,Haas M. Effect of kidney transplantation on bone. Eur J Clin Invest,2006,36(Suppl 2):63-75.

5. Brandenburg VM,Ketteler M,Fassbender WJ,et a1. Development of lumbar bone mineral density in the late course after kidney transplantation. Am J Kidney Dis, 2002, 40 (5): 1066-1074.

6. Sprague S,Josephson M. Bone disease after kidney transplantation. Semin Nephrol,2004,24:82-90.

7. 王英吉,陈平. 移植后骨质疏松研究进展. 实用医院临床杂志,2014,1(11):39-42.

8. 付雪梅,王亮,马远征等. 移植肾受者的骨质疏松研究进展. 中国骨质疏松杂志,2015,21(12):1508-1511.

9. 王莉,李贵森,刘志红. 慢性肾脏病矿物质和骨异常诊治指导. 肾脏病与透析肾移植杂志,2013,22(6):554-559.

第四章

甲状旁腺功能亢进

第一节 危 险 因 素

移植物功能欠佳,甲状旁腺瘤,应用损害肠道吸收钙的药物(如激素)或阻碍骨化三醇合成的药物(如酮康唑),将影响肾移植后甲状旁腺功能亢进症的恢复。

第二节 发 病 机 制

一、移植前后甲状旁腺素(PTH)的变化

1. 移植前 因肾小球滤过率降低,肾转化骨化三醇减少,肠吸收钙减少,磷酸盐潴留和高磷血症等因素引起血钙降低,不断刺激 PTH 合成与分泌,导致甲状旁腺的肥大和增生。此时,甲状旁腺上的钙敏感受体(CaSR)和维生素 D 受体(VDR)均减少,导致甲状旁腺对钙离子反应性降低和对活性维生素 D 的抵抗,促进继发性甲状旁腺功能亢进[1]。肾移植术前透析时间越长,甲状旁腺功能亢进程度越重。

2. 移植后 成功的肾移植使肾小球灌注和肾小管功能恢复,纠正了继发性甲状旁腺功能亢进症的诱发因素,大多数患者腺体开始缩小,增多的细胞不再分泌激素。但如果腺体很大,而甲状旁腺细胞代谢率低,缺乏细胞清除机制,则腺体缩小至正常大小需几个月或几年时间。如果在长期继发性亢进的基础上甲状旁腺又发生了肿瘤性病变,称之为再发性甲状旁腺功能亢进。因为肾移植术后甲状旁腺 VDR 和 CaSR 均下调表达,所以以活性维生素 D 和高钙血症均不能有效抑制 PTH 分泌,故部分肾移植受者存在持续的甲状旁腺功能亢进。功能正常的移植肾可对 PTH 起反应,且产生活性维生素 D,持续的高 PTH 和活性维生素 D 协同促进肾小管重吸收钙和消化道吸收钙,导致血清钙升高。此外,肾移植术后由于毒素的清除,骨对 PTH 的反应恢复正常,骨钙释放入血的速度快于骨形成。持续的高 PTH 通过肾、消化道和骨的综合作用,使血清钙逐步升高,最终发生高钙血症。此外,移植物功能欠佳也是甲状旁腺功能亢进的重要因素。

二、甲状旁腺功能亢进的影响

主要是高钙血症和骨质疏松的影响。

第三节 诊 断 标 准

一、临床表现

1. 高钙血症 短暂高钙血症通常在肾移植术后 1 年内缓解,血钙浓度一般为 2.6~3.0mmol/L。一些患者可持续较长时间。大多数情况下高钙血症和低磷血症无并发症,自行缓解率高。在罕见情况下,高钙血症超过 3.2mmol/L 并出现症状,表现在消化、运动、神经、泌尿等系统,表现为厌食、恶心、呕吐、便秘、乏力、肌肉疲劳、肌张力减低、烦渴、多尿、嗜睡、神志不清,甚至惊厥和昏迷,以及高血压及各种心律失常。

高钙血症的危害有全身性特点,可导致血糖、血脂代谢异常和血压调节紊乱等。长期高钙血症还可导致关节、肌腱、脑组织和角膜等处钙盐的沉积,引起异位软组织钙化及肾结石,以及激活凝血因子致广泛血栓形成。高钙血症的临床表现与血钙升高幅度和速度有关,但也与个体敏感性、病史长短等有关。

2. 骨质疏松 甲状旁腺功能亢进时,骨吸收加剧,使骨质疏松发生更早、更快、更严重,基本上都有不同程度的骨痛症状,尤其是腰腿部更明显,轻者容易劳累,重者行走困难,甚至不能站立。X 线检查或

CT 检查常可见明显的骨质疏松,甚至有明显的骨质破坏。长期存在甲状旁腺功能亢进时不仅加重骨质疏松,还可致纤维性骨炎,这类患者常有明显身体变矮、肢体畸形等,容易发生病理性骨折。

(mPTH)、N 端 PTH(nPTH),其中 iPTH、nPTH 具有生理活性,约 20% iPTH、大部分 nPTH 及全部的 cPTH 均在肾脏降解,慢性肾衰时,肾脏降解 PTH 的能力明显下降,各类 PTH 蓄积。

二、血液甲状旁腺激素的测定

检测血液甲状旁腺激素是诊断甲状旁腺功能亢进的必需手段。PTH 主要以四种形式存在于人体,全段 PTH(iPTH)、C 端 PTH(cPTH)、中间段 PTH

三、影像学检查

辅助检查手段可以选用颈部 B 型超声、CT 或 MRI 及核素^{99m}Tc-MIBI 对于发现甲状旁腺的占位性病变或异位甲状旁腺有较大意义。

第四节　鉴　别　诊　断

诊断时需要与其他引起高钙血症的有关疾病鉴别:恶性肿瘤性高钙血症、多发性骨髓瘤、结节病、维

生素 A 或维生素 D 中毒、甲状腺功能亢进和钙受体病等。

第五节　治　　疗

一、随访观察 1 年

高钙血症发生率会随术后时间的推移而逐步降低,部分高钙血症可自发缓解,故对于术后早期的轻度高钙血症(血清钙<3mmo/L),可以先采取随访观察血清钙、PTH 的办法。血清钙一般在术后 3~6 个月达到稳定状态,故可随访观察到术后 1 年[2]。

二、一般治疗

1. 扩充血容量。

2. 增加尿钙排泄。

3. 减少骨的重吸收　口服双膦酸盐,可以抑制骨吸收,但其肾毒性限制了其在肾移植受者中的应用。

4. 降钙素　理论上降钙素是治疗高钙血症的理想药物,但因机体可迅速产生耐药性,故其临床应用往往无效或仅有一过性效果。

三、甲状旁腺切除适应证

1. 持续高钙血症或血钙无法降至 3.0mmol/L 以下者。

2. 出现骨质脱钙、骨痛和移植肾功能丧失时。

3. 手术后早期严重的症状性高钙血症对保守治疗无反应时。

四、西那卡塞

CaSR 的变构激活剂,增强该受体对钙离子的敏感性,而抑制 PTH 分泌,达到控制高钙血症的目的。西那卡塞对移植肾功能的影响尚有争议,要重视西那卡塞相关的肾钙质沉着,需密切监测血清钙、尿钙及肾功能,必要时行程序性移植肾穿刺活检术权衡用药利弊。以下汇总本节涉及用药(表 6-4-1),其他相关药物见第 3 章。

表 6-4-1　甲状旁腺功能亢进相关药物

通用名	常规剂量	肾移植患者调整剂量	不良反应	注意事项(禁忌证和相互作用)
盐酸西那卡塞片	25mg×10 片 本品应口服,初始剂量为成人 25mg(1 片),每日 1 次,药品应随餐服用,或餐后立即服用,药品需整片吞服。不建议切分后服用。在充分观察患者的全段甲状旁腺激素(iPTH)及血清钙浓度,血清磷浓度,血清磷浓度的基础上,可逐渐将剂量由 25mg 递增至 75mg,每日 1 次,如甲状旁腺功能仍未能得到纠正,每日可给予最大剂量为 100mg,增量时,增量调整幅度为每次 25mg,增量调整间隔不少于 3 周	无	本品最常见的不良反应为恶心和呕吐,其他不良反应还有:腹泻、肌痛、眩晕、高血压、无力、食欲减退、胸痛。本品过量可引起低钙血症,表现为感觉异常、肌痛、抽筋、手足抽搐和抽风	禁忌证:无明显禁忌 相互作用: 本品为强效 CYP2D6 抑制剂,可使阿米替林的 AUC 增加 20% 本品主要经 CYP3A4 代谢,与 CYP3A4 抑制剂酮康唑合用,本品的 AUC 和 C_{max} 分别增加 2.3 倍和 2.2 倍 与强效 CYP3A4 抑制剂酮康唑、伊曲康唑、琥乙红霉素合用,应严密监测患者 PTH 和血钙浓度

（黄刚）

参 考 文 献

1. Hirukawa T, Kakuta T, Nakamura M, et a1. Mineral and bone disorders in kidney transplant recipients: reversible, irreversible, and de novo abnormalities. Clin Exp Nephro, 2015, 19 (4):543-555.

2. Torregrosa JV, Barros X. Management of hypercalcemia after renal transplantation. Nefrologia, 2013, 33(6):751-757.

第五章

性功能异常

随着肾脏替代治疗技术的不断提高,肾衰竭患者生存期明显延长,患者对生活质量要求也逐步提高。性生活质量是生活质量的重要组成部分,近年来性生活的不满、性功能异常已成为影响肾移植患者生活质量的一个重要问题。肾移植患者术前多为晚期肾衰竭,这些患者普遍存在性功能障碍,尤其是男性患者。目前,学术界对肾移植术后患者性功能障碍受到的影响无统一共识,相关治疗用药与疗效又受到了患者移植后基础用药与肾功能异常等诸多因素影响。性功能异常的男性主要表现为性欲减退、勃起功能障碍和早泄;女性主要表现为性欲减退、性高潮缺乏和性快感缺乏[1]。

第一节　男性性欲减退

性欲即对性对象及性生活的冲动或欲望,是人性特征的一个方面,存在着很大的个体、环境和时段的差别,人类的性欲中枢位于大脑边缘系统的伏隔核,基本细胞类型是中型多棘神经元。性欲的强弱受多种因素的影响,在肾移植术后最常见的为性欲减退。

一、危险因素

1. 精神心理因素　肾移植患者由于生活的局限性、角色的不适应、长期的药物服用等,表现为抑郁、焦虑,性生活缺乏自信。甚至患者及其配偶担心性生活的"不洁净"或担心对肾功能损害而刻意禁止性生活。

2. 贫血　有研究显示贫血是性欲减退发生的危险因素,肾性贫血常使患者感到疲劳,从而使性欲下降,性生活自主性下降。

3. 睾酮、雌激素异常　慢性肾衰竭可引起HPT轴的功能紊乱,以及继发性甲状腺功能亢进引起血清催乳素水平升高可导致性功能减退。

4. 代谢系统疾病　糖尿病的并发症主要是血管和神经系统病变,通常会导致勃起功能障碍和性欲减退,移植前患者慢性肾衰竭会导致体内内毒素水平升高,直接影响下丘脑-垂体-睾丸系统,进而导致患者性欲减退。

5. 移植后药物因素　术后使用β受体阻滞剂、抗抑郁药物可导致患者性欲下降。

二、临床表现

男性性欲减退可表现为两种:

1. 性兴趣低下　表现为对性生活兴趣淡漠、性幻想减少,即使对性刺激反应正常,但通过性交获得的乐趣明显下降。

2. 性兴奋低下　表现为在对性活动的要求、主观欲望正常甚至强烈的情况下,难以引起性兴奋与性冲动。

三、诊断标准

性欲低下的诊断应建立在详细的病史询问和查体及神经内分泌检查基础上,需要对患者及其性伴侣详细询问[2]。1993年马晓年等提出性欲减退诊断标准划分为以下四级:

1. 性欲较正常减弱,但可以接受配偶的性要求;

2. 性欲在某一阶段后出现减弱或只在特定境遇下才出现减弱;

3. 性欲一贯低下,每月性生活不足2次或虽然超过但属于被动;

4. 性欲一贯低下,中断性生活6个月及以上。

四、鉴别诊断

诊断性欲低下应当区分属于精神心理性还是器质性,同时还要同自然性欲低下(老年患者)相鉴别。

五、药物治疗

1. 由精神心理因素导致的功能性性欲减退的治疗往往采取咨询和指导为主的精神心理疗法。通过视听回忆等刺激、诱发患者性兴奋,使曾经有性生活经历的患者重新恢复和建立正常的性欲反应。

2. 针对全身性疾病、内分泌功能障碍及男性生殖系统疾病引起的性欲减退。应积极治疗原发病,解除病因。例如停用镇静药,抗雄激素、雌激素药物,更改降压药物方案等。

3. 药物治疗主要包括雄激素治疗、催育药治疗和中枢神经调节药。但是在肾移植患者中使用提高性欲的药物几乎没有相关文献报道,故临床上肾移植患者术后性欲减退的药物治疗需谨慎。

第二节　勃起功能障碍

勃起功能障碍(erectile dysfunction,ED)是指阴茎勃起硬度不足以插入阴道或勃起维持时间不足以完成性交,不能达到或不能维持充分的勃起以获得满意的性生活。研究表明终末期肾病患者,尤其是处于透析治疗中的终末期肾病患者勃起功能障碍的发生率高达50%~70%,而肾移植能否改善这一现象,现学术界无统一共识[3]。

一、危险因素

勃起功能障碍常见的病因有年龄、高血压、高脂血症、肝肾功能不全、不良生活方式等。与移植相关的特异性病因如下。

1. 肾动脉重建　经典的肾移植动脉重建包括肾动脉与髂内动脉端端吻合及肾移植动脉与髂外动脉端侧吻合两种。这两种吻合方式在移植术后勃起功能障碍发病率方面无明显差别,约为10%左右。然而与发生勃起功能障碍的端侧吻合肾动脉重建的患者相比,端端吻合肾动脉重建患者的基础收缩峰速、动态收缩峰速和阻力指数等指标明显降低,提示髂内动脉阻断可能影响到勃起功能。而若再次移植时选择对侧髂内动脉-肾动脉端端吻合,则勃起功能障碍发生率上升至14%~65%。

2. 肾移植前患者状态　终末期肾病患者可通过其动脉粥样硬化、低氧血症、内皮素-1水平升高及一氧化氮生成减少等因素导致相关性血管损伤。这些因素都会影响海绵体和阴茎的血供,造成微循环障碍。而移植肾功能延迟恢复、排斥反应、CNI类药物毒性等因素均可导致移植肾功能减退和血肌酐进行性升高。成功肾移植患者往往会表现为隐形的、与移植前类似的动脉供血不足和静脉闭塞。

3. 移植后用药　目前没有证据表明环孢素可直接导致患者勃起功能障碍。但是环孢素可以诱发高血压、增加海绵体纤维化,故其可能是肾移植后血管性勃起功能障碍的影响因素之一。文献报道肾移植患者使用他克莫司可能会诱发焦虑发作,从而导致心理性勃起功能障碍。肾移植后继发高血压、糖尿病及继发的周围神经病变都可能诱发或者加重患者的勃起功能障碍。而且各种降压药物如α受体阻滞剂、利尿药、利血平等影响阴茎海绵体平滑肌松弛功能而诱发勃起功能障碍[6-8]。

4. 心理及性伴侣关系紧张　研究发现青年肾移植术后患者呈焦虑、抑郁状态。精神心理因素通过特殊的病理生理机制导致患者勃起功能障碍,精神心理疾病及其治疗药物均与勃起功能障碍相关。

二、发病机制

阴茎勃起是一个复杂的多因素控制的过程。

阴茎的血液供应分别来自浅层与深层动脉系统,浅层动脉系统起源于股动脉的分支阴部外动脉,分成背侧支和腹侧支,供应阴茎体部表层血液;深层动脉起源于髂内动脉的分支阴部内动脉,移行为阴茎总动脉,在接近尿道球部时分出球动脉和尿道动脉,球动脉在耻骨弓状韧带后最终分出阴茎背动脉和海绵体动脉两条终支,双侧海绵体动脉沿途发出螺旋动脉分成细小动脉进入海绵窦,是主要的功能动脉。

阴茎勃起受交感神经与副交感神经的调节。交感神经末梢释放去甲肾上腺素,与α受体结合诱发阴茎海绵体平滑肌收缩,调控和维持阴茎疲软状态。副交感神经末梢释放乙酰胆碱,作用于血管内皮细胞,在一氧化氮合酶催化下释放一氧化氮调控阴茎勃起功能。

三、诊断标准

医师应该详细了解患者的性生活史和用药史。注意勃起功能障碍的发生时间、是否为移植术后新发、勃起硬度减弱程度及性欲变化、晨勃次数及硬度、射精及性高潮情况。

评估勃起功能障碍程度的症状评分表勃起功能国际问卷-5（international index of erectile function-5，IIEF-5）简便易行，而且很有价值。IIEF-5 评分大于 22 分为勃起功能正常，12~21 分为轻度 ED，8~11 分为中度 ED，小于 7 分为重度 ED。IIEF-5 具体内容见附表1。

实验室检查应包括血尿常规、血糖、血脂、肝肾功能、内分泌学评估、精神心理评估、勃起神经系统检查及勃起血管系统检查等。

四、药物治疗

肾移植患者勃起功能障碍的治疗原则包括以下几个方面：

1. 患者对自身性功能满意；
2. 对目前及以后的肾功能无影响；
3. 与正在使用的药物之间无明显交叉反应；
4. 治疗的感染风险低。

当一位患者因为勃起功能障碍前来就医时，医生首先应该为患者推荐无创的治疗方法，例如心理咨询、改善生活方式、调整移植用药方案、激素替代疗法及真空吸引器。

如果医师认为患者的勃起功能障碍是由于抗高血压药物如可乐定、普萘洛尔引起的，那么可以将这些药物换成 ACEI 类或钙离子拮抗剂或 AT1 受体拮抗剂类的抗高血压药物。因为这些种类的抗高血压药物与 β 受体拮抗剂、抗交感药物和利尿剂相比对患者的勃起功能影响小[4]。

1. 雄激素补充治疗

在移植术后生殖激素水平并未改善的患者当中，明确了是下丘脑功能低下的原因后可使用雄激素替代疗法，通常可使用长效睾酮针剂或者敷贴和局部使用的乳膏，可通过提高海绵体平滑肌舒张的程度改善部分患者症状。

2. 口服 5 型磷酸二酯酶抑制剂

5 型磷酸二酯酶抑制剂（phosphodiesterase type 5 inhibitors，PDE5 抑制剂）是最常用的治疗勃起功能障碍的药物，西地那非在多个研究中已被证实在治疗肾移植患者勃起功能障碍方面是有效的，其有效率为 60%~82%[9]。由于西地那非、环孢素、他克莫司都是主要通过细胞色素 P450 代谢，所以酮康唑、伊曲康唑和红霉素这些 P450 抑制剂可导致上述药物的血药浓度升高。其他导致西地那非血液浓度升高的因素有年龄大于 65 岁、肝肾功能受损等。

研究发现使用推荐剂量的 PDE5 抑制剂后，对 CNI 类药物和他克莫司的药物代谢动力学无明显影响，未见移植肾损害。甚至在一个研究中发现使用西地那非后患者的肾小球滤过率出现改善，这可能是由于西地那非使入球小动脉压力降低导致的。而他克莫司则可以延长西地那非的半衰期，提高西地那非有效代谢物 UK103320 的峰浓度。在肾移植患者接受他克莫司治疗，血压稳定的情况下，使用常规剂量西地那非则会导致患者出现低血压，故推荐肾移植后勃起功能障碍的患者治疗方案是：从服用低剂量（25mg）西地那非开始，密切监视患者血压变化，寻找最适治疗浓度。药物可在性行为半小时至 4 小时前服用。其主要副作用有头痛、面部潮红和蓝绿视野改变[5]。

注意：正在使用硝酸盐的患者严禁使用西地那非，因为两者联用会导致严重的难治性低血压，用药见表 6-5-1。

表 6-5-1　常用 5 型磷酸二酯酶抑制剂

药物名称	常规剂量	肾移植患者调整剂量	不良反应	注意事项（禁忌证和相互作用）
西地那非	50mg 口服，长期备用医嘱	肌酐清除率 <30ml/min，可改为 25mg	心肌梗死，心源性猝死 低血压性休克 腹泻口干 贫血	禁忌证： 低血压患者 服用硝酸酯类药物患者 相互作用： 与 CYP4503A4 酶抑制药（如酮康唑、伊曲康唑、红霉素）及 CYP450 的非特异性抑制药（如西咪替丁）合用时，西地那非的 AUC 升高而清除率降低 与 CYP4503A4 酶的诱导药（如利福平）合用可能降低西地那非血浆水平
他达那非	10mg 口服，长期备用医嘱	轻至中度肾功能不全患者无需调整剂量，重度肾功能不全患者最大剂量 10mg	头痛 消化不良	禁忌证： 已知过敏患者禁用 服用硝酸酯类药物患者禁用

3. 局部注射治疗

研究发现海绵体内单注射前列地尔或常见的三联疗法局部注射都不会影响环孢素类药物的浓度，也没有注射疗法引起移植肾的功能恶化的相关报道。这种治疗的好处是不需要性药物刺激即可起效，但副作用是阴茎疼痛及注射部分纤维化。尿道内置入前列地尔片可避免上述副作用，但是需要的药物剂量加大，是注射疗法的25倍。

4. 其他治疗方式

（1）真空吸引器

（2）假体置入：有在肾移植术后成功置入阴茎假体的报道，并未引起患者的移植物感染。其他手术例如阴茎血管重建和静脉韧带化，因未见成功个案报道故不推荐在肾移植患者中进行。

第三节 早　泄

早泄（premature ejaculation，PE）是男性最常见的射精功能障碍之一，慢性肾功能不全患者早泄患病率高达64%。目前对于早泄还没有一个公认的定义，以前以50%不能让女性达到性高潮来判断，或者以从插入到射精的时间和抽动次数来定义。目前临床推荐使用国际性医学学会在2008年提出的早泄定义：一种男性射精功能障碍，应包括以下三个方面：

1. 射精总是或几乎发生于插入前或插入后1分钟内；

2. 性交时，阴茎部分或者全部进入阴道后不能或者几乎不能延缓射精；

3. 对患者及其配偶造成了情感伤害，如苦恼、烦忧、挫折以及回避亲热等。

一、危险因素

早泄病因不明确，较为复杂：

1. 龟头敏感性过高，射精阈值较低；

2. 中枢5-羟色胺敏感性改变：5-HT2C敏感性降低，5-HT1A敏感性增高；

3. 甲状腺激素、垂体激素异常；

4. 情感障碍（焦虑、抑郁）、紧张、勃起功能障碍。

二、诊断标准

早泄的诊断主要是依据患者及其性伴侣对性生活的描述，疾病的病程和对射精控制能力程度的描述等。早泄的定义包括三项基本要素：依据阴道内射精潜伏期的射精时间，自我控制感，苦恼、射精功能障碍和相关的人际交往困难。

目前多项基于患者报告结果（patient-reported outcomes，PRO）的评价早泄的问卷可以使用，可基本辨别出早泄人群和非早泄人群。主要包括早泄诊断工具、阿拉伯早泄指数和中国早泄问卷调查表。早泄患者的体格检查包括血管、内分泌和神经系统，以筛查与早泄相关的和其他性功能障碍疾病相关的基础疾病如高血压、糖尿病、自主神经病、内分泌病、阴茎硬结症、慢性前列腺炎等。常用的神经电生理检查有阴茎体感诱发电位测定，是用电刺激阴茎背部神经末梢，并在头皮记录脑波变化，是评价阴茎背神经向心性传导功能和脑神经中枢兴奋的比较客观的检查方法。神经电生理检查不需要常规采用[10]。

三、药物治疗

郝云武等人研究发现肾移植术后早泄患病率明显低于术前，但仍高于健康人群的患病率。目前达泊西汀是唯一批准的治疗早泄有效的口服药物，见表6-5-2，它通过选择性抑制5-羟色胺再摄取，达到治疗目的。目前报道的主要副作用有恶心、眩晕、嗜睡及腹泻等，未见肾功能损害的报道。有动物试验发现男性使用达泊西汀会导致生育能力受损，故建议为肾移植患者谨慎开具[11]。目前使用局麻药物龟头涂抹治疗早泄是被认为可接受的、风险收益比较高的一线方案，可在移植患者中推广使用[12-14]。

表6-5-2　治疗早泄的常用药物

药物名称	常规剂量	肾移植患者调整剂量	不良反应	注意事项（禁忌证和相互作用）
达泊西汀	30mg，口服，长期备用医嘱	轻至中度肾功能不全患者无需调整剂量，不推荐重度肾功能不全患者使用	轻度头痛、恶心	禁忌证： 低血压患者 服用硝酸酯类药物患者 肝、肾损害患者 消化道溃疡患者 相互作用： 与氨氯地平可出现累加降压效应

第四节 女性性功能障碍

2015 年 8 月，美国 FDA 批准一款治疗女性绝经前的性欲障碍药物氟班色林，见表 6-5-3，其通过间接刺激 5-羟色胺受体与多巴胺与阿片受体起效，目前除不同程度的镇静外未观测到其他副作用，其能否用于肾移植患者性欲下降的治疗尚有待于研究。

女性肾移植患者由于体内毒素蓄积，常有内分泌失调，出现月经紊乱和不孕，提示下丘脑-垂体-卵巢轴功能失调，80% 女性尿毒症患者催乳素水平升高，其可能的原因有：下丘脑分泌促性腺激素释放激素 GnRH 减少，减弱了对垂体的抑制，导致垂体泌乳细胞分泌增加；肾功能障碍导致催乳素清除减少。研究发现肾移植可明显改善患者的垂体卵巢功能，升高的雌二醇、催乳素、黄体生成素和卵泡刺激素水平在术后 4 个月逐渐正常。血液透析不能纠正尿毒症患者的垂体-卵巢功能紊乱，而成功的肾移植是解决该问题的有效方法，使月经规律，恢复排卵和生育能力。左富姐等人推荐女性宜在移植肾功能正常 4 个月后恢复性生活，但不宜过频，避孕推荐宫内节育器或输卵管结扎，做好个人卫生，避免感染[15]。

表 6-5-3 常用药物氟班色林

药物名称	常用剂量	肾移植患者调整剂量	不良反应	注意事项（禁忌证和相互作用）
氟班色林	100mg 口服，每日 1 次	剂量调整为 50mg 后监测浓度	头晕、恶心、呕吐、失眠、口干	禁忌证：肝功能损伤禁用 相互作用：避免与酒精同时摄入

（韩虎 张小东）

参 考 文 献

1. 白文俊，王晓峰. 现代男科学临床聚焦. 北京：科学出版社，2017.
2. 张国喜，高冰，严肃. 男科学教程. 北京：中华医学电子音像出版社，2016.
3. Lasaponara F, Paradiso M, Milan M G, et al. Erectile dysfunction after kidney transplantation: our 22 years of experience. Transplantation Proceedings, 2004, 36(3): 502-504.
4. Barry J M. Treating erectile dysfunction in renal transplant recipients. Drugs, 2007, 67(7): 975.
5. 车文骏，何小舟，巢志复等. 男性患者肾移植前后的阴茎勃起功能研究. 中华器官移植杂志, 2005, 26(3): 151-153.
6. Russo A, Capogrosso P, Ventimiglia E, et al. Efficacy and safety of dapoxetine in treatment of premature ejaculation: an evidence-based review. International Journal of Clinical Practice, 2016, 70(9): 723.
7. 夏仁飞. 肾移植受者性功能变化及女性受者妊娠、子代健康研究. 南方医科大学, 2013.
8. 吉正国，田野，陈利生. 影响同种异体肾移植受者勃起功能障碍的因素与治疗选择. 中华男科学杂志, 2007, 13(4): 360-363.
9. 秦军，袁建林，秦卫军等. 万艾可治疗肾移植术后受者勃起功能障碍的研究. 西北国防医学杂志, 2008, 29(2): 99-101.
10. Wong J A, Lawen J, Kiberd B, et al. Prevalence and prognostic factors for erectile dysfunction in renal transplant recipients. Canadian Urological Association journal, 2007, 1(4): 383-387.
11. 许小林，徐月敏. 选择性 5-羟色胺再摄取抑制剂治疗早泄的研究进展. 中国男科学杂志, 2008, 22(2): 66-68.
12. 郭军，王福，耿强等. 国际性医学会（ISSM）《早泄诊治指南（2010 年版）》解读. 中国性科学, 2011, 20(7): 5-8.
13. 中国性学会性医学专业委员会男科学组. 早泄诊断治疗指南. 中华男科学杂志, 2011, 17(11): 1043-1049.
14. 郝云武，李超，葛庆生等. 不同年龄亲属活体供肾对男性受体早泄的影响研究. 中国男科学杂志, 2015, 29(5): 53-55.
15. 左富姐，韩澍，王立明等. 肾移植后生育期女性的月经、性生活及生育状况. 中国组织工程研究, 2013, 17(5): 797-804.

附表1　请根据您过去6个月的性生活实际情况回答以下问题，选择适当评分

评分标准 项目	0分	1分	2分	3分	4分	5分	得分
1. 您对获得勃起和维持勃起的自信程度如何？		很低	低	中等	高	很高	
2. 您受到性刺激而有阴茎勃起时，有多少次能够插入？	无性活动	几乎没有或完全没有	少数几次（远少于一半时候）	有时（约一半时候）	大多数时候（远多于一半时候）	几乎总是或总是	
3. 您性交时，阴茎插入后，有多少次能够维持勃起状态？	没有尝试性交	几乎没有或完全没有	少数几次（远少于一半时候）	有时（约一半时候）	大多数时候（远多于一半时候）	几乎总是或总是	
4. 您性交时，维持阴茎勃起至性交完毕有多大困难？	没有尝试性交	困难极大	困难很大	困难	有点困难	不困难	
5. 您性交时，有多少次感到满足？	没有尝试性交	几乎没有或完全没有	少数几次（远少于一半时候）	有时（约一半时候）	大多数时候（远多于一半时候）	几乎总是或总是	
填写说明	请根据您过去6个月内性生活的情况，选出上面5个问题中适合您的选项，将每项得分相加，就是您的总分。				总分：		

肾移植临床用药

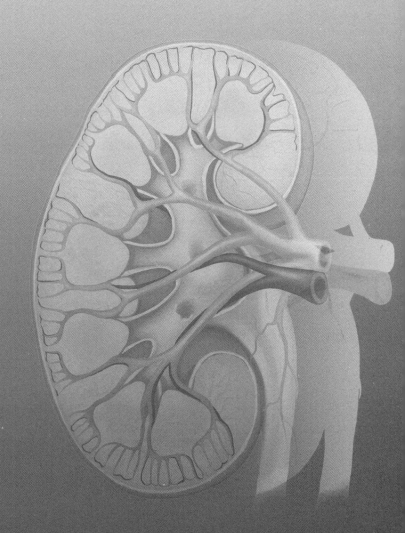

第七篇

血液系统并发症的药物治疗

肾移植临床用药

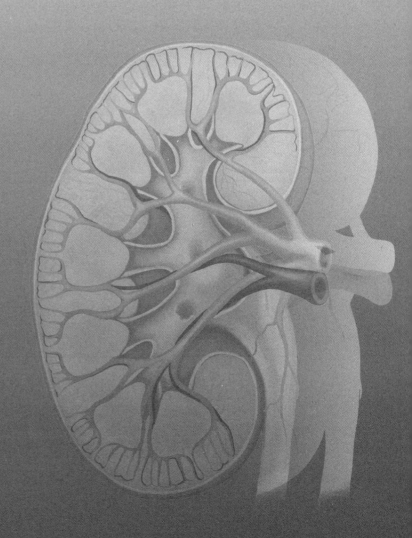

第一章

贫 血

肾移植术后贫血（posttransplantation anemia, PTA）通常指移植术后所有贫血现象，一般定义为血红蛋白男性<130g/L，女性<120g/L。尿毒症患者在术前由于促红细胞生成素分泌减少等原因，常伴有不同程度的贫血，在肾移植术后，随着肾功能的逐步恢复，体内抑制骨髓的毒素逐渐清除，移植肾分泌促红细胞生成素（erythropoietin, EPO）逐渐增多，绝大部分患者原有的肾性贫血会得到显著改善，但部分肾移植患者术后贫血纠正缓慢，可能发生 PTA，对移植肾功能及受者远期存活产生负面影响。PTA 为肾移植术后常见并发症，移植后 6 个月和 5 年的发生率为 70% 和 33.1%[1]。以肾移植术后第 6 个月为临界点可将 PTA 分为早期和晚期[2]。PTA 为肾移植术后心血管并发症（心肌梗死、心力衰竭和中风）的主要危险因素之一，而心血管事件是导致肾移植受者死亡的主要原因[3,4]。

第一节　危　险　因　素

肾移植后早期贫血与术中失血、频繁抽血化验、急性排斥、移植肾延迟恢复以及药物所致骨髓抑制有关，而肾移植后晚期贫血则主要归因于移植肾功能、免疫抑制剂及抗病毒药物等的应用，与感染及慢性炎症状态有关[5,6]。

一、移植肾性因素

移植肾功能减退是 PTA 最主要的因素，随着移植后时间的推移，贫血发生率增加。研究发现，肾移植后血清肌酐清除率与血红蛋白呈直线正相关，血肌酐水平>177μmol/L 与血清肌酐<177μmol/L 受者贫血发生率分别为 60.1% 和 29%[7]。

二、药物性因素

肾移植后需要长期或间断服用一些药物，有的药物则是患者自行据"经验"服用。这些药物大多数具有导致贫血的副作用，包括免疫抑制剂（如硫唑嘌呤、吗替麦考酚酯和西罗莫司等）[8]，血管紧张素转化酶抑制剂/血管紧张素受体拮抗剂[9]，更昔洛韦和磺胺类药物[1]等。

三、感染因素

肾移植后的免疫抑制状态导致患者易复发或新发结核、细小病毒 B_{19}、BK 病毒、巨细胞病毒、水痘-带状疱疹病毒、疱疹病毒、EBV 和 HIV 等感染，也与贫血风险增高有关[10,11]。长期反复的急性、慢性或隐性非特异性感染也是造成贫血的重要原因。

四、铁缺乏

缺铁是肾移植后持续贫血的主要原因，肾移植后由于手术失血、频繁抽血及造血功能的改善、女性恢复规律的月经造成铁储备耗竭[12]。尽管铁补充是有效的 EPO 治疗方案已被认可，铁缺乏仍很普遍，但目前缺乏能有效评估肾移植后铁储备的实验室指标。尽管对评估铁储备的指标有不同意见，但目前国内多数主张以血清铁蛋白低于100μg/L 来诊断缺铁。

五、营养不良

如前提到的铁缺乏在肾移植中很普遍，而且叶酸和维生素 B_{12} 的缺乏也有报道，可能与饮食、年龄、服用药物有关。研究报道，30% 肾移植伴贫血的患者其叶酸和维生素 B_{12} 水平偏低[13]。

223

六、临床事件及并发症

对新诊断的心衰、胃炎、周围血管疾病、脑血管意外以及其他并存疾病,血红蛋白水平也会有相应程度的降低[14]。

七、其他

供者与受者年龄、组织配型、性别、存在胃肠道病变(如消化道溃疡)、恶性肿瘤、女性存在妇科疾病等均是导致慢性贫血的重要原因。

第二节　发病机制

上述因素可以通过以下一个或多个机制导致贫血的发生:

1. EPO 缺乏或不足。
2. 参与血红蛋白合成和转录的基因下调,铁和叶酸结合以及转运功能下降。
3. 骨髓抑制。
4. 铁剂、叶酸和维生素 B_{12} 吸收障碍。
5. 慢性失血。

第三节　诊断标准

根据 WHO 定义,在海平面地区血红蛋白低于下述水平诊断为贫血:6 个月到 6 岁儿童<110g/L,6~14 岁儿童<120g/L,成年男性<130g/L,成年女性<120g/L,孕妇<110g/L。贫血的程度:极重度,血红蛋白<30g/L;重度,血红蛋白 30(含)~60g/L;中度,血红蛋白 60(含)~90g/L;轻度,血红蛋白低于正常值,但≥90(含)g/L。

第四节　鉴别诊断

在细胞形态学上要鉴别是大细胞性贫血、正常细胞性贫血还是小细胞低血色素性贫血。从病因的角度,要鉴别是红细胞生成减少、红细胞破坏增加还是失血所致。根据骨髓的增生程度,要鉴别是增生性贫血还是增生减低性贫血。

第五节　治疗

PTA 的治疗应首先诊断性评估肾移植受者的贫血原因,才能合理、有效地进行治疗。首先需要了解肾功能,根据肾功能情况大致评估贫血的程度;再确定血清铁蛋白和转铁蛋白饱和度、叶酸和维生素 B_{12} 水平,了解患者合成血红蛋白原料是否充足;根据检查结果决定是否需要补充原料及计划给予 EPO 的剂量;若按照常规 EPO 最大剂量补充,且无原料不足及外源性出血,但血红蛋白仍不能达到目标值,需考虑 EPO 抵抗,测定 EPO 水平协助诊断;鉴于移植术后贫血的原因繁多,需要排除最常见原因如完善红细胞形态,Coomb 实验排除溶血性贫血,测定甲状旁腺激素水平了解是否有甲状旁腺功能亢进等;完善骨髓学检查及病毒学检测,了解是否有 EPO 相关纯红再障,明确病因后再进行相应治疗。

一、药物治疗

1. 常见治疗药物　见表 7-1-1。

2. 铁剂　铁是红细胞成熟阶段合成血红素必不可少的物质,吸收到骨髓的铁,吸附在有核红细胞膜上并进入细胞内的线粒体,与原卟啉结合,形成血红素。后者再与珠蛋白结合形成血红蛋白。铁剂有无机铁和有机铁两类。无机铁以硫酸亚铁为代表,有机铁包括右旋糖酐铁、葡萄糖酸亚铁、山梨醇铁、富马酸亚铁和多糖铁复合物。无机铁的不良反应较有机铁明显。

3. 叶酸和维生素 B_{12}　叶酸和维生素 B_{12} 是细胞合成 DNA 过程中的重要辅酶,叶酸和(或)维生素 B_{12} 缺乏会导致营养性巨幼细胞性贫血。甲钴胺对神经组织具有良好的传递性能,通过甲基转换反应可促进核酸-蛋白-脂质代谢,广泛用于治疗周围神经病变和缺乏维生素 B_{12} 而引起的巨幼细胞性贫血及各种外周或末梢性神经代谢机能障碍。腺苷钴胺药物活性强,与机体组织细胞有较强的亲和力,排泄较慢,可直接吸收。临床主要适用于巨幼细胞性贫

表7-1-1 常用药物

药物名称	常用剂量	肾移植患者调整剂量	不良反应	注意事项（禁忌证和相互作用）
多糖铁复合物胶囊	每粒含元素铁0.15g 口服,成人:每日1次,每次1~2粒	无	极少出现胃肠刺激或便秘	禁忌证:血色素沉着症及含铁血黄素沉着症禁用 相互作用:制酸剂和四环素类药物抑制其吸收
硫酸亚铁片	0.3g(以铁计60mg) 口服,成人:预防用,每次1片,每日1次;治疗用,每次1片,每日3次。饭后服	无	可见胃肠道不良反应,如恶心、呕吐、上腹疼痛、便秘 可减少肠蠕动,引起便秘,并排黑便	禁忌证: 肝肾功能严重损害,尤其是伴有未经治疗的尿路感染者禁用 铁负荷过高、血色病或含铁血黄素沉着症患者禁用 非缺铁性贫血(如地中海贫血)患者禁用 相互作用: 维生素C与本品同服,有利于吸收 与磷酸盐类、四环素类及鞣酸等同服,可妨碍铁的吸收 可减少左旋多巴、卡比多巴、甲基多巴及喹诺酮类药物的吸收
右旋糖酐铁片	25mg(以铁计) 口服,成人每次2~4片,每日1~3次,饭后服	无	可见胃肠道不良反应,如恶心、呕吐、上腹疼痛、便秘 可减少肠蠕动,引起便秘,并排黑便	禁忌证: 肝肾功能严重损害,尤其是伴有未经治疗的尿路感染者禁用 铁负荷过高、血色病或含铁血黄素沉着症患者禁用 非缺铁性贫血(如地中海贫血)患者禁用 相互作用: 维生素C与本品同服,有利于本品吸收 与磷酸盐类、四环素类及鞣酸等同服,可妨碍铁的吸收 可减少左旋多巴、卡比多巴、甲基多巴及喹诺酮类药物的吸收
甲钴胺片	0.5mg 口服。成人每次1片(0.5mg),每日3次,可根据年龄、症状酌情增减	无	胃肠道:偶有(5%~0.1%)食欲不振,恶心、呕吐、腹泻;过敏:少见(<0.1%)皮疹	禁忌证:禁用于对甲钴胺或处方中任何辅料有过敏史的患者 相互作用:尚不明确

药物名称	常用剂量	肾移植患者调整剂量	不良反应	注意事项(禁忌证和相互作用)
甲钴胺注射液	1ml:0.5mg 成人每次1ml(含甲钴胺0.5mg),每日1次,每周3次,肌内注射或静脉注射。给药约2个月后,作为维持治疗1~3个月可每次给予1ml	无	①过敏反应:会引起血压下降,呼吸困难等过敏反应。②皮疹(<0.1%)③头痛,发热感(<0.1%);出汗,肌内注射部位疼痛,硬结(频度不明)	禁忌证:对本品成分过敏者禁用 相互作用:尚不明确
腺苷钴胺片	0.25mg 口服,成人每次0.5~1.5mg(2~6片),每日1.5~4.5mg(6~18片)	无	尚不明确	
腺苷钴胺注射液	0.5mg;1.5mg 肌内注射,每次0.5~1.5mg,每日1次	无	尚未见有关不良反应报道	禁忌证:对本品过敏者禁用 相互作用:不宜与氯丙嗪,维生素C,维生素K等混合于同一容器中 氯霉素减少其吸收 考来烯胺可结合维生素B_{12}减少其吸收 与葡萄糖液有配伍禁忌 与对氨基水杨酸钠不能并用
亚叶酸钙胶囊	25mg(以亚叶酸计) ①作为甲氨蝶呤的解救疗法,一般采用的剂量为5~15mg,口服每6~8小时1次,连续2日 ②作为乙胺嘧啶或甲氧苄啶等的解毒,每日口服剂量5~15mg,视中毒情况而定 ③用于巨幼细胞贫血,每日口服15mg		很少见,偶见皮疹,荨麻疹或哮喘等过敏反应	禁忌证:禁用于恶性贫血及维生素B_{12}缺乏引起的巨幼细胞性贫血 相互作用:本品较大剂量与巴比妥,扑米酮或苯妥英钠同用,可影响抗癫痫作用
亚叶酸钙注射液	①10ml:0.1g(以亚叶酸计) ②5ml:50mg ③作为甲氨蝶呤的"解救"疗法,一般采用的剂量为按体表面积9~15mg/m²,肌注或静注,每6小时1次,共用12次;作为乙胺嘧啶或甲氧苄啶等的解毒剂,每次剂量为肌注或静注9~15mg,视中毒情况而定		很少见,偶见皮疹,荨麻疹或哮喘等其他过敏反应	禁忌证:禁用于恶性贫血及维生素B_{12}缺乏引起的巨幼细胞性贫血 相互作用:本品较大剂量与巴比妥,扑米酮或苯妥英钠同用,可影响抗癫痫作用

续表

药物名称	常用剂量	肾移植患者调整剂量	不良反应	注意事项（禁忌证和相互作用）
注射用重组人促红素	每瓶 3000IU；每瓶 5000IU 治疗期：每周分次给药；开始推荐剂量为每周每千克体重 75～100IU。若红细胞压积每周增加少于 0.5%，可于 4 周后按每千克体重 15～30IU 增加剂量，但最高增加剂量不可超过每周每千克体重 30IU。红细胞比容应增加到 30%～33%，但不宜超过 36%。每周单次给药：每周 10 000IU 维持期：每周分次给药后如果红细胞比容达到 30%～33% 或血红蛋白达到 100～110g/L，则进入维持治疗阶段。推荐将剂量调整至治疗期剂量的 2/3，然后每 2～4 周检查红细胞比容以调整剂量，避免红细胞生成过速，维持红细胞比容和血红蛋白在适当水平。每周单次给药后如果红细胞比容或血红蛋白达到上述标准，推荐将每周单次给药时间延长（如每 2 周 1 次给药），并依据患者贫血的情况调整使用剂量	无	一般反应：少数患者用药初期可出现头痛、低热、乏力等，个别患者可出现肌痛、关节痛等，绝大多数不良反应经对症处理后可以好转，不影响继续用药，极个别病例上述症状持续存在，应考虑停药 过敏反应：极少数患者用药后可能出现皮疹或荨麻疹等过敏反应，包括过敏性休克 心脑血管系统：血压升高，原有的高血压恶化和因高血压脑病而有头痛、意识障碍、痉挛发生，甚至引起脑出血 血液系统：随着红细胞压积增高，血液黏度可明显增高，因此应注意防止血栓形成 肝脏：偶有 GOT 及 GPT 的上升 胃肠：有时会有恶心、呕吐、食欲不振、腹泻的情况发生	禁忌证： 未控制的重度高血压患者 对本品及其他哺乳动物细胞衍生物过敏者，对人血清白蛋白过敏者 合并感染者，宜控制感染后再使用本品 相互作用： 尚不明确

血、营养不良性贫血以及多发性神经炎、神经根炎、三叉神经痛、坐骨神经痛和神经麻痹。叶酸拮抗剂如甲氨蝶呤、乙胺嘧啶和甲氧苄啶等都可抑制二氢叶酸还原酶，导致叶酸的利用障碍而引起巨幼细胞性贫血。对于这类贫血，直接应用叶酸无效，须使用亚叶酸钙、甲酰四氢亚叶酸钙。亚叶酸钙、甲酰四氢亚叶酸钙进入体内后转变为四氢叶酸，从而对抗上述药物的作用。

4. EPO　红细胞的生成过程主要发生于骨髓，受到内源性 EPO 的调节。未分化的干细胞分化成红细胞系干细胞，EPO 在此发挥作用，使之变为原始红细胞。EPO 对原始红细胞进一步成熟为幼红细胞、网织红细胞以及血红蛋白的合成以及流入末梢血管等均有促进作用。

二、药物治疗方案

1. 缺铁性贫血　首选口服铁剂，如硫酸亚铁或者右旋糖酐铁，餐后服用的胃肠道反应小、容易耐受。进食谷类、乳类和茶抑制铁剂的吸收，进食鱼、肉类和维生素 C 加强铁剂的吸收。口服铁剂后有效的表现是外周血网织红细胞增多，高峰在服用后 5 ~ 10 日，2 周后血红蛋白浓度上升，一般 2 月左右恢复正常。铁剂的治疗应该在血红蛋白恢复正常后持续 2 ~ 3 个月，待铁蛋白正常后停药。

2. 巨幼细胞性贫血

（1）叶酸缺乏：口服叶酸。胃肠道不能吸收者可肌肉注射四氢叶酸钙，直至血红蛋白恢复正常。一般不需维持治疗。

（2）维生素 B_{12} 缺乏：肌肉注射维生素 B_{12}，直至血红蛋白恢复正常。恶性贫血或胃全部切除者需终生采用维持治疗。维生素 B_{12} 缺乏伴有神经症状者对治疗的反应不一，有时需大剂量、长时间（半年以上）的治疗。对于单纯维生素 B_{12} 缺乏的患者，不宜单用叶酸治疗，否则会加重维生素 B_{12} 的缺乏，特别是要警惕会有神经系统症状的发生或加重。

3. 肾性贫血　静脉注射 EPO。开始应用较低剂量 50 ~ 100IU/kg，每周 3 次，如果在 4 周内，网状红细胞计数、血细胞比容和血红蛋白水平未见明显增加，本品的剂量可递增，如果在任何 2 周中血细胞比容的增加大于 4% 以上，本品的剂量应减少，建议以血细胞比容达 30% ~ 33% 或血红蛋白水平达 100 ~ 120g/L 为指标，调节维持剂量，同时应个别测定最佳血细胞比容的水平。接受长期血液透析的患者，通常在每一次透析过程结束时给予本品。皮下

给药剂量与静注相同。腹膜内给药剂量等于或大于静注剂量。

（廖贵益　胡小鹏）

参 考 文 献

1. Mix TCH, Kazmi W, Khan S, et al. Anemia: a continuing problem following kidney transplantation. Am J Transplant, 2003, 3 (11): 1426-1433.

2. Ott U, Busch M, Steiner T, et al. Anemia after renal transplantation: an underestimated problem. Transplant Proc, 2008, 40 (10): 3481-3484.

3. Rigatto C, Foley R, Jeffery J, et al. Electrocardiographic left ventricular hypertrophy in renal transplant recipients: prognostic value and impact of blood pressure and anemia. J Am Soc Nephrol, 2003, 14(2): 462-468.

4. Ojo AO, Hanson JA, Wolfe RA, et al. Long-term survival in renal transplant recipients with graft function. Kidney Int, 2000, 57(1): 307-313.

5. Shah N, Al-Khoury S, Afzali B, et al. Posttransplantation anemia in adult renal allograft recipients: prevalence and predictors. Transplantation, 2006, 81(8): 1112-1118.

6. Afzali B, Al-Khoury S, Shah N, et al. Anemia after renal transplantation. Am J Kidney Dis, 2006, 48(4): 519-536.

7. Imoagene-Oyedeji AE, Rosas SE, Doyle AM, et al. Posttransplantation anemia at 12 months in kidney recipients treated with mycophenolate mofetil: risk factors and implications for mortality. J Am Soc Nephrol, 2006, 17(11): 3240-3247.

8. Winkelmayer WC, Kewalramani R, Rutstein M, et al. Pharmacoepidemiology of anemia in kidney transplant recipients. J Am Soc Nephrol, 2004, 15(5): 1347-1352.

9. Eng M, Cobb M, Jones CM. Persistent anemia following renal transplantation. Am J Transplant, 2012, 12(12): 3466-3467.

10. Kim HC, Park SB, Han SY, et al. Anemia following renal transplantation. Transplant Proc, 2013, 35(1): 302-303.

11. Egbuna O, Zand MS, Arbini A, et al. A cluster of parvovirus B19 infections in renal transplant recipients: a prospective case series and review of the literature. Am J Transplant, 2006, 6(1): 225-231.

12. Zheng S, Coyne DW, Joist H, et al. Iron deficiency anemia and iron losses after renal transplantation. Transpl Int, 2009, 22(4): 434-440.

13. Mahmud SN, Aziz R, Ahmed E, et al. Anemia characteristics after renal transplantation. Transplant Proc, 2012, 34(6): 2428.

14. Vanrenterghem Y, Ponticelli C, Morales JM, et al. Prevalence and management of anemia in renal transplant recipients: a European survey. Am J Transplant, 2003, 3(7): 835.

第二章

白细胞减少

白细胞减少(leukopenia)是指外周血白细胞绝对计数持续低于$4.0×10^9$/L,因粒细胞在白细胞中占绝大多数,尤其是中性粒细胞,故白细胞减少通常是因中性粒细胞减少引起的,且大多数也表现为中性粒细胞比例的降低,因此白细胞减少通常指的是中性粒细胞的减少。移植后中性粒细胞减少症(post-transplant neutropenia,PTN)是肾移植后常见并发症,多在移植后1年内发生,发病率为10%~55.5%[1-3]。PTN可增加移植术后患者感染和急性排斥反应的发生率,并降低移植肾和移植受者的远期存活率[2,3]。

第一节　危险因素

PTN的发生与多个因素有关,其中最为主要的因素是药物毒性[4]。

1. 药物毒性　免疫抑制剂如西罗莫司、他克莫司、吗替麦考酚酯和硫唑嘌呤;抗感染药物如伐昔洛韦、缬更昔洛韦和复方新诺明[5-8];抗淋巴细胞球蛋白和抗胸腺球蛋白[9,10]。

2. 机会感染　巨细胞病毒感染是导致感染性粒细胞减少最主要的原因[2],其他还包括HHV8感染,真菌如组织胞浆菌病、芽生菌病。

3. 自身免疫疾病　移植前自身免疫疾病的复发或移植后的淋巴增生性疾病。

4. 营养缺乏　如维生素B_{12}、叶酸缺乏、锌和铜缺乏、蛋白质营养不良。

5. 大颗粒淋巴细胞增殖和血液疾病。

第二节　发病机制

PTN的发病机制可为单一或多种机制联合,最基本的四种机制为[2]:

1. 粒细胞生成减少

(1)电离辐射、化学毒物、细胞毒类药物可破坏、损伤或抑制造血干/祖细胞及早期分裂细胞,某些药物可引起剂量依赖性骨髓抑制或特异性免疫反应。

(2)影响造血干细胞的疾病,如再生障碍性贫血、周期性中性粒细胞减少症。

(3)骨髓造血组织被白血病、骨髓瘤及转移瘤细胞浸润,可影响骨髓正常造血细胞再生。

(4)异常免疫和感染,通过综合机制起作用。

2. 成熟障碍　维生素B_{12}、叶酸缺乏或代谢障碍、骨髓增生异常综合征等可引起造血细胞分化成熟障碍,粒细胞在骨髓原位或释放入血后不久被破坏,出现无效造血。

3. 外周血粒细胞破坏或消耗增多

(1)非免疫因素:病毒感染或败血症时,中性粒细胞在血液或炎症部位消耗增多;脾大导致脾功能亢进,中性粒细胞在脾内滞留、破坏增多。

(2)免疫因素:包括药物诱发的粒细胞减少(与药物的种类有关,与剂量无关)或各种自身免疫性疾病(如系统性红斑狼疮、类风湿关节炎、Felty综合征)及某些肝炎病例亦可由于自身免疫机制导致中性粒细胞减少。

4. 中性粒细胞分布异常　中性粒细胞转移至边缘池导致循环池的粒细胞相对减少或者粒细胞滞留循环池其他部位。

第三节　诊　断　标　准

根据血常规检查的结果即可作出白细胞减少、中性粒细胞减少或粒细胞缺乏症的诊断。根据WHO定义标准，成人外周血白细胞<4.0×10^9/L为白细胞减少；成人外周血中性粒细胞绝对值<2.0×10^9/L(10~14岁儿童<1.8×10^9/L、10岁以下儿童<1.5×10^9/L)为中性粒细胞减少。按其减少程度可分为轻度(1.5×10^9/L~2.0×10^9/L)，中度(1.0×10^9/L~1.5×10^9/L)，重度(0.5×10^9/L~1.0×10^9/L)和极重度(<0.5×10^9/L)，极重度中性粒细胞减少也称粒细胞缺乏症。

第四节　鉴　别　诊　断

中性粒细胞减少可作为很多疾病的征象出现，注意从以下几方面鉴别：

1. 病史　有药物、毒物或放射线的接触史或放化疗史者应考虑相关疾病诊断。有感染史，随访血常规检查数周后白细胞恢复正常，骨髓检查无特殊发现者要考虑感染引起的反应性白细胞减少。有自身免疫性疾病者可考虑是其在血液系统的表现。

2. 家族史　检查家族成员中有无相似患者。如有家族史怀疑周期性中性粒细胞减少，应定期检查血象，以明确中性粒细胞减少的发生速度、持续时间和周期性。

3. 查体　伴脾大，骨髓粒系增生者有脾功能亢进的可能。淋巴结、肝、脾肿大，胸骨压痛者要注意外周血象和骨髓象有无白血病、转移瘤等细胞浸润。

4. 实验室检查　如伴有红细胞和血小板减少，应考虑各种全血细胞减少疾病的可能。肾上腺素试验阳性者提示有粒细胞分布异常的假性粒细胞减少的可能。如存在中性粒细胞特异性抗体，应考虑自身免疫性疾病等。

第五节　治　　疗

目前研究认为PTN的发生因素中最为主要的因素是药物毒性，包括常见的免疫抑制剂和抗病毒药物等，因此临床上可通过暂时或永久的减量或停止使用该类药物如缬更昔洛韦、吗替麦酚酯、复方新诺明等来减少对粒细胞增殖的抑制作用。然而，药物之间复杂的相互作用使得临床上无法证实到底是何种药物主导了粒细胞增殖的抑制作用，并且减量或停止此类药物易导致排斥反应的发生率增加，所以目前部分研究者尝试使用粒细胞集落刺激因子(granulocyte colonystimulating factor, G-CSF)来治疗PTN，且临床上目前尚无PTN一致的治疗方法[2]。

一、基本原则

1. 有病因可寻者应去除病因，如停用可疑药物、补充缺乏的造血原料、控制感染、抑制免疫异常减少破坏等。

2. 根据中性粒细胞减少程度决定治疗：轻度减少对患者防御细菌感染的能力无明显影响，可不需特殊药物治疗。中度减少者感染的风险轻度增加，出现发热或感染时，应予升白细胞药物治疗。粒细胞缺乏患者极易发生严重的细菌和真菌感染，危及生命，是临床急症，应在升白细胞治疗的同时，采取隔离措施，并发感染时及时应用足量广谱抗生素。

二、药物治疗

1. 常见药物治疗　见表7-2-1。

2. 造血生长因子　由于G-CSF对白细胞前体具有刺激作用，而这中间产物可诱导排斥反应的发生，因此理论上G-CSF可增加排斥风险，亦得到极少报道的证实[11]。但多数研究证实G-CSF治疗PTN的同时并不会增加排斥风险[2,3,12,13]。Turgeon等[13]发现G-CSF对于药物毒性引起的PTN疗效较好，而对于PTN合并败血症的患者疗效差。

3. 糖皮质激素和静脉注射免疫球蛋白　怀疑免疫因素所致的中性粒细胞减少可试用泼尼松，每日30~60mg，分3次口服。或静脉注射免疫球蛋白0.4g/(kg·d)，连用5日。

表 7-2-1　常见的治疗药物

药物名称	常规剂量及用法	肾移植患者调整剂量	不良反应	注意事项(禁忌证和相互作用)
维生素 B₄片	每片10mg 10~20mg，每日3次	无	可能促进肿瘤发展	无
维生素 B₆片	每片10mg 10~20mg，每日3次	无	长期、过量应用本品可致严重的周围神经炎，出现神经感觉异常，步态不稳，手足麻木	禁忌证:过敏者禁用 相互作用: 与左旋多巴合用，可降低后者治疗帕金森病的疗效；氯霉素、盐酸肼屈嗪、异烟肼、青霉胺及免疫抑制剂包括糖皮质激素、环磷酰胺，环孢素等药物可拮抗维生素 B₆或增强维生素 B₆经肾排泄，甚至可引起贫血或周围神经炎
鲨肝醇片	每片10mg 10~20mg，每日3次	无	偶见口干，肠鸣亢进	无
氏胺升白胶囊	每片0.5mg 2g，每日3次	无	无	无
地榆升白片	每片0.1g 0.2~0.4g，每日3次	无	无	无
利可君片	每片20mg 20mg，每日3次	无	无	禁忌证:过敏者禁用
茜草双酯片	每片0.1g 0.4g，每日2次	无	口干，头痛，心肝肾功能损伤	无
重组人粒细胞刺激因子	75μg/支，100μg/支，150μg/支，200μg/支，300μg/支注射剂 2.5μg/(kg·d)皮下注射	无	肌肉骨骼系统:有时会有肌肉酸痛，骨痛，腰痛，胸痛的现象；消化系统:有时会出现食欲不振的现象，或肝脏丙转氨酶，谷草转氨酶升高；发热、头疼、乏力及皮疹，碱性磷酸酶(ALP)、乳酸脱氢酶(LDH)升高；极少数人会出现休克、间质性肺炎，成人呼吸窘迫综合征，幼稚细胞增加	禁忌证: 对粒细胞刺激因子过敏者以及对大肠杆菌表达的其他制剂过敏者禁用；严重肝、肾、心、肺功能障碍者禁用 相互作用: 对促进白细胞释放之药物(如锂剂)应慎用
重组人粒细胞-巨噬细胞刺激因子	150μg/支注射剂 3~10μg/(kg·d)皮下注射	无	发热、寒战、恶心、呼吸困难、腹泻；皮疹、胸痛、骨痛	禁忌证: 对重组人粒细胞-巨噬细胞集落刺激因子(rhGM-CSF)或该制剂中任何其他成分有过敏史的患者禁用；自身免疫性血小板减少性紫癜的患者禁用 相互作用: 与化疗药物同时使用,可加重骨髓毒性;可引起血浆白蛋白降低

(支吉秋　胡小鹏)

参 考 文 献

1. Rerolle JP, Szelag JC, Le Meur Y. Unexpected rate of severe leucopenia with the association of mycophenolate mofetil and valganciclovir in kidney transplant recipients. Nephrol Dial Transplant, 2007, 22 (2): 671-672.

2. Zafrani L, Truffaut L, Kreis H, et al. Incidence, risk factors and clinical consequences of neutropenia following kidney transplantation: a retrospective study. Am J Transplant, 2009, 9 (8): 1816-1825.

3. Hurst FP, Belur P, Nee R, et al. Poor outcomes associated with neutropenia after kidney transplantation: analysis of United States Renal Data System. Transplantation, 2011, 92 (1): 36-40.

4. Aubert O, Sberrosoussan R, Scemla A, et al. Autoimmune neutropenia after kidney transplantation: a disregarded entity of posttransplant neutropenia. Transplantation, 2014, 97 (7): 725-729.

5. Brum S, Nolasco F, Sousa J, et al. Leukopenia in kidney transplant patients with the association of valganciclovir and mycophenolate mofetil. Transplant Proc, 2008, 40 (3): 752-754.

6. Keisu M, Wiholm BE, Palmblad J. Trimethoprim-sulphamethoxazoleassociated blood dyscrasias. Ten years' experience of the Swedish spontaneous reporting system. J Intern Med, 1990, 228 (4): 353-360.

7. Royer B, Zanetta G, Bérard M, et al. A neutropenia suggesting an interaction between valacyclovir and mycophenolate mofetil. Clin Transplant, 2003, 17 (2): 158-161.

8. Brennan DC, Daller JA, Lake KD, et al. Thymoglobulin Induction Study Group. Rabbit antithymocyte globulin versus basiliximab in renal transplantation. N Engl J Med, 2006, 355 (19): 1967-1977.

9. Heaf J. Bone marrow function during quadruple immunosuppressive therapy after renal transplantation. Clin Nephrol, 1993, 40 (6): 332-338.

10. EBPG Expert Group on Renal Transplantation. European best practice guideline for renal transplantation. Section IV: Long-term management of the transplant patient. IV. 9. 2. Haematological complications. Leucopenia. Nephrol Dial Transplant, 2002, 17 (suppl 4): 49.

11. Minguez C, Mazuecos A, Ceballos M, et al. Worsening of renal function in a renal transplant patient treated with granulocyte colony-stimulating factor. Nephrol Dial Transplant, 1995, 10 (11): 2166-2167.

12. Hartmann EL, Gatesman M, Roskopf-Somerville J, et al. Management of leukopenia in kidney and pancreas transplant recipients. Clin Transplant, 2008, 22 (6): 822-828.

13. Turgeon N, Hovingh GK, Fishman JA, et al. Safety and efficacy of granulocyte colony-stimulating factor in kidney and liver transplant recipients. Tranplant Infect Dis, 2000, 2 (1): 15-21.

第三章

血小板减少

肾移植术后血小板减少(post-transplantation thrombocytopenia,PTT)为肾移植术后常见并发症,术后3日即可出现[1],移植术后3个月和1年的发病率分别为80%和96%[2]。PTT可能会导致患者具有明显的出血倾向,如出现胃肠道大出血或中枢神经系统出血从而危及生命[3]。

第一节 危 险 因 素

一、移植肾性因素

移植肾功能延迟恢复、移植肾原发无功能、移植肾功能减退甚至是完全失功是血小板减少的重要原因。肾移植后急、慢性排斥反应发生的同时会伴有血小板减少的发生。

二、药物性因素

吗替麦考酚酯,他克莫司,抗淋巴细胞抗体如抗胸腺球蛋白(ATG)、抗CD3单克隆抗体、抗CD52单克隆抗体和抗CD20单克隆抗体,抗病毒药如更昔洛韦,抗生素如利奈唑胺等均会导致血小板减少。

三、感染因素

血小板减少是风疹、弓型体病、巨细胞病毒和疱疹病毒等感染的主要临床表现[4,5]。梅毒感染也可引起血小板缺乏。严重的细菌感染也多伴有血小板的减少。

四、其他

其他会导致血小板减少的因素有急性大出血、脾功能亢进、血小板生成素缺乏、巨幼细胞性贫血、再生障碍性贫血和骨髓病性疾病等。

第二节 发 病 机 制

1. 血小板生成减少 肾移植后血小板生成减少为获得性。由于某些因素如药物、感染等损伤造血干细胞或影响造血干细胞在骨髓中的增殖,而导致血小板生成减少。这些因素可影响多个造血细胞系统,因此常伴有不同程度贫血、白细胞减少、骨髓巨核细胞明显减少。

2. 血小板破坏增多 肾移植后出现的血小板破坏过多也为获得性,包括免疫性和非免疫性两种。免疫性的如药物性血小板破坏增多,非免疫性则常见于感染、弥散性血管内凝血等。

3. 分布异常 由于脾功能亢进,血小板过多地滞留在脾内。

第三节 诊 断 标 准

根据WHO定义,血小板计数<$100×10^9$/L即可诊断为血小板减少。据严重程度可分为四级:轻度减少,血小板为$50×10^9$/L ~ $100×10^9$/L;中度减少,血小板为$30×10^9$/L ~ $50×10^9$/L;重度减少,血小板为$20×10^9$/L ~ $30×10^9$/L;极重度减少,血小板<$10×10^9$/L。

第四节　鉴别诊断

结合临床表现、体征、药物使用史、伴发疾病史及相应的实验室检查对血小板减少的病因进行鉴别,主要包括药物性血小板减少、细菌感染性血小板减少、病毒感染性血小板减少、继发性血小板减少等。

第五节　治　疗

一、药物治疗

1. 常见治疗药物　见表 7-3-1。

2. 血小板生成刺激因子　血小板是从骨髓成熟的巨核细胞胞质裂解脱落下来的具有生物活性的小块胞质。直接刺激血小板生成的各前体细胞能增加体内血小板的数量,从而提高血液血小板计数,这些刺激因子有重组人血小板生成素注射液、重组人白介素-11 等。其中,重组人血小板生成素注射液刺激巨核细胞生长及分化,对巨核细胞生成的各阶段均有刺激作用,包括前体细胞的增殖和多倍体巨核细胞的发育及成熟;重组人白介素-11 直接刺激造血干细胞和巨核祖细胞的增殖,诱导巨核细胞的成熟分化,血小板增多但功能无明显改变;重组人粒细胞巨噬细胞集落刺激因子作用于造血祖细胞,促进中性粒细胞其增殖和分化。

表 7-3-1　常用治疗药物

药物名称	常用剂量	肾移植患者调整剂量	不良反应	注意事项(禁忌证和相互作用)
重组人血小板生成素注射液	7500U/ml 或 15 000U/ml 皮下,每日每千克体重 300U,每日 1 次	无特殊	偶有发热、肌肉酸痛、头晕等	禁忌证: 对本品成分过敏者禁用 严重心、脑血管疾病者禁用 患有其他血液高凝状疾病者,近期发生血栓病者禁用 合并严重感染者,宜控制感染后再使用本品 相互作用:尚不清楚
注射用重组人白介素-11	$8.0×10^6$ AU/1.0mg/支 $1.2×10^7$ AU/1.5mg/支 $2.4×10^7$ AU/3.0mg/支 皮下注射。25 ~ 50μg/kg 体重,每日 1 次,疗程一般 7 ~ 14 日。血小板计数恢复后应及时停药	无特殊	乏力、疼痛、寒颤、腹痛、感染、恶心、便秘、消化不良、瘀斑、肌痛、骨痛、神经紧张及脱发等	禁忌证: 对重组人白介素-11 及本品中其他成分过敏者禁用 对血液制品、大肠杆菌表达的其他生物制剂有过敏史者慎用 相互作用:尚不清楚
重组人粒细胞巨噬细胞刺激因子(rhGM-CSF)	750 000IU/75μg/1ml/支 皮下注射。3 ~ 10g/(kg·d),持续 5 ~ 7 日	无特殊	最常见的不良反应为发热、寒战、恶心、呼吸困难、腹泻,一般的常规对症处理便可使之缓解;其次有皮疹、胸痛、骨痛和腹泻、低血压和低氧综合征等	禁忌证: 对 rhGM-CSF 或该制剂中任何其他成分有过敏史的患者 自身免疫性血小板减少性紫癜的患者 相互作用: 本品与化疗药物同时使用,可加重骨髓毒性,因而不宜与化疗药物同时使用,应于化疗结束后 24 ~ 48 小时使用 本品可引起血浆白蛋白降低,因此,同时使用具有血浆白蛋白高结合的药物应注意调整药物的剂量 注射丙种球蛋白者,应间隔 1 个月以上再接种本品

药物名称	常用剂量	肾移植患者调整剂量	不良反应	注意事项（禁忌证和相互作用）
复方皂矾丸	小蜜丸,每丸重0.2克 口服,每次7~9丸,每日3次,饭后即服	未知	少数病例初服本品有轻微消化道反应,减量服用数日,即可耐受	忌茶水 相互作用:尚不清楚
利可君片	20mg 口服。每次20mg(1片),每日3次	无特殊	尚未发现有关不良反应报道	禁忌证:对本品过敏者禁用 相互作用:尚不明确
肌苷片	0.2g 口服,成人每次1~3片,每日3次;小儿每1/2~1片,每日3次;必要时剂量可加倍(如肝病)	未知	口服有胃肠道反应	禁忌证:对本品过敏者禁用 相互作用:尚不明确

3. 促进骨髓造血系统功能的药物 利可君片（利血生）为半胱氨酸衍生物,在十二指肠碱性条件下与蛋白结合形成可溶的物质迅速被肠所吸收。肌苷能直接透过细胞膜进入体细胞,活化丙酮酸氧化酶类,从而使处于低能缺氧状态下的细胞能继续顺利进行代谢,并参与人体能量代谢与蛋白质的合成。利可君和肌苷两者均能增强骨髓造血系统功能。中成药制剂复方皂矾丸,为补益剂,具有温肾健髓、益气养阴、生血止血之功效,也具有增强骨髓造血系统功能的作用。

二、药物治疗方案

肾移植后血小板减少绝大多数是能明确病因的,如病毒感染、细菌感染和药物性等,因此对于血小板减少的治疗根本是针对相应的病因进行有效的治疗或去除危险因素。同时,使用药物迅速提升血小板的数量也极为重要,因为血小板减少会导致患者出血倾向增加,严重者甚至危及生命。直接提升血小板数量的治疗方案如下:

1. 单纯性血小板减少 可使用重组人血小板生成素注射液或者重组人白介素-11联合复方皂矾丸、利可君片和肌苷片三种药物中的一种或几种。

2. 伴有白细胞数减少的血小板减少 可使用重组人粒细胞巨噬细胞刺激因子联合复方皂矾丸、利可君片和肌苷片三种药物中的一种或几种。用药过程中待血小板计数恢复至$100×10^9$/L以上或血小板计数绝对值升高$≥50×10^9$/L时应停用。

（廖贵益　胡小鹏）

参 考 文 献

1. Heaf J. Bone marrow function during quadruple immunosuppressive therapy after renal transplantation. Clin Nephrol, 1993,40(6):332-338.

2. Singh N, Gayowski T, Marino IR. Hemolytic uremic syndrome in solid-organ transplant recipients. Transpl Int, 1996,9(1):968-975.

3. Xie L, He S, Fu L, et al. The prevalence and risk factors of thrombocytopenia after living-related renal transplantation in Chinese adult recipients. Transplant Proc, 2013,45(1):197-199.

4. Karras A, Thervet E, Legendre C, et al. Hemophagocytic syndrome in renal transplant recipients: report of 17 cases and review of literature. Transplantation, 2004,77(2):238-243.

5. Nüesch R, Cynke E, Jost MC, et al. Thrombocytopenia after kidney transplantation. Am J Kidney Dis, 2000,35(3):537-538.

第四章

淋巴组织增生性疾病

移植后淋巴组织增生性疾病（post-transplant lymphoproliferative disorders，PTLD）是指实体器官或造血干细胞同种异体移植受者因免疫抑制而发生的淋巴组织或浆细胞增生，属于免疫缺陷相关淋巴组织增生性病变，包括从反应性增生到恶性淋巴瘤的一组异质性病变，具有独特的临床病理特点和预后[1-3]。实体器官移植后恶性肿瘤的发生中，PTLD发病率高居第二，仅次于皮肤癌，在移植受者中的发病率是正常人群的10~20倍[4,5]。PTLD是肾移植少见但危及生命的严重并发症，成人中发生率为1%~3%，发病与免疫抑制、细胞免疫损伤和EB病毒（epstein-barr virus，EBV）感染有关，可在移植后1年内（早发型）或1年后（晚发型）发病，其中约85%为晚发型[5-11]。多数起源于B淋巴细胞，少数起源于T淋巴细胞。

第一节　危险因素

多个危险因素可增加PTLD的发病风险，最主要的为EBV血清阴性和免疫抑制治疗[5,12,13]。

1. EBV血清阴性　血清中EBV阴性受者PTLD的发病率显著高于EBV阳性受者，同时EBV阴性为EBV诱导的淋巴瘤发生的高危因素。

2. 免疫抑制治疗　高强度和长时间的免疫抑制治疗所造成的机体免疫抑制状态，是导致免疫功能低下患者淋巴瘤发病率增加的主要原因，而不是某种特定的免疫抑制药物。但抑制或清除T细胞的免疫抑制药物，如抗T淋巴细胞抗体，可通过降低抗肿瘤细胞的毒性，来增加PTLD的发病率[14,15]。此外，部分研究认为钙调磷酸酶抑制剂可增加淋巴瘤的发病率，而抗代谢药物如吗替麦考酚酯可降低PTLD的发生率[6,12,16]。

3. 病毒感染　包括CMV、HCV和HHV-8，通过介导免疫调节尤其是辅助性/抑制性T细胞比率，导致PTLD的发生[17]。

4. 其他　受者年龄大于60岁或小于10岁[6]；尸肾；肾胰联合移植；透析时间小于5年；HLA错配（5或6个位点）；EBV错配；多克隆抗体或OKT3诱导治疗及硫唑嘌呤的使用[5]。

第二节　发病机制

EBV感染是最关键的致病因素，其致PTLD的发病机制涉及多个环节，包括：①EBV感染宿主细胞；②EBV感染的宿主细胞经历激活、合成病毒编码转化相关蛋白、母细胞转化和复制等过程，使B细胞具有高度的免疫性，可触发被激活的EBV特异性CD8+细胞毒性淋巴细胞的增殖；③EBV的免疫逃避，EBV能够逃避宿主免疫清除是最终发生PTLD的关键前提；④EBV表达多种病毒相关蛋白，激活多条肿瘤相关信号转导通路，促进细胞增殖，协同诱发PTLD。此外，免疫功能抑制、免疫监视缺失、免疫抑制剂的致瘤作用及移植物的慢性抗原刺激等均参与PTLD的发病。新近也发现，人类白细胞抗原（HLA）和某些细胞因子的基因多态性与PTLD的发病有关。

第三节 诊 断 标 准

PTLD 的诊断需结合病史、临床表现、实验室检查和组织病理学结果。诊断要点:①器官移植后出现原因不明的发热、盗汗、体重减轻等症状,抗感染治疗无效;②淋巴结肿大或肝脾肿大以及脏器浸润性肿块;③原因不明的皮肤结节或肿块;④血清乳酸脱氢酶(LDH)增高;⑤组织活检具有 PTLD 的病理学特征;⑥免疫球蛋白基因重排阳性或 EBV-DNA 急剧增高,肿瘤基因和肿瘤抑制基因的改变,意义未明的单克隆丙种球蛋白病(肝移植受者多见)均有助于 PTLD 的诊断。

一、临床特征

PTLD 是一组潜在性致死性淋巴组织增生性疾病,其临床表现通常是非特异性的,最常见的表现是发热、盗汗、体重减轻、淋巴结或结外单发或多发性肿块。深部淋巴结肿大、巨脾或肝大,亦可引起如腹痛、呕吐或腹泻等非特异性症状。PTLD 可发生在肾移植术后任何时间,但约85% 为晚发型,其中移植物 PTLD 好发于术后 2 年内,脑 PTLD 好发于术后第 2~7 年,胃肠 PTLD 好发于术后第 6~10 年[5]。移植物 PTLD 的早发可能与供体来源淋巴细胞的淋巴组织增生[18]、移植物慢性抗原的刺激[19]和 EBV 的增殖[20]有关。临床上多个研究中心均发现,晚发型 PTLD 常累及结外部位,如胃肠道和中枢神经系统的病变可分别达22% ~25% 和 10% ~20%,此外皮肤、骨髓和肺等部分亦是常见受累部位[10,21]。PTLD 的病变部位与免疫抑制剂的种类有一定的关系:硫唑嘌呤治疗后易累及移植物和中枢神经系统;而环孢素或他克莫司(FK506)治疗后易累及淋巴结、骨髓、肝、肺和消化道,较少浸润中枢神经系统;骨髓移植后的 PTLD 病变则较广泛。

二、病理改变

肾移植受者出现不同部位肿块或淋巴结肿大时应及时进行活检病理检查。大多数 PTLD 起源于 B 细胞单克隆恶性增殖,T 细胞性 PTLD 较少见。典型的病理改变为淋巴组织中有大量浆细胞样 B 细胞,伴少量的 T 细胞,常有局灶性坏死区。根据 WHO 分类[1,17],PTLD 的病理类型可分为四大类:

1. 早期病变 包括浆细胞增生和传染性单核细胞增多症样病变,此型受累组织正常结构常保留,淋巴窦存在。增生的细胞为多克隆性,主要见于早发型,多发生在年轻患者和儿童中,或既往无 EBV 感染的成人实质性器官移植的受者,常与 EB 病毒感染有关。免疫表型为 EBV 潜伏膜蛋白(EBV-LMP)阳性。

2. 多形型 PTLD 特点为免疫母细胞、浆细胞和中等大小的淋巴细胞组成的破坏性病变,使淋巴结结构消失或在结外形成破坏性肿块,但仍有 B 细胞成熟的全过程,通常与原发性 EBV 感染有关。大部分免疫母细胞可检出 EBV-LMP1 和 EB 核抗原 2(EBNA2)。

3. 单形型 PTLD 包括大多数 B 细胞淋巴瘤和所有 T 细胞淋巴瘤,最常见的单形型 PTLD 是弥漫大 B 细胞淋巴瘤(DLBCL)。其他 B 细胞淋巴瘤(如 Burkitt 淋巴瘤)和浆细胞肿瘤及 T 细胞淋巴瘤少见,后者中以非特指型外周 T 细胞淋巴瘤(PTCL-NOS)和肝脾 T 细胞淋巴瘤(HSTCL)较常见。其特征是淋巴结结构消失或结外部位浸润,肿瘤性生长。B2-PTLD 表达 B 细胞相关抗原 CD19、CD20、CD79a,大多数表达 EBV 相关抗原 EBNA2 和 LMP1。同时因 EBV 感染的 B 细胞存在某些 T 细胞抗原表达,所以还可检出 T 细胞相关性抗原 CD43 和 CD45RO 等。T-PTLD 则表达 CD4 或 CD8、CD56 或 CD30 和 T 细胞受体 α、β 或 γ、δ。

4. 经典型霍奇金淋巴瘤(cHL)。

第四节 鉴 别 诊 断

PTLD 的临床表现多为非特异性表现,常与累及部位的表现相关,鉴别其他疾病对建立 PTLD 诊断有重要意义。

1. 其他淋巴结肿大疾病 包括各种感染、肿瘤转移、自身免疫性疾病、肉芽肿性疾病和非典型淋巴增生性疾病所致的淋巴结肿大。

2. 相应器官的其他恶性肿瘤 结外部位受累为主要表现时,应和相应器官的其他恶性肿瘤相鉴别。

第五节　治　疗

PTLD 治疗的首要目的是清除肿瘤性增生,其次是保存移植肾功能。由于该疾病具有独特的临床病理异质性,如移植物类型、排斥风险、并发症、疾病表现和肿瘤负荷等,目前对 PTLD 尚无一致的治疗方法。但多数 PTLD 与 EBV 感染有关,典型的 PTLD 是由于异基因造血干细胞移植或实体器官移植后,医源性因素如免疫抑制剂抑制宿主抗 EBV 特异 T 细胞功能,机体不能控制初次或隐匿的 EBV 感染,从而导致 EBV 驱动机会性 B 细胞增殖性疾病。采用免疫抑制治疗加以调节已被推荐为 PTLD 患者的一线治疗。目前临床治疗的策略主要是促进受者的免疫功能的恢复以限制 EBV 感染、清除 EBV 和去除肿瘤性 B 细胞,治疗方案包括降低肿瘤负荷(CD20 单克隆抗体、化疗、放疗),增加细胞毒性 T 淋巴细胞(cytotoxic T-lymphocyte,CTL)的活性(减少免疫抑制剂、供体、自体或异基因 T 细胞治疗),降低或清除病毒感染(抗病毒药物、诱导 EBV 溶解)。对于局灶性 PTLD,可选择外科手术切除和(或)局部放疗。此外,过继性免疫治疗和细胞因子治疗新型疗法亦值得探索。不同治疗方案的 PTLD 的疗效及预后的研究结果详见表 7-4-1。

一、基本原则

1. 降低免疫抑制强度适合所有类型的 PTLD,是最基本的治疗,不同指南推荐的具体方法不一,此过程中应充分考虑移植肾排斥和 PTLD 控制间的平衡。

2. 治疗方案主要取决于 PTLD 的组织学亚型,同时考虑疾病的临床分期、患者全身状况和移植肾功能,采用放疗、手术、免疫治疗或免疫化疗等个体化治疗。

3. 常用抗病毒药物如更昔洛韦、缬更昔洛韦和阿昔洛韦对 PTLD 无效,曾有膦甲酸钠,或丁酸精氨酸联合更昔洛韦治疗有效的报告。

4. 放疗或手术治疗适合病变局限、不能耐受联合化疗、特殊部位如中枢神经系统病变等患者。

二、免疫抑制剂减量

多数学者认为,PTLD 的诊断一旦成立,通过免疫抑制剂减量(reduction in immunosuppression,RI)来促进 EBV 特异的细胞毒性 T 淋巴细胞(CTL)功能的重建是最基本、也是最常用的治疗。对早发型 PTLD,病理类型为早期病变和多形型 PTLD,且 EBV 阳性者,RI 是首选的治疗方法,多数可获得较好的治疗反应。但对于晚发型 PTLD,受者血清 LDH 升高、脏器功能异常、多部位累及、受者年龄大于 50 岁或 B 症状型 PTLD 则疗效较差[12,30]。

临床上对器官移植后的 PTLD 的一线治疗,根据受者的个体差异因素如排斥反应风险、器官移植类型等,一般减量至基线剂量的 25% ~ 50%[17],而对于肾移植 PTLD 患者,由于可血透暂时替代肾脏功能,必要时可完全停用免疫抑制剂。但 RI 后肿瘤反应率异质性大(0 ~ 73%)[12,30],约 3 ~ 5 周才起效,且可加速移植器官的排斥或移植物抗宿主疾病(GVHD)[12]。故而明确特定群体来确保单独 RI 的安全性和有效性是非常有必要的。而对于多器官功能衰竭、高负荷或侵袭性疾病需有效治疗的患者,单一的 RI 疗法是远远不够的。

三、药物疗法

在使用 RI 疗法的基础上,临床上常常联合使用药物来协助治疗 PTLD,各类相关药物具体信息见表 7-4-2。

(一)利妥昔单抗

为针对 CD20 的单克隆抗体,它在减少 B 细胞增殖的同时,对 EBV-CTL 亦无抑制作用。由于大多数 PTLD 起源于 B 细胞单克隆恶性增殖,故而治疗反应率高,且并发症、尤其致死性并发症发生率低。适合 B 细胞型 PTLD,尤其对早期病变或多形性病变在 RI 后仍无效者,但对血清 LDH 升高、多部位受累、中枢受累的 PTLD 患者疗效较差。利妥昔单抗的问世大大提高了 PTLD 的治疗效果[28,29]。

Michonneau 等[31]比较了利妥昔单抗问世前后晚发型 PTLD 治疗效果,完全缓解率分别为 38% 和 87%,5 年总生存率分别为 33.3% 和 69%。在获得完全缓解的患者中,5 年的无病生存率分别为 37.5% 和 80%,差异均有统计学意义。近来研究证实 PTLD 治疗早期使用利妥昔单抗可显著改善预后,包括总缓解率和 3 年内无进展生存率的提高及总生存期的延长[28,29]。研究还发现若 PTLD 累及骨髓、中枢系统或受者存在低蛋白血症,可明显影响到利妥昔单抗治疗疗效,缩短总生存期[28]。未合并上述危险因素或合并 1 ~ 2 个因素的患者,3 年无进展生存率依次为 84%、66%、5%;3 年生存率依次为

表 7-4-1　PTLD 的治疗和预后（最小样本量=40）

作者	样本量	治疗	疗效	预后因素
Tsai 等,2001[22]	42	RI(71%) RI+手术(29%)	平均 RFS:1.6 年 平均 OS:2.8 年	血清 LDH 升高;多器官受累
Leblond 等,2001[23]	61	RI(89%)后,结合使用其他治疗方法	3 年 OS:50% 平均 OS:2 年 单独 RI 治疗后 DFS:6%	年龄>40 岁;中枢受累;PS 2~4
Ghobrial 等,2005[24]	107	RI(37%),手术+/- RI(24%),化疗+/-利妥昔单抗(8%),放疗(7%),未治疗(14%)	3 年 OS:40% 4 年 OS:42% 平均 OS:32 个月 单独 RI 治疗后 DFS:20%	移植物受累;PS 3~4;单形型
Maecker 等,2007[25]	55	RI+化疗(64%),RI+利妥昔单抗(12%),RI+利妥昔单抗+化疗(10%),RI(12%),RI+回输 EBV 特异性杀伤性 T 细胞(2%)	3 年 OS:72%	骨髓受累;中枢受累
Oton 等,2008[26]	84	RI(61%),化疗+/-利妥昔单抗(11%),手术(10%),抗病毒(6%),未治疗(11%),放疗(1%)	平均 OS:20.8 个月	无
Knight 等,2009[27]	78	RI(92%)后,化疗(39%),利妥昔单抗+化疗(22%),利妥昔单抗(10%),其他(11%),无后续治疗(10%)	平均 OS:8.2 年 单独 RI 治疗后 DFS:11%	中枢受累;IPI:3~5
Evens 等,2010[28]	80	RI(9%),RI+利妥昔单抗(34%),RI+化疗(16%),RI+利妥昔单抗/化疗(41%)	3 年 OS:62% 使用过利妥昔单抗的患者 3 年 OS:73%	骨髓受累;中枢受累;低蛋白血症
*Trappe 等,2012[29]	74	4 周利妥昔单抗治疗后,40%患者完全缓解,继续使用 4 周利妥昔单抗,而 60% 未完全缓解的患者则使用 4 周期的 R-CHOP 方案	平均 PFS:6.6 年 ORR:ST,89%;RSST,90% CR:ST,69%;RSST,73% 1 年 PFS:ST,86%;RSST,90%	无

注：*前瞻性研究（余均为回顾性研究）；RI, reduction in immunosuppression, 免疫抑制剂减量；PS, performance status, 功能状态；LDH, lactate dehydrogenase, 乳酸脱氢酶；OS, overall survival, 总生存期；PFS, progression-free survival, 无进展生存率；DFS, disease-free survival, 无病生存率；ORR, overall response rate, 总缓解率；CR, complete remission, 完全缓解率；IPI, international prognostic index, 国际预后指数；RSST, risk stratified sequential therapy, 风险分层序贯疗法；ST, sequential therapy, 序贯疗法；R-CHOP, rituximab, cyclophosphamide ,doxorubicin ,oncovin, prednisone, 利妥昔单抗-环磷酰胺-多柔比星-长春新碱-泼尼松。

表7-4-2　PTLD治疗的常用药物

药物名称	常用剂量	肾移植患者调整剂量	不良反应	注意事项（禁忌证和相互作用）
利妥昔单抗	10ml和50ml注射剂,10mg/ml 首次输液初始速率控制在50mg/h内,如无过敏或与输液相关反应,按照50mg/h速率增加,最高至400mg/h。其后可按400mg/h初始速率给药,每30分钟增加给药速度100mg/h。注射期间须准备糖皮质激素、肾上腺素和抗组胺药,备紧急处理严重过敏反应。同时注意观察肿瘤负荷大的患者是否出现肿瘤溶解综合征	无	剂量限制:过敏反应和严重心律失常;常见:50%患者出现相关输注相关细胞或血小板减少症;关节痛、倦怠、腹泻、消化不良、口味反应、高血压、直立性低血压、心动过速、心动过缓、溢泪、感觉迟钝、麻木、激动、失眠、高血糖、低血钙、胸痛、背部或肿瘤部位疼痛感	禁忌证:药物过敏者禁用 相互作用:无
环磷酰胺	25mg或50mg片剂,安瓿,100~1000mg 晨起或午后,并补充大量液体,避免引起膀胱炎,静脉滴注	无	剂量限制:骨髓抑制导致的血细胞减少;出血性膀胱炎;常见:脱发、口腔炎、无精症、闭经、头痛(快速发作且持续时间短),当剂量达到700mg/m²时,常出现恶心和呕吐症状;偶见:皮肤或指甲色素沉着,注射过程中出现金属味觉、注射后打喷嚏或鼻塞发冷,肝功能异常、头晕、过敏;罕见:暂时性抗利尿激素分泌异常综合征(尤其是给予大剂量时)甲状腺功能减退症、白内障、黄疸、肺间质纤维化、心肌坏死和急性心肌病(大剂量)、继发性肿瘤(急性白血病和膀胱癌)	禁忌证:无 相互作用:苯巴比妥、苯妥英钠和其他影响肝P450系统的药物,可能会导致有毒的代谢物生成增加联合环磷酰胺时,地高辛浓度下降;与华法林作用,明显延长凝血酶原时间与琥珀胆碱作用,加重神经肌肉阻滞
多柔比星	10mg,20mg,50mg,100mg或150mg注射剂 应用防渗静脉通道缓慢推入药物;或者应用中心静脉通道持续静脉注射药物;血清胆红素在1.2~3.0mg/dl之间减量50%,胆红素在3~5mg/dl之间减量75%	肾功能不全者用本品后要警惕高尿酸血症的出现多应用痛风患者,如应用别嘌醇,柔比星应用量要相应增加	剂量限制:骨髓移植尤其是白细胞减少;常见:脱发、恶性、呕吐、口腔炎、组织溃烂;偶见:腹泻、尿色发红、皮疹、结膜炎、流泪、色素沉着、面部和沿静脉注射处潮红;罕见:纤溶酶激活、肌肉无力、发热、寒战、药物过敏	禁忌证:充血性心力衰竭者禁用 相互作用:右雷佐珠单抗和丝裂霉素C增加心毒性曲妥珠单抗和苯妥英钠增加了多柔比星的血浆苯巴比妥增加多柔比星的清除率硫唑嘌呤增加肝毒性

药物名称	常用剂量	肾移植患者调整剂量	不良反应	注意事项(禁忌证和相互作用)
长春新碱	1mg、2mg和5mg注射剂 在接受长春新碱药物治疗的患者应常规服用缓泻剂;通过预防外溢的静脉通路进行快速注射;对于血清胆红素大于3.0mg/dl的患者减量50%	无	剂量依赖性周围神经病变;常见:药物外溢导致的组织坏死、脱发;偶见:轻度白细胞减少、皮疹、抗利尿激素分泌异常综合征;罕见:恶心、呕吐、胰腺炎、发热	禁忌证:无 相互作用: 苯巴比妥、钙通道阻滞剂、西咪替丁、甲氧氯普胺和其他抑制肝 P450 系统的药物可能导致本药代谢产物增加,接受上述药物治疗的患者应谨慎使用长春新碱 与长春新碱联用时,苯妥英钠和地高辛在血中浓度降低,来格司亭与长春新碱同时用可能引起严重的非典型神经病 由于左旋天冬酰胺酶能抑制长春新碱的清除,所以在用此药之前 12～24 小时给予长春新碱
依托泊苷	50mg胶囊和100mg注射剂 为避免血压过低,静脉注射时应缓慢注入,至少30分钟;肾功能障碍患者谨慎使用(肌酐清除水平小于50ml/min和10ml/min患者应分别减少25%和50%剂量);肝功异常患者常推荐减少剂量	肌酐清除率大于50ml/min者,无需调整初始剂量。肌酐清除率为15～50ml/min,初始剂量减至常规剂量的75%。以后的剂量应按患者的耐受程度和临床疗效适当调整。尚无肌酐清除率低于15ml/min者的用药资料,但此类患者需进一步减少剂量	剂量限制:骨髓抑制;常见:恶心呕吐(口服常见、静脉注射不常见)、脱发、注射过快导致的血压过低、注射期间容易引起金属味觉;偶见:口腔炎、吞咽困难、腹泻、便秘、腺炎、皮疹、放射回忆反应、色素沉着、过敏、短暂性高血压、心律不齐、嗜睡、眩晕、短暂性皮质盲、周围性神经病变	禁忌证:无 相互作用: 钙通道阻滞剂可能增加依托泊苷的细胞毒性 对于服用华法林的患者,前凝血酶原时间可能由于使用依托泊苷而延长

续表

药物名称	常用剂量	肾移植患者调整剂量	不良反应	注意事项（禁忌证和相互作用）
甲基苄肼	50mg 胶囊 避免饮酒及食用含有酪胺的食品（三环抗抑郁药、抗组胺药、黑啤酒、葡萄酒、奶酪、酸奶或熏制或烟熏制食品）；对于肝肾或骨髓障碍的患者，减少剂量	肝肾功能不全慎用	剂量限制：骨髓抑制；常见：恶心和呕吐，类流感综合征，放疗增敏，闭经和无精症，不孕症；偶见：皮炎，色素沉着，光敏性，口腔炎，吞咽困难，腹泻，低血压，心动过速，尿频，血尿，男性乳房增大；约10%患者出现神经系统反应；罕见：口干，视网膜出血，畏光，视乳头水肿，过敏性肺炎，继发性恶性肿瘤	禁忌证：无 相互作用： 与乙醇发生戒酒硫样反应 与中枢麻醉剂引起血压过低；与抗组胺药、吩噻嗪、巴比妥酸盐和其他中枢神经系统抑制剂引起中枢神经系统抑制和抗胆碱作用 与胰岛素或磺脲类引起低血糖症 联合应用香豆素衍生物增加抗凝血作用 与色氨酸引起震颤，过度换气，意识模糊等 与三环类抗抑郁药、单胺氧化酶抑制剂、氟西汀、交感神经兴奋药、哌替啶和替他麻醉药引起高热，抽搐和死亡 与含有胺的食品和饮料、咖啡因、右旋多巴、甲基多巴、左旋多巴、甲基多巴，可卡因、麻醉药、丁螺环酮等引起重度高血压
泼尼松	5mg 片剂 口服	无	可引起糖尿病，消化道溃疡和类库欣综合征症状；并发感染；对下丘脑-垂体-肾上腺轴抑制作用强	禁忌证： 对本品和肾上腺皮质激素类药物过敏者，真菌和病毒感染者禁用 相互作用： 提高血管对升压药的敏感性 抑制免疫反应，不可与疫苗同时用 与噻嗪类利尿药合用更易发生低血钾 与免疫抑制药合用，溃疡及出血发生率增加 降低降血糖药物的作用，拮抗胰岛素 蛋白质同化激素可一定程度的纠正泼尼松分解蛋白质作用，纠正负氮平衡 与洋地黄同用，因有低钾，更易发生洋地黄中毒，应注意补钾 苯巴比妥、苯妥英钠可加速泼尼松代谢，疗效降低 与吲哚美辛合用更易发生溃疡病 与环孢素合用时，泼尼松的代谢受到抑制 与抗癌药合用时，免疫系统抑制加重

改编自《临床肿瘤学手册》（第6版）。

93%、68%、11%。此预测模型在危险因素只包括骨髓受累和低蛋白血症时具有极大的预测意义。

Trapper 等[29]报道的迄今唯一的国际多中心前瞻性二期临床试验结果,对 CD20 阳性、免疫抑制剂减量无效的 PTLD 患者,采用利妥昔单抗 375mg/m²,静脉滴注,每周 1 次,连用 4 周,对达到完全缓解的 40% 患者,继续使用 4 周利妥昔单抗,即风险分层序贯疗法(risk stratified sequential therapy,RSST);对余下未达到完全缓解的 40% 患者,使用 4 个周期的 R-CHOP 治疗方案,即序贯疗法(sequential therapy,ST)。ST 组和 RSST 组的总缓解率分别为 89% 和 90%,完全缓解率分别为 69% 和 73%,1 年内的无进展生存率分别为 86% 和 90%。此试验改进了利妥昔单抗的疗效和避免 CHOP 方案的不良反应。

(二)联合化疗

对于病变范围较广泛、免疫抑制剂减量、抗病毒治疗无效者,单形型 B-PTLD、T-PTLD 和免疫抑制剂减量、单用利妥昔单抗治疗无效的系统性多形型 B-PTLD,可采用联合化疗,如 CHOP(最常用)、CHOP2B、MACOP、CVP、VACOP2B、ProMACE2CytaBOM 等,必要时加用放疗以清除肿瘤细胞,不仅抑制淋巴细胞的增殖,还能控制移植后的排斥及 GVHD[25,30]。尽管联合化疗可使 PTLD 的完全缓解率高达 92%,但感染、脏器功能受损等治疗相关并发症发生率高,而低剂量细胞毒治疗已证明对 PTLD 的有效。

1. 对年轻、全身状况较好者尽量采用 R-CHOP 方案,见表 7-4-3。

表 7-4-3 R-CHOP 方案

药物名称	用 法
利妥昔单抗	第 1 日静脉滴注 375mg/m²
环磷酰胺	第 1 日静脉滴注 750mg/m²
多柔比星	第 1 日静脉滴注 50mg/m²
长春新碱	第 1 日静脉滴注 1.4mg/m²(最大 2mg)
泼尼松	第 1~5 日口服 100mg,每日 1 次

注:上述为一疗程,每 21 日重复一疗程。

2. 对年龄大、一般情况差,或原有左室功能不全预计不能耐受强化疗或蒽环类药物者,可采用 R±CVP、R±CEOP、R±CEPP 等方案,见表 7-4-4 ~ 表 7-4-6。

(三)抗病毒药物

为 EBV 相关 PTLD 最常见的首选或合并治疗手段,但 EBV 基因组整合进入感染 B 细胞形成潜伏感染,这种 B 细胞不表达激活抗病毒药所需的胸苷激酶,所以抗病毒药物在体内对 EBV 无效,也不能抑制 EBV 潜伏的 B 淋巴细胞的增殖,因而单纯应用抗病毒药物治疗多无效[32]。但是研究发现更昔洛韦和阿昔洛韦应用于 PTLD 的预防时,可降低 38% ~ 44% 的 PTLD 发生率,且移植术后 1 年内进行 EBV 预防的效果更显著[33,34]。此外,有研究证实膦甲酸钠,或丁酸精氨酸联合更昔洛韦治疗可能有效[33-35]。

表 7-4-4 R±CVP 方案

药物名称	用 法
利妥昔单抗	第 1 日静脉滴注 375mg/m²
环磷酰胺	第 1 日静脉滴注 750mg/m²
长春新碱	第 1 日静脉滴注 1.4mg/m²(最大 2mg)
泼尼松	第 1~5 日口服 100mg,每日 1 次

注:上述为一疗程,每 21 日重复一疗程。

表 7-4-5 R±CEOP 方案

药物名称	用 法
利妥昔单抗	第 1 日静脉滴注 375mg/m²
环磷酰胺	第 1 日静脉滴注 750mg/m²
依托泊苷	第 1~3 日静脉滴注 100mg/(m²·d)
长春新碱	第 1 日静脉滴注 1.4mg/m²(最大 2mg)(年龄≥70 岁者建议用量 1mg)
泼尼松	第 1~5 日口服 100mg,每日 1 次

注:上述为一疗程,每 21 日重复一疗程。

表 7-4-6 R±CEPP 方案

药物名称	用 法
利妥昔单抗	第 1 日静脉滴注 375mg/m²
环磷酰胺	第 1、8 日静脉滴注 600mg/(m²·d)
依托泊苷	第 1~3 日静脉滴注 70mg/(m²·d)
甲基苄肼	第 1~7 日口服 60mg/(m²·d)
泼尼松	第 1~10 日口服 100mg,每日 1 次

注:上述为一疗程,每 28 日重复一疗程。

四、自体 EBV 特异性 CTL 疗法

免疫功能低下的移植受者体内 CTL 受到抑制,免疫监视功能降低,导致 EBV 感染的 B 细胞增殖是 PTLD 的重要发病机制之一。采用 EBV 特异性 CTL 免疫治疗是最有效的方法之一。外周血单个核细胞中 EBV 特异的记忆 T 细胞在体外经辐照过的 EBV 转化而来的 B 淋巴母细胞系(LCL)和外源性 IL-2 作

用下,数周可产生大量的 EBV 特异性 CTL(一般扩增出足够治疗量的 CTL 需要 2～3 个月)。需注意的是,器官移植后 PTLD 肿瘤细胞基本是受者来源,因此 EBV 特异性 CTL 也要求是受体来源或人类白细胞抗原(HLA)相合的同种异基因供者来源。

Nalesnik 等[33]发现回输自体特异性 CTL 免疫疗法对 EBV(+)的 PTLD 患者有显著疗效。Haque 等[36]发现 CTL 疗法可使器官移植 PTLD 的总缓解率达到 64%,完全缓解率达 36%,79% 的患者生存期达到 6 个月。但是该疗法仍然有不足之处:①从 PTLD 诊断到体外培养足够的受体来源的 EBV 特异性 CTL 需要时间长,近 3 个月;②EBV 阴性的受者由于缺乏 EBV 特异性记忆 T 细胞,难以体外培养其自体 EBV 特异性 CTL,而该亚群恰恰是器官移植后发生 PTLD 的高危人群。

五、局部疗法

局部疗法如放疗或手术治疗,适合病变局限或不能耐受联合化疗或特殊部位如中枢神经系统病变等患者[22]。局部疗法通常联合 RI 疗法一起使用。

六、细胞因子疗法

多项研究进行了 PTLD 新疗法的探索,包括 IL-6 和 IL-10 单克隆抗体及 IFN-α 疗法[37-39]。IFN-α 可增加 NK 活性、上调肿瘤细胞 HLA Ⅰ 类及 Ⅱ 类分子表达水平,体外对肿瘤细胞增殖有抑制作用。研究证实 IFN-α 可使 40%～50% 患者获得完全缓解,主要不良反应有中性粒细胞减少、流感样症状、在部分患者可引起急性排斥[38]。由于约 70%～80% 的 PTLD 患者表达 CD30[40],目前已有项目在进行 CD30 抗体药物 Adcetris 在 CD30(+)和(或)EBV(+)的恶性淋巴瘤中的疗效研究。

七、预后

由于 PTLD 的特殊性,用于普通人群的国际预后指数(international prognostic index,IPI)不适合 PTLD 的预后判断。不同研究已确定多个因素与预后相关,如年龄大于 60 岁、体能积分 ≥2,症状有 LDH 增高、低白蛋白血症、结外病变部位大于 1 个、病变累及中枢神经系统或骨髓或移植器官、合并 HCV 感染、移植器官功能受损及病理类型为单形型等。Caillard[12]根据诊断时五项指标建立了预后积分系统,即年龄大于 55 岁(1 分)、血肌酐大于 133μmol/L(2 分)、LDH 增高(1 分)、疾病部位播散性(1 分)和组织学单形性或 T 细胞型(1 分),据此

将患者分为低危组(0 分)、中危组(1 分)、高危组(2～3 分)和极高危组(4～5 分),各组的 10 年生存率分别为 85%、80%、56% 和 0,有显著差异。

(文吉秋)

参 考 文 献

1. Swerdlow SH. Pathology. Berlin and Heidelberg. Springer-Verlag,2010:89-104.
2. Swerdlow SH,Webber SA,Chadburn A,et al. WHO Classification of Tumours of Haematopoietic and Lymphoid Tissues. 4th ed. Lyon IARC,2008:343-349.
3. Singavi AK,Harrington AM,Fenske TS. Post-transplant lymphoproliferative disorders. Cancer Treat Res,2015,165:305-327.
4. Agraharkar ML,Cinclair RD,Kuo YF,et al. Risk of malignancy with long-term immunosuppression in renal transplant recipients. KidneyInt,2004,66(1):383-389.
5. Caillard S,Lamy FX,Quelen C,et al. Epidemiology of posttransplant lymphoproliferative disorders in adult kidney and kidney pancreas recipients:Report of the French registry and analysis of subgroups of lymphomas. Am J Transplant,2012, 12(3):682-693.
6. Opelz G,Dohler B. Lymphomas after solid organ transplantation:a collaborative transplant study report. Am J Transplant, 2004,4(2):222-230.
7. Faull RJ,Hollett P,McDonald SP. Lymphoproliferative disease after renal transplantation in Australia and New Zealand. Transplantation,2005,80(2):193-197.
8. Libertiny G,Watson CJ,Gray DW,et al. Rising incidence of posttransplant lymphoproliferative disease in kidney transplant recipients. Br J Surg,2001,88(10):1330-1334.
9. Fernberg P,Edgren G,Adami J,et al. Time trends in risk and risk determinants of non-Hodgkin lymphoma in solid organ transplant recipients. Am J Transplant,2011,11(11):2472-2482.
10. Morton M,Coupes B,Roberts SA,et al. Epidemiology of posttransplantation lymphoproliferative disorder in adult renal transplant recipients. Transplantation,2013,95(3):470-478.
11. Guppy AE,Rawlings E,Madrigal JA,et al. A quantitative assay for Epstein-Barr virus-specific immunity shows interferon-gamma producing CD8+ T cells increase during immunosuppression reduction to treat posttransplant lymphoproliferative disease. Transplantation,2007;84(11):1534-1539.
12. Caillard S,Dharnidharka V,Agodoa L,et al. Posttransplant lymphoproliferative disorders after renal transplantation in the United States in era of modern immunosuppression. Transplantation,2005,80(9):1233-1243.
13. Dharnidharka VR,Sullivan EK,Stablein DM,et al. Risk fac-

tors for posttransplant lymphoproliferative disorder (PTLD) in pediatric kidney transplantation: A report of the North American Pediatric Renal Transplant Cooperative Study (NAPRTCS). Transplantation, 2001, 71(8): 1065-1068.

14. Cockfield SM, Preiksaitis JK, Jewell LD, et al. Posttransplant lymphoproliferative disorder in renal allograft recipients. Clinical experience and risk factor analysis in a single center. Transplantation, 1993, 56(1): 88-96.

15. Cherikh WS, Kauffman HM, McBride MA, et al. Association of the type of induction immunosuppression with posttransplant lymphoproliferative disorder, graft survival, and patient survival after primary kidney transplantation. Transplantation, 2003, 76(9): 1289-1293.

16. Robson R, Cecka JM, Opelz G, et al. Prospective registry-based observational cohort study of the long-term risk of malignancies in renal transplant patients treated with mycophenolate mofetil. Am J Transplant, 2005, 5(12): 2954-2960.

17. Al-Mansour Z, Nelson BP, Evens AM. Post-transplant lymphoproliferative disease (PTLD): risk factors, diagnosis, and current treatment strategies. Curr Hematol Malig Rep, 2013, 8(3): 173-183.

18. Olagne J, Caillard S, Gaub MP, et al. Post-transplant lymphoproliferative disorders: Determination of donor/recipient origin in a large cohort of kidney recipients. Am J Transplant, 2011, 11(6): 1260-1269.

19. Birkeland SA. Chronic antigenic stimulation from the graft as a possible oncogenic factor after renal transplant. Scand J Urol Nephrol, 1983, 17(3): 355-359.

20. Caillard S, Pencreach S, Braun L, et al. Simultaneous development of lymphoma in recipients of renal transplants from a single donor: Donor origin confirmed by human leukocytes antigen staining and microsatellite analysis. Transplantation, 2005, 79(1): 79-84.

21. Evens AM, Choquet S, Kroll-Desrosiers AR, et al. Primary CNS posttransplant lymphoproliferative disease (PTLD): an international report of 84 cases in the modern era. Am J Transplant, 2013, 13(6): 1512-1522.

22. Tsai DE, Hardy CL, Tomaszewski JE, et al. Reduction in immunosuppression as initial therapy for posttransplant lymphoproliferative disorder: analysis of prognostic variables and long-term follow-up of 42 adult patients. Transplantation, 2001, 71(8): 1076-1088.

23. Leblond V, Dhedin N, Mamzer Bruneel MF, et al. Identification of prognostic factors in 61 patients with posttransplantation lymphoproliferative disorders. J Clin Oncol, 2001, 19(3): 772-778.

24. Ghobrial IM, Habermann TM, Maurer MJ, et al. Prognostic analysis for survival in adult solid organ transplant recipients with post-transplantation lymphoproliferative disorders. J Clin

Oncol, 2005, 23(30): 7574-7582.

25. Maecker B, Jack T, Zimmermann M, et al. CNS or bone marrow involvement as risk factors for poor survival in posttransplantation lymphoproliferative disorders in children after solid organ transplantation. J Clin Oncol, 2007, 25(31): 4902-4908.

26. Oton AB, Wang H, Leleu X, et al. Clinical and pathological prognostic markers for survival in adult patients with posttransplant lymphoproliferative disorders in solid transplant. Leuk Lymphoma, 2008, 49(9): 1738-1744.

27. Knight JS, Tsodikov A, Cibrik DM, et al. Lymphoma after solid organ transplantation: risk, response to therapy, and survival at a transplantation center. J Clin Oncol, 2009, 27(20): 3354-3362.

28. Evens AM, David KA, Helenowski I, et al. Multicenter analysis of 80 solid organ transplantation recipients with posttransplantation lymphoproliferative disease: outcomes and prognostic factors in the modern era. J Clin Oncol, 2010, 28(6): 1038-1046.

29. Trappe R, Oertel S, Leblond V, et al. Sequential treatment with rituximab followed by CHOP chemotherapy in adult B cell post-transplant lymphoproliferative disorder (PTLD): the prospective international ulticenter phase 2 PTLD-1 trial. Lancet Oncol, 2012, 13(2): 196-206.

30. Swinnen LJ, Mullen GM, Carr TJ, et al. Aggressive treatment for postcardiac transplant lymphoproliferation. Blood, 1995, 86(9): 3333-3340.

31. Michonneau D, Suarez F, Lambert J, et al. Late-onset posttransplantation lymphoproliferative disorders after kidney transplantation: a monocentric study over three decades. Nephrol Dial Transplant, 2013, 28(2): 471-478.

32. Dierickx D, Tousseyn T, Gheysens O. How I treat posttransplant lymphoproliferative disorders. Blood, 2015, 126(20): 2274-2283.

33. Nalesnik MA, Rao AS, Furukawa H, et al. Autologous lymphokine-activated killer cell therapy of Epstein-Barr virus-positive and-negative lymphoproliferative disorders arising in organ transplant recipients. Transplantation, 1997, 63(9): 1200-1205.

34. Rooney CM, Smith CA, Ng CY, et al. Use of gene-modified virus-specific T lymphocytes to control Epstein-Barr-virus-related lymphoproliferation. Lancet, 1995, 345(8941): 9-13.

35. Perrine SP, Hermine O, Small T, et al. A phase 1/2 trial of arginine butyrate and ganciclovir in patients with Epstein-Barr virus-associated lymphoid malignancies. Blood, 2007, 109(6): 2571-2578.

36. Haque T, Wilkie GM, Jones MM, et al. Allogeneic cytotoxic T cell therapy for EBV positive posttransplantation lymphoproliferative disease: results of a phase 2 multicenter clinical

trial. Blood,2007,110(4):1123-1131.

37. Haddad E,Paczesny S,Leblond V,et al. Treatment of B-lymphoproliferative disorder with a monoclonal anti-interleukin-6 antibody in 12 patients:a multicenter phase 1-2 clinical trial. Blood,2001,97(6):1590-1597.

38. Davis CL,Wood BL,Sabath DE,et al. Interferon-alpha treatment of posttransplant lymphoproliferative disorder in recipients of solid organ transplants. Transplantation,1998,66 (12):1770-1779.

39. Komrokji RS,Oliva JL,Zand M,et al. MiniBEAM and autologous hematopoietic stem cell transplant for treatment of post-transplant lymphoproliferative disorders. Am J Hematol, 2005,79(3):211-215.

40. Haque T,Chaggar T,Schafers J,et al. Soluble CD30:a serum marker for Epstein-Barr virus-associated lymphoproliferative diseases. J Med Virol,2011,83(2):311-316.

第八篇

其他并发症的药物治疗

肾移植临床用药

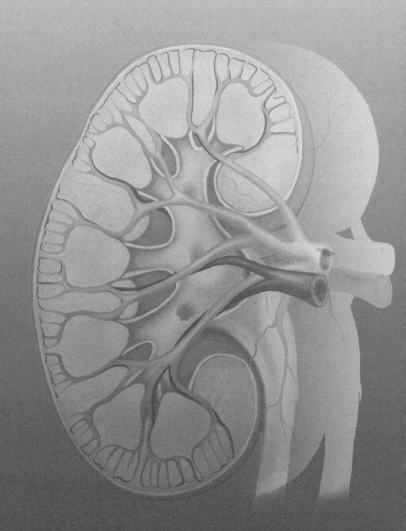

第一章

药物相关性肾损伤

药物相关性肾损伤(drug-induced kidney injury, DKI)是指由于给药导致新出现的肾脏损伤或现有肾脏损伤恶化[1]。

第一节 危 险 因 素

危险因素通常包括两部分:患者自身相关因素与药物相关因素。

患者自身相关因素:年龄、肾脏情况、低有效血容量状态、糖尿病、肾脏血流动力学改变、低蛋白血症、肾素-血管紧张素系统激活、多发性骨髓瘤等。

药物相关因素:明确的肾脏毒性药物。常导致肾脏损伤的西药包括:氨基糖苷类抗生素、非甾体抗炎药、造影剂、铂类抗肿瘤药物等。中药包括:木通、草乌、益母草、苍耳子、马兜铃等。钙调磷酸酶抑制剂(calcineurin inhibitor, CNI)类免疫抑制剂是器官移植术后最主要和最常见的具有肾毒性的免疫抑制药物,除了直接造成毒性损伤效应外,还可在一定程度上加重移植器官的其他损伤,如缺血/再灌注损伤等[2]。CNI在肾移植后近期会造成剂量依赖性的、可逆的急性毒性损伤,但随着应用时间的延长,可在术后数月至数年后造成不可逆的、永久的慢性损伤。

第二节 发 病 机 制

目前已知的发病机制主要如下[1]。

1. 免疫反应致肾损伤 在某些情况下,致病因子在体内循环中可以形成免疫复合物,其与肾小管细胞上的靶抗原产生相互作用,使其由半抗原转变为全抗原,或者药物分子可具有与肾小管细胞上靶抗原结构相类似的决定簇,从而激发肾小管间质的免疫反应。

2. 直接肾毒性 肾脏毒性药物可直接、间接或通过两者的共同作用导致肾损伤。

第三节 诊 断 标 准

诊断标准需满足以下两个条件:

1. 候选药物给药后新出现的肾脏损伤。

2. 排除所有其他原因,停用候选药物后肾脏损伤改善或终止进展。

第四节 实验室检测[2]

1. 血肌酐值缓慢持续升高。

2. 血药浓度相对较高。

3. 血尿酸升高,多有肝功能损害表现。

4. 移植肾活检 急性肾毒性可以表现为肾小管上皮细胞等空泡性变。

第五节　治　　疗

一、基本原则[1]

根据 DKI 发病机制及时治疗对肾功能恢复非常重要。DKI 分为以下四个主要类型：剂量依赖直接肾药物毒性，免疫反应相关非剂量依赖肾药物毒性，肾血流量减少和电解质紊乱导致间接肾毒性，低溶解度药物结晶小管内沉淀。基础治疗是停用可疑药物。如果停用可疑药物后仍存在肾功能障碍，可以考虑使用类固醇类药物。

二、免疫抑制剂相关性肾损伤

（一）定期血药浓度监测

2016 年日本药物相关性肾损伤临床实践指南提出[1]，应定期对 CNI 类药物进行血药浓度监测，预防药物急性毒性所致近端肾小管损伤，同时预防慢性毒性所致微血管病变和间质病变。必要时经肾活检组织学评估长期使用 CNI 所致的潜在肾毒性。

（二）保护肾功能原则

改善微循环、扩张肾血管、保证肾脏灌注、适当利尿。

（三）调整免疫抑制剂方案

1. 将环孢素改为他克莫司治疗　他克莫司与环孢素虽同属钙调素抑制剂，但有研究认为，环孢素可诱导转化生长因子 β1 过度表达，从而引起慢性移植肾肾病，而他克莫司则没有这种作用[3]。因此，将环孢素替换为他克莫司进行免疫移植治疗，可减轻或延缓肾功能损害。

2. 加用哺乳动物西罗莫司靶蛋白抑制剂（mammalian target of rapamycin inhibitor，mTORi）进行治疗　mTOR 是丝氨酸-苏氨酸蛋白激酶，是参与细胞内多个信号通路的重要物质，影响细胞生长、增殖、代谢、自噬和血管生成等诸多重要过程。mTORi 进入细胞后，在胞浆内与他克莫司结合蛋白-12（FK506-binding proteins-12，FKBP-12）结合形成复合物，进而与 mTOR 结合，抑制 mTOR 活性，使 p70S6 激酶去磷酸化而失活，从而抑制蛋白质的合成及细胞周期循环。目前临床常用的药物为西罗莫司（sirolimus，SRL）和依维莫司（everolimus，EVL）。多项研究均证明由 CNI 转换为 mTORi 可以改善移植受者肾功能。

EVL 的常规给药方法为 0.75mg，每日 2 次，随后根据血药浓度对两者进行剂量调整。SRL 说明书中建议给药方法为负荷剂量 6mg，维持剂量 2mg，每日 1 次，因给予负荷剂量有利于快速达到稳定血药浓度（3～4 日），否则需要 7～14 日。临床应用时需注意负荷剂量可能造成血药浓度过高，引起浓度相关不良反应，可根据受者免疫情况、是否合并应用 CNI 类药物等，考虑是否给予负荷剂量及具体应用剂量。由 CNI 为主的免疫方案可以转换为 SRL/EVL+MPA+GC 三联方案，其中 CNI 可以采用缓慢撤离或直接撤离[4-6]，SRL 谷浓度可控制在 4～10ng/ml[7-9]，或者转换为 SRL+CNI+GC 方案，SRL 谷浓度控制在 4～8ng/ml[10]。

三、镇痛解热剂相关性肾损伤

非甾体抗炎药（non-steroidal anti-inflammatory drugs，NSAID）和对乙酰氨基酚是主要的镇痛药（表 8-1-1）。由于抑制环氧合酶，NSAID 相关性肾损伤通常涉及缺血损伤，临床上 NSAID 相关性肾损伤经常表现为急性肾损伤。其他类型的 NSAID 相关性肾损伤，很少出现急性间质性肾炎和间质性肾炎合并肾病综合征。对于肾移植受者不应常规服用此类药物进行镇痛治疗。患者发热时，应短疗程用药。在选择具体药物时，因他克莫司等免疫抑制剂血浆蛋白结合率很高，应选择蛋白结合率相对较低的药物，如对乙酰氨基酚进行治疗，从而避免免疫抑制剂游离血药浓度过高，从而引起中毒等情况发生。

对所有镇痛解热剂相关性肾损伤而言，停用致病药物是最基本的治疗[1]。

表 8-1-1　常见 NSAID 药物

药物	血浆蛋白结合率	代谢	肾排泄比率
阿司匹林	65%～90%（代谢物）	肝脏	100%
对乙酰氨基酚	25%～50%	肝脏	100%
萘普生	99%	肝脏	100%
吲哚美辛	99%	肝脏	60%
布洛芬	99%	肝脏	60%～90%
双氯芬酸	99.7%	肝脏	60%
洛芬待因	99%	肝脏	60%～90%
尼美舒利	96%	肝脏	50%
塞来昔布	97%	肝脏	约 27%

四、抗生素相关性肾损伤

肾移植患者应当谨慎使用氨基糖苷类抗生素（庆大霉素、阿米卡星）和糖肽类药物（万古霉素）。对于肾移植患者使用抗生素，有必要根据肾功能进行细致考虑剂量调整和给药间隔[1]。氨基糖苷类抗生素和万古霉素所引起的肾损伤呈浓度依赖并且与药物谷浓度有关，肾移植患者应用此类抗生素应进行血药浓度检测，对于存在药物排泄障碍的患者而言，抗生素使用最佳指导是治疗药物浓度和微生物敏感性监测。

（杨辉 刘丽宏）

参 考 文 献

1. Usui J, Yamagata K, Imai E, et al. Clinical practice guideline for drug-induced kidney injury in Japan 2016: digest version. Clin Exp Nephrol, 2016, 20(6): 827-831.

2. 朱有华, 石炳毅. 肾脏移植手册. 北京: 人民卫生出版社, 2010.

3. Palaga T, Kataoka T, Nagai K. Extracellular ATP inhibits apoptosis and maintains cell viability by inducing autocrine production of interleukin-4 in a myeloid progenitor cell line. Int Immunopharmacol. 2004, 4(7): 953-961.

4. Barsoum RS, Morsey AA, Iskander IR, et al. The Cairo Kidney Center Protocol for Rapamycin-based Sequential Immunosuppression in Kidney Transplant Recipients: 2-Year Outcomes. Exp Clin Transplant, 2007, 5(2): 649-657.

5. Guba M, Pratschke J, Hugo C, et al. Renal Function, Efficacy, and Safety of Sirolimus and Mycophenolate Mofetil After Short-Term Calcineurin Inhibitor-Based Quadruple Therapy in De Novo Renal Transplant Patients: One-Year Analysis of a Randomized Multicenter Trial. Transplantation, 2010, 90(2): 175-183.

6. 祁洪刚, 翁锡君, 任雨等. 肾移植后早期转换西罗莫司治疗对肾小球滤过率影响的临床观察. 现代实用医学, 2012, 24(8): 891-893.

7. 敖建华, 董隽, 卢锦山等. 哪些患者可以从转换西罗莫司中受益?. 中华泌尿外科杂志, 2008, 29(11): 748-751.

8. 季曙明, 文吉秋, 沙国柱等. 西罗莫司对肾移植受者的转换治疗. 中国组织工程研究与临床康复, 2009, 13(31): 6018-6022.

9. 顾坚未, 王祥慧, 徐达等. 新型免疫抑制剂SRL在器官移植受者中的转换治疗评价. 上海交通大学学报（医学版）, 2006, 26(6): 675-679.

10. 王长希, 陈思阳, 陈立中等. 雷帕霉素治疗肾移植术后慢性移植物肾病疗效的初步观察. 南方医科大学学报, 2007, 27(12): 1924-1926.

第二章

药物性肝损伤

药物性肝损伤（drug-induced liver injury，DILI）是指由各类处方或非处方的化学药物、生物制剂、传统中药、天然药、保健品、膳食补充剂及其代谢产物乃至辅料等诱发的肝损伤[1]。DILI 是最常见的和最严重的药物不良反应之一，重者可致急性肝衰竭甚至死亡。

第一节　危　险　因　素

一、宿主因素

包括遗传学因素和非遗传学因素。

遗传学因素主要是指药物代谢酶、药物转运蛋白和人类白细胞抗原系统等的基因多态性，不同种族的患者对 DILI 的易感性可能存在差异。

非遗传学因素众多，如高龄、女性、妊娠等。但尚未发现其中任何一种是所有 DILI 的主要风险因素。

二、药物性因素

药物的化学性质、剂量、疗程以及药物相互作用常可影响 DILI 的潜伏期、临床表型、病程和结局。药物相互作用是临床上 DILI 风险增加不容忽视的因素。一种药物可改变其他药物的吸收、分布、代谢、排泄和药理作用。肾移植患者常合并多种用药，其中可以引起药物性肝损伤的药物列表如下（表8-2-1）。

表 8-2-1　易致药物性肝损伤的常用药物

药　　物	肝损伤发病率
他克莫司	1%～10%
环孢素	1%～10%
MPA 类药物	1%～10%
咪唑立宾	1.74%
西罗莫司	1%～10%
利妥昔单抗	1%～10%
环磷酰胺	<1%
硫唑嘌呤	1%～10%

三、环境因素

过量饮酒可能增加药物引起 DILI 的风险，但吸烟对 DILI 易感性的影响尚不清楚。

第二节　发　病　机　制

DILI 发病机制复杂，迄今尚未充分阐明。通常可以概括为药物的直接肝毒性和特异质性肝毒性作用。直接毒性指人体内的药物和（或）其代谢产物对肝脏产生的直接损伤，往往呈剂量依赖性，通常可预测。特异质性肝毒性是指基因多态性下引起的毒性。

第三节　诊　断　标　准

当血清谷丙转氨酶（alanine transaminase，ALT）、　碱性磷酸酶（alkaline phosphatase，ALP）及总胆红素

(total bilirubin,TBiL)等指标升高合并或不合并腹水、静脉曲张等门静脉高压表现时,可考虑 DILI。鉴于部分患者表现为药物性自限性轻度肝损伤,此后可自行完全恢复,为避免不必要的停药,国际严重不良反应协会(international Serious Adverse Event Consortium,iSAEC)于 2011 年将 DILI 的血清生化学诊断指标建议调整为出现以下任一情况[2]:

1. ALT≥5ULN。

2. ALP≥2ULN,特别伴有 5'-核酸酶或 GGT 升高且排除骨病引起的 ALP 升高。

3. ALT≥3ULN 且 TBiL≥2ULN。

第四节　鉴　别　诊　断

DILI 临床表型复杂,几乎涵盖目前已知的所有急性、亚急性、慢性肝损伤表型。鉴别其他肝病对建立 DILI 诊断有重要意义。

1. 病毒性肝病　HAV、HEV、HBV、HCV、CMV、EBV 感染等。

2. 酒精性肝病　饮酒量、频率、年数、AST/ALT 比值、GGT 等。

3. 非酒精性脂肪性肝病　BMI、腹部 B 超、血脂测定等。

4. 自身免疫性肝病　ANA、AMA、SMA、γ 球蛋白、IgG4 等。

5. 胆汁淤积性肝病　腹部超声、CT、MRI、MRCP、ERCP 等。

6. 遗传代谢性肝病　血浆铜蓝蛋白、α1 抗胰蛋白酶等。

第五节　治　　疗

一、基本原则[1]

1. 及时停用可疑损伤药物,尽量避免再次使用可疑或同类药物。

2. 应充分权衡停药引起原发病进展和继续用药导致肝损伤加重的风险。

3. 根据 DILI 的临床表型选用适当的药物治疗。

4. 急性肝衰竭(acute liver failure,ALF)和亚急性肝衰竭(subacute liver failure,SALF)等重症患者必要时可考虑紧急肝移植。

二、停药原则

及时停用可疑的肝损伤药物是最为重要的治疗措施。怀疑 DILI 诊断后立即停药,约 95% 患者可自行改善甚至痊愈;少数发展为慢性,极少数进展为 ALF/SALF。美国 FDA 于 2013 年制定了药物临床试验中出现 DILI 的停药原则,可供参考。当出现下列情况之一应考虑停用肝损伤药物[3]:

1. 血清 ALT 或 AST>8ULN。

2. ALT 或 AST>5ULN,持续 2 周。

3. ALT 或 AST>3ULN,且 TBiL>2ULN 或 INR>1.5。

4. ALT 或 AST>3ULN,伴逐渐加重的疲劳、恶心、呕吐、右上腹疼痛或压痛、发热、皮疹和(或)嗜酸性粒细胞增多(>5%)。

三、药物治疗

(一)常用保肝药物[4]

目前,保肝药物种类繁多,作用各异,具体分类也无统一标准。根据 2014 年肝脏炎症及其防治专家共识[5]及药品说明书等各类药学书籍[6],现总结如下。

1. 抗炎类保肝药

此类药物有类激素作用,作用机制包括:有肾上腺皮质激素样作用;促进胆色素代谢,减少丙氨酸氨基转移酶和天冬氨酸氨基转移酶释放,有退黄和解毒作用;诱生 IFN-γ 及白细胞介素Ⅱ,有抗病毒作用等[7]。主要为甘草甜素制剂,如复方甘草酸单铵、甘草酸二铵、异甘草酸镁等。其中,甘草酸二铵为甘草酸单铵盐的三代产品,具有较强的抗炎、保护肝细胞膜和改善肝功能作用。异甘草酸镁为第四代甘草酸制剂,具有更强的抗炎、保护肝细胞膜、解毒、抗生物氧化及改善肝功能作用[8]。

常用药物:复方甘草酸苷片/胶囊、甘草酸二铵胶囊、异甘草酸镁注射液(表 8-2-2)。

2. 肝细胞膜修复保护剂

此类药物能以完整的分子渗入肝细胞膜内[9],对已破坏的肝细胞膜进行生理性修复,使细胞膜的流动性增加,让受损伤的肝功能和酶活力恢复到正常状态,并且能够缓解肝脏的能量失调,从而促进肝细胞再生。其外,还可以通过组成细胞骨架,抑制肝细胞凋亡,抑制肝星状细胞活化,减少氧应激与脂质过氧化和降低炎症反应等多个方面作用保护肝脏。

常用药物:多烯磷脂酰胆碱胶囊/注射液(表8-2-3)。

表8-2-2 常用抗炎类保肝药

通用名	常规剂量	肾移植患者调整剂量	常见不良反应	注意事项(禁忌证和相互作用)
复方甘草酸苷片/胶囊	2~3片。每日3次,餐后服用	无需调整	假性醛固酮症:低血钾症、血压上升、钠及体液潴留、水肿、尿量减少、体重增加等 可出现乏力感、肌力低下、肌痛、四肢痉挛、麻痹等横纹肌溶解的症状 其他副作用:血钾低下,血压升高,腹痛,头痛	禁忌证: 醛固酮症患者,肌病患者,低钾血症患者(可加重低钾血症和高血压症) 相互作用: 和袢利尿及莫西沙星合用时应关注血钾情况
甘草酸二铵胶囊	150mg,每日3次	无需调整	要有食欲缺乏、恶心、呕吐、腹胀,以及皮肤瘙痒、荨麻疹、口干和水肿,心脑血管系统有头痛、头晕、胸闷、心悸及血压增高,以上症状一般较轻,不必停药	禁忌证: 严重低钾血症、高钠血症、高血压、心力衰竭、肾衰竭患者
异甘草酸镁注射液	100~200mg,每日1次,以10%葡萄糖注射液或5%葡萄糖注射液或0.9%氯化钠注射液,250ml或100ml稀释后静脉滴注	无需调整	假性醛固酮症:低钾血症,增加低钾血症的发病率,存在血压上升、钠、体液潴留、水肿、体重增加等假性醛固酮症的危险 其他不良反应:在本品病毒肝炎Ⅲ期临床研究中332例出现心悸1例(0.3%)、眼睑水肿1例(0.3%)、头晕1例(0.3%)、皮疹1例(0.27%)、呕吐1例(0.27%),未出现血压升高和电解质改变	禁忌证: 严重低钾血症、高钠血症、心力衰竭、肾衰竭和未能控制的重度高血压患者

表8-2-3 常用肝细胞膜修复保护剂

通用名	常规剂量	肾移植患者调整剂量	不良反应	注意事项
多烯磷脂酰胆碱胶囊/注射液	2粒,每日2~3次,随餐服用;1~2支,每日1次,严禁用电解质溶液(生理氯化钠溶液,林格液等)稀释!若要配置静脉输液,只能用不含电解质的葡萄糖溶液稀释(如5%/10%葡萄糖溶液;5%木糖醇溶液)	无需调整	极少数患者可能对本品中所含的苯甲醇产生过敏反应。在极罕见情况下,过敏反应可能会出现,如皮疹和荨麻疹、瘙痒(发生率未知)	禁忌证: 由于含有苯甲醇,本品禁用于新生儿和早产儿 已知对磷脂酰胆碱过敏和(或)对本品中任何成分(大豆制剂)过敏的患者禁用 本品使用苯甲醇作为溶媒,禁止用于儿童肌肉注射

3. 解毒类保肝药

此类保肝药物能为肝脏提供巯基或葡萄糖醛酸,可以增强肝脏的氧化、还原、水解等化学反应解毒功能,或者络合重金属将有毒物质转变成为水合物,通过尿液或胆汁排出体外,减少有害物质对肝脏的损害起到保肝护肝的作用[10]。代表药物有葡醛内酯、谷胱甘肽、硫普罗宁等。有学者认为,此类保肝药物只具有降酶作用,仅能中和血清中的ALT,不具有保护肝脏作用,当临床使用此类效果不佳时,可换用其他类保肝药物进行治疗。

常用药物:葡醛内酯、注射用还原型谷胱甘肽、硫普罗宁、水飞蓟宾、乙酰半胱氨酸注射液(表8-2-4)。

表8-2-4 常用解毒类保肝药

通用名	常规剂量	肾移植患者调整剂量	不良反应	注意事项
葡醛内酯片	100～200mg,每日3次	无需调整	偶有面红、轻度胃肠不适,减量或停药后即消失	无
注射用还原型谷胱甘肽	1.2g,每日1次,最大可用到1.8g,每日1次。将其溶解于注射用水后,加入100ml、250～500ml生理盐水或5%葡萄糖注射液中静脉滴注	无需调整	偶见脸色苍白,血压下降,脉搏异常等类过敏症状,应停药。偶见皮疹等过敏症状,应停药。偶有食欲缺乏、恶心、呕吐、胃痛等消化道症状,停药后消失	无
硫普罗宁	口服:100～200mg,每日3次 静脉注射:200mg,每日1次,每支注射用硫普罗宁(0.1g)先用包装盒内所附专用溶剂5%的碳酸氢钠(pH=8.5)溶液2ml溶解,再扩溶至5%～10%的葡萄糖溶液或生理盐水250～500ml中	无需调整	过敏反应:皮疹、皮肤瘙痒、面色潮红 消化系统:可出现味觉减退、味觉异常、恶心、呕吐等 泌尿系统:可出现蛋白尿,发生率约为10%,停药后通常很快即可完全恢复。另有个案报道本药可引起尿液变色。长期、大量应用罕见蛋白尿或肾病综合征。因此肾移植患者应谨慎使用	禁忌证: 肾功能不全合并糖尿病者 重症肝炎并伴有高度黄疸、顽固性腹水、消化道出血等并发症的肝病患者禁用
水飞蓟宾胶囊	2～4粒,每日3次	无需调整	轻微的胃肠道症状(恶心、呃逆)和胸闷等	无
乙酰半胱氨酸注射液	静脉滴注,每日50～150mg/kg,用10%葡萄糖注射液250ml稀释滴注,每日1次,疗程不低于3天	无需调整	本品滴注过快可出现恶心、呕吐、皮疹、瘙痒、支气管痉挛、头晕头痛、发热、过敏反应等,偶可见面色潮红、血管性水肿、心动过速、低血压及高血压、红细胞白细胞减少、咽炎、鼻(液)溢、耳鸣	禁忌证: 因本品可导致支气管痉挛,支气管哮喘或有支气管痉挛史应慎用 因本品胃肠道刺激大,胃溃疡、胃炎病患者应慎用

4. 抗氧化类保肝药

此类药物均为合成五味子丙素时的中间体,其具有显著降低血清谷丙转氨酶活性,还能够控制胆红素、α-氨基酸的增加,减轻肝损伤,改善患者的多项肝功能指标[10]。

常用药物:双环醇、联苯双酯、水飞蓟宾(表8-2-5)。

表8-2-5 常用抗氧化类保肝药

通用名	常规剂量	肾移植患者调整剂量	不良反应	注意事项
双环醇片	每次1片,每日3次	无需调整	极个别(发生率<0.1%)患者可出现一过性血糖升高、一过性血肌酐升高。偶见(发生率<0.5%)头晕,极个别(发生率<0.1%)患者可出现头痛、睡眠障碍等	无
联苯双酯滴丸	每次5粒,每日3次,必要时可增加到每次6～10粒	无需调整	偶见胆固醇升高;有病毒性肝炎患者服用本药后出现黄疸、肝功能损害和症状加重的报道,但停药后症状迅速消失,肝功能恢复正常。个别患者可见口干、轻度恶心、胃部不适。偶见皮疹	无
水飞蓟宾	每次70～140mg,每日3次	无需调整	偶尔发现有轻度腹泻现象	无

5. 利胆类保肝药

此类保肝药物能促进胆汁分泌,减轻胆汁瘀滞。代表药物有熊脱氧胆酸和腺苷蛋氨酸等。

常用药物:丁二磺酸腺苷蛋氨酸肠溶片/注射剂、熊脱氧胆酸胶囊、茴三硫片/胶囊、胆宁片、熊胆胶囊(表8-2-6)。

表8-2-6 常用利胆类保肝药

通用名	常规剂量	肾移植患者调整剂量	不良反应	注意事项
丁二磺酸腺苷蛋氨酸肠溶片/注射剂	口服:1000～2000mg,每日1次;注射:1～2支,每日1次	无需调整	对本品特别敏感的个体,偶可引起昼夜节律紊乱,睡前服用安眠药可减轻此症状。保持片剂活性成分稳定的酸性环境使有些患者服用本品后会出现烧心感觉和腹部坠胀;以上症状均表现轻微,无需中断治疗	无
熊脱氧胆酸胶囊	胆汁淤积性疾病:1～2粒,每日3次;胆结石:2～4粒,每日1次	无需调整	常见胃肠道紊乱,十分罕见肝胆功能紊乱及过敏反应	禁忌证: 急性胆囊炎和胆管炎 胆道阻塞(胆总管和胆囊管) 经常性的胆绞痛发作 射线穿不透的胆结石钙化 胆囊功能受损 胆囊不能在X射线下被看到时 对胆汁酸过敏者 相互作用: 本药可增加环孢素的吸收,合用时应监测环孢素血清浓度,必要时调整其剂量
曲匹布通	1片,每日3次	无需调整	偶见眩晕、头重感;偶见恶心、呕吐、食欲缺乏、唾液分泌过多、胃部不适、腹胀、腹泻和便秘等;偶见皮疹、瘙痒;偶见倦怠	禁忌证: 对本药过敏或有过敏史者 严重肝、肾功能不全者 妊娠期妇女
茴三硫片	1片,每日3次	老年患者酌情减量12.5mg,每日3次	长期用药可致甲状腺功能亢进;可见尿液变色;偶见丙氨酸氨基转移酶(ALT)、天门冬氨酸氨基转移酶(AST)等升高;可见腹胀、腹痛、腹泻、软便、肠鸣、恶心等轻至中度胃肠道反应,减量或停药后可缓解或消失等	禁忌证: 胆道完全梗阻者 急性期的肝脏及胆道疾病患者(可能增加肝细胞及胆道负荷,使病情恶化) 严重肝功能障碍者
胆宁片	5片,每日3次,饭后服用	无需调整	可引起大便次数增多,偶有轻度腹泻	无
熊胆胶囊	2～3粒,每日3次	无需调整	尚不明确	无

(二)DILI 的药物治疗方案

较轻者以选抗炎类(如复方甘草酸单铵)和利胆药物为主;可加用解毒类药物如还原型谷胱甘肽,减轻药物毒性,促进药物排出。单一药物无法控制时,应选用不同机制的保肝药物进行联合治疗[5]。

重症者须应用 N-乙酰半胱氨酸(N-acetylcysteine,NAC)。NAC 可清除多种自由基,临床越早应用越好。糖皮质激素对 DILI 的疗效尚缺乏随机对照研究,应严格掌握治疗适应证,宜用于超敏或自身免疫征象明显、且停用肝损伤药物后生化指标改善不明显甚或继续恶化的患者,并应充分权衡治疗受益和可能的不良反应。如肝损伤仍无法缓解,可以调整免疫抑制治疗方案。

存在胆汁淤积的DILI,可选用熊脱氧胆酸,抗炎类保肝药物因具有类似糖皮质激素的非特异性抗炎作用,也可用于药物引起的胆汁淤积,尤其是对于伴有明显炎症的患者有较好的疗效。对于急性淤积性肝病,肾上腺糖皮质激素部分患者有较好疗效。开始可用泼尼松每日30～40mg,黄疸明显消退后可逐渐减量。使用1周后如无下降趋势或上升时应马上停药[11]。

(杨辉 刘丽宏)

参 考 文 献

1. 于乐成,茅益民,陈成伟. 药物性肝损伤诊治指南. 2015,20(10):750-767.

2. Aithal GP, Watkins PB, Andrade RJ. Case definition and phenotype standardization in drug-induced liver injury. Clinical Pharmacology & Therapeutics, 2011, 89:806-815.

3. Ford R, Schwartz L, Dancey J, et al. US food and drug administration; Center for Drug Evaluation and Research(CDER). Center for Biologics Evaluation and Research(CBER). Guidance for industry: Drug Induced Liver Injury-Premarketing Clinical Evaluation. Eur J Cancer, 2009, 45:268-274.

4. 四川美康医药软件研究开发有限公司. MCDEX药物临床信息参考. 重庆:重庆出版集团重庆出版社,2017.

5. 中华医学会感染病学分会,肝脏炎症及其防治专家共识专家委员会. 肝脏炎症及其防治专家共识. 中国实用内科杂志,2014,34(2):152-161.

6. 陈新谦,金有豫,汤光. 新编药物学. 第17版. 北京:人民卫生出版社,2011.

7. 周宝桐. 保肝药物的合理使用. 中华全科医师杂志,2005,4(5):311-312.

8. 武德葵,宋振民. 保肝药作用机制和临床运用. 药物与临床,2011,19(8):271.

9. 杨静. 胆维他联合辛伐他汀治疗脂肪肝的疗效观察. 海峡药学,2011,23(10):131-132.

10. 黎规丰,张周英,杨成密等. 常见保肝药的分类及作用. 中国实用医药,2012,7(26):236-238.

11. Chalasani NP, Hayashi PH, Bonkovsky HL, et al. ACG clinical guideline: the diagnosis and management of idiosyncratic drug-induced liver injury. American Journal of Gastroenterology, 2014, 109(7):950-966.

第三章

慢性移植肾失功

第一节　病因和危险因素

移植肾慢性失功是远期移植肾丢失的主要原因。文献报道移植肾5年存活率70%～80%,10年存活率50%～60%。导致慢性移植肾失功原因错综复杂,免疫性因素包括HLA错配,群体反应性抗体增高,DSA上升,慢性细胞性和体液性排斥反应,这些免疫性因素导致移植肾慢性排斥反应最终引起移植肾失功,非免疫性因素包括供肾逐渐老化,缺血再灌注损伤,外科因素导致的肾功能损害,高血压肾病,糖尿病肾病,CMV、BKV感染引起肾间质纤维化,原发肾病复发等[1]。

临床表现为进行性蛋白尿增高、高血压和血肌酐增高,病理表现为肾小球硬化比率增高、肾小管萎缩、肾间质呈现不同程度的纤维化、各级肾脏血管呈现硬化、管腔狭窄表现。

第二节　发病机制

导致移植肾慢性失功的原因众多,因此发病机制也较复杂。部分发病机制仍未得到完全阐明。主要根据病因进行如下分类:

免疫性因素　由于急慢性细胞性排斥反应,体液性排斥反应导致的肾小管周围毛细血管内膜增生,管腔狭窄或闭塞,引起肾小管的逐渐萎缩,肾间质成纤维细胞增生,间质纤维逐渐增生。

1. 外科因素　肾动脉/肾静脉的狭窄或栓塞引起的肾实质的缺血缺氧改变,最终导致肾小球的血栓性病变、肾间质的纤维化和肾小管的萎缩。

2. 各类病毒性感染　BKV、CMV、JCV等病毒感染肾小管上皮细胞,肾间质内大量中性粒细胞和淋巴细胞浸润,引起病毒介导的上皮细胞破坏溶解,肾小管基底膜侵蚀、剥脱、间质炎性水肿,最终导致间质纤维化及肾小管萎缩,移植肾功能受损。

3. 原发性肾病复发或新发肾病　不同原发病导致的病理进程不一致。主要为各类型肾小球肾炎以及高血压肾病、糖尿病肾病等[8-11]。

4. 免疫抑制剂肾毒性　CNI所致的药物性肾病,急性毒性表现为肾小管上皮细胞胞质内大量细小等大的空泡病变,长期慢性CNI毒性最终引起肾间质条带状纤维化,肾小球入球小动脉管壁透明样变性,甚至狭窄闭塞,肾小球最终硬化导致移植肾失功。

第三节　诊断标准

慢性移植肾失功临床表现复杂,类似于原发慢性肾功能不全或尿毒症期肾病,如头晕、乏力、食欲缺乏、眼睑水肿、下肢水肿、少尿或无尿。

1. 一般情况检查　血常规是否贫血,血糖检查,血压检查,尿常规是否蛋白尿、尿潜血等。

2. 生化检测　24小时尿总蛋白检查;肾功能检测血肌酐值、内生肌酐清除率。

3. 影像学检查　肾血流多普勒超声检查、移植肾输尿管磁共振、移植肾动脉CTA/MRA以了解是否有肾动脉狭窄、肾静脉狭窄、输尿管梗阻。ECT评估肾小球滤过率。

4. 病毒学检查　血、尿BKV、JCV、CMV检查。

5. 免疫学检查　PRA、DSA 检查。

6. 肾脏病理穿刺活检,可进一步明确引起移植肾功能不全的原因,从而采取针对性治疗。

7. 肾脏超微病理(电镜)检查　进一步明确肾脏疾病的分类,对复发性肾病诊断有重要意义。

第四节　病因鉴别诊断

慢性移植肾失功原因众多,最终的表现为少尿或无尿,血肌酐、尿素氮升高,电解质紊乱等,而鉴别导致移植肾失功的原因非常重要,有助于早期缓解移植肾失功的进展。

1. 外科因素　通过 MRI、CTA、彩超等影像学诊断明确是否有外科因素导致的移植肾功能不全,包括移植肾动脉狭窄,动脉瘤,移植肾静脉狭窄、血栓,输尿管狭窄,结石等。

2. 原发肾病复发　根据原发肾病诊断,结合自身免疫性抗体以及移植肾穿刺活检,电镜检查明确是否原发肾病复发。比较常见的复发性肾病包括 FSGS、膜性肾病、膜增生性肾小球肾炎、IgA 肾病、草酸盐肾病等。

3. 急性或慢性排斥反应　根据肾功能检查,PRA、DSA 检查以及移植肾穿刺活检明确是细胞性排斥反应还是体液性排斥反应,从而选择相应的治疗方案。

4. 药物性肾损害　除了 CNI 导致的肾毒性,引起移植肾功能不全外,需排除其他药物所致的肾损害。

5. 各类病毒所致的间质性肾炎　排查 BKV、JCV、CMV 等所致的肾间质损害引起移植肾功能不全。

6. 糖尿病肾病　根据血糖、糖化血红蛋白等结果,排除其他病因可诊断。

第五节　治　疗

患者若进入移植肾功能不全或移植肾失功阶段,则治疗起来比较棘手,常需多种治疗手段联用。一方面需要继续使用免疫抑制剂避免移植肾的进一步排斥失功,可以选用以西罗莫司为基础的无肾毒性免疫移植方案[2]。另一方面针对各类基础肾病进行治疗,同时需要改善患者肾功能不全所致的各种症状,如使用促红素、铁剂、叶酸等改善贫血,针对高血压使用 CCB、ACEI、ARB 等类型的降压药。需定期使用利尿剂排除多余水分,减轻水肿,避免心功能受损,同时针对电解质紊乱可能需要降钾、降磷用药。如水肿、厌食、头晕、高血压等症状无法改善,可及早恢复血液透析治疗。

一、免疫抑制剂方案调整

移植肾功能不全时,需明确是免疫抑制剂不足还是 CNI 所致的肾毒性。同时需监测 PRA、DSA

的变化,短期 DSA 大量上升可能导致在移植肾功能不全基础上突然出现急性肾衰竭,移植肾很快失功。针对细胞性排斥反应可选择大剂量甲泼尼龙冲击治疗,但肾移植远期患者对激素治疗耐受,此时需果断选择抗 T 细胞多克隆抗体治疗,治疗必须足量、足疗程,治疗后需及时预防后期感染发生。若根据 DSA、PRA 以及病理穿刺明确体液性排斥反应可选择血浆置换、IVIG、利妥昔单抗针对性治疗。具体用药可参考第二篇中排斥反应的药物治疗。

针对远期肾功能不全,若明确是 CNI 药物肾毒性所致,可调整 CNI 类药物剂量使其维持在较低浓度范围内,西罗莫司由于没有 CNI 类药物的肾毒性,远期出现肾功能不全时可考虑替换 CNI,或者两者低剂量联用,必须警惕西罗莫司导致的蛋白尿增加等副作用(表 8-3-1)[3,4]。

表 8-3-1　免疫抑制调整

药物	常规剂量	肾移植患者调整剂量	常见不良反应	注意事项(禁忌证和相互作用)
西罗莫司	1mg/片	口服,每日 1 次,根据药物浓度调整	蛋白尿,高胆固醇血症,高脂血症,高血压和皮疹,影响伤口愈合	禁忌证:过敏患者

二、改善微循环治疗

利用前列地尔、丹参、川芎嗪等活血化瘀药物，以及肠溶阿司匹林（拜阿司匹林）、波立维、低分子肝素、利伐沙班等抗血小板、抗凝药物可以改善肾小球毛细血管微循环，起到预防局部微血栓，延长移植肾存活时间表（表 8-3-2）。

表 8-3-2　常用改善微循环药物

药物	常规剂量	肾移植患者调整剂量	常见不良反应	注意事项（禁忌证和相互作用）
前列地尔注射液	10μg/支	1～2ml+10ml 生理盐水或 5% 葡萄糖；静注或加小壶静滴；每日 1 次	偶见休克，发现异常需立即停药，采取适当措施；注射部位有时出现血管疼、血管炎、发红、偶见发硬瘙痒等，有时出现心衰加重、肺水肿、胸部发紧感、血压下降等，发现异常立即停药；偶见面色潮红、心悸，有时出现腹泻、腹胀、不愉快感，偶见腹痛、食欲缺乏、呕吐、便秘、转氨酶升高；有时头晕、头痛、发热、疲劳感，偶见发麻，偶见嗜铬细胞瘤增多、白细胞减少，偶见视力下降、口腔肿胀感、脱发、四肢疼痛、水肿、荨麻疹	禁忌证：严重心衰（心功能不全）患者　妊娠或可能妊娠的妇女　既往对本制剂有过敏史患者　相互作用：避免与血浆增容剂（右旋糖酐、明胶制剂等）混合
丹参川芎嗪注射液	5ml/支	5～10ml+5%～10% 葡萄糖或生理盐水 250～500ml 稀释静滴，每日 1 次	偶见有皮疹	禁忌证：脑出血及有出血倾向的患者禁用　相互作用：不宜与碱性注射剂一起配伍
羟苯磺酸钙胶囊	0.5g/粒	0.5g，口服，每日 2 次	罕见胃肠紊乱，应减量或暂时停药；曾有皮肤反应报道，发热和关节痛，偶有粒细胞减少报道，应停药	禁忌证：对本品过敏者　相互作用：可能会干扰血肌酐的测定（PAP 法）
阿魏酸哌嗪片	50mg/片	100～200mg，口服，每日 3 次	尚未发现有关报道	禁忌证：对阿魏酸哌嗪片过敏者禁用　相互作用：尚不明确

三、常用护肾排毒治疗

若移植肾功能不全，血肌酐、尿素氮逐渐增高，需联用一类护肾排毒药物，从而减轻高尿素氮，高血肌酐造成的消化系统，神经系统等损害（表 8-3-3）。

四、常用改善蛋白尿，改善肾纤维化药物

移植肾功能不全期，除了肾功能指标上升外，蛋白尿是一个突出表现，移植肾穿刺往往提示肾间质纤维化、肾小管萎缩、肾小球不同程度硬化，此时需要使用调整免疫抑制剂及改善蛋白尿药物（表 8-3-4）。

五、抗病毒治疗

若穿刺考虑 BKV、CMV 等病毒所致慢性间质性肾炎引起移植肾功能不全。治疗原则为首先调整免疫抑制剂，降低免疫抑制强度，但同时需要避免排斥反应发生，两者需要保持恰当平衡，针对性选择治疗 BKV 的来福米特，针对 CMV 的更昔洛韦、缬更昔洛韦等。详见第四篇中病毒感染治疗[5-7]。

六、外科及介入治疗

外科因素导致的移植肾功能不全，需积极治疗，针对血管狭窄或动脉瘤需采取介入治疗，外科手术风险较高，易导致移植肾丢失。长时间的肾动脉/静脉狭窄，血栓治疗后移植肾血流难以恢复，肾功能无法逆转。输尿管结石和梗阻尽量采用内镜治疗方案，包括经皮肾镜，输尿管镜下碎石取石，内镜下输尿管狭窄球囊扩张，支架植入等。

表8-3-3 常用护肾排毒药物

药物	常规剂量	肾移植患者调整剂量	常见不良反应	注意事项（禁忌证和相互作用）
开同片（复方α-酮酸片）	630mg/片	口服。每次4~8片，每日3次	本品可能导致高钙血症	禁忌证：高钙血症、氨基酸代谢紊乱患者 相互作用：本品与其他含钙药物同时使用时可使血钙水平升高 本品与氢氧化铝药物同时使用时需减少氢氧化铝的服用量，注意血磷水平的变化 与钙结合成难溶性复合物的药物不应与开同片同时服用
尿毒清颗粒	5g/袋	温开水冲服。每日4次，6、12、18时各服1袋，22时另服2袋。也可另定服药时间，但两次服药间隔时间勿超过8小时	尚不明确	禁忌证：尚不明确 相互作用：尚不明确
爱西特（药用炭）片	0.3g/片	口服。3~10片，每日3次	可出现恶心、长期服用可出现便秘	禁忌证：尚不明确 相互作用：本品不宜与维生素、抗生素、洋地黄、生物碱类、乳酶生及其他消化酶等药物合用，以免被吸附而影响疗效
碳酸氢钠片	0.5g/片	口服。每次1~2片，每日3次	中和胃酸时所产生的二氧化碳可能引起嗳气，继发性胃酸分泌增加	禁忌证：对本品过敏者禁用 相互作用：本品可加速酸性药物的排泄可降低胃蛋白酶、维生素E的疗效 如与其他药物合用可能会发生药物相互作用
大黄苏打片（大黄碳酸氢钠片）	每片含大黄0.15g，碳酸氢钠0.15g，薄荷油0.001ml	饭前口服，每次1~3片，每日3次	口服可能因产生大量二氧化碳而使胃扩张，并刺激溃疡	禁忌证：尚不明确 相互作用：不宜与胃蛋白酶合剂、维生素等酸性药物合用
析清（包醛氧淀粉胶囊）	0.625g/粒	饭后温开水送服。每次8~16粒，每日2~3次	尚不明确	禁忌证：尚不明确 相互作用：与其他药物同时使用可能会发生药物相互作用

表8-3-4　常用改善蛋白尿，纤维化药物

药物	常规剂量	肾移植患者调整剂量	常见不良反应	注意事项（禁忌证和相互作用）
糖皮质激素（泼尼松）	5mg/片	口服，每日5～60mg，每日1次	长程用药副作用：库欣综合征，股骨头坏死，胃肠道功能紊乱，高血糖，精神病症状：欣快感，激动，不安，谵妄，定向力障碍，也可表现为抑郁；并发感染：以真菌，结核菌，葡萄球菌，绿脓杆菌和各种疱疹病毒感染为主；下丘脑-垂体-肾上腺轴受到抑制；糖皮质激素停药后综合征	禁忌证： 严重的精神病史 活动性胃，十二指肠溃疡，新近胃肠吻合术后 较重的骨质疏松 明显的糖尿病 严重的高血压 病毒性感染慎用 未能用抗菌药物控制的病毒，细菌，霉菌感染 肾上腺皮质机能亢进 动脉粥样硬化，心力衰竭 孕妇禁用 相互作用： 提高血管对升压药的敏感 抑制免疫反应，不可与疫苗同时应用 与噻嗪类利尿药合用更易发生低血钾 与免疫抑制药合用，溃疡及出血发生率增加 降低降糖药物的作用，拮抗胰岛素 蛋白质同化激素一定程度的纠正泼尼松分解蛋白质作用，纠正负氮平衡 与洋地黄同用，因有低血钾，更易发生洋地黄中毒，应注意补钾 苯巴比妥，苯妥英钠可加速泼尼松代谢，疗效降低 与吲哚美辛合用时，更易发生溃疡病 与环孢素合用时，泼尼松的代谢抑制 与抗癌药合用时，免疫系统抑制加重

药物	常规剂量	肾移植患者调整剂量	常见不良反应	注意事项（禁忌证和相互作用）
盐酸贝那普利	5mg/片 10mg/片	10mg，每日1次，若疗效不佳，可加至每日20mg	常见：咳嗽、头晕、眩晕、心悸、直立不耐受症状、皮肤潮红、胃肠道功能紊乱	禁忌证： 已知对贝那普利过敏者禁用 有ACEI类药物引起血管性水肿病史者禁用 肾动脉狭窄患者慎用 肾功能受损患者慎用 高钾血症患者慎用 相互作用： 与利尿剂合用，在用ACE抑制剂治疗初期，偶有血压过低 与保钾利尿剂合用可增加血清钾浓度 胰岛素或口服降糖药合用同时服用ACE抑制剂，有罕见的发生低血糖的病例
缬沙坦	80mg/片 160mg/片	口服，80～160mg，每日1次	不常见：眩晕、咳嗽、腹痛、疲劳等	禁忌证： 对缬沙坦过敏者禁用 血容量不足者慎用 双侧肾动脉狭窄患者慎用 肾功能不全患者慎用 肝功能不全患者慎用 相互作用： 临床没有发现明显的药物相互作用
百令胶囊	0.2g/片， 0.5g/片	口服，2g，每日3次	个别患者咽部不适	禁忌证：尚不明确 相互作用：药物相互作用不明确
黄葵胶囊	0.5g/片	口服，5粒，每日3次	个别患者用药后出现上腹部胀满不适	禁忌证：孕妇忌服 相互作用：尚不明确
雷公藤总苷片	10mg/片	1～1.5mg/（kg·d），每日3次	消化系统：口干、恶心、呕吐、乏力、食欲缺乏、腹胀、腹泻、黄疸、转氨酶升高；严重者可出现急性中毒性肝损伤、胃出血。血液系统：白细胞、血小板下降；严重者可出现粒细胞缺乏和全血细胞减少。泌尿系统：少尿或多尿、水肿、肾功能异常等肾脏损害；严重者可出现急性肾衰竭。心血管系统：心悸、胸闷、心律失常、血压升高或下降、心电图异常。生殖、内分泌系统：女性月经紊乱、月经量少或闭经；男性精子数量减少、活力下降；神经系统：头昏、头晕、嗜睡、失眠、神经炎、复视。其他：皮疹、瘙痒、脱发、面部色素沉着。	禁忌证： 儿童、育龄期有孕育要求者、孕妇和哺乳期妇女禁用 心、肝、肾功能不全者禁用 严重贫血、白细胞和血小板降低者禁用 胃、十二指肠溃疡活动患者禁用 严重心律失常者禁用 相互作用：尚不明确

七、酸碱平衡及电解质紊乱治疗

针对可能出现的酸中毒,需要使用碳酸氢钠口服或静脉注射治疗纠正酸碱失衡。针对出现的高血钾症,需要使用利尿剂,钾离子树脂等降钾治疗,出现高磷血症,需要使用磷结合剂,碳酸镧等进行积极治疗。如长时间无法纠正,及早透析纠正。

（周江桥）

参 考 文 献

1. 马艳春,翟秀宇,李红芹. 影响肾移植术后移植肾失功的因素. 中国老年学杂志,2016,36(18):4568-4569.

2. 赵德威,周伊娜,高小民等. 西罗莫司联合常规免疫抑制方案治疗慢性移植物肾病的近期疗效. 中华移植杂志(电子版),2016,10(4):178-191.

3. Yu JH,Kim KW,Kim BM,et al. Safety and immunologic benefits of conversion to sirolimus in kidney transplant recipients with long-term exposure to calcineurin inhibitors. Korean J Intern Med,2016,31(3):552-559.

4. 林俊,唐雅望,孙雯等. 肾移植术后西罗莫司联合减量或停用环孢素 A 的应用体会. 中华外科杂志,2009,47(17):1319-1321.

5. Moon HH,Kim TS,Lee S,et al. Monitoring and treatment for BK virus after kidney transplantation. Transplant Proc,2013,45(8):2980-2983.

6. De Keyzer K,Van Laecke S,Peeters P,et al. Human cytomegalovirus and kidney transplantation:a clinician's update. Am J Kidney Dis,2011,58(1):118-126.

7. Helanterä I,Hirsch HH,Auvinen E,et al. High-level JCPyV viruria after kidney transplantation-Clinical and histopathological findings. Journal of Clinical Virology,2016,85:75-79.

8. Menn-Josephy H,Beck LH Jr. Recurrent glomerular disease in the kidney allograft. Frontiers in Bioscience,2015,7(7):155-170.

9. Cravedi P,Kopp JB,Remuzzi G. Recent progress in the pathophysiology and treatment of FSGS recurrence. Am J Transplant,2013,13(2):266-274.

10. Wyld ML,Chadban SJ. Recurrent IgA Nephropathy After Kidney Transplantation. Transplantation,2016,100(9):1827-1832.

11. Greco F,Fornara P,Mirone V. Renal transplantation:technical aspects,diagnosis and management of early and late urological complications. Panminerva Med,2014,56(1):17-29.

第四章

肿　瘤

肾移植术后发生肿瘤是影响肾移植受者存活时间和死亡率的重要因素，其发生恶性肿瘤的总体发生率比普通人群高 3～5 倍[1]。同一般人群相比，移植受者更易发生皮肤肿瘤、淋巴增生性疾病、卡波西肉瘤、宫颈癌、外阴及会阴癌、肾细胞癌、尿路上皮癌、肝胆癌以及肉瘤，其发生良性肿瘤和癌前病变的机会也高于一般人群。

肾移植术后肿瘤的发病种类和发病率在不同国家和地区存在不同的分布差异。欧洲以皮肤癌最为常见，占 26.4%～45.5%[2-6]，北美以皮肤癌和淋巴瘤多见，分别占 49.9% 和 17.2%[7,8]，而日本和韩国分别以肾癌和胃肠道肿瘤最为多见，分别占 32.6% 和 28.8%[9,10]。我国报道则以泌尿系统肿瘤最多见，占 52.9%，其次为消化系统肿瘤，占 20.5%[11-13]。

器官移植受者术后的各种恶性肿瘤发生于特定的时间段：移植后第 1 年患移植后淋巴增殖性疾病（post-transplant lymphoproliferative disease，PTLD）的风险增加，2 年内可能发生肾癌、原位癌、小病灶恶性肿瘤、低度恶性膀胱癌和基底细胞癌。2 年后 PTLD 的发病率第二次升高。而在移植 3 年后，可能发生泌尿系肿瘤、黑色素瘤、乳腺癌、结直肠癌和子宫癌。

第一节　危险因素和发病机制

一、免疫抑制因素

肾移植术后肿瘤发生率的增高与免疫抑制药物应用的强度和时长密切相关。曾有外国学者将肾移植后肿瘤的发病分为 Aza 时期、CNI 时期和 SRL 时期，分别代表免疫抑制药物对移植后肿瘤影响的重要性[4]。

免疫抑制治疗有助于癌症的发生，此类药物可能会增强其他致癌因素的刺激，如病毒、化学致癌物、紫外线导致 T 细胞监视的受损。免疫抑制剂的直接致癌效应也十分重要。硫唑嘌呤即能导致染色体链断裂，而环孢素虽然目前尚未证明其具有直接的细胞毒作用，但其可能通过增加转化生长因子 β 来促进肿瘤生长[14-16]。

长疗程应用免疫抑制药物亦成为并发恶性肿瘤另外的危险因子。由于免疫抑制药物的长期应用和积累，机体肿瘤免疫监视机制被逐步破坏，从而诱发恶性肿瘤的出现。

二、病毒感染因素

由于肾移植后受者接受免疫抑制药物治疗，更易受到病毒的感染和侵袭，而一些特定的病毒感染已被认为是明确的致癌因素。其中，Epstein-Barr 病毒（EBV）能诱导移植后淋巴细胞增殖疾病（PTLD），乙肝病毒或丙肝病毒能诱导肝细胞癌。多种人类乳头瘤病毒（HPV）与肿瘤有关，包括嘴唇、扁桃体、宫颈、外阴、会阴和肛门等部位的肿瘤[17,18]。人类疱疹病毒 8（HHV-8）与卡波西肉瘤和淋巴瘤有关。女性受者感染 HPV 是恶性肿瘤的另一个病因，包括外阴、阴道以及子宫颈的鳞状细胞癌[19]。

三、其他因素

我国肾移植受者泌尿系统肿瘤发生率最高，尤以尿路上皮癌为高发，大部分学者认为此种现象与服用含有马兜铃酸类药物史密切相关，此类药物本身就可导致间质性肾炎改变[20]，其他原有肾脏的潜在疾病也是发生泌尿系恶性肿瘤的重要危险因素，如镇痛剂肾病或囊性肾病[21,22]。

环境因素如阳光照射可能是重要的风险因素[23]。此外,高龄、男性也都是发生癌症的独立危险因素[24]。

第二节　诊断标准和鉴别诊断

一、泌尿生殖系恶性肿瘤

(一)肾恶性肿瘤

1. 常见临床症状

早期和中期多无症状,当发现血尿、腰痛及腹部肿块时往往提示肿瘤已发展至晚期。

(1) 间歇性无痛性血尿、肾区钝痛,并可出现全身症状,包括低热、贫血、红细胞计数增多、高血压、高钙血症等。

(2) 肾区叩击痛,肾肿大。

(3) 腹部肿物及阴囊精索静脉曲张。

2. 实验室检验、影像学及其他相关检查

目前,尚无公认的可用于临床诊断肾癌的肿瘤标记物。肾癌的临床诊断主要依靠影像学检查,确诊则需病理学检查。

常用影像学检查项目包括:胸部 X 线片(正、侧位)、腹部超声、腹部 CT、腹部 MRI 检查,PET 或 PET-CT 检查一般很少用于诊断肾癌,多是用于晚期肾癌患者以便能发现远处转移病灶或用于对进行化疗、分子靶向治疗或放疗患者的疗效评定。对未行 CT 增强扫描,无法评价对侧肾功能者应行核素肾血流图或静脉尿路造影检查。有相应骨症状、碱性磷酸酶高以及临床分期≥Ⅲ期的患者应进行核素骨显像检查。对胸部 X 线片上显示肺部有可疑结节或临床分期≥Ⅲ期的肾癌患者应进行胸部 CT 扫描检查。

(二)肾盂恶性肿瘤

1. 常见临床症状

(1) 间歇发作肉眼血尿为最常见症状(占 40%~70%),多表现全程血尿,伴有条状血块。几乎所有患者都能查到镜下血尿。

(2) 约1/3 的患者诉腰部钝痛,因上尿路梗阻、扩张所致。血块经过输尿管可引起肾绞痛。约 10%~15% 患者无特殊症状,因其他原因作影像学检查时才发现上尿路肿瘤。少数患者因腹、腰部包块、体重减轻、厌食等症状就医。

2. 实验室检验、影像学及其他相关检查

(1) 尿细胞学检查:用排出的尿液作细胞学检查准确性较低,瘤"级"低的肿瘤多无异常发现。

(2) 尿路造影:静脉尿路造影常表现边缘不规则的充盈缺损,与管壁相连。发生严重梗阻时显示上尿路扩张,造影剂密度减低或不显影。须小心观察对侧上尿路及膀胱有无病变。显影不良者可作逆行上尿路造影,并取冲洗液作细胞学检查。

(3) B 超检查:肾盂造影显示充盈缺损的病灶,可作 B 超检查,以区别肿瘤或结石。

(4) CT 检查:CT 检查会忽略小肿瘤的诊断。较大的肿瘤显示为软组织密影,CT 值平均为 46HU(10~70HU)。静脉注射造影剂后 CT 值不增高。CT 检查在肾功能不良时也可显示病变情况,可鉴别肾盂肿瘤和肾肿瘤,可了解肿瘤有无浸润,对分期有帮助。比 MRI 检查更有价值。

(5) 内镜检查:影像学检查未能确诊的患者,对确实有血尿的一侧作输尿管肾盂镜检查,可发现较小的病灶。输尿管软镜可到达各个肾盏,但视野较小,即使持续冲洗,有时观察亦不满意。用活体组织钳通过内镜钳取组织作病理检查,可帮助诊断,但组织块很小,须配合尿细胞学及其他检查结果进行分析,才能确诊。膀胱镜检查应注意观察膀胱有无肿瘤,必要时取抽样活体组织送检,了解有无原位癌或癌前期病变。

(三)膀胱癌

1. 常见临床症状

大约有90%以上的膀胱癌患者最初的临床表现是血尿,通常表现为无痛性、间歇性、全程肉眼可见血尿,有时也可为镜下血尿。血尿可能仅出现 1 次或持续 1 日至数日,可自行减轻或停止。出血量与血尿持续时间的长短,与肿瘤的恶性程度、大小、范围和数目并不一定成正比。有 10% 的膀胱癌患者可首先出现膀胱刺激症状,表现为尿频、尿急、尿痛和排尿困难,而患者无明显的肉眼血尿。这多由于肿瘤坏死、溃疡、膀胱内肿瘤较大或数目较多或膀胱肿瘤弥漫浸润膀胱壁,使膀胱容量减少或并发感染所引起。膀胱三角区及膀胱颈部的肿瘤可梗阻膀胱出口,而出现排尿困难的症状。

2. 实验室检验、影像学及其他相关检查

对于任何时间段出现的无痛性肉眼血尿,都应考虑到膀胱癌可能。检查方法与肾盂恶性肿瘤相类似,包括尿常规检查、尿脱落细胞学、尿肿瘤标记物、腹部和盆腔 B 超等检查。根据上述检查结果决定是否行膀胱镜、静脉尿路造影、盆腔 CT 和(或)盆腔

MRI等检查明确诊断。其中,膀胱镜检查是诊断膀胱癌的最主要方法。

二、胃肠道恶性肿瘤

(一)胃癌

1. 常见临床症状

早期胃癌多数患者无明显症状,少数人有恶心、呕吐或是类似溃疡病的上消化道症状。疼痛与体重减轻是进展期胃癌最常见的临床症状。患者常有较为明确的上消化道症状,如上腹不适、进食后饱胀,随着病情进展上腹疼痛加重,食欲下降、乏力。根据肿瘤的部位不同,也有其特殊表现。贲门胃底癌可有胸骨后疼痛和进行性吞咽困难;幽门附近的胃癌有幽门梗阻表现;肿瘤破坏血管后可有呕血、黑便等消化道出血症状。腹部持续疼痛常提示肿瘤扩展超出胃壁,如锁骨上淋巴结肿大、腹水、黄疸、腹部包块、直肠前壁扪及肿块等。

2. 实验室检验、影像学及其他相关检查

(1)X线钡餐检查数字化:X线胃肠造影技术的应用,目前仍为诊断胃癌的常用方法。常采用气钡双重造影,通过黏膜相和充盈相的观察作出诊断。

(2)纤维胃镜检查:直接观察胃黏膜病变的部位和范围,并可获取病变组织作病理学检查,是诊断胃癌的最有效方法。

(3)腹部超声:在胃癌诊断中,腹部超声主要用于观察胃的邻近脏器受浸润及淋巴结转移的情况。

(4)螺旋CT与正电子发射成像检查:多排螺旋CT扫描结合三维立体重建和模拟内腔镜技术,是一种新型无创检查手段,有助于胃癌的诊断和术前临床分期。利用胃癌组织对于氟和脱氧-D-葡萄糖(FDG)的亲和性,采用正电子发射成像技术(PET)可以判断淋巴结与远处转移病灶情况,准确性较高。

(二)大肠癌

1. 常见临床症状

大肠癌早期无症状或症状不明显,仅感不适、消化不良、大便潜血等。随着癌肿发展,症状逐渐出现,表现为大便习惯改变、腹痛、便血、腹部包块、肠梗阻等,伴或不伴贫血、发热和消瘦等全身症状。肿瘤因转移、浸润可引起受累器官的改变。

2. 实验室检验、影像学及其他相关检查

(1)实验室检查:血常规、生化全项(肝肾功能+血清铁)、大便常规+便潜血等化验检查,有助于了解患者有无缺铁性贫血、肝肾功能等基本情况。进行血肿瘤标志物癌胚抗原(CEA)检测,有助于肿瘤的诊断。在大肠癌患者中,CEA水平高并不表示均存在远处转移;有少数转移瘤患者,CEA并不增高。

(2)内镜检查:结肠镜检查是将纤维结肠镜伸入到结肠起始部位回盲部,检查结肠和直肠肠腔,并在检查过程中进行活检和治疗。结肠镜检查比钡剂灌肠X射线更准确,尤其对结肠息肉,通过结肠镜摘除并进行病理学确诊。

(3)活体组织检查和脱落细胞学检查:活体组织检查对大肠癌,尤其是早期癌和息肉癌变的确诊以及对病变进行鉴别诊断有决定性意义,可明确肿瘤的性质、组织学类型及恶性程度、判断预后和指导临床治疗。脱落细胞学检查准确性高,取材繁琐,不易获得满意的标本,临床应用少。

三、移植后淋巴增殖性疾病

(一)常见临床症状

移植后淋巴增殖性疾病在临床上多归于三种类型:

1. 表现为传染性单核细胞增多症样的急性疾患,常在抗排异治疗后的2～8周发生;细胞和分子遗传学分析显示为多克隆B细胞增殖,即无细胞核型异常及IgH基因重排等恶性转化的证据;约占PTL病例的55%。

2. 临床表现与前者相似;也为多克隆B细胞增殖,但存在早期恶性转化的依据如克隆性细胞遗传学异常和(或)IgH基因重排;约占30%。

3. 临床上常表现为结外的局部实体瘤病变;为单克隆B细胞增殖,伴恶性细胞遗传学异常和IgH基因重排;约占15%。最新的WHO分型又进一步地对PTL进行单独分型,为将来深入认识移植后淋巴增殖性疾病奠定基础。

50%以上PTL患者表现为结外肿块,累及器官包括胃肠道、肺、皮肤、肝、CNS和移植物自身,尤其CNS受累,见于20%～25%的患者,这在普通人群少见。移植物受累的概率也很高,与CNS的相似。移植物受累可以导致移植脏器的功能异常。

(二)实验室检验、影像学及其他相关检查

组织活检是确诊的主要依据。但是,已经认识到与其他大多数淋巴瘤不一样,单凭组织病理学的检查往往难以诊断移植后淋巴增殖性疾病。在诊断时尚需考虑下列情况:疾病呈多克隆或单克隆过程的定义;用于诊断的非组织学特征如DNA重排、突变和克隆性测定的标准化;肿瘤组织内EBV阳性的应用;肿瘤细胞来源(供者或宿主)的鉴定。

肿瘤型的EBV阳性PTL的最佳诊断标准如下:

1. 具备由淋巴增殖性疾患引起的内在结构破坏;

2. 存在由细胞或病毒标志确定的单克隆或寡克隆的细胞群;

3. 存在许多 EBV 感染的细胞。

具备上述三个条件中的任何两个条件即可确诊。

鉴别诊断:PTL 在临床上主要表现为结外的病变,且多为非特异性表现,因此需要高度的警惕性才能发现。并且,各型 PTL 的生物学特征和组织病理特点均不一样,因此需要多种检查方法加以诊断和鉴别。

四、皮肤癌

(一)常见临床症状

皮肤恶性肿瘤有相对容易出血的特点,常见的是基底细胞癌和鳞状细胞癌。

1. 鳞状细胞癌 可由角化病、黏膜白斑及其他癌前疾病转化而来。生长较快,早期即形成溃疡。有的呈结节样、乳状或菜花状,向深部侵犯较小,基底可移动,有的呈蝶状,向深部浸润较明显,破坏性大,常累及骨骼。鳞状细胞癌合并感染有黏稠脓液,伴恶臭、疼痛。鳞状细胞癌的恶性度较高,较易转移,多见区域性淋巴结转移。

2. 基底细胞癌 起病时常无症状,初期多为基底较硬斑块状丘疹,有的呈疣状隆起,而后破溃为溃疡灶改变,不规则,边缘隆起,底部凹凸不平,生长缓慢,多单个发生,好发于面颊部、鼻梁及鼻两侧,该肿瘤不疼不痒,常无自觉不适,基底细胞癌虽然是恶性的,但转移者极少,先发生边缘半透明结节样隆起浅在溃疡,继之渐扩大,可侵袭周边组织及器官,成为侵袭性溃疡。根据其形态和病理变化,可将基底细胞癌分为四型,即结节溃疡型、色素型、硬瘢状或纤维化型和浅表型。

3. 恶性黑色素瘤 是恶性度很高、转移很快的皮肤癌。中国人皮肤中的色素较多,对紫外线有较好的防护作用。同时比较注意防晒,因此恶性黑色素瘤在中国比较少见。由于黑色素瘤是黑颜色比较容易发现,所以如果在指甲、甲床、脚心、手心或身体其他部位发现黑色的斑,近期内明显扩大,并容易破溃,或半个指甲发黑,应该及时到医院检查。

4. 湿疹样癌 常发生在女性单侧乳房。症状与湿疹相似,呈红色或暗红色的皮肤改变,表面易有渗液或渗血,初发时多在单侧乳晕部,以后缓慢发展,有的乳头可以有溢液。易误诊为湿疹。中年女性、久治不愈的单侧性乳房湿疹应及时去医院检查。

(二)实验室检验、影像学及其他相关检查

根据临床特征及病理检查可确诊。活组织病理检查对皮肤恶性肿瘤的分类以及治疗方法选择极其重要。

皮肤恶性肿瘤的治疗效果与其早期诊断密切相关,应注意高度可疑的早期恶性病变征兆。

1. 经久不愈、时好时犯或有少量出血的皮肤溃疡。

2. 凡日光性角化病出现流血、溃烂或不对称性结节突起等症状。

3. 往日射线照过的皮肤或旧疮疤,窦道处出现溃破或结节突起时。

4. 久不消退的红色皮肤瘢痕,其上显示轻度糜烂时警惕原位癌的可能。

应与慢性肉芽肿、特异性和非特异性溃疡、光照性角化症等相鉴别。

第三节 治 疗

一、基本原则

1. 对于实体肿瘤受者,首选治疗应为尽早的实施根治性肿瘤切除手术。药物治疗仅用于手术后的序贯治疗以及发生局部扩散、远期转移、不能耐受等无法实施手术治疗的移植受者。

2. 减少、停用或更换免疫抑制药物,提高移植受者抗肿瘤免疫力。尤其对于非实体肿瘤受者,例如发生非霍奇金淋巴瘤和卡波西肉瘤的受者,减免免疫抑制药物后的疗效已得到公认,而发生皮肤肿瘤的受者则应该停用硫唑嘌呤。

3. 减少或停用免疫抑制药物后对于移植物肾功能的监测非常重要,早期诊断排斥反应可延长移植肾存活率。在某些必要的情况下,可考虑切除移植物。

4. 西罗莫司作为一种新型免疫抑制药物,目前已被广泛认为同时存在有特殊的抗肿瘤活性,其作用机制是血管再生和细胞增殖的抑制,同样也属于抗病毒的作用。该药可替代钙调神经磷酸酶抑制剂(CNI)作为常规联合免疫抑制药物维持应用,因此减少了并发肿瘤的移植肾受者在减免 CNI 类药物后发生排斥反应的风险。目前认为应用该药物治疗获益最大的是皮肤癌和部分鳞癌受者,在其他实体器官治疗方面仍存在争论,但也得到了大多数学者的认可。

二、常见肾移植术后肿瘤的药物治疗推荐

多数化疗药物可以联合治疗多个系统恶性肿瘤,因此,本节前文已列举化疗药物,若后文再有提及则不再赘述,请读者自行前文查找。

(一)泌尿生殖系统肿瘤

早、中期的肾恶性肿瘤均可在及时发现时行肾癌根治性切除术或保留肾单位的肾部分切除术可达到相对治愈的目的,术后定期观察无需药物序贯治疗。晚期的转移性肾癌以内科治疗为主,对于较多见透明细胞癌的治疗药物主要为免疫疗法和靶向药物疗法。其中免疫疗法包括白介素-2 和干扰素治疗,此类药物可能会引起强烈的免疫排斥反应,因此不适于肾移植术后受者。靶向药物治疗晚期肾恶性肿瘤近年来发展迅速,典型代表药物为索拉非尼、舒尼替尼,依维莫司则适用于用舒尼替尼或索拉非尼治疗失败后晚期肾细胞癌患者的治疗。肾恶性肿瘤在肾移植术后受者的发病率较低,目前尚无大规模临床应用经验报道,对于该类药物用于肾移植受者仍在探索中(表8-4-1)。

尿路上皮癌主要包括肾盂输尿管癌、膀胱癌,其治疗的关键为早期发现并行根治性肾输尿管全程切除术或膀胱肿瘤切除术可达到最大程度治疗目的。肾输尿管癌和非浸润性膀胱癌术后常规应即刻进行膀胱灌注化疗,对预防肿瘤复发优势明显,膀胱灌注化疗的常用药物为卡介苗、多柔比星、表柔比星、吡柔比星、丝裂霉素、羟喜树碱等(表8-4-2)。浸润性膀胱癌主要的手术治疗为根治性膀胱全切术,如发生局部扩散或晚期转移,则不宜实施手术治疗,保守药物治疗的方案主要为新辅助化疗方案,常用药物为顺铂、甲氨蝶呤、长春新碱、卡铂、紫杉醇等。肾移植术后尿路上皮癌在我国多发,上述各类化疗药物治疗尿路上皮癌的方案和组合不一,但多家研究中心数据表明,肾移植术后应用上述化疗药物治疗过程中,排斥反应的发生罕见,大部分移植肾功能损伤多由化疗药物本身的肾毒性所致(表8-4-3)。

(二)胃肠道恶性肿瘤

胃癌的药物治疗主要用于根治性手术的术前、术中和术后,延长生存期。晚期胃癌患者采用适量化疗,能减缓肿瘤的发展速度,改善症状,有一定的近期效果。早期胃癌根治术后原则上不必辅助化疗,常用的胃癌化疗给药途径有口服给药、静脉、腹腔给药、动脉插管区域灌注给药等。常用的口服化疗药有氟脲嘧啶、丝裂霉素、顺铂、多柔比星、依托泊苷、亚叶酸钙等。近年来紫杉醇、奥沙利铂、拓扑异构酶抑制剂、卡培他滨等新的化疗药物用于胃癌(表8-4-4)。

结直肠癌的治疗主要是以化学治疗为主的综合治疗方案,化疗药物包括 5-氟脲嘧啶、卡培他滨、奥沙利铂、伊立替康、贝伐单抗、西妥昔单抗、帕尼单抗等多种药物。在化疗基础上酌情联合靶向药物治疗(贝伐单抗、西妥昔单抗、帕尼单抗)。辅助化学治疗奥沙利铂联合氟尿嘧啶类药物(5-氟脲嘧啶)的方案是目前Ⅲ期结直肠癌和部分具有高危因素结直肠癌患者的标准治疗方案,治疗时间为 6 个月。适用于术前未接受新辅助放射治疗的直肠癌患者,术后需要进行辅助放射治疗者(表8-4-5,表8-4-6)。

(三)肾移植后淋巴细胞增殖性疾病

1. 减低免疫抑制强度　减低免疫抑制强度后大部分多克隆淋巴增殖性疾病能得到完全控制或明显改善。对于严重患者可将泼尼松减至维持量每日 7.5 ~ 10mg,并停用其他免疫抑制剂,如果无疗效(指在 10 ~ 20 日内肿瘤肿块无缩小)则需考虑其他治疗。对于病灶局限的病情较轻的患者,停用硫唑嘌呤,泼尼松和环孢素(或他克莫司)剂量减半,必要时在 2 周后再减半免疫抑制强度。

2. 抗病毒治疗　阿昔洛韦有或更昔洛韦与其他方法一起用于治疗 PTL。

3. 化学治疗和放射治疗　对于单克隆恶性转化的 PTL,首选的治疗方法也是减少免疫抑制强度,如果没有效果再选择化疗或其他方法。新近的资料表明强烈化疗如 CHOP 或 ProMACE-CytaBOM 等方案对这些患者具有更好的疗效。在化疗期间停用所有的免疫抑制治疗,在最后一个疗程化疗结束后再重新开始应用。对有局灶性病变或 CNS 受累的患者,在受累部位进行放疗是有益的。

4. 干扰素 α　干扰素 α 具有抗病毒作用,因此也用于本病的治疗。干扰素 α(5 000 000U,每周 3 次)治疗 3 个月为一疗程。应用干扰素 α 有极大风险诱发严重的移植肾排斥反应,因此应用要十分慎重。

5. 免疫治疗

(1) 抗 B 细胞抗体:应用小鼠单克隆抗体 CD21 和 CD24 治疗。此外,抗 CD20 单克隆抗体利妥昔单抗(美罗华)也在临床试验之中,并已初步取得较好的疗效。

(2) 过继免疫治疗:LAK 细胞治疗。另一用于严重的多克隆 PTL 和一些单克隆 B 细胞淋巴瘤的过继免疫治疗的方法是供者淋巴细胞输注或 EBV 特异的 T 细胞株细胞输注。

(3) 静脉输注免疫球蛋白:常与其他方法联合应用(表8-4-7)。

表 8-4-1 常用的肾恶性肿瘤靶向药物

药物名称	常规剂量	肾移植患者调整剂量	常见不良反应	注意事项（禁忌证和相互作用）
甲苯磺酸索拉非尼片	400mg，每日 2 次	与 CNI 类免疫抑制药物同时应用应注意药物浓度变化	皮疹/脱屑以及手掌或足底部反应（发红、疼痛，肿胀或出现水疱）；腹泻、恶心、呕吐、食欲缺乏等胃肠道反应；其他：疲劳、脱发、瘙痒、高血压等	相互作用： CYP3A4 诱导剂（如利福平、贯叶连翘、苯妥英、卡马西平、苯巴比妥和地塞米松）可能加快索拉非尼的代谢，因此降低索拉非尼的药物浓度 可导致多西他赛的 AUC 及 C_{max} 明显增加，两药联合应用时需谨慎 新霉素可通过影响索拉非尼的肝肠循环导致索拉非尼的暴露量下降 索拉非尼与伊立替康（UTG1A1 代谢/清除类药物）联合应用时需谨慎 与华法林合用时应定期监测 INR 值
苹果酸舒尼替尼胶囊	50mg，每日 1 次，"4/2" 给药方案：服药 4 周，停药 2 周	与 CNI 类免疫抑制药物同时应用应注意药物浓度变化	常见不良反应：疲劳、乏力、发热、腹泻、恶心、黏膜炎/口腔炎、呕吐、消化不良、腹痛、便秘、高血压、外周水肿、皮疹、手足综合征、皮肤褪色、皮肤干燥、毛发颜色改变、味觉改变、头痛、背痛、关节疼痛、肢端疼痛、呼吸困难、厌食和出血；潜在严重的不良反应：肝毒性、左心室功能障碍、Q-T 间期延长、出血、高血压、甲状腺功能不全、肾上腺功能不全	相互作用： CYP3A4 酶系强抑制剂（酮康唑、伊曲康唑、克拉霉素、西地那非、泰利霉素、利托那韦、沙奎那韦、伏立康唑等）同时应用可增加舒尼替尼替尼的血药浓度，需要参考降低本品剂量 CYP3A4 酶系诱导剂（地塞米松、苯妥英、卡马西平、利福平、利福布汀、利福喷丁、苯巴比妥、圣约翰草等）同时应用可降低舒尼替尼替尼浓度，需要考虑增加本品剂量
依维莫司	10mg，每日 1 次	与 CNI 类免疫抑制药物同时应用应注意药物浓度变化	常见不良反应：咽炎、感染、无力、疲乏、咳嗽、口腔溃疡和腹泻；肾功能异常	相互作用： CYP3A4 强效抑制剂（红霉素和维拉帕米、葡萄柚、柚子果汁）显著增加依维莫司浓度，应避免与强效合用 与 CYP3A4 中效抑制剂合用时应谨慎，必须合用后降低依维莫司浓度，需减少本品的给药剂量 CYP3A4 强效诱导剂（如利福平）合用后降低依维莫司浓度，需增加本品剂量

表 8-4-2　常用的膀胱灌注化疗药物

药物名称	用法用量	肾移植患者调整剂量	常见不良反应	注意事项（禁忌证和相互作用）
表柔比星	50~80mg溶于50ml注射用水或5%葡萄糖注射液注入膀胱，术后24小时内注入，术后早期每周1次共8次，后改为每月1次共8个月	无	心血管系统：可导致心肌损伤，心力衰竭；肝肾功能：肝功能不全者应减量，以免蓄积中毒，中度肾功能受损患者无需减少剂量；血液系统：可引起白细胞及血小板减少，应定期进行血液学监测	可与其他抗肿瘤药物合用，但表柔比星用量应减低；联合用药不得在同一注射器内使用；不可与肝素混合注射，二者化学性质不配伍，在一定浓度时会发生沉淀反应；在表柔比星给药前使用紫杉醇类药物会引起表柔比星药物原形及代谢物血药浓度升高，其中代谢物既没有活性也没有毒性。当紫杉醇或多西紫杉醇类药物和表柔比星联合用药时，先给表柔比星则对其药代动力学没有影响
吡柔比星	30~50mg溶于50ml注射用水或5%葡萄糖注射液注入膀胱，术后24小时内注入，术后早期每周1次共8~10周，后改为每月1次共8~10个月	无	心血管系统：心电图异常，心动过速，心律失常和心力衰竭，常与使用剂量有关；造血系统：骨髓抑制是本药主要毒性反应。主要为白细胞下降，血小板下降，消化系统：胃肠道反应可有食欲，恶心，呕吐，口腔炎和腹泻，亦可有肝功能损害。泌尿系统：可有肾功能损害，膀胱炎，尿频，尿痛，血尿等；其他：乏力，发热，静脉注射可引起静脉炎，偶见皮疹和出血	与活疫苗（如轮状病毒疫苗）合用，化疗所致免疫抑制的患者接种活疫苗可能导致严重甚至致命的感染，故接受化疗期间禁止接种活疫苗
丝裂霉素	20~60mg溶于50ml注射用水或5%葡萄糖注射液注入膀胱，术后24小时内注入，术后早期每周1次共8~10周，后改为每月1次共8~10个月	无	骨髓抑制：剂量限制性毒性，白细胞，血小板减少，用药后3~4周达最低；胃肠道反应：轻度食欲减低，恶心，呕吐，可有腹泻及口腔炎；肝肾功能损害较轻；其他：静脉炎，溢出血管外可引起组织坏死，脱发，乏力等	与其他抗肿瘤药物或放射治疗联合应用时可能会增加骨髓功能抑制等不良反应
羟喜树碱	10~20mg溶于50ml注射用水或5%葡萄糖注射液注入膀胱，术后24小时内注入，术后早期每周1次共8~10周，后改为每月1次共8~10个月	无	骨髓抑制：表现为白细胞下降，对红细胞，血小板无明显抑制作用；胃肠道反应：主要表现在恶心，呕吐，食欲减低，腹泻等反应；泌尿系统毒性：尿频，尿急，尿痛，血尿和轻度蛋白尿；其他：偶见有嗜睡，乏力，头痛，偶见泌尿系统蛋白尿，脱发	与长春新碱类药物联合应用时可能会引起气短和支气管痉挛等不良反应

表 8-4-3　常用尿路上皮癌辅助化疗药物

药物名称	用法用量	肾移植患者调整剂量	常见不良反应	注意事项（禁忌证和相互作用）
顺铂	每次 20～30mg，或 20mg/m²，溶于生理盐水 20～30ml 中静脉注射，或溶于 5% 葡萄糖注射液 250～500ml 中静脉滴注，在第 1 日和第 8 日使用为 1 个周期，一般 3～4 周重复，可间断用药 3～4 个周期	肾功能不全者应酌情调整剂量或延长用药间隔时间	肾脏毒性：单次中、大剂量用药后，偶会出现轻微、可逆的肾功能障碍，可出现微量血尿。多饮高剂量和短期内重复用药，会出现不可逆的肾功能障碍，严重时肾小管坏死，导致无尿和尿毒症。消化系统：包括恶心、呕吐，食欲减低和腹泻等，反应常在给药 1～6 小时内发生，最长不超过 24～48 小时。偶见肝功能障碍，血清转氨酶增加，停药后可恢复。造血系统：表现为白细胞和(或)血小板的减少，一般与用药剂量有关，骨髓抑制一般在 3 周左右达高峰，4～6 周恢复。耳毒性：可出现耳鸣和高频听力减低，多为可逆性，不需特殊处理；神经毒性：多见于总量超过 300mg/m² 的患者，周围神经损伤多见，表现为运动失调，肌痛，上下肢感觉异常等；少数患者可出现大脑功能障碍，亦可出现癫痫、球后视神经炎等；过敏反应：如心率加快、血压降低，呼吸困难，面部水肿、变态性发热反应等都可能出现；其他：高尿酸血症，常出现腿肿胀和关节痛；血浆电解质紊乱：低镁血症、低钙血症，肌肉痉挛；心脏毒性：少见心律失常，心电图改变、心动过缓等，心功能不全等；免疫系统：会出现免疫抑制反应。牙龈变化：牙龈会有铂金属沉积，疼痛及皮肤溃疡，局部注射的肢体可能出现局部肿胀。也有可能出现脱发，继发非淋巴细胞性白血病的出现与顺铂化疗有关。也有血管性病变，如脑缺血、外周静脉炎等少见。性乳房女性化等现象；精子，卵子形成障碍和男性铂化疗使用有关。血管性病变，冠状动脉血、外周铂化疗障碍类似雷诺综合征等副作用少见	禁忌证： 对顺铂和其他含铂制剂过敏者、怀孕、哺乳期，骨髓机能减退，严重肾功能损害，失水过多或因顺铂而引起的外周神经病变，近期感染及因顺铂感染者禁用 禁用诸如呋塞米等利尿剂以增加尿量 患者接受顺铂化疗后至少 3 个月，才可接受病毒疫苗接种 相互作用： 与秋水仙碱，丙磺舒或磺吡酮合用时，由于顺铂可能提高血液中尿酸的水平，必须调节其剂量，以控制高尿酸血症与痛风，抗组胺药，酚噻嗪类药或噻吨类药等药物合用，可能掩盖耳毒性的症状，如耳鸣、眩晕等顺铂诱发的肾功能损者可导致博来霉素（甚至小剂量）的毒性反应 与各种骨髓抑制剂或放射治疗同用，可增加顺铂的毒性作用。用量应减少 青霉胺及其他肾毒性药物的螯合剂，会减弱顺铂的活性。故本品不应与螯合剂同时应用 与异环磷酰胺合用，会加重蛋白尿，同时有可能会增加耳毒性 顺铂化疗期间，由于其他具有肾毒性或耳毒性药物联合应用（例如头孢菌素或氨基糖苷类）会增加顺铂的毒性，需避免合并使用
卡铂	静脉滴注或静脉注射：1 次给药法，每次 300～400mg/m²，28 日重复，儿童可提高到 560mg/m²；连续给药 5 日，100mg/m²次，或每次 50～70mg/m²。用生理盐水或 5% 葡萄糖注射液稀释	肾功能不全者应酌情调整剂量或延长用药间隔时间	骨髓抑制：为剂量限制性毒性，长期大剂量给药时，可使血小板，血红蛋白，白细胞减少，一般发生在用药后的 14～21 日，停药后 3～4 周恢复；胃肠道反应：食欲减低，恶心、呕吐，较 DDP 轻微；在常规剂量下，对肝，肾，心脏功能无明显影响；神经毒性：耳毒性，脱发及及头晕等不良反应低于 DDP，偶见变态反应。耳毒性是指或趾麻木或麻刺感，有蓄积作用；过敏反应：过敏反应（皮疹或瘙痒，偶见神经毒性是罕见的听觉丧失，耳鸣偶见，发生频率是罕见），发生于用药后几分钟之内	与其他药物联合应用，因此必须警惕毒性的相加，特别是与有骨髓抑制或毒性的药物合用时 其他骨髓抑制药物合用时，用药剂量和周期必须非常慎重地设计 与氨基糖苷类药物联合应用时，可导致耳毒性和肾毒性增加 与其他有致呕吐作用的药物联合应用时，呕吐增加 应避免与其他有肾毒性的药物联合应用

续表

药物名称	用法用量	肾移植患者调整剂量	常见不良反应	注意事项（禁忌证和相互作用）
甲氨蝶呤	30mg～50mg/次，静注，5～10日1次，5～10次为1疗程;也可每次0.4mg/kg，静注，每周2次	肾功能不全者应酌情调整剂量或延长用药间隔时间	胃肠道反应主要为口腔炎，口腔溃疡，咽炎，恶心，呕吐，胃炎及腹泻;骨髓抑制主要表现为白细胞下降，对血小板亦有一定影响，严重时可出现全血下降;皮肤或内脏出血;大量应用可致肝性肝炎，或药物性肝损害;肾脏损害常见于高剂量时，出现血尿，蛋白尿，尿少，氮质血症，尿毒症等;其他:脱发，皮炎，色素沉着及药物性肺炎等;鞘内或头颈部动脉注射剂量过大时，可出现头痛，背痛，呕吐，发热及抽搐等症状;妊娠早期使用可致畸胎;少数患者有月经延迟及生殖功能减退	与乙醇和其他对肝脏有损害药物同用时，可增加肝脏的毒性 可引起血液中尿酸的水平增多，对于痛风或高尿酸血症患者应相应增加别嘌醇药剂量 可增加抗血凝作用，甚至引起肝脏凝血因子的缺少或（和）血小板减少症，同此与其他抗凝药慎同用 与保泰松和磺胺类药物同用后，因与蛋白质结合的竞争，可能会引起本品血清浓度的增高而导致毒性反应的出现 口服卡那霉素可增加口服该品的吸收，而口服新霉素钠可减少其吸收 与弱有机酸和水杨酸盐等同用，可抑制本品的肾排泄而导致药血清浓度增高，继而毒性增加，应酌情减少用量 氨苯蝶啶、乙胺嘧啶等药物均有抗叶酸作用，如先用这些药品同用可增加其毒副作用 先用或同用时，与氟尿嘧啶则可导致协同作用 4～6小时后再用乙胺嘧啶合用可导致药减效，如使用其10日后用该品，或于该品用药后24小时内给左旋门冬酰胺酶，则可增效而减少对胃肠道和骨髓的毒副作用 有报道如在用该品用药前24小时或10分钟后用阿糖胞苷，可增加本品的抗癌活性 与放疗或其他骨髓抑制药同用时宜谨慎
长春新碱注射用硫酸长春新碱	成人剂量1～2mg（或1.4mg/m²），最大不大于2mg，年龄大于65岁者，最大每次1mg。儿童75μg/kg或2.0mg/m²，每周1次静脉注射或冲入。联合化疗时连用2周为1周期	肾功能不全者应酌情调整剂量或延长用药间隔时间	剂量限制性毒性是神经系统毒性，主要引起外周神经症状，如手指，神经毒性等，与累积量有关。足趾麻木，腱反射迟钝或消失、外周神经炎。腹痛，便秘，麻痹性肠梗阻偶见。运动神经、感觉神经和脑神经也可受到破坏，并产生相应症状。神经毒性常发生于40岁以上者，儿童对神经毒性的耐受好于成人。恶性淋巴瘤患者出现神经毒性的倾向高于其他肿瘤患者;骨髓抑制和消化道反应较轻;有局部组织刺激作用，药液不能外漏，否则可引起局部坏死;可见脱发，偶见血压的改变	吡咯系列抗真菌剂（伊曲康唑），增加肌肉神经系统的副作用。如发现有副作用，应进行减量，暂停或停药等适当处理。伊曲康唑有阻碍肝细胞染色素P4503A的作用。长春新碱通过肝细胞染色素P4503A代谢，合用可使长春新碱代谢受抑制 与苯妥英钠合用，降低苯妥英钠吸收，或使代谢亢进 与含铝的抗亚、恶性肿瘤制合用，可能增强第8对脑神经障碍 与天冬酰胺酶合用，可能增强神经系统血液系统的障碍。为将毒性控制到最小，可将硫酸长春新碱在天冬酰胺酶给药前12～24小时以前使用

续表

药物名称	用法用量	肾移植患者调整剂量	常见不良反应	注意事项（禁忌证和相互作用）
紫杉醇注射液 商品名：泰素	具体用法用量应根据采用的辅助化疗组合方案，以及实际情况制订	肾功能不全者应酌情调整剂量或延长用药间隔时间	过敏反应：紫杉醇最严重的不良反应，多发生在紫杉醇静脉滴注过程的前1～5min内，具有可致死性。紫杉醇引起的过敏反应多数为I型过敏反应，主要症状为：轻者面色潮红、荨麻疹、血压下降、胸闷，重者可因气管痉挛引起呼吸困难而危及生命。其原因可能由于组胺释放、受体高敏所致。骨髓抑制：主要表现为白细胞、血小板减少。随剂量增大而加重，可逆转且不蓄积。白细胞减少通常发生在化疗后的第8～10日，3周左右恢复。血小板通常在化疗后的第7～10日出现最低值；神经毒性：神经毒性是紫杉醇的主要不良反应，包括周围神经毒性，运动神经毒性，中枢神经毒性等。周围神经毒性主要表现为感觉神经障碍，感觉异常，刺痛，灼热感，肢端麻木，疲乏无力，先见于手指及脚趾，肌肉疼痛，关节痛，一般见于用药24～72小时；中枢神经毒性少见，与用药剂量有关，表现为癫痫大发作。在使用G-CSF升高白细胞数目而加大紫杉醇剂量后，神经毒性成为剂量限制性毒性；心脏毒性：心律失常，主要表现为一过性心动过速和低血压，也可发生心动过缓或传导阻滞等，主要发生于药物滴注期间，可能与紫杉醇影响心脏的自主节律导引导有关；胃肠道反应：主要表现为食欲减退，恶心，呕吐，腹泻，口腔黏膜炎，毛囊炎等；其他不良反应包括脱发，肝功能异常，静脉炎等	细胞色素P450同工酶CYP2C8和CYP3A4促进紫杉醇代谢。与本品同时使用时，应该慎重考虑。当紫杉醇与多柔比星联合使用时，可能会提高多柔比星（和它的活性代谢物多柔比星）的血药浓度。并且发现用药顺序有影响，其特征是紫杉醇在多柔比星之前给药时，以及输注时间比推荐的输注时间长时，发生的中性粒细胞减少和口腔炎更重
吉西他滨	推荐剂量为1000mg/m²，静脉滴注30分钟，每周1次，连续3周，随后休息1周，每4周重复1次。依据患者的毒性反应相应减少剂量	肾功能不全者应酌情调整剂量或延长用药间隔时间	血液系统：有骨髓抑制作用，可出现贫血，白细胞降低和血小板减少；胃肠道：约2/3的患者可出现肝脏转氨酶异常，多为轻度，非进行性损害；约1/3的患者出现恶心和呕吐反应，20%的患者需要药物治疗；肾脏：约1/2的患者出现轻度蛋白尿和血尿，有部分病例出现不明原因的肾衰；约25%的患者出现皮疹，10%的患者出现瘙痒，少于1%患者可发生支气管痉挛；其他：约20%的患者有类似于流感的表现；水肿/外周水肿的发生率约30%；脱发，嗜睡，腹泻，口腔毒性及便秘发生率则分别为13%，10%，8%，7%和6%	未进行特别的相互作用研究 由于存在任何引起全身性疾病的风险，因此，不推荐使用黄热病疫苗和其他减毒活疫苗，特别是对免疫抑制患者

表 8-4-4 常用的胃癌化疗药物

药物名称	用法用量	肾移植患者应调整剂量	常见不良反应	注意事项（禁忌证和相互作用）
氟脲嘧啶（氟脲嘧啶注射液）	单药静脉注射剂量一般为按体重每日 10～20mg/kg，连用 5～10 日，每疗程 5～7g（甚至 10g）。若为静脉滴注，通常按体表面积每日 300～500mg/m²，连用 3～5 日，每次静脉滴注时间不得少于 6～8 小时；静脉滴注时可用输液泵连续给药维持 24 小时	肾功能不全者应酌情调整剂量或延长用药间隔时间	恶心，食欲减低或呕吐。一般剂量多不严重。（偶见口腔黏膜炎或溃疡，腹部不适或腹泻。周围血白细胞减少常见（大多在疗程开始后 2～3 周内达最低点，约在 3～4 周后恢复正常），血小板减少少罕见。极少见咳嗽，气急或小脑共济失调等；长期应用可导致神经系统毒性；偶见用药后心肌缺血，可出现心绞痛和心电图的变化（心律失常，心血管不良反应（心律失常，ST 段改变）则停用	禁忌证：伴发水痘或带状疱疹时禁用相互作用：与乙醇或其他中枢神经抑制药合用，中枢抑制作用增强；与苯丙胺合用，可降低后者的作用；本品与苯巴比妥或其他抗惊厥药合用时，可改变惊厥的发作方式，不能使抗惊厥药增效；与抗高血压药合用时，可产生严重低血压；与抗胆碱药物合用时，有可能使眼压升高；与肾上腺素合用时，由于阻断了 α 受体，使 β 受体的活动占优势，可导致血压下降；与锂盐合用时，须注意观察神经毒性与脑损伤；与甲基多巴合用时，可产生意识障碍，思维迟缓，定向障碍；与卡马西平合用，可使本品的血药浓度降低，效应减弱
依托泊苷（依托泊苷注射液）	静脉滴注。将本品用氯化钠注射液稀释，浓度不超过 0.25mg/ml，静脉滴注时间不少于 30 分钟。实体瘤：每日 60～100mg/m²，连续 3～5 日，每隔 3～4 周重复用药。白血病：每日 60～100mg/m²，连续 5 日，根据血象情况，间隔一定时间重复给药。小儿常用量：静脉滴注每日按体表面积 100～150mg/m²，连用 3～4 日	肾功能不全者应酌情调整剂量或延长用药间隔时间	可逆性的骨髓抑制，包括白细胞及血小板减少，多发生在用药后 7～14 日，20 日左右后恢复正常；食欲减低，恶心，呕吐，口腔炎等消化道反应，脱发亦常见；若静脉滴注过速（<30 分钟），可有低血压，喉痉挛等过敏反应	禁忌证：骨髓抑制，白细胞，血小板明显低下者禁用相互作用：因有明显骨髓抑制作用，与其他抗肿瘤药物联合应用时应注意可抑制机体免疫防御机制，使疫苗接种不能激发人体产生化疗结束后 3 个月以内，不宜接种病毒疫苗；与血浆蛋白结合率高，与血浆蛋白结合的药物可影响本品排泄
亚叶酸钙	与 5-氟脲嘧啶（5-FU）并用治疗晚期结直肠癌	肾功能不全者应酌情调整剂量或延长用药间隔时间	偶有过敏反应报道；联合应用亚叶酸钙与 5-FU 主要剂量限制不良反应为口腔炎及腹泻；造血系统抑制例如白细胞减少，血小板减少少可发生	禁用于恶性贫血症或其他因维生素 B₁₂ 缺乏的巨幼细胞贫血

表8-4-5　常用的结直肠癌化疗药物

药物名称	用法用量	肾移植患者调整剂量	常见不良反应	注意事项（禁忌证和相互作用）
卡培他滨	每日2.5g/m²，连用2周，休息1周。每日总剂量分早晚2次于饭后半小时用水吞服。如病情继续恶化或产生不能耐受的毒性时应停止治疗	肾功能不全者应酌情调整剂量或延长用药间隔时间	消化系统：最常见的不良反应为可逆性胃肠道反应，如腹泻、恶心、呕吐、腹痛、口腔炎等。严重的（3~4级）不良反应相对少见；皮肤：在几乎一半使用本品的患者中发生手足综合征；表现为麻木，感觉迟钝，感觉异常，麻刺感，无痛或疼痛感，皮肤肿胀或红斑，脱屑，水疱或严重的疼痛。皮炎和脱发较常见，但严重者很少见，全身不良反应常有疲乏但都不严重。其他常见的不良反应为黏膜炎、发热、虚弱、嗜睡等，但均不严重；神经系统：头痛，感觉异常，味觉障碍，眩晕，失眠等较常见，但严重者少见；心血管系统：下肢水肿较轻且不常见。尚未见其他心血管系统副作用；血液系统：少见中性粒细胞减少，极少见贫血，但都不严重；其他：常见厌食及脱水，但少见严重	禁忌证：曾经出现本品严重不良反应或对氟脲嘧啶（卡培他滨的代谢产物）有过敏史者禁用；禁用于严重肾功能损伤患者（肌酐清除率低于30ml/min） 相互作用：联合用药：本品与大量药物，如抗组胺药，非甾体抗炎药，吗啡，对乙酰氨基酚，阿司匹林，止吐药，H₂受体拮抗剂等合用，未见有临床意义的副作用 蛋白结合：卡培他滨与血清蛋白结合率较低（64%），通过置换能与蛋白紧密结合的药物发生相互作用的可能性尚无法预测 与细胞色素P450酶间的相互作用：在体外实验中，未发现卡培他滨对人类肝微粒体P450酶产生影响
奥沙利铂	溶于5%葡萄糖溶液250~500ml，通过外周或中央静脉滴注2~6小时。奥沙利铂必须在5-氟脲嘧啶前滴注	肾功能不全者应酌情调整剂量或延长用药间隔时间	胃肠道（腹泻、恶心、呕吐以及黏膜炎）；血液系统（中性粒细胞减少、血小板减少）；神经系统反应（急性、剂量累积性，外周感觉神经病变）	禁忌证：与氯化钠和碱性溶液（特别是5-FU）之间存在配伍禁忌，一定不能与上述制剂混合或通过同一静脉给药；已知对奥沙利铂过敏者；骨髓抑制；周围感觉神经病变伴功能障碍者；严重肾功能不全者（肌酐清除率低于30ml/min） 相互作用：奥沙利铂与5-FU联合应用具有协同抗癌作用；因其较严重的骨髓抑制，胃肠道反应和肝肾损伤等，故可配合同步服用中药，其作为一种辅助抑制剂

续表

药物名称	用法用量	肾移植患者调整剂量	常见不良反应	注意事项（禁忌证和相互作用）
伊立替康	本品推荐剂量为 350mg/m²，静脉滴注 30~90 分钟，每 3 周 1 次（注：实际操作中以有经验的医师指导为准）	肾功能不全者应酌情调整剂量或延长用药间隔时间	胃肠道：迟发性腹泻，腹泻（用药 24 小时后发生）是本品的剂量限制性毒性反应；恶心、呕吐；症状：厌食、腹痛及黏膜炎；少见发生肠梗阻；血液学：中性粒细胞减少是剂量限制性毒性；急性胆碱能综合征：腹痛，结膜炎，鼻炎，低血压，血管舒张，出汗、寒颤，全身不适，头晕，视力障碍，瞳孔缩小，流涎增多，以上症状于阿托品治疗后可消失；其他作用：早期的反应如呼吸困难，肌肉收缩，痉挛及感觉异常等均有报道，常见脱发，为可逆的，轻度皮肤反应，变态反应及注射部位的反应尽管不常见，但也有报道；实验室检查：血清中短暂，轻至中度转氨酶，碱性磷酸酶，胆红素水平升高。少数出现短暂的轻至中度血胆红酐水平升高	禁忌证： 有慢性肠炎和（或）肠梗阻的患者 对盐酸伊立替康三水合物或其辅料有严重过敏反应史的患者 孕期和哺乳期妇女 胆红素超过正常值上限 1.5 倍的患者 严重骨髓功能衰竭的患者 WHO 行为状态评分>2 的患者 老年人慎用 相互作用： 神经肌肉阻断剂：具有抗胆碱酯酶活性的药物可延长琥珀胆碱的神经肌肉阻滞作用，非去极化神经肌肉阻滞剂可能被拮抗 抗肿瘤药物：本品不良反应，如骨髓抑制和腹泻可以被其他有相似不良反应的抗肿瘤药物加重 抗惊厥剂：合并使用 CYP3A 诱导的抗惊厥剂（如卡马西平、苯巴比妥或苯妥英钠）会引起 SN-38 暴露减少 酮康唑：同时接受酮康唑治疗会引起盐酸伊立替康的清除率显著下降，导致其活性代谢产物 SN-38 暴露增加 St. John's Wort（贯叶连翘）：在同时接受贯叶连翘治疗的患者，活性代谢产物 SN-38 的暴露减少 阿扎那韦：同时使用阿扎那韦，一种 CYP3A4 和 UGT1A1 的抑制剂，可能使 SN-38 暴露增加 地塞米松：接受盐酸伊立替康治疗的患者有淋巴细胞减少的报道，地塞米松作为止吐药使用时可能会使这种情况加重 利尿剂：由于呕吐和（或）腹泻有继发脱水的潜在风险

表 8-4-6 常用的结直肠癌靶向药物

药物名称	用法用量	肾移植患者调整剂量	常见不良反应	注意事项（禁忌证和相互作用）
贝伐单抗（阿瓦斯汀）	推荐剂量为 5mg/kg，每 2 周静脉注射 1 次。手术后 28 日内不应治疗。开始治疗前，手术切口应完全愈合	肾功能不全者应酌情调整剂量或延长用药间隔时间	常见不良反应：贫血，高血压，腹泻，肌痛，关节痛，腹痛，头痛，高血压，恶心，呕吐，食欲减低，口腔炎，便秘，上呼吸道感染，鼻衄，呼吸困难，剥脱性皮炎，蛋白尿；严重不良反应：胃肠穿孔/伤口开裂综合征；出血（皮肤黏膜出血，血栓栓塞）；高血压危象；肾病综合征；充血性心力衰竭	目前还没进行阿瓦斯汀与抗肿瘤药相互作用的正式研究
西妥昔单抗	每周给药 1 次。初始剂量为 400mg/m² 体表面积，其后每周 250mg/m² 体表面积。初次给药时，建议滴注时间为 120 分钟，随后每周给药的滴注时间为 60 分钟，最大滴注速率不得超过 5ml/min	肾功能不全者应酌情调整剂量或延长用药间隔时间	与伊立替康合用时，本品的其他一些不良反应与已知的伊立替康的不良反应（包括腹泻 72%，恶心 55%，呕吐 41%，黏膜炎如口腔炎等 26%，发热 3%，白细胞减少 25% 和脱发 22%）；免疫系统发生呼吸困难者或伴有肺部疾病的患者中，有报道 25% 的终末期结直肠癌患者发生呼吸困难；老年患者、体能状况低下者或伴有肺部疾病的患者中，有时症状严重；皮肤及皮下组织紊乱，主要为粉刺样皮疹，其次为指甲病（如甲沟炎）；代谢及营养紊乱：有低镁血症的报道	伊立替康不会影响西妥昔单抗的安全性，反之亦然。本品也不会影响伊立替康的药代动力学性质。尚未进行本品与其他药物相互作用的人体研究
帕尼单抗	6mg/kg，每 14 日给予，60 分钟静脉输注（≤1000mg）或 90 分钟（>1000mg）	肾功能不全者应酌情调整剂量或延长用药间隔时间	最常见不良反应：皮肤毒性（红斑、痤疮样皮炎、瘙痒症、表皮剥脱、皮疹和裂纹）、甲沟炎、低镁血症、疲乏、腹痛和便秘；少见不良反应：电解质耗竭；光敏性反应；肺纤维化	未进行正式药物相互作用研究

表 8-4-7 常用的治疗肾移植术后淋巴细胞增殖性疾病药物

药物名称	常规剂量用法	肾移植患者调整剂量	常见不良反应	注意事项（禁忌证和相互作用）
阿昔洛韦	成人常用量每次 0.2g,每日 5 次,共 10 日;或每次 0.4g,每日 3 次,共 5 日;复发性感染每日 3 次,每日 5 次,共 5 日;肾功能不全者需根据肾功能调整用药	无	偶有头晕,头痛,关节痛,恶心,呕吐,腹泻,胃肠部不适,食欲减低,口渴,白细胞下降,蛋白尿及尿素氮轻度升高,皮肤瘙痒等;长程给药偶见痤疮、失眠,月经紊乱	与丙磺舒竞争性抑制有机酸分泌,合并用丙磺舒可使本品的排泄减慢,半衰期延长,体内药物量蓄积 与齐多夫定合用可引起肾毒性,表现为深度昏睡和疲劳
更昔洛韦（更昔洛韦注射液）	肾功能正常者:5mg/kg,静脉输注 1 小时以上,每次 12 小时,疗程 7～14 日	肾功能不全者需根据肾功能调整用药	血液及淋巴系统:贫血,嗜酸性粒细胞减少,血红蛋白减少,白细胞减少,骨髓抑制,各类血细胞减少,血小板减少;胃肠道系统:腹痛,腹泻,便秘,腹泻,消化不良,吞咽困难,大便失禁,肠胃胀气,恶心,腹膜炎,出血,舌失调,肝功能检查异常,全身:腹部增大,厌食,虚弱无力,蜂窝组织炎,胸痛,寒颤,水肿,发热,头痛,感染,注射部位脓肿,水肿,出血,炎症,疼痛,静脉炎,脓毒症,实验室检查异常,全身不适,疼痛,光敏反应,高血压,低血压,偏头痛,血管扩张;呼吸系统:咳嗽增加,呼吸困难;中枢神经系统:异常梦,异常步态,焦虑,共济失调,昏迷,精神混乱,抑郁,头晕,口干,精神情愁,感觉异常,失眠,躁狂反应,紧张,感觉异常,癫痫发作,嗜睡,震颤,皮肤及附件:痤疮,脱发,单纯性疱疹,斑丘疹,瘙痒,皮疹,出汗,荨麻疹等;特殊感觉:视觉异常,弱视,盲,结膜炎,耳聋,眼痛,青光眼,视网膜脱离,视网膜炎,味觉倒错,玻璃体疾病:代谢及营养障碍:碱性磷酸酶增加,肌酐升高,血糖降低,低钾,乳酸脱氢酶升高,转氨酶升高等;泌尿生殖系统:肾功能异常,肾衰,肌酐清除率降低,血尿素氮增加,肾衰,尿频,尿路感染;骨骼肌系统:肌痛,肌无力	更昔洛韦血浆蛋白结合率只有 1%～2%,所以未有蛋白结合位点代替的药物相互作用 丙磺舒可能会增加本品血清浓度 齐多夫定与本品合用可能会引起严重的中性粒细胞减少和贫血,需要监测 与去羟肌苷合用于诱导导治疗,会使去羟肌苷的 AUC 增大(约 70%);应严密监测去羟肌苷的相关不良反应 更昔洛韦的维持剂量可使去羟肌苷的 AUC 增大 50% 同时服用本品和亚胺培南-西司他丁的患者可诱发全身癫痫发作,除非潜在利益超过风险,这些药物不应同时使用 与其他可引起骨髓抑制或肾功能不全的药物合用可导致毒性加强

药物名称	常规剂量用法	肾移植患者调整剂量	常见不良反应	注意事项（禁忌证和相互作用）
单克隆抗体CD20（利妥昔单抗注射液；美罗华）	推荐剂量为375mg/m²，静脉给药，每周1次，22日的疗程内共给药4次；推荐起始滴注速度为50mg/h；最初60分钟过后，可每30分钟增加50mg/h，直至最大速度400mg/h。以后的滴注，利妥昔单抗滴注的开始滴速度可为100mg/h，每30分钟增加100mg/h，直至最大速度400mg/h	无需调整	全身症状：腹痛，背痛，胸痛，颈痛，不适，腹胀，输液部位疼痛；心血管系统：高血压，心动过缓，心律失常；消化系统：腹泻，消化不良，厌食症；血液和淋巴系统：淋巴结病；代谢和营养疾病：高血糖，外周水肿，LDH增高，低血钙；骨骼肌肉系统：关节痛，肌痛，疼痛，肌张力增高；神经系统：头晕，焦虑，感觉异常，感觉过敏，易激怒，失眠，神经质，呼吸系统：咳嗽增加，鼻窦炎，支气管炎，呼吸道疾病，阻塞性细支气管炎；皮肤和附件：盗汗，出汗，单纯疱疹，带状疱疹；感觉器官：泪液分泌系统疾病，结膜炎，味觉障碍	目前，有关利妥昔单抗与其他药物可能发生的相互作用的资料十分有限
静脉输注免疫球蛋白（静脉注射用人免疫球蛋白(PH4)）	静脉滴注或以5%葡萄糖溶液稀释1~2倍作静脉滴注，开始滴注速度为1.0mL/分（约20滴/分）持续15分钟后若无不良反应，可逐渐加快速度，最快滴注速度不得超过3.0mL/min（约60滴/分）	无需调整	一般无不良反应，极个别患者在输注时出现一过性头痛，心慌，恶心等不良反应，可能与输注速度过快或个体差异有关。上述反应大多轻微且在输注的全过程和停止输注后的一般情况即可自行恢复，必要时减慢或暂停输注，一般无需特殊处理即可在输注结束后发生上述反应，一般在24小时内均可自行恢复	对人免疫球蛋白过敏或有其他严重过敏史者有抗IgA抗体的选择性IgA缺乏者本品应单独输注，不得与其他药物混合输用

（四）皮肤癌

皮肤恶性肿瘤部位浅表，治疗方法较多，如手术切除、放射疗法、冷冻疗法、激光疗法，局部药物物理腐蚀疗法和化学疗法等。化学疗法是适用于和其他治疗合并应用的辅助治疗和晚期姑息疗法。可依据癌瘤的部位、大小、患者全身情况、癌肿的程度等选择应用。治疗原则是去除肿瘤，最大化地保留功能，减少外貌损伤。

1. 手术疗法　适用于各期皮肤癌，可采用外科手术将肿瘤全部切除。

2. 淋巴结清扫　鳞癌手术切除后的选择性区域淋巴结清扫术很难决定。预防性清扫不是最必需的选择，而应依据患者的年龄、癌的发生部位、浸润程度和癌细胞分化程度作出最佳决策。

3. 放射疗法　皮肤恶性肿瘤，特别是基底细胞癌，对放射线十分敏感，对鳞癌中度敏感。本法也适用于已有或可能有淋巴转移的部位，作为手术前后的辅助治疗。

4. 化学疗法　是作为治疗皮肤恶性肿瘤的一种全身性辅助治疗。当禁忌或不可进行外科手术及放疗时，氟脲嘧啶、咪喹莫特等可用于低危险性、表浅型基底细胞癌和低危险性的原位鳞状细胞癌（Bowen 病）。

5. 物理疗法　是应用电凝、电灼、冷冻、光动力疗法或激光来烧灼癌瘤，使之坏死脱落或气化。

6. 腐蚀疗法　应用有效浓缩的腐蚀性较强的化学药物作为局部烧灼或涂抹。

（钱叶勇）

参 考 文 献

1. Birkeland SA, H Lokkegaard, and HH Storm. Cancer risk in patients on dialysis and after renal transplantation. Lancet, 2000, 355(9218): 1886-1887.

2. Navarro MD, M Lopez-Andreu, A Rodriguez-Benot, et al. Cancer incidence and survival in kidney transplant patients. Transplant Proc, 2008, 40(9): 2936-2940.

3. Vegso G, M Toth, M Hidvegi, et al. Malignancies after renal transplantation during 33 years at a single center. Pathol Oncol Res, 2007, 13(1): 63-69.

4. Adami J, H Gabel, B Lindelof, et al. Cancer risk following organ transplantation: a nationwide cohort study in Sweden. Br J Cancer, 2003, 89(7): 1221-1227.

5. Stratta P, V Morellini, C Musetti, et al. Malignancy after kidney transplantation: results of 400 patients from a single center. Clin Transplant, 2008, 22(4): 424-427.

6. Kyllonen L, K Salmela, E Pukkala. Cancer incidence in a kidney-transplanted population. Transpl Int, 2000, 13 Suppl 1: S394-398.

7. Kasiske BL, JJ. Snyder, DT Gilbertson, et al. Cancer after kidney transplantation in the United States. Am J Transplant, 2004, 4(6): 905-913.

8. Villeneuve PJ, DE Schaubel, SS Fenton, et al. Cancer incidence among Canadian kidney transplant recipients. Am J Transplant, 2007, 7(4): 941-948.

9. Hoshida Y, H Tsukuma, Y Yasunaga, et al. Cancer risk after renal transplantation in Japan. Int J Cancer, 1997, 71(4): 517-520.

10. Shin M, HH Moon, JM Kim, et al. Comparison of the incidence of de novo malignancy in liver or kidney transplant recipients: analysis of 2673 consecutive cases in a single center. Transplant Proc, 2013, 45(8): 3019-3023.

11. 徐小明，张岩，徐自强等. 肾移植受者并发恶性肿瘤34例临床分析. 中华移植杂志（电子版），2012, 6(2): 14-18.

12. 范宇，石炳毅，常京元等. 肾移植术后并发恶性肿瘤分析. 解放军医学杂志，2007, 32(5): 529-530.

13. 胡小朋，马麟麟，张小东等. 肾移植术后并发尿路上皮肿瘤的临床分析. 中华泌尿外科杂志，2006, 27(7): 493-495.

14. Ramsay HM, AA Fryer, S Reece, et al. Clinical risk factors associated with nonmelanoma skin cancer in renal transplant recipients. Am J Kidney Dis, 2000, 36(1): 167-176.

15. Kauffman HM, WS Cherikh, MA McBride, et al. Post-transplant de novo malignancies in renal transplant recipients: the past and present. Transpl Int, 2006, 19(8): 607-620.

16. Ducloux D, A Kazory, B Challier, et al. Long-term toxicity of antithymocyte globulin induction may vary with choice of agent: a single-center retrospective study. Transplantation, 2004, 77(7): 1029-1033.

17. Bavinck JNB, M Feltkamp, L Struijk, et al. Human papillomavirus infection and skin cancer risk in organ transplant recipients. J Invest Dermatol Symp Proc, 2001, 6(3): 207-211.

18. Raengsakulrach B, L Ong-aj-yooth, T Thaiprasert, et al. High prevalence of hepatitis G viremia among kidney transplant patients in Thailand. J Med Virol, 1997, 53(2): 162-166.

19. Lebbe C. HHV-8 infection in renal transplantation. Nephrologie, 2001, 22(6): 313-315.

20. 范宇，钱叶勇，石炳毅等. 肾移植术后并发恶性肿瘤的危险因素分析. 中华器官移植杂志，2013, 34(12): 728-732.

21. Penn I. Occurrence of cancers in immunosuppressed organ transplant recipients. Clin Transpl, 1998: 147-158.

22. Shah KV. Human papillomaviruses and anogenital cancers. N Engl J Med,1997,337(19):1386-1388.

23. McKenna DB,GM Murphy,Skin cancer chemoprophylaxis in renal transplant recipients:5 years of experience using low-dose acitretin. Br J Dermatol,1999,140(4):656-660.

24. Howard RJ,PR Patton,AI Reed,et al. The changing causes of graft loss and death after kidney transplantation. Transplantation,2002,73(12):1923-1928.

第五章

肾移植受者妊娠期用药

1963 年，Murray[1]首先发表了孪生姐妹间肾移植后妊娠成功的报道。而肾移植后妊娠同时服用免疫抑制剂成功的病例是 Board[2]1967 年报道的，Board 和其同事同时在患者孕程中使用硫唑嘌呤和泼尼松，从此以后，开启了肾移植后妊娠同时服用免疫抑制剂的先河。此后，肾移植患者妊娠成功的报道越来越多。然而，肾移植患者妊娠仍然存在很大风险，对母亲、胎儿都可能产生不同程度的影响。

女性肾移植受者满足以下条件可以生育[3]：①肾移植至少 2 年，身体基本情况良好；②移植肾功能稳定（血肌酐<1.5mg/L）；③无蛋白尿或者少量蛋白尿（<500mg/d）；④无高血压或轻度高血压（<140/90mmHg），只需服用一种降压药；⑤最近 6 个月未出现急性排斥反应；⑥移植肾超声无肾盂肾盏扩张；⑦免疫抑制剂维持量为：泼尼松<15mg/d，硫唑嘌呤<2～3mg/（kg·d），用或不用环孢素<4mg/（kg·d）。

男性肾移植受者满足以下条件可以生育[4]：①成功的肾移植手术 2 年后；②硫唑嘌呤 50mg/d、泼尼松 10mg/d、CsA 剂量在 3mg/（kg·d）以下；③年龄在 40 周岁以下；④全身状况良好；⑤肝肾功能状态基本正常；⑥无高血压或轻度高血压，且药物能控制；⑦无血尿、蛋白尿或微量血尿、蛋白尿；⑧B 超检查移植肾无排异迹象，无积水，无结石，无输尿管扩展。此外，在受孕前需做精液常规的检查。

第一节　妊娠对移植肾及胎儿的影响

一、妊娠对移植肾的影响

男性肾移植受者术后生育，只是受孕，而无妊娠和分娩之忧。因此，男性肾移植受者生育对移植肾及自身健康无明显影响。

女性受者妊娠和生育对移植肾有无不良影响，目前仍然存在争议。过早的妊娠会加重肾脏损害，出现排斥反应，妊娠不易成功，且对孕妇有一定的危险。但随着各种新型免疫抑制剂的应用，术后排斥反应明显减少，有学者认为移植 1 年后肾功能稳定，可以妊娠、生育[5]。一般推荐肾移植 2 年后怀孕，因为此时对孕妇和胎儿的影响较小。但即使在最优的怀孕时机，怀孕或怀孕过后仍然可能发生排斥反应。最近有过排斥反应的妇女和调整免疫方案的妇女在怀孕时更容易发生排斥反应。怀孕前血肌酐<1.5mg/dl，怀孕和未怀孕妇女的长期肾功能没有区别，但如果血肌酐>1.5mg/dl，那么移植肾损害、产科并发症、分娩低体重儿的风险都显著增加[6]。妊娠后 GFR 增加，可导致肾小球高滤过以及随之而来的肾小球硬化；肾移植受者妊娠后容易出现高血压可能导致部分肾功能损失；妊娠过程中增大的子宫可能压迫输尿管导致移植肾肾盂扩张，增加泌尿系统感染的发生率。

二、妊娠对胎儿的影响

肾移植受者术后需要长期服用免疫抑制剂，由于免疫抑制剂可以通过胎盘进入胎儿体内，对胎儿可能造成影响。美国 FDA 根据免疫抑制剂对生育的影响将其分为：①A 类，对人类无风险证据；②B 类，动物试验显示有危险，但无人类危险证据，如糖皮质激素类（泼尼松、泼尼松龙、地塞米松、甲泼尼松）等；③C 类，不可排除风险的，如环孢素（CsA）、他克莫司等；④D 类，有风险证据的，如硫唑嘌呤（Aza）、吗替麦考酚酯类（MMF）；⑤X 类，禁忌使用[7]（表 8-5-1）。

表8-5-1　常见免疫抑制剂对妊娠和哺乳的影响

免疫抑制剂	妊娠用药分级	哺乳影响
环孢素	C类	本药可随人类乳汁排泄,哺乳期妇女应停药或停止哺乳
他克莫司	C类	本药可随人类乳汁排泄,哺乳期妇女用药期间不应哺乳
MPA	D类	本药可随大鼠乳汁排泄,但是否随人类乳汁排泄尚不明确,哺乳期妇女禁用本药
西罗莫司	C类	本药极少量随大鼠乳汁排泄,但是否随人类乳汁排泄尚不明确,哺乳期妇女应停药或停止哺乳
Aza	D类	哺乳期妇女用药后母乳中可测出6-巯基嘌呤(本药的一种代谢物),故使用本药的患者不应进行哺乳
糖皮质激素	B类	泼尼松及其代谢物泼尼松龙可随乳汁排泄,为避免授乳婴儿发生生长抑制、肾上腺功能抑制等不良反应,哺乳期妇女大剂量用药后,不应哺乳

最常见的胎儿并发症为早产,肾移植术后妊娠早产的发病率为普通人群的3～4倍[8]。孕前已有高血压、蛋白尿的妇女会增加自然流产、胎儿发育延缓和早产的风险。低体重也是最常见的并发症之一。胎儿早产及环孢霉素的使用与低体重儿有关。大多数早产儿和低体重儿都可以正常和健康地成长,他们以后可以达到正常的身高和体重。免疫抑制剂及感染可以导致胎儿畸形的发生,包括指甲发育不良、手指挛缩、小耳畸形、腭裂、法洛四联症等[9]。

三、对母乳喂养的影响

在过去的几十年中,有越来越多的证据证明母乳喂养对健康有益,并可以降低儿童死亡率。母乳喂养的婴儿早期体质、身长、运动和语言发育优于人工喂养婴儿。肾移植受者需要长期服用免疫抑制剂,所有应用的免疫抑制剂大多可通过人类乳汁排泄,如CNI类药物和糖皮质激素,MPA类药物可随大鼠乳汁排泄,但是否随人类乳汁排泄尚不明确(见表8-5-1)。但也有研究证明,在妊娠期间选用合理的免疫抑制剂,母乳喂养应该是安全的[10]。因此母乳中免疫抑制剂对子代的影响与母乳喂养自身优点相比,哪个对子女更有利,尚需进一步研究。

第二节　妊娠时免疫抑制剂的选择

1956年沙利度胺(thalidomide)导致的严重不良事件,引发全球对妊娠用药的高度关注。但因伦理问题,药物临床试验排除妊娠妇女这一特殊人群,导致难以发现药物潜在的致畸性[11]。FDA调查显示,在1980—2000年批准上市的486种药物中,91.2%致畸性尚不明确[12]。一些药物虽然可能没有致畸形,但可以增加自发流产、早产和低体重儿发生率。尽管如此,肾移植患者为了保护移植肾,服用免疫抑制剂是必需的。调查研究显示,79%的妊娠期妇女使用过对胎儿影响不明的药物[13]。

一、环孢霉素(CsA)

FDA的分类环孢霉素属于C类(人类危险性不排除),很容易通过胎盘进入胎儿血液循环。CsA在羊水、胎盘和胎儿组织中均能被检出。环孢霉素和流产、早产、低体重儿、宫内生长延迟、死胎有关。另外,使用环孢素治疗的妊娠妇女容易发生先兆子痫。

有研究表明,妊娠期服用CsA的受者所生的子女中23.9%的学龄儿童出现生长发育迟缓[14]。国内许龙根[15]等报道一组25例肾移植受者在妊娠期间有23例服用CsA,其剂量在1.2～3.0mg/(kg·d),所生子女中未发现新生儿发育迟缓。

二、他克莫司

按FDA分类属于C类。早产、高血钾症及肾功能损害是他克莫司常见的副作用[16]。但是更多的学者认为他克莫司和环孢霉素能广泛用于妊娠期间,不会增加胎儿先天畸形的风险[17]。使用以CsA为基础的免疫抑制方案的女性受者妊娠后活产率高于使用他克莫司者。他克莫司对胎儿的不良影响可能与剂量相关,减少女性受者的他克莫司剂量,保持血药浓度谷值为5～10ng/ml,则妊娠情况与正常人群相似。

三、霉酚酸(MPA)

MPA 包括吗替麦考酚酯(mycophenolatemofetil, MMF)、麦考酚钠肠溶片及吗替麦考酚酯分散片, FDA 曾经将此类药定为 C 类,但自 2007 年 10 月,根据登记信息与药物上市后的相关数据显示,孕期使用 MPA 带来的自然流产以及新生儿先天缺陷患病率的风险升高。因此,FDA 将孕期使用 MPA 的类别从 C 类改为 D 类。上市后有妊娠期妇女联用本药和其他免疫抑制药导致子女先天性畸形(包括多发畸形)的报道,最常见的畸形如下:面部畸形(如唇裂、上腭裂、小颌畸形和眼距增宽),耳部异常(如外耳或中耳发育异常或缺损)和眼部异常(如眼组织缺损、小眼症),手指畸形(如多指畸形、并指、短指),心脏畸形(如房间隔缺损、室间隔缺损),食管畸形(如食管闭锁),神经系统畸形(如脊柱裂)。此外,上市后还有妊娠期妇女(主要是妊娠早期)使用本药导致早期流产率增加的报道,故妊娠期妇女禁用本药。因此,MPA 为妊娠禁忌。

目前的大家都普遍接受的方案为受孕 6 周前停 MPA,转换为 Aza 50mg/d。

四、西罗莫司

妊娠安全性分级为 C 级,目前尚无妊娠期妇女用药的研究数据,动物试验显示本药有胚胎/胎仔毒性,表现为死胎和胎仔体重减轻(伴骨骼骨化延迟)。育龄妇女在本药治疗开始前、治疗期间和治疗结束后 12 周内,应采取有效避孕措施。目前对于移植患者应用较少,尚无相关研究报道。

五、硫唑嘌呤(Aza)

Aza 为 D 类免疫抑制剂,Aza 可以通过胎盘进入胎儿血液循环,已经在动物研究中被证明具有致畸性[18]。Aza 可通过胎盘进入胎儿血液循环,胎儿缺乏次黄嘌呤磷酸化酶,该酶可以将硫唑嘌呤转化成活性形式 6-巯基嘌呤,因此该药在胎儿体内仅以非活性的代谢物形式存在。部分在妊娠期间服用过 Aza 的孕妇产下的新生儿有胸腺萎缩、白细胞减少、贫血、血小板减少、感染和败血症,以及早产和胎儿宫内生长迟缓。

Aza 和 MPA 对人类都存在潜在致畸作用,与其他 D 类免疫抑制剂相比,临床上应用 Aza 的时间最长,经验最多。

六、糖皮质激素

糖皮质激素为 B 类免疫抑制剂,可通过胎盘,可增加胚胎颚裂、胎盘功能不全、自发性流产、胎儿宫内发育迟缓、死胎和新生儿肾上腺皮质功能减退的发生率。有研究报道泼尼松与某些偶发的出生缺陷有关,当剂量超过 20mg/d 时容易出现。当糖皮质激素用于孕妇、哺乳妇女时,应仔细衡量其益处及对母亲或胎儿的潜在危险。

(王伟)

参 考 文 献

1. Murray JE, Reid DE, Harrison JH, et al. Successful pregnancies after human renal transplantation. N England J Med, 1963, 269(7): 341-343.

2. Board JA, Lee HM, Draper DA, et al. Pregnancy following kidney homotransplantation from a non-twin. Report of a case with concurrent administration of azathioprine and prednisone. Obstetrics & Gynecology, 1967, 29(3): 318-323.

3. Lopez LF, Martinez CJ, Castaneda DA, et al. Pregnancy and Kidney Transplantation, Triple Hazard? Current Concepts and Algorithm for Approach of Preconception and Perinatal Care of the Patient With Kidney Transplantation. Transplantation Proceedings, 2014, 46(9): 3027-3031.

4. 朱有华, 石炳毅. 肾脏移植手册. 北京: 人民卫生出版社, 2010.

5. Mckay DB, Josephson MA, Armenti VT, et al. Reproduction and transplantation: report on the AST Consensus Conference on Reproductive Issues and Transplantation. Am J Transplant, 2005, 5(7): 1592-1599.

6. Thompson BC, Kingdon EJ, Tuck SM. Pregnancy in renal transplant recipients: the Royal Free Hospital experience. QMJ, 2003, 96(11): 837-844.

7. FDA. Food and Drugs [M] FDA. Code of Federal Regulations. Swilzerland: S karger AG, 2008: 200-299.

8. Deshpande NA, James NT, Kucirka LM, et al. Pregnancy Outcomes in Kidney Transplant Recipients: A Systematic Review and Meta-Analysis. Am J Transplant, 2011, 11(11): 2388-2404.

9. Armenti VT, Daller JA, Constantinescu S, et al. Report from the National Transplantation Pregnancy Registry: outcomes of pregnancy after transplantation. Transplantation Reviews, 2008, 22(4): 223-240.

10. 许龙根. 女性肾移植受者的妊娠和生育问题. 中华移植杂志, 2015, 9(1): 6-12.

11. Brewer T, Colditz GA. Postmarketing surceillance and adverse drug reactions current perspectives and futureneeds. JAMA, 1999, 281(9): 824-829.

12. Lo WY, Friedman JM. Teratogenicity of recently introduced medications in human pregnancy. Obstetrics & Gynecology, 2002, 100(3): 465-473.

13. Lacroix I, Damasemichel C, Lapeyremestre M, et al. Prescrip-

tion of drugs during pregnancy in France. Lancet,2000,356 (9243):1735-1736.

14. Sgro MD, Barozzino T, Mirghani HM, et al. Pregnancy outcome post renal transplantation. Teratology,2002,65(1):5-9.

15. Xu LG, Han S, Liu Y, et al. Timing, Conditions, and Complications of Post-operative Conception and Pregnancy in Female Renal Transplant Recipients. Cell Biochemistry & Biophysics,2011,61(2):421-426.

16. Kainz A, Harabacz I, Cowlrick IS, et al. Review of the course and outcome of 100 pregnancies in 84 women treated with tacrolimus. Transplantation,2000,70(12):1718-1720.

17. Nulman DI, Sgro M, Barrera M, et al. Long-Term Neurodevelopment of Children Exposed In Utero to Ciclosporin After Maternal Renal Transplant. Paediatr Drugs,2010,12(2): 113-122.

18. Mastrobattista JM, Katz AR. Pregnancy after organ transplant. Obstetrics & Gynecology Clinics of North America, 2004,31(2):415-428.

第九篇

肾移植受者术中用药

肾移植临床用药

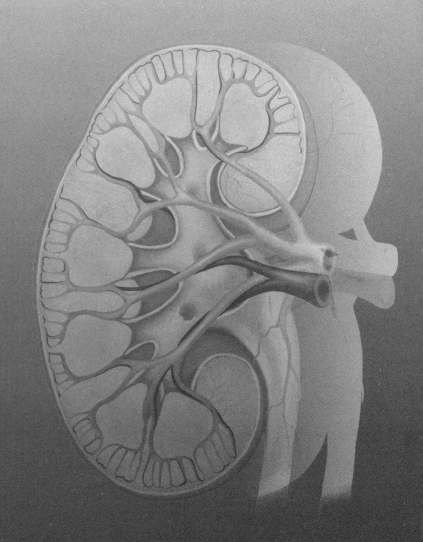

引 言

对于终末期肾脏疾病的患者，以手术植入一个健康的肾脏来治疗肾衰竭的方法，称为肾脏移植，是治疗终末期肾脏疾病（ESRD）的最后手段。自1954年Murry首次运用肾移植的方法治疗终末期肾脏疾病患者以来，临床发展迅速，目前已成为存活率最高的一种器官移植，而且其手术方式及麻醉方法均已比较成熟。

第一章

麻醉诱导方案

一、麻醉前评估和准备

（一）麻醉前评估

肾移植术受者绝大多数为慢性肾衰竭患者，特别是晚期尿毒症患者，病情复杂，内环境不稳定，存在严重贫血、高血压、低蛋白血症及水、电解质和酸碱平衡紊乱以及凝血功能障碍、严重水肿等许多复杂情况，并可累及全身各个系统（表9-1-1），给麻醉

表9-1-1　终末期肾脏疾病的病理生理变化

全身各系统	异 常 表 现	全身各系统	异 常 表 现
神经系统	周围神经病变		肾性骨病
	昏迷、癫痫、感染		转移性钙化
	尿毒症性脑病	消化系统	痛风、软骨钙质沉着病
血液系统	正细胞正色素性贫血		恶心、呕吐
	红细胞寿命缩短		肠梗阻
	血小板功能障碍		胃、十二指肠或结肠溃疡
	氧合血红蛋白解离曲线的 P_{50} 值改变		低蛋白血症
心血管系统	充血性心力衰竭（CHF）		代谢性营养不良
	心包炎	水电解质	代谢性酸中毒
	高血压		高钾血症
	肺水肿		低钠血症
	动脉硬化加重		低钙血症
	心律失常（电解质异常）	内分泌系统	胰腺炎
	冠状动脉、脑血管和外周血管疾病		糖耐量异常
呼吸系统	胸腔积液	皮肤系统	瘙痒
	肺水肿		大量色素沉着
运动系统	全身肌肉无力	免疫系统	细胞免疫功能下降

Fleisher L. Preoperative evaluation In：Barash P，Cullen B. Stoelting R，eds. Clinical anesthesia，4th ed. Philadelphia：Lippincott Williams & Wilkins，2001，473-489.

和手术带来了困难。为了麻醉及手术的安全,麻醉医师对病情应有足够的认识,对围手术期可能出现的情况要有充分的估计,术前全面掌握病史,进行全面的体格检查。争取消除一切不利因素,尽可能使患者处于最佳状态。其中包括询问肾替代治疗的类型(A-V 瘘透析、腹膜透析),透析的频率,尿量的多少以及术前最后一次透析的时间,这些都是术中正确进行容量管理的必要因素。年龄大于 60 岁和术前左心室功能不全特别是合并有心衰病史的患者需特别注意,这两个因素可能会使围手术期死亡率增加。

肾移植手术的预后与术前透析的时间长短成正相关,即病程越长、透析时间越长器官受累越严重,预后相对就越差。另外一点值得我们注意的是:经动静脉瘘透析或是经腹膜透析对于术中和术后的影响也是不容忽视的,经腹膜透析的适应证与经动静脉瘘透析相比较宽泛,几乎大部分患者都可采用,所以此类患者的术前状况比较复杂,经动静脉瘘透析或是经腹膜透析对于术中和术后的影响是不容忽视的[1]。

(二)麻醉前准备

1. 术前透析治疗　如无特殊情况应于术前 24 小时内进行一次血液透析(行腹膜透析的患者常规每日会自行在家透析 3~4 次),如果透析后距离手术间隔时间过长会增加术中液体负荷,加重代谢性酸中毒和高钾血症,会给术中的麻醉管理带来一定困难。有研究发现,心功能正常的患者麻醉前中心静脉压(CVP)与末次血透脱水量之间呈显著负相关,提示心功能正常者可以用末次血透脱水量结合临床推断细胞外液量的多少。若末次血透脱水量≥3kg,患者往往有不同程度的脱水。而心功能不全者,尤其是心功能减退较重、术前仍伴有胸腔积液、心包积液者,尽管末次血透脱水量与心功能正常的患者无明显差异,但麻醉前仍有可能有细胞外液量过多。

2. 禁食　肾功能不全患者胃排空时间延长[2],并且整个消化系统都可能存在问题,如食管炎、胃炎、十二指肠炎以及肝炎、消化道出血等,因此慢性肾功能不全患者肾移植前禁食时间至少 12 小时[3]。

3. 纠正严重贫血和可能出现的凝血功能障碍　肾衰竭患者特别是晚期尿毒症患者如果血红蛋白较低,术前应积极纠正贫血,血红蛋白浓度低至 70g/L 以下不宜行肾移植手术。

4. 控制高血压和改善心功能　慢性肾功能不全患者通常合并高血压,术前要常规进行抗高血压治疗术前不宜停药。心功能不全,尤其是左室功能不全并既往曾有过心衰病史的患者手术风险更大,术前应请心内科医生参与治疗,除减轻心脏前后负荷(如限制水盐摄入、利尿、血管扩张药)外,还应适当加强心肌收缩力[4]。

5. 麻醉前用药　总的倾向,不用麻醉前药,特别是抗胆碱药。

6. 进入手术室建立液体通路和有创监测　严禁使用与动-静脉瘘同侧的上肢及上肢静脉、动脉作为血管内通路和无创、有创血压监测;常规开放另外一侧的上肢静脉作为输液通路,并常规开放右颈内静脉置入双腔深静脉导管作为输液路径和中心静脉压的监测(其次可选择右侧锁骨下静脉穿刺置管,由于其并发症往往很严重,必须由高年资医生亲自操作),因为术中常常需要进行扩容治疗和滴注免疫抑制剂,所以必须有两条以上的静脉通路;手术过程中应该把有创动脉压和中心静脉压力监测作为常规标准监测,动脉血气分析也是肾移植麻醉管理中的必不可少的内容。整个手术过程中要全程保温。

二、麻醉方式选择

1. 硬膜外-蛛网膜下腔联合阻滞麻醉　曾经是国内肾移植手术的主流麻醉方法,具有起效快、肌肉松弛度满意、麻醉用药品种较少的优点。术后呼吸系统并发症发生率较全身麻醉少,麻醉费用低廉,能提供较满意的术后镇痛。缺点同样很突出:不能完全确保麻醉效果,遇病情突变或麻醉效果欠佳时(如患者对牵拉刺激敏感,术中出现恶心呕吐等)术中管理较为被动。同时伴有内环境紊乱,如代谢性酸中毒、凝血功能障碍或伴有严重贫血、低血容量、使用肝素进行术前透析或肾衰竭未经透析治疗的急诊肾移植术患者均不宜选用椎管内麻醉。

2. 全身麻醉　近十年来已常规选择全身麻醉下行肾移植手术。因为麻醉效果更为确切,术中能够保持呼吸道通畅,充分满足外科操作需要,围手术期对各个脏器功能的调控更为简便。缺点是对人员、麻醉相关设备、监测仪器要求较高。

综上所述,全身麻醉已成为朝阳医院麻醉科肾移植的主流麻醉方法[5]。

(王晖　胡小鹏)

参 考 文 献

1. 符彦基,王共先,黄煜华. 血液透析和腹膜透析方式与肾移植术后并发症发生的关系:204 例回顾性分析. 中国组织工程研究与临床康复,2007,11(43):8637-8640.

2. 刘宁,黄雯.尿毒症胃肠动力和胃肠激素水平变化.医学综述,2007,13(11):853-855.

3. Hirako M,Kamiya T,Misu N,等.慢性肾衰竭患者受损的胃动力及其与胃肠症状的关系.世界核心医学期刊文摘:胃肠病学分册.2006,(6):45-45.

4. 卿恩明.器官移植术与组织移植术麻醉学:第1版.北京:人民卫生出版社,2004:357-366.

5. 魏志义,熊君宇.肾移植术麻醉方式选择的思考.中国现代医生,2008,46(26):121-122.

第二章

麻醉药物的选择

全麻药物的选择原则：以有利于移植肾的功能恢复，无肾毒性为原则。排泄或尽可能少量经肾排泄；对肾没有直接毒性；体内代谢产物对肾无毒性作用；不明显减少肾血流量和肾小球滤过率的药物。

1. 吸入麻醉药 体内无机氟可引起肾小管损害导致多尿性肾衰竭，尿浓缩能力下降及进展性氮质血症。血浆无机氟浓度在 $50\mu mol/L$ 以内，对肾功能影响很小。我们日常使用的异氟烷98%以原形从肺排出，血清无机氟残余量少，可安全用于肾移植麻醉。七氟烷、地氟烷也可安全用于肾移植麻醉，药理特点是代谢快体内几乎无残留[1]。

2. 静脉麻醉药 笔者所在科室常规使用全静脉麻醉，术后躁动发生率较低，是北京朝阳医院麻醉科常规麻醉方法。诱导阶段首选丙泊酚、舒芬太尼和顺式阿曲库铵；术中维持使用丙泊酚和瑞芬太尼，间断推注肌松剂。

3. 肌肉松弛药 肌肉松弛药的血清蛋白结合率不高，因而蛋白结合率在肾衰竭患者中的改变不会明显影响肌松药作用，但影响肌松药的药代动力学，因此肌松药作用时间可能延长。首选顺式阿曲库铵、罗库溴铵或维库溴铵，慎用琥珀胆碱。禁用全部经肾排泄的加拉碘铵、阿库氯铵和己氨胆碱[2]。顺式阿曲库铵的代谢途径为血浆酯酶水解与非酶的霍夫曼消除（Hofmann elimination），因此是肾移植患者适宜的肌肉松弛药[3-5]。

（王晖 胡小鹏）

参 考 文 献

1. Arslan M, Kurtipek O, Dogan AT, et al. Comparison of effects of anaesthesia with desflurane and enflurane on liver function. Singapore Med J, 2009, 50(1):73-77.

2. 盛卓人, 况铣, 李文硕. 临床麻醉学. 上海：上海科学技术文献出版社, 1994:260-263.

3. 岳云等. 摩根临床麻醉学：第4版. 北京：人民卫生出版社, 2007:627.

4. Evers SA, Maze M. Anesthetic Pharmacology: Physiologic Principles and Clinical Practice. Churchchill Livingstone, 2004.

5. Sladen RN. Anesthetic considerations for the patient with renal failure. Anesthesiol Clin North Am, 2000, 18(4):863-882.

第三章

术中血压的控制及并发症的处理

原则:在目标导向容量治疗的前提下保证充足的血容量和肾灌注压。因为供肾处于去神经化状态,所以只对压力和容量敏感,几乎不能耐受低血容量状态,故在不影响心脏功能的前提下维持围手术期充足的血容量尤其重要。

1. 全麻诱导阶段 采用快速静脉诱导,充分镇痛、镇静行气管插管,保证无呛咳、无躁动。因为术前禁食水,常规进行透析治疗,所以肾移植患者体内的液体总量是欠缺的,但此时中心静脉压的监测还没建立,不宜大量快速输液。因此为了避免血压下降给予镇静类药物(尤其是丙泊酚)时用药剂量不宜过大,但是要达到充分的镇静、镇痛和满意的肌松。为了应对一过性的血压下降常规准备起效迅速的缩血管药物(如去甲肾上腺素、盐酸麻黄碱)。机械通气指标可根据动脉血气结果进行调整。

2. 术中液体治疗 由于术前禁食水和进行透析治疗,体内总液量是不足的,所以在移植肾动脉开放之前患者条件允许的情况下尽量补足生理和术中所需液体量。补液时还应注意晶状体液与胶体液的比例。晶状体液常用平衡盐溶液,贫血或失血过多时需输注压积红细胞。为了避免过多补液,注意通过密切监测中心静脉压来加强术中输液的控制。甘露醇是肾移植开放前常规使用的高渗性利尿剂,除利尿外还可增加肾血流量,可急剧升高血浆和细胞外液的渗透压,使细胞内水分向细胞外转移可短暂增加血管外容量,对于心力贮备有限的患者可造成心功能不全和肺水肿。它是一把"双刃剑",既可短时间内增加血管内容量,同时也可造成心脏容量负荷加重。因此它的使用一定要谨慎。

3. 肾血管开放后的麻醉处理 供肾血管开放后外周循环阻力骤然减小,一部分血液进入移植肾,回心血量也会减少;肾血管开放后血液渗漏也可导致血容量减少;有创动脉血压因此下降。这就要求

我们在供肾血管开放前应维持足够的血容量,以保证移植肾血管开放后有足够的灌注压。在血管吻合完毕开放肾动脉前中心静脉压(CVP)要 ≥ 12cmH$_2$O,血压维持在较术前血压略高的水平,使收缩压达 20kPa(150mmHg)以上。如果血压低于术前血压的 10% ~ 15%,可静脉泵注去甲肾上腺素或多巴胺,以使移植肾有足够的滤过压(关于去甲肾上腺素和多巴胺在肾移植手术中的使用问题还有较大争议,需要进一步的临床研究证据)。

4. 围手术期高血压的处理 对围手术期出现高血压患者,可使用硝酸酯类药物(如硝酸异山梨酯注射液)进行持续泵注缓慢降压;恶性高血压则需使用硝普钠进行控制性降压。

5. 移植肾供血后内环境的调节 当移植肾血管开放后,下肢酸性代谢产物和内源性血管活性物质进入全身循环,以及尿毒症患者本身肾脏泌尿功能严重受损,可引起代谢性酸中毒,影响移植肾的灌注压,不利于移植肾的成活及术后肾功能的恢复。在强心升压的同时,应适当补充碱性药物,纠正代谢性酸中毒,血压多会很快升至正常。代谢性酸血症常常在供肾动静脉开放时出现,必须及早处理,可输入 5% 碳酸氢钠进行纠正,还有助于移植肾的功能改善。如遇顽固性的高钾血症可使用葡萄糖酸钙和(或)胰岛素进行治疗[1]。

6. 术中免疫抑制剂的使用 移植肾血管吻合开放前,依次给予抗胸腺细胞球蛋白(ATG)、IL-2 受体拮抗剂静脉滴注。

7. 术中监测指标 麻醉中除常规监测有创血压、心电图、脉氧饱和度、呼气末二氧化碳浓度,还应间断监测中心静脉压、血气分析等指标。需严密观察酸碱度、电解质变化,特别是血清钾的变化,注意高血钾的心电图表现,发现问题及时处理。手术过程中全程需要保温。

8. 术后随访

（1）术后患者宜送至相对洁净的无菌病房，由专人护理，注意预防感染，必要时可使用强效广谱抗生素。术后早期应持续吸氧，以防低氧血症的发生。

（2）术后镇痛：使用患者自控静脉镇痛（PCIA）泵。充分的术后镇痛可避免患者出现躁动、心动过速、高血压和肺部并发症。一项大规模的对慢性肾脏疾病患者的随访调查显示，大剂量 NSAID 类药物的使用可加速肾功能的恶化，因此肾移植患者禁用此类镇痛药；对乙酰氨基酚在肾移植患者其代谢会发生明显异常，因此也应谨慎应用此种镇痛药物[2-4]。

北京朝阳医院常规给予阿片类药物舒芬太尼，可以为术后提供充分的镇痛[5]。近几年通过对北京朝阳医院全麻肾移植术后患者的随访，发现大部分患者术后伤口疼痛程度并不剧烈，VAS 评分平均为 3～4 分，所以适量的甚至是少量的舒芬太尼即可达到满意的镇痛效果。

（王晖　胡小鹏）

参 考 文 献

1. 李泉,周脉涛,俞卫锋等.肝移植术病人胰岛素复合葡萄糖预先给药对新肝再灌注后高钾血症的作用.中华麻醉学杂志,2004,24(9):713-714.

2. Dauri M,Costa F,Servetti S,et al. Combined general and epidural anesthesia with ropivacaine for renal transplant. Minerva Anesthesiol,2003,69(12):873-884.

3. Gabardi S,Luu L. Nonprescription analgesics and their use in solid organ transplantation:a review. Prog Transplant,2004, 14(3):182-190.

4. Martin U,Temple RM,Venkat-Raman G,et al. Paracetamol disposition in renal allograft recipients. Eur J Clin Pharmacol, 2002,57(12):853-856.

5. Williams M,Milner QJ. Postoperative analgesia following renal transplantation-current practicee in the UK. Anesthesia,2003, 58(7):712-713.

第四章

移植受者进行非移植手术的注意事项

术前完整评估身体各重要器官,如心、肺、肝、肾功能情况。由于肾移植患者本身可能合并糖尿病或与肾功能不全相关的一些脏器功能受累的情况,所以最终导致术中发生心血管系统并发症的概率和产生的严重程度可能会增加[1]。对于此类患者术前评估的重点是移植肾的功能、有无新近感染发生、移植术后距离现在的时间及其他脏器功能代偿情况,尤其要特别关注循环系统的功能。术前积极纠正贫血、尽可能保持正常的凝血功能。肾移植患者要根据自身病理生理情况和手术种类选择适合的麻醉方式(椎管内麻醉、全麻或神经阻滞),对于移植肾功能相对正常的患者可给予与非移植患者一样的麻醉用药,应尽量避免使用具有肾毒性或潜在肾毒性的麻醉药物(如恩氟烷等)。围手术期还要注意各类药物之间的相互影响(如免疫抑制剂和麻醉药物、抗感染药物与麻醉药物等)[2,3]。

肾移植患者术后需长期服用免疫抑制剂,术后感染发生率较一般人群高,是导致术后死亡率增加的主要原因。因此,围手术期的各项麻醉相关操作要特别强调无菌,同时应该预防性应用抗生素和补充应激剂量的糖皮质激素。麻醉医生一定要和肾移植一线医生一起评估此类患者的免疫功能状态,如果正在发生排斥反应则围手术期相关不良反应和(或)并发症的发生率较高。

免疫抑制剂是患者抗排异的保证,围手术期使用的一些药物,如麻醉药物可能对其有一定影响,所以要间断复查血药浓度,据此调整药物用量。由于大多数肾移植患者使用环孢素越来越少,因此围手术期环孢素的肾毒性作用可以忽略不计了。

围手术期另外一个关键点是要维持出入量平衡,目的是维持术中血压平稳,保证一定水平的肾灌注压。术前要慎重评估患者的容量状态,避免低血容量引起肾灌注不足。液体的选择很重要,也很复杂。如果肾移植患者需行长时间、出血多的手术,如心脏搭桥,胸科手术等,建议术中或术后常规血滤以防止容量超负荷和血液过度稀释[4]。

移植肾一般多放在左或右边髂窝部位,如果在相邻区域进行手术应注意保护,避免对此部位进行过度挤压、牵拉等操作[5]。

(王晖　胡小鹏)

参 考 文 献

1. Karmarkar S,Armstrong C. Kidney transplantation. Anesth Intensive Care Med,2009,10(5):240-245.

2. Evers SA, Maze M. Anesthetic Pharmacology:Physiologic Principles and Clinical Practice. Churchchill Livingstone, 2004.

3. Sladen RN. Anesthetic considerations for the patient with renal failure. Anesthesiol Clin North Am,2000,18(4):863-882.

4. 王学仁,陈晔凌,张传汉等. 肾移植患者接受非移植相关手术20例围手术期处理分析. 中国医师进修杂志,2011,34(27):11-13.

5. Danielson DR. Adult perioperative anesthesia:the requisites in anesthesiology. Mayo Clinic Proceedings,2015,80(3):439.

索引

肾移植临床用药

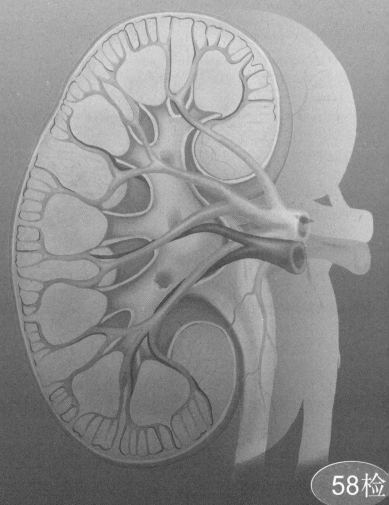